外科常见疾病诊疗

主　编　李　挺　支　良　褚衍胜
　　　　吕　明　孟　文　孙　邕
副主编　王振宝　罗　炜　李传峰
　　　　刘成彬　宋　丹　刘雪荣

天津出版传媒集团

天津科学技术出版社

图书在版编目（CIP）数据

外科常见疾病诊疗 / 李挺等主编. -- 天津 ： 天津
科学技术出版社，2023.6

　　ISBN 978-7-5742-1343-2

　　Ⅰ．①外… Ⅱ．①李… Ⅲ．①外科－常见病－诊疗
Ⅳ．①R6

中国国家版本馆CIP数据核字(2023)第113347号

外科常见疾病诊疗

WAIKE CHANGJIAN JIBING ZHENLIAO

责任编辑：张　跃

责任印制：兰　毅

出　　版：天津出版传媒集团
　　　　　　天津科学技术出版社

地　　址：天津市和平区西康路 35 号

邮　　编：300051

电　　话：（022）23332400

网　　址：www.tjkjcbs.com.cn

发　　行：新华书店经销

印　　刷：天津印艺通制版印刷股份有限公司

开本 787×1092　1/16　印张 32　字数 640 000

2023年6月第1版第1次印刷

定价：70.00元

《外科常见疾病诊疗》 编委会

目　　录

第一章　肝脏疾病

第一节　原发性肝癌

一、定义

原发性肝癌（primary liver cancer，PLC）是由肝细胞或肝内胆管上皮细胞发生的恶性肿瘤。原发性肝癌是我国常见的恶性肿瘤之一，中位年龄为40~50岁，男女发病比例为2~5∶1。我国肝癌年死亡率占肿瘤死亡率的第二位。

二、诊断

1. 临床表现

1）病史：慢性肝炎、肝硬化（病毒性、酒精性）病史。

2）症状

（1）肝区痛：为最常见症状，多为胀痛、钝痛或刺痛；可为间歇性，亦可为持续性。病变侵及横膈或腹膜后时，可有肩背或腰部胀痛。

（2）全身和消化道症状：发热、消瘦、无力、上腹部不适，食欲下降，多为中、晚期表现。

（3）某些全身性反应：是癌组织产生某些内分泌激素物质所引起，如低血糖症、红细胞增多症、类白血病反应、高血钙症等。

（4）肝癌自发破裂出血：突发右上腹疼痛，可有循环系统改变。

3）体征

（1）肝肿大：中、晚期肝癌最常见的体征。呈进行增大，不规则、质硬、表面凹凸不平结节状，可有压痛。

（2）黄疸：可见于弥漫型肝癌或胆管细胞性肝癌。

（3）自发破裂出血时出现腹膜刺激征。

（4）晚期出现腹水呈进行性增加，恶病质，黄疸多由于胆管受压及肝实质破坏所致。

（5）其他肝实质损害的表现，如皮下出血、肝掌、蜘蛛痣等。

2．辅助检查

1）实验室检查

（1）肝功能：多呈慢性肝功损害表现。

（2）甲胎蛋白（AFP）测定：是诊断肝细胞癌的相对特异性指标。AFP肝癌诊断标准是：①AFP≥400μg/L，排除活动性肝炎、生殖腺胚胎源性肿瘤及妊娠等；②AFP由低浓度逐渐升高，持续不降；③AFP在中等水平200μg/L持续8周，阳性率70％左右。

（3）HBsAg多为阳性。

2）影像学检查

（1）超声检查：可显示肿瘤的大小，形态，所在部位以及肝静脉或门静脉内有无癌栓等，能发现直径2cm或更小的病变。

（2）CT检查：可检出直径约1.0cm的早期肝癌，应用增强扫描有助于与血管瘤鉴别。碘油CT可提高小肝癌的诊断率。

（3）MRI：对与血管瘤的鉴别诊断优于CT，可行肝静脉、门静脉、下腔静脉及胆道重建成像，显示这些管腔内有无癌栓。

（4）PET：该检查在肝癌和肝局限性增生、肝转移癌的鉴别中仍有一定的困难。

（5）肝血管造影：选择性腹腔动脉和肝动脉造影能显示直径在1cm以上的癌结节，结合AFP检测的阳性结果，常用于小肝癌的诊断，尤其是定位诊断。

3）其他检查

（1）穿刺行针吸细胞学检查：有确定诊断的意义，常在 B 超或 CT 引导下进行。适用于经过各种检查仍不能确诊的患者。

（2）电视腹腔镜检查或剖腹探查。

3. 鉴别诊断

1）肝硬化：病程发展缓慢。超声波检查，血清 AFP 测定，有助于鉴别。

2）肝局灶性结节增生：鉴别困难，病史、CT 和 MRI 对鉴别诊断有帮助，必要时行肝穿刺针吸细胞学检查或剖腹探查。

3）继发性肝癌。

4）肝海绵状血管瘤、肝腺瘤。

5）肝脓肿。

6）肝包虫病。

7）肝癌自发破裂出血应与其他腹腔内出血鉴别。

8）毗邻器官如右肾、结肠肝曲、胃、胰腺等处的肿瘤相鉴别。

【并发症】肝性昏迷、上消化道出血、癌肿破裂出血、继发感染等。

三、分型

1. 按大体病理形态分为 3 型

1）结节型。

2）巨块型。

3）弥漫型。

2. 按肿瘤大小分为

1）微小肝癌：直径≤2cm。

2）小肝癌：直径 >2cm，≤5cm。

3）大肝癌：直径 >5cm，≤10cm。

4）巨大肝癌：直径 >10cm。

3. 原发性肝癌的组织病理分型

1）肝细胞型：最多见，是由肝细胞发生的癌。

2）胆管细胞型：较少见，是由肝内胆管细胞发生的癌。

3）混合型：最少见，具有肝细胞癌及胆管细胞癌两种结构。

【分期】国际 TNM 分期（国际抗癌联盟和美国癌症联合会，1997）：

1）Ⅰ期：T1N0M0。

2）Ⅱ期：T2N0M0。

3）ⅢA期：T3N0M0。

4）ⅢB期：T1N1M0，T2N1M0，T3N1M0。

5）ⅣA期：T4N0M0，T4N1M0。

6）ⅣB期：任何T，任何N，M1。

T－原发肿瘤

Tx：原发肿瘤不能确定。T0：没有原发肿瘤证据。T1：单发肿瘤的最大直径≤2cm，无血管侵犯。T2：单发肿瘤的最大直径≤2 cm，有血管侵犯，或单发肿瘤直径＞2cm，无血管侵犯，或多发肿瘤限于一叶，最大直径＜2cm，无血管侵犯。T3：单发肿瘤直径＞2cm，有血管侵犯，或多发肿瘤限于一叶，直径＜2cm，有血管侵犯，或多发肿瘤限于一叶，任何一个最大直径＞2cm，有或无血管侵犯。T4：多发肿瘤分布超过一叶或肿瘤侵犯门静脉或肝静脉大分支。

N－区域淋巴结

Nx：区域淋巴结转移不能确定。N0：无区域淋巴结转移。N1：有区域淋巴结转移。

M－远处转移

M0 无远处转移。M1 有远处转移。

四、治疗

1. 非手术治疗

1）化疗：目前常用药物为：氟尿嘧啶、阿霉素、丝裂霉素、顺铂、卡铂等，但疗效逊于肝动脉和（或）门静脉置泵（储药器）化疗，且毒副作用大，已较少使用。也可行栓塞化疗。

2）放射治疗：对于一般情况较好、肝功能尚好，不伴有肝硬化、黄疸、腹水，无脾功能亢进和食管静脉曲张，癌肿局限，尚无远处转移而又不适宜手术或术后复发者，可采用放射为主的综合治疗。

3）生物治疗：主要是免疫治疗。常用的有卡介苗、小棒状杆菌、左旋咪唑、瘤苗、胸腺素、转移因子、免疫核糖核酸、干扰素、白细胞介素 - Ⅱ、淋巴因子激活的杀伤细胞等。

4）中医中药治疗：采取辨证施治、攻补兼施的方法。为其他疗法的补充。

2. 手术治疗

1）手术切除

（1）手术适应证：病人情况良好，无严重心、肺、肾功能损害或障碍；肝功能（Child）分级属 A～B 级；无广泛肝外转移者；肿瘤局限，有切除的可能或尚能行姑息性外科治疗者。

（2）手术禁忌证：有严重心、肺、肾功能障碍，无法耐受手术者；肝功能失代偿，有明显黄疸、腹水者；有广泛肝外转移性肿瘤。

（3）术前准备：全面检查心、肺、肾功能。常规胸片和食管吞钡检查，了解肺内有无转移和胃底食管静脉曲张情况。补充葡萄糖，维生素 K 等，增加肝脏的储备和耐受手术切除的能力。对 ALT 异常超过正常两倍以上者应延长术前保肝治疗时间。

（4）手术切除方法：规则性切除包括肝段切除、联合肝段切除、肝叶切除、半肝切除、肝三叶切除，不规则切除包括肿瘤剜出术、楔形切除术。肝切除手术中一般至少要保留正常肝组织的 30%，或硬化肝组织的 50%，否则不易代偿。小肝癌可距肿瘤 2cm 处行根治性局部肝切除术。

（5）术后并发症：出血，肝功能衰竭，胸腔积液，膈下脓肿，上消化道出血，切口感染，切口裂开。

2）肝动脉或门静脉插管化疗：经手术探查发现肿瘤已不能切除者；或

作为肿瘤姑息切除的后续治疗，可经胃网膜右动（静）脉或胃右动（静）脉作肝动脉（或门静脉）插管化疗。

3）肝动脉栓塞化疗（TACE）：经股动脉插管超选择性肝动脉栓塞化疗。可以反复多次施行。

4）集束电极射频治疗、冷冻、微波治疗等。

5）局部无水酒精注射疗法：在 B 超、CT 引导下经皮穿刺注射无水酒精。适用于肿瘤体积较小而又不能或不愿手术者。一般需重复数次。

6）肝移植（参阅第六章）。

附：射频消融治疗

随着影像学和肿瘤生物学的研究和发展，近年在影像学引导下的肿瘤导向治疗得以迅速发展和普及，如超声引导下的酒精注射、微波、射频（Radio – frequency，RF）消融等。其中射频消融治疗，由于射频发生装置及其电极的改进，使肿瘤的一次性毁损体积更大，对周围正常组织的损伤更小，可多点位同时治疗，大大地缩短了疗程，提高了疗效，减轻了患者的痛苦。

【适应证】不宜手术或各种原因未能手术切除者。

不愿手术或术后复发的小肝癌。

肝癌切除后有残存的小结节。

位于第一、第二肝门区或靠近下腔静脉的小肝癌。

TACE 治疗效果欠佳者。

大肝癌肝功能正常，无黄疸及腹水者，配合肝动脉化疗栓塞疗效更佳。

转移性小肝癌，病灶不超过三个。

不愿接受手术治疗的肝血管瘤患者。

【禁忌证】重度黄疸及腹水者。

严重肝肾功能损害者。

巨大肝癌及弥漫性肝癌患者。

持续性发热及恶病质病人及伴有出血性疾病的病人。

安放心脏起搏器者。

孕妇。

【术前准备】

1. 血常规、肝肾功能、凝血三项、胸片、心电图（注意有无高血压、心脏病、有无血液系统疾病病史）。

2. 术前告知，谈话签字。

3. 术前用药 术前半小时肌注度冷丁50mg，非那根25mg。

4. 术前建立静脉输液通路。

【技术要点】主要三种方法进行射频消融：

1. 超声或CT引导下经皮穿刺射频消融。

2. 腹腔镜射频消融。

3. 开腹射频消融。

临床最常采用超声或CT引导下经皮穿刺射频治疗，这是一种微创技术，术前作B超、CT、MRI等精确定位。在局麻或硬膜外麻下，局部皮肤切0.5～1.0cm之小切口，在超声或CT引导下经皮穿刺将一枚呈伞形分布的多极射频针插入肝癌瘤体内，并注意避开胆囊、大胆管及血管、胃肠，以免损伤；由于温度迅速升高，蛋白质凝固，在针尖周围形成碳化，导电性下降，阻抗迅速升高，治疗范围下降，因而射频的能量应由小到大序贯治疗，开始能量为20～30w，每分钟升高10w，升高至90w时维持治疗，持续治疗后组织发生凝固坏死，阻抗则升高，计算机控制功率自动降低，阻抗升至最高，功率则降至最低，说明组织已彻底固化消融，即完成1次治疗。

【术后处理】严密观察生命体征。

避免剧烈活动。

抗感染、止血、护肝治疗。

【并发症及其处理】

1. 发热 是较常见的并发症，多发生在较大的肿瘤，抗感染对症处理。

1）吸收热。

2）感染热：一般体温在38℃左右，亦有达39℃以上。

2. 疼痛　与消融刺激有关，在靠近肝表面尤其是靠近膈肌的肿瘤治疗时会引起明显的疼痛，并向右肩部放射，有时可持续数日，一般需对症处理。

3. 肝功能损害　主要是因肝脏组织毁损所致。

4. 胆心反射　是RFA治疗中常见并发症之一，术中用心电监护可及时发现，应即刻静注阿托品等药物救治。

5. 气胸　多见于肝膈面顶部的肿瘤，出现气胸时可胸腔穿刺或胸腔闭式引流。

6. 消化道穿孔及胆瘘　多为慢性穿孔，是较为严重的并发症，尤其是肿瘤靠近脏面时应谨慎，对于这种情况用腹腔镜引导下射频治疗，可避免发生。

第二节　继发性肝癌

一、定义

继发性肝癌（secondary liver cancer）又称转移性肝癌。许多脏器的癌肿均可转移到肝，尤以腹部内脏的癌肿如胃癌、结肠癌、胆囊癌、胰腺癌、子宫癌和卵巢癌等较为多见。此外，乳腺、肺、肾、鼻咽等部位的癌肿也可转移到肝脏。

二、诊断

1. 临床表现　常以肝外原发性癌肿所引起的症状为主要表现，也有部分病人出现了如消瘦、乏力、肝区疼痛、肝区结节性肿块，甚至腹水和黄疸后，原发灶仍不易查出。常无肝病病史。

2. 辅助检查

1）实验室检查：血清AFP为阴性，检查肿瘤抗原系列CEA、CA - 199等对寻找原发灶有一定帮助。

2）影像学检查

（1）超声：可表现为低回声、高回声、或无回声，特征性表现是"牛眼症"。

（2）CT：平扫时多呈低密度灶，有出血和钙化时呈较高密度，CT强化扫描时肝动脉期及门静脉期均强化或环形强化。

（3）MRI：T1加权像呈低信号，T2加权像呈中高信号。

3）其他检查

（1）肝穿刺行针吸细胞学检查：有确定诊断意义，常在B超、CT引导下进行。

（2）电视腹腔镜探查或剖腹探查。

三、治疗

1. 非手术治疗　全身化疗；放射治疗；免疫治疗；中医中药治疗。

2. 手术治疗

1）手术切除：手术切除仍是治疗转移肝癌最有效的方法，只要条件许可尽可能手术切除。

2）肝动脉栓塞化疗：可使肝脏达到最高药物浓度，全身不良反应小，同时还可行肝动脉栓塞，增加化疗效果。最常用的栓塞剂为碘化油。

3）其他治疗：包括微波、射频、氩氦刀、冷冻和无水酒精注射等。适应证：直径小于5cm的单个或多个转移癌，尤其是位置深在，手术困难者；转移性肝癌切除术后复发不宜再次手术者；作为肝动脉栓塞化疗后的补充治疗；由于其他原因而无法手术者。

第三节　肝海绵状血管瘤

一、定义

肝海绵状血管瘤（cavernous hemangioma of liver）是肝脏常见的良性肿

瘤，中年女性多见，多为单发；左、右肝的发生率大致相等。肿瘤生长缓慢，病程长达数年以上。组织学检查见大量扩张的血管间隙，被覆扁平的上皮细胞，腔隙间隔为纤维结缔组织，根据间隔宽窄，可分为海绵状血管瘤和毛细血管瘤，前者多有血栓形成。

二、诊断

1. 临床表现

1) 症状：常无明显的自觉症状。压迫邻近器官时，可出现上腹部不适、腹胀、上腹隐痛、嗳气等症状。

2) 体征：腹部肿块与肝相连，表面光滑，质地柔软，有囊性感及不同程度的压痛感，有时可呈分叶状。

2. 辅助检查

1) 实验室检查：可有消耗性凝血功能异常、血小板减少（Kasabach - Merritt syndrome）。

2) 影像学检查

（1）超声检查：显示肝内均质、强回声病变，边界大多清楚，或病变区内强回声伴不规则低回声，病变内可显示扩张的血窦。

（2）CT 检查：平扫见肝内低密度区，轮廓清楚，密度均匀；增强 CT 呈现边缘强化和结节状强化，"早进晚出"的特点。

（3）MRI：T1 图像呈低信号，T2 持续时间延长，表现为高信号。

3. 鉴别诊断 应与原发性肝癌、继发性肝癌、肝脓肿等鉴别。

三、治疗

直径大于 8cm 或有临床症状者，或可能出现瘤体破裂危及生命者，应该进行手术治疗，手术切除是治疗肝海绵状血管瘤的最有效的方法。可根据病变范围作肝部分切除，血管瘤摘除术或肝叶切除。对直径小于 15cm 者，也可采用血管瘤捆扎术。病变广泛不能切除者，可行肝动脉结扎加肝动脉栓塞。近年来射频消融应用于肝海绵状血管瘤的治疗。对不能切除而又造成肝功能严重损害的巨大肝海绵状血管瘤可考虑行肝移植术。

第四节　细菌性肝脓肿

一、定义

细菌侵入肝脏形成的肝脏化脓性病灶称为细菌性肝脓肿（bacterial liver abscess）。感染来源：①胆道：为细菌性肝脓肿的主要原因；②门静脉：腹腔内、胃肠道的感染通过门静脉进入肝脏；③肝动脉：全身性或其他部位化脓性疾病菌栓通过肝动脉进入肝脏；④邻近组织器官化脓性炎症的直接蔓延；⑤创伤、异物等所引起者；⑥来源不明者。致病菌多为大肠杆菌、金黄色葡萄球菌、厌氧链球菌、类杆菌属等。

二、诊断

1. 临床表现

1）病史：应注意询问近期有无全身细菌感染、急性肠道或胆道感染、腹腔感染、手术及外伤史等。

2）症状

（1）寒战高热，发热常为弛张热，并伴乏力、纳差、恶心、呕吐。重者出现脓毒症症状。

（2）肝区钝痛，持续性；亦有表现为胀痛、灼痛、跳痛、甚或绞痛者；如脓肿刺激右膈可出现右肩、背痛。重症病人可出现黄疸。

3）体征

（1）肝肿大并有压痛或肝区叩痛，肝右叶脓肿可使右膈肌升高，或出现反应性右侧胸腔积液，局部皮肤可有凹陷性水肿或局部隆起。

（2）重症患者可出现腹水及脾肿大，贫血。并发胆道梗阻者，可出现黄疸。

2. 辅助检查

1）实验室检查

（1）白细胞计数和中性粒细胞比例明显增高。

（2）肝功能，血清转氨酶、碱性磷酸酶可轻度升高，胆红素，白蛋白和凝血酶原时间可有改变。

2）影像学检查

（1）B超：边界不清，形态不规则，内部有反射性光团的液性暗区。能分辨直径2cm的脓肿病灶，阳性率80%。还可明确脓肿部位、大小、距体表深度。可作为首选的检查方法。

（2）X线：肝影增大，产气细菌感染或与支气管穿通的脓肿内可见气液面，右膈肌抬高，活动受限或胸腔积液。

（3）CT：肝内单一或多个低密度影，无强化。

3）其他检查 必要时B超定位引导下行诊断性穿刺。穿刺液做细菌涂片检查和培养，抗生素敏感试验。

3．鉴别诊断

1）阿米巴性肝脓肿。

2）右膈下脓肿。

3）肝内胆管结石合并感染。

4）伴癌性高热的肝癌。

三、治疗

1．非手术治疗

1）全身性支持疗法。应积极补液，纠正水、电解质紊乱，给予大量维生素B、C、K，反复多次输入少量新鲜血液和血浆，纠正低蛋白血症，改善肝功能，增强机体抵抗力。

2）早期、足量、联合应用敏感抗菌药物。选用对需氧菌和厌氧菌均有效的抗生素。待细菌培养报告后，根据药物敏感试验结果进行调整。通常要求静脉应用抗生素14天，而后酌情改用口服。

3）中药治疗。治疗原则：泻火解毒，托里透脓。方药有：黄连解毒汤和大柴胡汤加减（黄芩15g 黄柏15g 柴胡20g 大黄10g 枳实15g 赤芍10g 半夏10g 败酱草 10g 蒲公英 10g），确诊后开始复用，每日 1 剂，水煎，分 2 次服用。

2. 手术治疗

1）切开引流。常用的手术方法有以下几种。

（1）经腹腔切开引流术。

（2）腹膜外脓肿切开引流术。

2）肝叶切除术。适用于：

（1）慢性厚壁脓肿，脓腔难以塌陷者。

（2）肝脓肿切开引流术后，留有无效腔和窦道长期不愈、流脓不断者。

（3）合并某肝段胆管结石，肝萎缩失去正常生理功能者。

（4）肝左外叶内多发脓肿致使肝组织严重破坏者。

3）B 超引导下经皮肝穿刺抽脓或脓肿置管引流术。此法简便、创伤小，疗效也满意，尤其适用于年老体弱及危重患者。

4）腹腔镜直视下脓肿切开置管引流。

附：阿米巴肝脓肿

阿米巴肝脓肿（amebic liver abscess）是在肠道阿米巴感染的基础上，溶组织阿米巴原虫侵入肝脏所引起的，是肠阿米巴病最多见的并发症。阿米巴原虫经结肠溃疡侵入门静脉所属分支而进入肝内。阿米巴性肝脓肿多为单发，首选非手术治疗，以抗阿米巴药物（甲硝唑、氯喹、依米丁）治疗和反复穿刺吸脓以及支持疗法为主。手术切开引流的适应证：①经抗阿米巴药物治疗及经穿刺引流后高热不退；②脓肿穿破入胸腔或腹腔，并发脓胸及腹膜炎。

第五节　肝包虫病

一、定义

肝包虫病（hydatid discase of liver）又称肝棘球蚴病（echinococcosis of

liver），是细粒棘球绦虫（Echinococcus granulosus）的蚴（棘球蚴）寄生在肝脏所致的一种寄生虫病，我国西北及西南畜牧地区多见。少数是由泡状棘球蚴（alveolar hydatid）感染所致的泡状棘球蚴病。

二、诊断

1. 临床表现

1）病史：牧区居住史或与狗、羊等动物有密切接触史。

2）症状：早期症状不明显。后期可出现上腹部胀满感、轻微疼痛、压迫邻近脏器的症状。病程中常有过敏反应史如皮肤瘙痒、荨麻疹。继发感染时表现为胸痛、腹痛、高热寒战。囊肿破裂可致过敏性休克。

3）体征：上腹部类圆形肿块，表面光滑，边界清楚，质坚韧有弹性感，随呼吸上下移动，叩之震颤即包虫囊肿震颤征；压迫胆道，引起阻塞性黄疸；囊肿压迫门静脉和下腔静脉可出现腹水、脾大和下肢浮肿等。

2. 辅助检查

1）实验室检查

（1）嗜酸性粒细胞计数升高。

（2）包虫囊液皮内实验（Casoni 试验）：阳性率可达90%～93%，泡状棘球蚴病阳性率更高。

（3）补体结合试验：阳性率为80%～90%，若棘球蚴已死或包虫囊肿破裂，则此试验不可靠。

（4）间接血凝法试验：阳性率为81%，摘除包囊一年以上，常转为阴性。

2）影像学检查

（1）B超：液性暗区，边缘光滑，界限清晰，外囊壁肥厚钙化时呈弧形强回声并伴有声影，有时暗区内可见漂浮光点反射。

（2）CT：可明确显示囊肿大小、位置等。

3. 鉴别诊断 肝包虫病应与右肾积水、肝脓肿、胆道结石、胆囊积水、非寄生虫性肝囊肿等鉴别。泡状棘球蚴病应注意与肝癌鉴别。

【并发症】囊肿破裂、继发感染

三、分型

1. 细粒棘球蚴病 常见。

2. 泡状棘球蚴病 少见。为囊实混合性包块，应与肝海绵状血管瘤、特别是肝癌相鉴别。

四、治疗

1. 非手术治疗 不能外科手术治疗或术后复发经多次手术不能根治的棘球蚴，可试用阿苯达唑（400～600mg/次，每日3次，21～30天为一疗程）、吡喹酮或甲苯咪唑等药物治疗。

2. 手术治疗 为主要治疗手段。

1）手术原则：彻底清除内囊，防止囊液外溢，消除外囊残腔和预防感染。

（1）包虫内囊摘除术。

（2）肝切除术。

2）肝切除术的适应证

（1）单发囊肿体积巨大、囊壁坚厚或钙化不易塌陷，局限于半肝内，而且病侧肝组织已萎缩。

（2）限于肝的一叶、半肝内的多发性囊肿和肝泡状棘球蚴病者。

（3）引流后囊腔经久不愈，遗留瘘管。

（4）囊肿感染后形成厚壁的慢性囊肿。

3）术后并发症

（1）胆漏。

（2）继发性棘球蚴病。

（3）遗留长期不愈的窦道。

第六节 先天性肝囊肿

一、定义

先天性肝囊肿（congenital cyst of liver）是较常见的肝脏良性疾病，指肝内出现单发或多发的囊性病变，又称真性囊肿。

二、诊断

1. 临床表现

1）病史：多见于 40～50 岁病人，生长缓慢。

2）症状：早期无自觉症状，囊肿增大到一定程度时可出现胃肠道压迫症状。如出现囊内出血、囊肿破裂、感染则可有腹痛、发热。

3）体征：上腹部无痛性囊性包块。压迫胆道可有黄疸。

2. 辅助检查

1）实验室检查：囊肿较大时可出现转氨酶升高，血清胆红素升高；继发囊内出血、感染时，白细胞升高等。

2）影像学检查：

（1）B 超为首选的检查方法。可发现直径 >1cm 的囊肿，确定病灶的大小、数量、部位。

（2）CT：对肝囊肿定位、与周围结构的关系优于超声。

3. 鉴别诊断 应与肝包虫囊肿、肝脓肿鉴别。

三、分型

分单发性和多发性。多发性肝囊肿又称多囊肝（polycystic disease of liver）。

四、治疗

1. 非手术治疗 无临床症状及肝功能损害者 B 超定期复查。

2. 手术治疗 囊肿过大并伴临床症状者应手术治疗。

1）剖腹手术：囊肿切除、囊肿开窗术、肝叶切除术。

2）腹腔镜手术：适于囊肿位置较为浅表者。

3）穿刺抽液及硬化剂注射法：在 B 超引导下进行。单纯穿刺抽液易复发，囊内注射硬化剂（多采用无水酒精）可提高疗效。如囊液混有胆汁，提示囊肿与胆管相通，不宜注射硬化剂。

4）多囊肝造成肝功能失代偿者可行肝移植手术。

第七节　肝外伤

一、定义

肝外伤（liver trauma）在腹部外伤中仅次于脾外伤。可由各种外力所致。由于肝脏血供丰富，具有重要而复杂的生理功能，往往伤情复杂，病死率高。

二、诊断

1. 临床表现　主要是腹腔内出血及腹膜刺激征。

1）病史：外伤史，应注意受伤的时间、方式、暴力大小、方向、部位等。

2）症状

（1）肝脏浅表裂伤临床表现较轻，仅有右上腹部疼痛。

（2）中央型肝挫伤或贯通伤，可有剧烈腹痛、恶心，呕吐，甚至低血压、休克表现，病情变化快。

（3）肝脏严重破碎或合并肝门大血管、下腔静脉破裂者，可短期内大出血死亡。

（4）肝包膜下血肿或深部血肿，主要表现为肝区胀痛，若血肿与胆道相通，可有胆道出血症状。巨大血肿长期存在可发生感染而形成脓肿，出现相应临床症状。血肿若破裂可有腹腔内出血症状。

（5）注意伴发损伤的相应表现。

3）体征

（1）休克表现：血压不稳或血压下降，脉搏细速、出冷汗等。

（2）腹肌紧张，腹部压痛或肝区叩痛明显，有血肿形成时肝肿大或上腹部肿块。

2．辅助检查

1）实验室检查：血常规：血色素下降、白细胞升高、血液浓缩。肝功：转氨酶升高等。

2）影像学检查

（1）B超：首选。

（2）CT：是闭合性肝外伤最有价值的诊断方法。

（3）ERCP：可排除胆道损伤。

3）其他检查

（1）诊断性腹腔穿刺和灌洗：最常用且简单、快捷的诊断方法，无器官特异性。

（2）腹腔镜探查：可准确诊断，避免不必要的剖腹手术，对伤情较轻的裂伤进行同期处理或指导进一步的外科处理。

3．鉴别诊断 应注意与脾破裂、大血管破裂以及空腔脏器破裂等鉴别。

三、分型

1．按致伤原因分为 开放性肝外伤：由刀、剑刺伤、枪弹伤、弹片伤等所致，其中散弹猎枪所致较一般枪伤重。

闭合性肝外伤：由钝性外力如打击、挤压、车祸、爆震伤、高处跌伤等原因使肝直接遭受到冲击或间接对冲所致，腹部并无伤口沟通。

2．按病理形态分为

1）Moynihan闭合性肝外伤分类：（见图1-1）

肝包膜下血肿：肝实质表面破裂，包膜完整，可形成包膜下巨大血肿。

肝裂伤（真性破裂）：最常见，肝实质及包膜均裂伤，血液和胆汁可流入腹腔。按程度可再分为肝实质挫裂伤，肝实质离断伤，肝实质毁损伤。

中央型：深部实质裂伤，可伴或不伴包膜裂伤。常常伴有肝动脉、门静脉、肝静脉或肝内胆管损伤，造成出血，胆汁漏，继发感染。

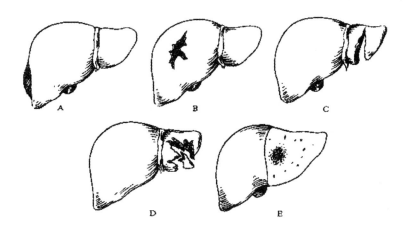

图 1-1

A. 肝包膜下血肿；B. 肝实质挫裂伤；C. 肝实质离断伤；D. 肝实质毁损伤；E. 肝中央裂伤。

2）Corica 分类

（1）单处裂伤。

（2）多处裂伤。

（3）星芒状裂。

（4）爆裂伤。

（5）包膜下血肿。

3. 1989 年美国创伤外科协会（AAST）制定的肝外伤标准化分级（表 1-1）

表 1-1　肝损伤分级

分级	损伤程度	
I 级	血肿	包膜下，范围 <10% 肝表面。
	裂伤	包膜裂伤，深度 <1cm。
II 级	血肿	包膜下，范围占 10% ~50% 肝表面积
		实质内血肿，直径 <10cm。
	裂伤	实质损伤深度 1~3cm，长度 <10cm。

分级	损伤程度	
Ⅲ级	血肿	包膜下血肿，大于表面积50%或正在扩展； 包膜下或实质内血肿破裂 实质内血肿直径>10cm或正在扩展。
	裂伤	实质深度>3cm。
	裂伤	实质破裂累及肝叶25%~75%，或在一叶内累及1~3个肝段。
	裂伤	实质破裂累及肝叶>75%，或在一叶内累及3个肝段以上。
Ⅳ级	血管伤	肝旁静脉损伤（如肝后腔静脉伤或中央主要肝静脉）。
Ⅴ级	血管伤 肝脏撕脱。	
Ⅵ级		

其中Ⅳ、Ⅴ、Ⅵ级为严重肝外伤，以上分级如多发性损伤，则损伤程度增加Ⅰ级。分级基于最佳证据：X线，手术所见或尸体解剖。

【评分】肝外伤伤情AIS评估标准：按目前国际通用的简略创伤评分法（abbreviated injury scoring，AIS）进行肝外伤伤情评估，凡总分超过11者为严重复杂性损伤，病死率极高。

AIS评分标准

损伤情况	程度	记分数
伤情不详		2
挫伤	程度不详	2
	浅表小血肿	2
	深层大血肿	3
裂伤	程度不详	2
	浅表小裂伤	2
	血腹>1L	3
	伴大血管、大肝管伤	3
	大裂伤	4
伴肝组织缺损（撕脱、毁损、星芒状者）		5

四、治疗

1. 非手术治疗

1）非手术治疗指征：

（1）伤情较轻，属Ⅰ～Ⅲ级肝损伤。

（2）无腹腔内其他脏器损伤而需手术探查者。

（3）无腹膜炎或腹膜炎较轻。

（4）生命体征稳定，无失血性休克或休克经中等量补液得以纠正者。

2）非手术治疗的同时应注意以下事项

（1）严密观察生命体征和腹部情况。

（2）监测血流动力学的变化。

（3）用 CT 进行动态监测肝脏损伤的变化情况。

（4）作好术前准备，随时中转手术。

3）治疗措施

（1）严密观察伤情变化及生命体征：

（2）建立通畅的静脉通道，纠正水、电解质紊乱，酌情输血，有休克者积极抗休克治疗，联合应用止血药物。

（3）禁食，静脉营养支持，必要时胃肠减压，72h 后若伤情稳定可开始进食。

（4）选择适当的抗生素预防感染。

（5）绝对卧床休息 2 周以上；适当的镇静止痛。

（6）CT 或床边 B 超，动态观察肝脏创伤愈合及腹腔积血吸收情况。

（7）出院后 3 个月内限制剧烈活动。

非手术治疗肝外伤的最大危险是延迟性出血。一般认为肝外伤延迟性出血多发生在伤后 2 周内，且多与腹内压突然异常增加、剧烈活动或再次外伤有关，如果发生延迟性出血，且生命体征不稳定者应立即手术治疗。

2. 手术治疗

1）手术原则：彻底清创，确切止血，消除胆漏，通畅引流及处理合并伤。

2）手术方式：清创缝合术、清创性肝切除术、肝动脉结扎术、填塞（大网膜或明胶海绵）加缝合、肝脏网片包裹术、肝移植术。

3）控制出血的方法有：直接压迫肝损伤部位、暂时阻断入肝血流、肝周纱布填塞。

4）常用的术式

（1）真性肝裂伤的处理：出血较多时可先阻断肝蒂，再视外伤的具体情况选用下列方法。

①单纯缝合法。②清创术。③肝动脉结扎术加肝切除术。④填塞止血法。

（2）肝包膜下血肿的处理：手术时应将包膜切开，清除积血，结扎或缝扎出血点，并缝合裂伤口，放置引流。

（3）中央型肝裂伤的处理：这种损伤的肝包膜和浅层肝实质若均完好无损，诊断较困难。证实有大的无效腔和积血应予切开清创、止血和引流。如裂伤较严重，一般结扎、缝合止血不能奏效时，应考虑大网膜填塞后缝合或部分肝切除。

（4）肝贯穿伤的处理：如非线性损伤，可用导管经入口或出口放入伤道吸引或用生理盐水冲洗，清除血块、异物和碎落的肝组织。若出血已止，伤口一般不必缝合，在进出口附近安置引流即可。如伤道内有较大无效腔和活动性出血，应切开清创、止血和引流。

（5）肝后下腔静脉或肝静脉干损伤的处理：在暂时阻断入肝血流后若仍有较大量的出血时，应考虑下腔静脉或肝静脉损伤的可能。阻断全肝血流，在直视下修补破裂的肝静脉干或下腔静脉，恢复被阻断的血流。

第八节　肝结核

肝结核是一种继发性疾病，常继发于体内其他脏器的结核。肝结核因缺乏较典型的临床症状和特异性的检查技术，常常在手术中或尸检时发现和证实。术前常诊断为肝占位性病变，影像诊断难以与其他肝实质性占位性病变相鉴别。常误诊断肝癌。

一、病因

本病主要继发于肺、肠道或其他部位结核经肝动脉、门静脉等播散到肝脏。有时原发病灶深在、较小或已痊愈，往往不易发现。此外，还可通过淋巴系统或从肝邻近器官结核病灶侵入肝脏。

二、病理

肝结核按发病部位可分两类。

1. 肝浆膜结核：又称结核性浆膜炎，即肝脏包膜被结核杆菌浸润，呈广泛肥厚性改变，形成所谓"糖皮肝"；或有肝包膜上发生粟粒性病灶。

2. 肝实质结核

（1）肝脏粟粒性结核：此型最多见，为全身血行播散性粟粒性结核的一部分，病变小而孤立，呈灰色结节散布于全肝。其病理特点是含有明显的多核巨细胞，外周有淋巴细胞浸润。

（2）肝结核瘤：当粟粒性结核融合成单个或多个结节时，称肝结核瘤，临床上少见，肝结核瘤中心为干酪样坏死，色黄，类脂质增多，状如奶酪。镜下，组织细胞先呈混浊肿胀，继而细胞质发生脂肪变性，细胞核溶解碎裂，直到组织完全坏死。病灶周围逐渐出现肉芽组织，形成纤维包围。在一定条件下可发生软化和液化，形成结核性肝脓肿。

（3）肝内胆管结核：是肝结核病中最少见的一种，主要患者是儿童，其来源可能是结核性肝脓肿破入胆道所致。病变为局限性，也可沿胆管播散。

三、临床表现

肝结核临床表现仍为一般结核感染的常见表现。如畏寒、发热、夜间盗汗、乏力、纳差等，肝脏肿大同时伴肝区疼痛，在肿大的肝上可触及结节性肿块，有压痛，少数病人可出现黄疸。此外，还有原发结核病灶症状和体征。

四、诊断

肝结核常无特殊症状和体征，临床上诊断比较困难，因此本病只有通过详细了解病史，反复分析症状和体征，结合寻找身体其他部位的结核病灶，再结合实验室检查和一些特殊检查的资料，加以综合分析，才能做出判断。最终诊断常依赖于病理切片检查的结果。

五、治疗

肝结核的治疗一般以内科治疗为主，供给高蛋白、高糖、高维生素、低脂肪饮食，在提高机体抵抗力的支持疗法的基础上给予抗结核药物。常用的抗结核药物有链霉素、异烟肼（雷米封）、乙胺丁醇、利福平等。

结核瘤引起的肝占位性病变，如病变局限于肝的一叶或一段，而无全身其他器官性结核病（如肺结核），肝功能良好，可考虑剖腹探查，做肝叶或段切除术，同时进行抗结核治疗，防止结核菌扩散和复发。

六、护理

1. 改善营养状况 结核是一种消耗热量的疾病，容易引起蛋白质的大量丢失，应鼓励病人进高蛋白，富含钙、维生素饮食，例如，瘦肉、鸡蛋、牛奶、豆制品、新鲜蔬菜和水果，依病人口味选择病人喜爱的食物及烹调方法，增加病人的食欲，及时补充足够的水分。

2. 保证充分的休息 休息对病人身心两方面都非常重要。

3. 药物治疗的护理 病人要进行一定时间的抗结核治疗，注意密切观察病情变化、药物治疗效果及对肝脏的毒副作用，并及时处理。

4. 心理护理 向病人解释治疗或手术的必要性，找出引起病人焦虑或恐惧的原因，保持病人心情愉快，积极配合治疗和护理。

5. 高热的护理

（1）高热病人按医嘱给予药物或物理降温，并密切观察体温变化，加强营养。

（2）及时更换潮湿被褥、衣服，使病人舒适。

（支 良）

第二章　胆道疾病

第一节　先天性胆道疾病

先天性胆道闭锁

一、定义

先天性胆道闭锁（congenital biliary atresia）是胆道先天性发育障碍所致的胆道梗阻，是新生儿长时间梗阻性黄疸的主要原因之一。病变可累及整个胆道或仅为部分胆管，其中以肝外胆道闭锁多见。发病男女比例约为1:1.5。

二、诊断

1. 临床表现

1）症状：出生后1~2周出现黄疸并进行性加深，出现陶土样便、浓茶样尿。一般情况逐渐恶化，3~4月后出现营养不良、贫血及发育迟缓等。

2）体征：黄疸，肝、脾肿大。

2. 辅助检查

1）实验室检查

（1）胆红素持续升高并维持高水平，以直接胆红素升高为主。

（2）凝血功能障碍。

2）影像学检查

（1）B超示肝外胆管和胆囊发育不良或缺如。

（2）磁共振胰胆管成（magnetic resonance cholangiopancreatography，MRCP）可显示肝内外胆管及胆囊的情况。

（3）经皮经肝胆道造影（percutaneous transhepatic cholangiography，PTC）和/或内镜逆行胰胆管造影（endoscopic retrograde cholangiopancreatography，ERCP），可了解肝内胆管结构，为手术方法提供依据。

3. 鉴别诊断 需与新生儿胆汁浓缩相鉴别，后者常见于新生儿肝炎、溶血病、药物和严重脱水等引起胆汁浓缩、排出不畅而致暂时性黄疸。一般经 1～2 个月利胆或激素治疗后黄疸逐渐减轻至消退。

三、分型

1. 肝内型 少见。

2. 肝外型 Kasai 分类法分为三个基本型

Ⅰ型 胆总管闭锁

ⅠA 胆总管下端闭锁。

ⅠB 胆总管高位闭锁。

Ⅱ型 肝管闭锁

ⅡA 胆囊至十二指肠间的胆管开放，而肝管完全缺损或呈纤维 条索状。

ⅡB 肝外胆管完全闭锁。

ⅡC 肝管闭锁，胆总管缺如。

Ⅲ型 肝门部肝管闭锁

ⅢA 肝管扩张型。

ⅢB 微细肝管型。

ⅢC 胆湖状肝管型。

ⅢD 索状肝管型。

ⅢE 块状结缔组织肝管型。

ⅢF 肝管缺如型。

四、治疗

手术治疗是唯一有效的方法，最佳手术时机是出生后 2 月。

手术方式：

1. 胆道重建

1）尚有部分肝外胆道通畅，胆囊大小正常者，可用胆囊或肝外胆管与空肠行 Roux – en – Y 吻合。

2）肝外肝管完全闭锁，肝内仍有胆管腔者可采用 Kasai 肝门空肠吻合术。

2. 肝移植术　肝内外胆道完全闭锁和 Kasai 术后无效者应行肝移植手术。

先天性胆管扩张症

一、定义

先天性胆管扩张症（congenital cystic dilatation of bile duct）是一种伴有胆汁淤积的先天性胆道畸形，好发于胆总管，曾称之为先天性胆总管囊肿（congenital choledochus cyst），可导致胆管梗阻、胆道感染、结石形成、胆汁性肝硬化和囊肿穿孔，甚至恶变。好发于女性，约80%在儿童期发病。

二、诊断

1. 临床表现

腹痛，黄疸，腹部包块三联征。

1）症状：上腹痛最为常见。可伴有不同程度的寒战、发热、呕吐，腹部胀满感、灰白色便等症状。

2）体征：黄疸和上腹部囊性包块。

2. 辅助检查

1）实验室检查：肝功总胆红素及直接胆红素升高，以直接胆红素升高为主。

2）影像学检查

（1）B 超显示胆管扩张呈梭状或囊状。

（2）MRCP、ERCP、PTC 可明确诊断囊肿形态、大小、数目及部位。

（3）CT 可清晰显示囊肿外形。

3. 鉴别诊断　须与肝包虫、多囊肝、肾积水、胰腺囊肿、肠系膜囊肿、十二指肠憩室、双胆囊等鉴别。

三、分型

根据扩张部位、范围和形态分为五型：

Ⅰ型 囊性扩张，可累及肝总管、胆总管，左右肝管及肝内胆管正常，最常见。

Ⅱ型 憩室样扩张。

Ⅲ型 胆总管开口部囊性脱垂。

Ⅳ型 肝内、外胆管扩张。

Ⅴ型 肝内胆管扩张（Caroli 病）。

四、治疗

一经确诊，应及时手术治疗。

1. 囊肿外引流术 仅作为急救术式，适于囊肿破裂、严重感染及梗阻后影响肝功能，或由于其他原因暂不宜行复杂手术时施行，待改善后需择期二次手术。

2. 囊肿切除、胆肠 Roux-en-Y 吻合术 是本病的主要治疗手段，应尽最大限度切除病变囊肿。

3. 肝移植术 适用于肝胆管扩张病变累及全肝或已并发严重肝硬化者。

4. 对发生恶变者按肿瘤治疗原则处理。

附：Caroli 病

一、定义

Caroli 病是一种染色体隐性遗传所致的先天性疾病，表现为肝内胆管呈节段性囊状或柱状扩张，对胆石症、胆管炎和肝脓肿有明显的易患趋势，常可并发先天性肝纤维化（congenital hepatic fibrosis）和髓质海绵肾（medullary sponge kidney）。Caroli 病无典型临床表现，但癌变率高，可视为癌前病变。

【鉴别诊断】

1. 原发性肝内胆管结石。

2. 硬化性胆管炎 表现为进行性胆管炎性闭塞，ERCP、MRCP 可见胆树呈不规则的狭窄和多处扩张，肝内胆管分支减少和串珠样改变，胆管僵硬。

3. 多囊肝。

二、分型

Caroli 病可分为 2 型。

Ⅰ型：单纯型，多伴有肝内胆管结石，表现为反复胆道感染。

Ⅱ型：汇管区周围硬化型，以肝、脾肿大及门脉高压，以及上消化道出血为特点。

三、治疗

如病变局限，可行病变肝段（叶）切除术。病变累及全肝或已并发肝硬化，可考虑施行肝移植手术，单纯引流手术对患者帮助不大。

胰胆管汇合异常

一、定义

胰胆管汇合异常（anomalous junction of pancreaticobiliary ductal system）是由于胆总管和腹侧胰先天性发育异常，胆胰管连接部在十二指肠壁外汇合，形成一较长的共同通道，使乳头括约肌的调控作用受到影响，造成胆汁和胰液互相返流，从而产生相关的一些胆道和胰腺疾病。本病是一种少见的先天性变异，与胰腺炎、胆总管扩张症、胆管癌、胆石症等疾病有着密切关系。

二、诊断

1. 临床表现

1）病史 常有胰腺炎、先天性胆管扩张症、胆管癌、胆石症等相关病史。

2）症状及体征 与引起的相应疾病有关。

2. 辅助检查

1）实验室检查：胆汁中淀粉酶升高，大于 1000U。

2) 影像学检查

(1) B 超、CT 仅能提供一些间接征象。

(2) MRCP、ERCP 能清晰显示共同通道长度，结构以及是否合并胆管扩张。

3. 诊断标准

1) 胆管与胰管于十二指肠壁外合流。

2) 共同通道 > 15mm。

3) 胆汁中淀粉酶升高，大于 1000U。

三、分型

Ⅰ型：B-P 型，胆胰管合流异常，即胆总管汇入胰管。

Ⅱ型：P-B 型，胰胆管合流异常，即胰管汇入胆总管。

Ⅲ型：复杂型，有开放的副胰管开口于十二指肠或伴有复杂的管道网。

四、治疗

一般不需立即手术，若并发胆囊炎、胆道穿孔、慢性胰腺炎、胆总管囊肿形成、胆道癌变或胆道结石形成等，则按照相关疾病治疗。

第二节 胆石症

胆石症（cholelithiasis）是指胆道系统，包括胆囊和胆管内发生结石的疾病。其临床表现取决于胆石的部位及是否造成胆道梗阻和感染等因素。胆道结石据其化学成分主要分为三大类：胆固醇类结石、胆色素类结石和混合性结石，而胆色素类结石又可以分为棕色胆色素性结石和黑色素性结石。

胆囊结石

一、定义

胆囊结石（cholecystolithiasis）在我国胆石症中发病率最高，临床上可表现为无症状型、伴发急性胆囊炎或慢性胆囊炎三种类型，（后两类型的诊治参阅"急性胆囊炎"和"慢性胆囊炎"）。

二、诊断

1. 临床表现

1）症状：多数无症状，常在体检时经 B 超发现。

2）体征：多数无阳性体征。

2. 辅助检查 B 超是最可靠的检查方法。

三、治疗

胆囊切除术是主要的治疗方式。对于无症状的胆囊结石，一般不需立即行胆囊切除。下列情况宜采用手术治疗。

1. 胆囊结石逐渐增大至 2cm 以上者。

2. 胆囊结石多发且直径小于 0.5cm，部分小颗粒结石易滑入胆总管，引起胆管炎或胰腺炎。

3. 胆囊壁钙化或胆囊壁明显增厚。

4. 伴发胆管炎或胰腺炎，或转为症状性胆囊结石且症状明显者。

5. 结石充满胆囊，胆囊已无功能。

6. 有症状的胆囊结石，合并糖尿病及心肺功能障碍患者，发生并发症被迫施行急诊手术时，危险性远较择期手术大。

Mirizzi 综合征

一、定义

Mirizzi 综合征（Mirizzi syndrome）是指因结石位于胆囊管或胆囊颈部，嵌顿外压肝总管引起黄疸的一种疾病。本病具有四个特征：①胆囊管与胆总管平行；②胆囊管及胆囊颈部嵌顿结石；③肝总管阻塞；④反复出现胆管炎、急性胆囊炎。

二、诊断

1. 临床表现

1）症状：缺乏特异性，通常与胆总管结石的症状相似。

2）体征：多数无阳性体征，发作期表现同急性胆囊炎，部分患者可有黄疸。

2. 辅助检查

1）实验室检查：血清胆红素、SGOT、AKP、GGT 可升高。

2）影像学检查

（1）B 超或 CT 显示胆囊颈部有结石影，胆囊以上的肝总管扩张而胆囊管水平以下胆总管正常，B 超见扩张的胆囊管、胆总管及门静脉呈"三管征"。

（2）ERCP、MRCP 能显示 Mirizzi 综合征胆道的形态，对胆道狭窄诊断的敏感性达 93% ~ 100%。

3. 鉴别诊断 须与胆管结石、胆囊癌、胆管癌等鉴别。

三、分型

Mcsherry 法：

Ⅰ型 结石嵌顿在胆囊管或胆囊颈，外压肝总管而引起黄疸。

Ⅱ型 结石部分或全部破溃入肝总管形成胆囊肝总管瘘。

Cseades 法：

Ⅰ型 胆囊颈或胆囊管结石压迫胆总管。

Ⅱ型 胆囊胆管瘘，瘘口 < 1/3 胆总管周径。

Ⅲ型 胆囊胆管瘘，1/3 < 瘘口 < 2/3 胆总管周径。

Ⅳ型 胆囊胆管瘘完全破坏了胆总管壁。

Nagakawa 法：

Ⅰ型 胆囊颈胆囊管嵌顿结石引起肝总管狭窄。

Ⅱ型 胆囊管胆囊颈嵌顿结石形成胆囊肝总管瘘。

Ⅲ型 由于三管合流处结石引起肝总管狭窄。

Ⅳ型 胆囊管胆囊颈无结石嵌顿，而由胆囊炎引起肝总管狭窄。

四、治疗

1. 治疗原则 切除病变胆囊、取尽结石、解除梗阻、防止胆管的损伤、修复胆管缺损、通畅胆道引流。

2. 手术方式

1）胆囊切除术或胆囊大部切除术：适用于Ⅰ型病例。

2）胆囊切除、胆管修补 T 管引流术：适用于Ⅱ型与Ⅲ型。将胆囊切除大部分或部分切除后，保留胆囊颈部，避免损伤胆管，用胆囊残端修补缺损的胆管，在修补的远端常规放置 T 管，并用短臂支撑。

3）胆囊切除、胆肠吻合术：适用于胆管缺损较大无法修补或胆管狭窄者。

胆总管结石

一、定义

胆总管结石（choledocholithiasis）多位于胆总管的中下段，但随着结石增多、增大和胆总管扩张、结石堆积或上下移动，常累及肝总管。据其来源，在胆总管内生成的结石和肝内胆管内生成后下降至胆总管的结石，称为原发性胆总管结石；在胆囊内生成后排至胆总管的结石，称为继发性胆总管结石。

二、诊断

（一）原发性胆总管结石

1. 临床表现

1）症状　取决于结石是否阻塞胆管及阻塞程度，是否继发胆管感染，感染的程度及范围。典型症状是：腹痛、寒战高热和黄疸，即 Charcot 三联征（Charcot's triad）。

2）体征　急性发作时，巩膜黄染，腹式呼吸受限，右上腹及剑突下不同程度压痛，反跳痛伴腹肌抵抗，有时可触及肿大有压痛的胆囊，缓解期体检可无阳性体征。

2. 辅助检查

1）联单实验室检查　急性发作时可有血白细胞升高，血清胆红素、GGT、AKP 升高。

2）影像学检查。

B超、MRCP、ERCP可显示结石的大小、数量、部位、是否造成胆管梗阻和梗阻的部位及程度。

三、治疗

1. 非手术治疗

1）围手术期护肝治疗，纠正凝血障碍，抗感染。术前可采用经皮肝穿胆管引流（percuteneous transhepatic biliary drainage，PTBD）/鼻胆管引流（endoscopic naso biliary draige，ENBD）减黄，控制感染。

2）肝内胆管无结石者，可行内镜括约肌切开（endoscopic sphincterotomy，EST）及取石术。

2. 手术治疗

1）有下列情况者宜行胆总管切开探查

绝对指征：①胆总管中触及结石或其他异物。②黄疸合并胆管炎。③术前胆管造影显示胆总管异物影。④术中造影显示胆总管结石。⑤穿刺呈脓性胆汁。

相对指征：①黄疸史或胰腺炎史。②胆总管扩张直径 > 1.5cm。③胆囊内结石细小，估计可通过胆囊管。

2）胆总管切开取石术，结石清除后需放置 T 管引流。术中应将病变的胆囊一并切除，肝下间隙宜放置引流管。

3）单纯的结石嵌顿于壶腹部，可经胆道镜碎石后取净结石。胆总管下端狭窄或结石嵌顿于壶腹部，其他手段难以取出者，可行十二指肠切开 Oddi 括约肌成形术，并将结石清除。

4）胆总管复发结石，尤其是明确伴有肝内胆管结石者，结石清除后可考虑行胆肠内引流术。

（二）继发性胆总管结石

1. 临床表现

1）病史 有胆囊结石史或胆囊切除术史。

2）症状和体征　表现同原发性胆总管结石。

2.辅助检查　同原发性胆总管结石。

五、治疗

1.非手术治疗　胆囊已切除者，首选 EST。

2.手术治疗　胆管切开取石、T 管引流，同时应将胆囊切除；或行 EST 加腹腔镜胆囊切除术（laparoscopic cholecystectomy，LC）。

肝胆管结石

一、定义

肝胆管结石（hepatolithiasis）指肝管汇合部以上原发性胆管结石，多为胆色素性结石，以左外叶和右后叶最为多见。肝胆管结石成因与胆道感染、梗阻、寄生虫病、胆汁淤滞、代谢因素及胆道先天性异常等有关。

二、诊断

1.临床表现

1）病史：多有反复发作胆道感染、梗阻、寄生虫病等病史。

2）症状：多同时合并肝外胆管结石，表现为 Charcot 三联征或 Reynolds 五联征。单纯肝内胆管结石可有以下症状：①发作时寒战、高热而疼痛不明显；②结石限于半肝内者不伴黄疸或一过性轻度黄疸。

3）体征：肝区叩痛明显，肝脏呈不对称肿大。伴肝外胆管结石者，急性发作期右上腹可有压痛、反跳痛和肌紧张。

2.辅助检查

1）实验室检查：多伴有肝功异常。急性发作期可有白细胞升高。

2）影像学检查

（1）B 超首选，应与肝内钙化点等鉴别。

（2）ERCP、MRCP 可显示结石的大小、数量、部位及是否合并有胆管狭窄。

（3）CT 对于并发胆汁性肝硬化和癌变者有重要诊断价值。

3. 鉴别诊断 单纯胆管结石未合并感染或其他合并症者，应注意与肝炎、胃病等鉴别。

三、治疗

周围型肝内胆管结石，无明显临床症状，不需手术处理。

手术治疗原则：取净结石、解除狭窄、去除病灶、通畅引流。

手术方式：

1）高位胆管切开取石（术中用胆道镜取石或 Fogarty 导管取石）、Y 形管引流术（未合并胆总管结石的，不必探查胆总管）。

2）胆肠吻合术。可建立皮下盲襻，利于日后检查和治疗。

3）肝内结石局限于肝叶或肝段内，特别是伴有肝萎缩的，宜将病肝切除。

4）经皮经肝胆管镜取石。

5）全肝内胆管充满结石，无法取净，伴有肝功能损害且危及生命者，可施行肝移植术。

胆管残留结石

一、定义

胆管残留结石（residal choledocholithiasis）是因胆石症施行手术治疗时，未能取净胆管内结石所致。多在术后经 T 管造影发现，或术后出现症状后行检查证实。

二、诊断

1. 临床表现

1）病史：既往有胆石症手术史。

2）症状：胆管残留结石引起胆管梗阻或胆管炎症时，可表现为 Charcot 三联征或 Reynolds 五联征。

3）体征：右上腹压痛、黄疸等体征，也可以无明显阳性体征。

2. 辅助检查

1）实验室检查：可出现血白细胞升高、转氨酶升高、血清胆红素升高等。

2）影像学检查

（1）B 超可发现残留结石的数目、大小、部位及胆管扩张情况。

（2）T 管造影是术后残留结石最简单的诊断方法。

（3）MRCP、ERCP 或 PTC，可以明确诊断。

3）其他检查 经纤维胆道镜检查、取石。

三、治疗

1. 非手术治疗

1）可试用溶石疗法（仅限于胆固醇结石）或排石疗法。

2）胆道镜取石：术后 40 天以上用纤维胆道镜经 T（U）管窦道取石。

2. 手术治疗

1）内镜下行十二指肠乳头括约肌切开取石 适于肝外胆管结石。

2）再手术治疗 内镜取石失败者。

第三节　胆道感染

急性胆囊炎

一、定义

急性胆囊炎（acute cholecystitis）是胆囊发生的急性化学性和（或）细菌性炎症，多数合并有胆囊结石，称结石性胆囊炎，女性多于男性。5% 的病人未合并胆囊结石，称非结石性胆囊炎。

二、诊断

1. 临床表现

1）病史：多在饱餐、进油腻食物后发作，既往可有胆囊结石病史。

2）症状

（1）腹痛：突发性右上腹阵发性绞痛，可向右肩背部放射。

（2）发热：常轻度发热，如出现寒战、高热预示胆囊坏疽、穿孔。

（3）其他：多数病人伴有恶心、呕吐等消化道症状，有 10%～25% 病人有轻度黄疸。

3）体征：右上腹可有程度、范围不同的压痛、反跳痛及肌紧张，Murphy 征阳性。部分病人可在右上腹触及肿大胆囊。当炎性渗出较多或胆囊穿孔时，全腹可有压痛和反跳痛。肝区或背部有叩击痛。

2. 辅助检查

1）实验室检查：血白细胞计数升高，中性粒细胞增多，可有血清转氨酶、碱性磷酸酶及血清胆红素升高。

2）影像学检查

（1）B 超为首选检查方法，胆囊胀大、胆囊壁增厚、胆汁透声差，密度不均匀，可发现结石强光团伴声影，胆囊周围可有渗液。

（2）CT 检查有助于鉴别诊断。

（3）X 线：少数产气杆菌感染者或胆囊肠道内瘘形成时在腹部 x 线平片上可见胆囊壁和胆囊腔内有气体存在。

3. 鉴别诊断

1）十二指肠溃疡合并十二指肠周围炎：多有长期反复发作病史，发病具有典型的周期性，予以抑酸治疗有效。

2）胃十二指肠急性穿孔：起病急，疼痛剧烈，呈刀割样；有典型的腹膜炎体征；腹部平片可见膈下游离气体。

3）急性胰腺炎：详见第三章第一节。

4）肠梗阻：具有典型的腹痛、腹胀、停止排气、呕吐四联征，腹部平片可见典型改变。

5）肝癌自发破裂出血。

三、分型

1. 按是否合并结石分

1）急性结石性胆囊炎

2）急性非结石性胆囊炎。

2．按病理改变分

1）急性单纯性胆囊炎

2）急性化脓性胆囊炎

3）坏疽性胆囊炎。

四、治疗

1．非手术治疗　禁食、解痉镇痛、抗生素应用、纠正水电解质和酸碱失衡及全身支持治疗。

2．手术治疗

1）急性胆囊炎诊断明确者原则上宜手术治疗。

急诊手术指征：

（1）胆囊肿大，张力较高，压痛明显，有坏疽、穿孔可能者。

（2）胆囊已穿孔伴弥漫性腹膜炎者。

（3）既往有反复发作史。

（4）经非手术治疗无效，病情加重或合并急性胆管炎、急性胰腺炎者。

2）手术方式

（1）胆囊切除术。合并黄疸者行胆总管探查术，不能决断时，最好行术中胆道造影确定是否行胆总管探查。

（2）胆囊造瘘术适于胆囊周围水肿粘连严重、解剖不清或病人全身情况较差，难以耐受胆囊切除术者。3～6个月后行胆囊切除术。

慢性胆囊炎

一、定义

慢性胆囊炎（chronic cholecystitis）常是急性胆囊炎反复发作的结果，多伴有胆囊结石，少数病人系胆囊管或胆囊先天性异常所致。

二、诊断

1．临床表现

1）病史：可有反复发作的胆绞痛及急性胆囊炎病史。

2）症状：常有腹胀、嗳气等消化不良症状及右上腹、肩背部隐痛。

3）体征：右上腹胆囊区有轻压痛和不适感。

2．辅助检查

1）实验室检查：多无明显异常改变。

2）影像学检查

（1）B超检查示胆囊壁增厚、毛糙，胆囊肿大积水或胆囊萎缩及胆囊结石。B超检查也能提示胆囊收缩功能，对诊断与是否选择手术治疗有帮助。

（2）CT可显示胆囊大小，壁的厚度，形态学改变，可与早期胆囊癌鉴别。

3．鉴别诊断

1）消化性溃疡：多有长期反复发作病史，发病具有典型的周期性，抑酸治疗有效。

2）慢性胃炎：多有常年病史，抑酸治疗有效，胃镜检查可明确诊断。

3）胆囊癌：详见相关章节。

4）原发性肝癌：详见相关章节。

三、治疗

1．非手术治疗　症状不明显者可暂时非手术治疗，但须定期B超随访。可用利胆、助消化药物等。

2．手术治疗　胆囊切除术。

急性梗阻性化脓性胆管炎

一、定义

急性梗阻性化脓性胆管炎（acute obstructive suppurative cholangitis，AOSC），亦称急性重症型胆管炎（acute cholangitis of severe type，ACST）。多继发于胆管结石、肿瘤、蛔虫或Oddi括约肌炎性水肿、痉挛引起的胆道阻塞。病情凶险，进展迅速，病死率高。

二、诊断

1. 临床表现

1）病史：常有胆管结石、肿瘤、蛔虫病史。

2）症状和体征：起病急，进程快，多呈典型的 Charcot 三联症，约半数病人很快出现烦躁不安、意识障碍、昏睡及昏迷等神志改变。同时出现血压下降，脉率增快，败血症和休克，即 Reynolds 五联征。右上腹有压痛和肌紧张，肝区叩痛阳性，有时可扪及肿大肝脏和胆囊。

2. 辅助检查

1）实验室检查

（1）白细胞计数明显升高和左移，可出现中毒颗粒。血清胆红素、转氨酶、碱性磷酸酶值升高。

（2）有明显酸中毒表现。血培养常有细菌生长。

2）影像学检查：B 超最为实用，必要时行 MRCP、ERCP 或 CT 检查。

三、治疗

1. 非手术治疗

1）疾病早期，在严密观察下可试行非手术治疗，包括抗感染、纠正水电解质紊乱及酸碱失衡，解痉镇痛，如病情加重应立即行手术治疗。

2）经内镜鼻胆管引流术（endoscopic naso-biliary drainage，ENBD）可有效胆道减压，避免急诊手术。

2. 手术治疗

手术原则：积极做好术前准备，紧急手术、解除胆管梗阻、通畅引流。手术力求简单有效，通常采用胆总管切开减压，T 管引流。

原发性硬化性胆管炎

一、定义

原发性硬化性胆管炎（primary sclerosing cholangitis，PSC）是一种特发性淤胆性疾病，以肝内外胆管渐进性、慢性非细菌性炎症的纤维狭窄、闭塞和严重的梗阻性黄疸为特征，可逐渐发展致胆汁性肝硬化、门静脉高压症、肝功衰竭而死亡。该病有较高的恶变率。病因不明，目前认为可能与自身免疫性疾病、慢性肠源性感染、中毒等因素有关。

二、诊断

1. 临床表现

1）病史：男性多见，发病年龄为 30 ~ 50 岁，常伴有溃疡性结肠炎（40% ~ 60%）、胰腺炎（12% ~ 25%）、糖尿病（5% ~ 10%），少见的有慢性纤维性甲状腺炎（Riedel thyroiditis）、克罗恩病（Crohn's disease）或腹膜后纤维化等。

2）症状：主要表现为黄疸，呈进行性缓慢发展过程，一般无上腹绞痛史，仅有上腹饱胀不适感，有明显皮肤瘙痒，急性胆管炎可反复发作。后期可出现肝硬化、门静脉高压症的表现。

3）体征：早期可无明显体征，随病情进展，可出现进行性加重的黄疸，肝脾肿大、腹水。

2. 辅助检查

1）实验室检查：血白细胞检查可见淋巴细胞和嗜酸粒细胞增多，血清总胆红素和结合胆红素明显升高，AKP 和 GGT 增高，血胆汁酸增多，血清转氨酶仅有轻度升高，血免疫球蛋白则高于正常，抗核抗体和平滑肌抗体阳性，尿铜增高。

2）影像学检查：ERCP 和 MRCP 常可显示胆管普遍性或阶段性狭窄，或节段性多处狭窄，呈铅笔芯状、串珠状狭窄或枯枝样改变，病变多发，而胆管黏膜表面光滑。

3. 鉴别诊断 须与慢性活动性肝炎、原发性胆汁性肝硬化、硬化型胆管癌相鉴别。

三、分型

Thompson 按其部位分为四型。

Ⅰ型 胆总管远端硬化性胆管炎。

Ⅱ型　继发于急性坏死性胆管炎的硬化性胆管炎。

Ⅲ型　慢性弥漫性硬化性胆管炎。

Ⅳ型　合并有肠道炎性疾病的慢性弥漫性硬化性胆管炎。

四、治疗

1. 非手术治疗　长期应用类固醇激素，应用抗生素控制感染，也可试用免疫抑制剂、考来烯胺（消胆胺）、熊去氧胆酸等。

2. 手术治疗　引流胆汁、胆管减压以减轻肝损害。手术方式的选择应个体化。对局限性狭窄者可行狭窄段胆管切除、胆肠吻合术，或置入金属支架支撑治疗。对弥漫性狭窄者，可置 T（U）管引流。对持续性黄疸合并胆汁性肝硬化时，可选用肝移植术。

五、预后

预后差，经诊断和治疗后，多在 5～10 年后发展为硬化型胆管癌。最终也可发展为胆管癌。

胆道蛔虫病

一、定义

胆道蛔虫病（biliary ascariasis）是一种常见的胆道寄生虫病，农村儿童较为多见。是原发性胆管结石的原因之一。

二、诊断

1. 临床表现

1）病史：曾有便、吐蛔虫史，多有不当驱蛔虫史或有消化道功能紊乱病史。

2）症状：突发、突止的上腹部剧烈钻顶样绞痛，常伴有恶心，呕吐。并发胆道感染、肝脓肿时出现相应临床表现。

3）体征：可有剑突下或偏右方深压痛。体征轻微与症状不符是本病特点。

2. 辅助检查

1）实验室检查：嗜酸粒细胞多增高。合并感染时白细胞增高。呕吐物、十二指肠引流液、胆汁或粪便中可查见蛔虫卵。

2）影像学检查：B超可见胆道内典型的蛔虫声像图等。ERCP、MRCP有助于诊断。

3. 鉴别诊断 须与肠蛔虫病、胆石症、泌尿系结石、肠痉挛等鉴别。

三、治疗

1. 非手术治疗 解痉镇痛、利胆驱虫、控制感染。

2. 手术治疗 仅在出现严重并发症，如重症胆管炎、急性坏死性胰腺炎、肝脓肿、胆汁性腹膜炎等时采取手术治疗。

手术方式：

1）内镜下取虫；

2）胆总管探查取虫和引流。

返流性胆管炎

一、定义

返流性胆管炎（refluxing cholangitis）又称上行性胆管炎，是肠道内细菌逆行感染而致。除胆肠内瘘外，胆肠吻合术后肠内容物逆流进入胆道系统是最常见原因。Oddi括约肌切开术后也可发生，特别是放置直径大的金属支架者。

二、诊断

1. 临床表现

1）病史：既往有胆肠吻合术或Oddi括约肌切开术、放置金属支架史。

2）症状

（1）以反复发作的寒战、高热为主。

（2）上腹或右上腹持续性疼痛，很少出现绞痛。

（3）常伴严重恶心、呕吐。

（4）很少出现黄疸。病情随发作频率增多而加重。

3）体征：右上腹压痛或肝区叩痛。

2. 辅助检查

1）实验室检查：急性炎症期可表现为白细胞数升高，中性粒细胞比例增多，甚至出现中毒颗粒。

2）影像学检查

（1）B超和CT：可见胆道内有气体存在。

（2）上消化道钡餐检查：可了解钡剂返流及滞留情况和吻合口有无狭窄。

（3）PTC：可发现肝胆管和吻合口的情况，以及是否有肝内胆管结石存在。

（4）MRCP：也可为诊断本病提供依据。

三、治疗

1. 非手术治疗　对症状轻，发作不频繁者试用抗感染和利胆治疗。

2. 手术治疗　修复或重建胆道。胆肠内引流术可附加防返流措施。

第四节　胆道肿瘤

胆囊黏膜隆起样病变

一、定义

胆囊息肉样病变（polypoid lesions of gallbladder，PLG）是一组胆囊壁向囊腔内突起的病变，其形态表现为局限性隆起，多为良性。分为非肿瘤性、肿瘤性两大类。大部分为非肿瘤性息肉样病变，如胆固醇样息肉、炎性息肉；少见的如腺肌性增生、黄色肉芽肿、异位胃黏膜或异位胰腺组织。肿瘤样息肉病变常见为腺瘤；此外，血管瘤、脂肪瘤、平滑肌瘤、神经纤维瘤均罕见。

1. 胆固醇沉积症 体内胆固醇代谢发生障碍时，胆固醇沉积于胆囊黏膜并被巨噬细胞吞噬变为泡沫细胞，积聚于间质，称胆固醇沉积症，当沉积甚多时，增生黏膜隆起并突入胆囊腔即形成胆固醇性息肉。胆固醇性息肉多为多发，多小于10mm，如整个胆囊壁被胆固醇沉积，胆囊黏膜上有广泛结节，形如草莓，称"草莓胆囊"。

2. 胆囊腺肌增生症 胆囊腺肌增生症是一种非炎症性，非肿瘤性的变性腺体增生性胆囊疾患。分为弥漫型、节段型或局限型。少数病人可恶变。其特点是过度增生的胆囊黏膜上皮向增厚的肌层陷入，造成胆囊的局限性增厚。

3. 胆囊炎性息肉 是炎症直接刺激所引起的肉芽肿。呈单发或多发，直径常小于10mm，常合并有慢性胆囊炎及胆囊结石。

4. 胆囊腺瘤样增生 是良性增生性病变，发病年龄以40~50岁多见，有较高的恶变率。

二、诊断

1. 临床表现

1）症状：可有右上腹饱胀不适，钝痛或隐痛等症状。部分息肉位于胆囊颈部者可出现胆绞痛症状。部分患者无症状。

2）体征：一般无阳性体征。

2. 辅助检查

1）B超检查：首选检查，多为胆囊内强回声光团，无声影或弱声影。

2）内镜超声检查（endoscopic ultrasonography，EUS）。

3）螺旋CT薄层、增强扫描。

3. 鉴别诊断 须与胆囊癌鉴别。

三、治疗

B超随访观察，有以下情况者可考虑手术治疗。

1）伴有明显症状，排除其他消化道疾病者。

2）合并有其他胆囊疾病者。

3）病变大于10mm或短期内病变生长较快者；病变基底部较宽，疑有恶变者。

4）病变位于胆囊颈部影响胆囊排空或有胆囊浓缩、排泄障碍者。

手术方法为胆囊切除术，首选LC。疑有恶变者，应开腹手术，预约术中冰冻切片检查。

胆囊癌

一、定义

胆囊癌（carcinoma of gallbladder）是胆道最常见的恶性病变，50～70岁女性多见，80%左右的病例合并有胆囊结石。可能的易患因素有：瓷化胆囊、胆囊腺瘤、胆胰管汇合部异常、胆囊空肠吻合术后、溃疡性结肠炎等。胆囊癌多发于胆囊体部和底部，病理以腺癌较为多见，其次为鳞状上皮细胞癌。腺癌可为浸润型或乳头型等，前者多见。

二、诊断

1. 临床表现

1）症状：早期无特异性症状。可有右上腹疼痛不适、厌食、消化不良等胆结石症状。上述症状加重，出现黄疸、体重下降时应高度怀疑。

2）体征：早期同胆结石、胆囊炎，晚期患者可出现黄疸，侵犯肝脏可出现肝肿大，右上腹包块、腹水。

2. 辅助检查

1）实验室检查：晚期出现黄疸可有相应肝功异常。

肿瘤标志物检测：CEA、CA19－9、CA125等均可升高，但无特异性。

2）影像学检查

（1）B超：首选，可显示胆囊壁增厚不均匀，腔内固定肿物，并可同时观察胆石情况、有无肝转移、淋巴结肿大及胆管梗阻等病变。

（2）CT定性方面优于B超。

（3）MRI及MRCP在胆管梗阻时诊断价值较大。

（4）ERCP 早期诊断价值不高，适用于鉴别肝总管或胆总管的占位病变或采集胆汁行细胞学检查。

3）其他检查：细胞学检查：B 超引导下经皮肝/胆囊穿刺抽取胆汁或细针穿刺活检术。

3. 鉴别诊断 须与胆囊炎、胆囊息肉样病变、胆管癌相鉴别。

【分期】Nevin 分期

Ⅰ 期，癌组织仅限于胆囊黏膜。

Ⅱ 期，癌组织侵入胆囊黏膜和肌层。

Ⅲ 期，癌组织侵入胆囊壁全层。

Ⅳ 期，癌组织侵入胆囊壁全层，并伴有淋巴结转移者。

Ⅴ 期，癌组织直接侵犯肝脏或伴有肝脏转移，或者有任何器官转移者。

三、治疗

首选手术治疗。化学治疗和放射治疗效果均不理想。

手术治疗：

1）早期胆囊癌的手术治疗：术前确诊的早期胆囊癌（Nevin Ⅰ 和 Ⅱ 期）应行胆囊癌根治性手术，包括胆囊切除术、距胆囊 2cm 的肝脏楔形切除术和肝十二指肠韧带内淋巴结清扫术。良性疾病行胆囊切除术后病理检查意外发现胆囊癌者（意外胆囊癌），如为 Nevin Ⅰ 期者不必再次手术，如 Nevin Ⅱ 期需再次手术清扫区域淋巴结并肝脏楔形切除。

2）中晚期胆囊癌的手术治疗：中、晚期胆囊癌的扩大切除术包括清扫肝十二指肠韧带淋巴结、胰十二指肠后上淋巴结、腹腔动脉周围淋巴结、腹主动脉周围淋巴结和下腔静脉周围淋巴结的同时，做肝中叶、扩大的右半肝或肝右三叶切除，或加做胰头十二指肠切除术。

对无法切除的胆囊癌肝转移的外科治疗可经皮 B 超引导下无水酒精注射，术中病灶微波固化、射频消融、冷冻治疗等，伴有梗阻性黄疸可行胆肠吻合，如胆肠吻合有困难，则行 PTBD，U 管外引流术等。

【预防】对有症状的病人，胆囊结石直径 >3cm，胆囊息肉单发、直径 >

1cm 或广基息肉，或临床诊断为腺瘤样息肉，胆囊壁不均匀增厚或超过 5mm，或瓷化胆囊应积极手术切除，预防胆囊癌变。

胆管癌

一、定义

胆管癌（carcinoma of bile duct）是指发生在左、右肝管至胆总管下端的恶性肿瘤。多发于 50～70 岁，男女比例 1.4:1。可能的病因包括肝胆管结石、原发性硬化性胆管炎、先天性胆管囊性扩张、胆管囊肿吻合术后、肝吸虫感染、慢性伤寒带菌者、溃疡性结肠炎等。主要组织学类型以腺癌多见，鳞状细胞癌、腺鳞癌、类癌罕见。

二、诊断

1. 临床表现

1）症状：早期无明显表现，或仅有上腹部不适、疼痛、纳差等不典型症状。黄疸是胆管癌最早也是最重要的临床表现。特点是进行性加重加深，虽可有波动性，但不会降到正常，且多属无痛性。合并胆道感染时可有胆管炎表现。

2）体征：黄疸，肝脏肿大，中下段胆管癌可触及肿大胆囊。

2. 辅助检查

1）实验室检查：肝功检查：血清胆红素，直接胆红素，AKP 和 GGT 升高，ALT 和 AST 轻度异常。

肿瘤标志物检测：CEA、CA19－9、CA50、IL－6 等，不具特异性。

凝血检查：凝血酶原时间延长。

2）影像学检查

（1）B 超：首选，可见肝内胆管扩张或胆管内肿物；

（2）CT：能显示胆道梗阻的部位、病变性质等；

（3）MRCP：能准确地显示胆道阻塞的部位和近端胆管扩张程度；

（4）ERCP：仅对下段胆管癌诊断有帮助，或术前放置支架引流用；

（5）PTC：适用于肝内胆管扩张合并结合部或肝门部梗阻者，同时可采集胆汁检查和术前行 PTBD 减黄。

3. 鉴别诊断 需与胆管结石、胆囊癌、胰头癌等相鉴别。

三、分型

根据部位的不同可分为高位胆管癌（又称肝门部胆管癌或 Klatskin 肿瘤）、中段胆管癌和下段胆管癌。肝门部胆管癌一般指胆囊管开口水平以上，左右肝管主干及其与肝总管汇合部的胆管癌；中段胆管癌是发生于胆总管十二指肠上段、十二指肠后段的肝外胆管癌；下端胆管癌指发生于胆总管胰腺段、十二指肠壁内段的肝外胆管癌。

肝门部胆管癌的 Bismuth-Corlette 分型：

Ⅰ型：肿瘤位于肝总管，未侵犯汇合部。

Ⅱ型：肿瘤位于左右肝管汇合部，未侵犯左右肝管。

Ⅲ型：肿瘤位于汇合部并已侵犯右肝管（Ⅲa）或侵犯左肝管（Ⅲb）。

Ⅳ型：肿瘤已侵犯左右双侧肝管。

四、治疗

胆管癌主要采用手术治疗，化学治疗和放射治疗效果不肯定。

手术治疗

1）术前准备：包括一般准备、保肝治疗、营养治疗、减黄、VitK 等治疗并判断病变切除可能性。

2）手术方式

（1）肝门部胆管癌

Ⅰ型行肿瘤及肝外胆管切除。

Ⅱ型行肿瘤切除 + 尾状叶切除，为了暴露方便可切除肝方叶。

Ⅲ型手术方式与Ⅱ型类似，如侵犯左右肝管二级分支或肝实质，需作右半肝（Ⅲa）或左半肝（Ⅲb）切除 + 尾状叶切除。

Ⅳ型肿瘤可行姑息性手术。肝方叶及肝门部胆管、肝外胆管切除，胆肠吻合，可残留部分癌组织如尾状叶肝管或门静脉前壁。若门静脉主干、汇合部或左右干前壁受侵犯者，可切除其受累部分静脉壁再予血管修补重建，术后辅以放疗。

部分高位胆管癌患者无法手术切除，在严格筛选后可行肝移植术，但肝移植效果差。

（2）中下段胆管癌切除术：肿瘤局限者可采用肿瘤所在的胆总管部分切除，肝十二指肠韧带淋巴结清扫和肝总管空肠 Roux-en-Y 吻合术。

下段胆管癌根治性手术一般行胰头十二指肠切除术。

对远端胆管癌局限于 Vater 壶腹部或十二指肠乳头，病人年龄较大或合并全身性疾病不宜行胰头十二指肠切除术者，可行十二指肠乳头局部切除。

（3）故息性手术：胆肠内引流术。

T 管、U 管引流术。

PTBD 或经 PTBD 窦道扩大后放置内支撑管引流。

第五节　其他胆道疾病

胆道出血

一、定义

胆道出血（hemobilia）是胆道疾病和胆道手术后的严重并发症，也是上消化道出血的原因之一，以肝内胆管出血常见。可继发于胆道感染、胆石压迫、手术后或外伤后，以及肝胆系统的肿瘤和出血性疾病，最常见病因是胆道感染。

二、诊断

1. 临床表现

1）病史：相关的胆道疾病或胆道手术、外伤史。

2）症状：剧烈的右上腹绞痛，畏寒、发热，呕血、便血，胆道引流管引流出血液或血性胆汁。出血呈周期性。

3）体征：黄疸，右上腹压痛，出血量大时可出现失血性休克表现。

2. 辅助检查

1）实验室检查：红细胞减少，并发感染时白细胞增加。肝功异常。

2）影像学检查

（1）选择性肝动脉造影是最有价值的方法，可明确诊断出血部位。

（2）内镜检查用以排除其他来源的上消化道出血。

3. 鉴别诊断 须与其他疾病引起的上消化道出血鉴别。

三、治疗

1. 非手术治疗 出血量不多，无重症胆管炎表现时，采取输血、输液、使用止血药和抗生素治疗。

2. 手术治疗

适应证：

1）反复发作的大出血，特别是出血周期越来越短者。

2）合并严重胆管感染必须手术引流者。

3）胆肠内引流后发生胆道大出血者。

4）原发疾病需要外科手术治疗者。

手术方式：

1）胆总管探查加 T 管引流：仅用于严重胆道感染和不能耐受复杂手术者。

2）肝切除术：适用于可切除的肝癌肝功能良好者；良性肝脏肿瘤；局限性肝内慢性感染；已确定出血来源但未能明确出血病灶性质；合并肝外伤需行肝叶切除。

3）选择性肝动脉造影加放射介入栓塞治疗。

胆管损伤及良性胆管狭窄

一、定义

胆管损伤（bile duct injuries）大多数由手术引起，极小部分由外伤引起。胆管损伤很少单独发生，多伴有肝、十二指肠、胰腺和大血管损伤。医源性胆道损伤（iatrogenic bile duct injuries）是指外科手术过程中造成的胆管损伤，是良性胆管狭窄最主要原因，多发生在胆囊切除及不适当的、粗暴的胆管探查时。

二、诊断

1．临床表现

1）胆管损伤：常有右上腹持续性疼痛，表现为腹膜炎体征。开放性损伤患者可见伤口有胆汁渗出。剖腹探查可见局部有胆汁流出。

2）医源性胆管损伤

（1）术中发现被切断的管道内有胆汁流出。

（2）术后胆汁可以自引流物或手术伤口流出，未放置引流者出现腹膜炎表现。

3）良性胆管狭窄患者在术后远期出现反复发作的胆管感染和黄疸。如未及时治疗，可出现胆汁性肝硬化的表现。

2．辅助检查

1）实验室检查：并发感染时白细胞增加，胆红素增高。

2）影像学检查

（1）B超、CT：可以提供肝胆管狭窄近端扩张的程度、范围和有无结石的征象。

（2）ERCP：可见胆管中断、狭窄或造影剂溢出胆管，进入腹腔。

（3）MRCP：可显示胆管狭窄部位及近端胆管扩张程度；

（4）腹腔引流管造影　若胆道系统显影，可了解损伤部位、程度。

三、分型

以确认的胆管狭窄的 Bismuth 分型（该分型通常也适用于胆管损伤分型）

Ⅰ型：肝总管或主要胆管残留≥2cm。

Ⅱ型：肝总管残留＜2cm。

Ⅲ型：左右肝管汇合部完整；左右肝管系统相通。

Ⅳ型 左右肝管汇合部普损坏；左右肝管分离。

Ⅴ型：Ⅰ型、Ⅱ型或Ⅲ型 + 副右肝管狭窄。

四、治疗

主要在于手术中严谨操作，预防损伤的发生。

处理方式及效果受以下几个重要因素影响。

（1）损伤发现的早晚。

（2）损伤位置的高低（即类型）。

（3）损伤胆管的局部血供状态。

（4）是否合并感染。

1. 术中处理 术中及时发现胆管小的裂伤，损伤范围 < 0.5cm 时可予以修复或成形；胆管横断伤，如张力不大，可行胆管对端吻合术；以上情况均应同时放置 T 管，术后带管支撑 4 ~ 6 周，如果不能做到精确的黏膜对黏膜吻合，支架管应放置 6 个月以上。如对端吻合困难或胆管壁缺损 > 1.5cm，则应行胆管空肠 Ronx-en-Y 吻合术。

2. 漏的处理 如早期发现伴有胆汁性腹膜炎，应再次手术，放置引流，视损伤及胆管局部情况决定是否同时处理胆管损伤。若发现较晚，炎症严重，则应保持通畅引流至炎症消退后行胆管空肠 Roux-en-Y 吻合术。

3. 良性胆管狭窄的处理 可将狭窄近端胆管（肝管）成型后与空肠行 Roux-en-Y 大口径吻合术。手术难以处理或无法耐受手术的高危病人可采取气囊扩张、支架引流的方法。良性胆管狭窄单纯放置支架管的长期疗效尚有争议。手术难以处理的双侧多处胆管狭窄，伴有胆汁性肝硬化、门静脉高压或肝衰竭前期可考虑肝移植。

十二指肠乳头旁憩室综合征

一、定义

十二指肠憩室（duodenal diverticulum）靠近十二指肠乳头，称十二指肠乳头旁憩室。有些病例，胆管直接开口于憩室中。通常情况下并无大碍。当反复发生憩室炎及其周围炎症，同时因憩室膨胀压迫胆胰管，影响胆胰壶腹括约肌功能及结构，胆管开口变形，引起反复发作的胆管炎和胰腺炎等一系列症状，称十二指肠乳头旁憩室综合征，亦称 Lemmel 综合征。

二、诊断

1. 临床表现 95% 的病人无明显症状，多数在其他疾病行钡餐及十二指肠镜检查时发现。常见的并发症包括憩室炎，十二指肠梗阻，胆管炎和胰腺炎，胆道结石等。

2. 辅助检查

1）实验室检查：并发感染时白细胞多增加。

2）影像学检查

（1）上消化道钡餐检查。

（2）MRCP。

3）其他检查：纤维十二指肠镜/ERCP 检查

三、分型

按憩室的解剖部位分型：

1）乳头旁憩室。

2）非乳头旁憩室。

四、治疗

1. 非手术治疗

1）无症状的十二指肠憩室，无须治疗。

2）有症状且可能系十二指肠憩室引起，可通过饮食控制，抗酸解痉，应用抗菌药物和体位引流等治疗。

2. 手术治疗

1）适应证：十二指肠乳头旁憩室继发胆道、胰腺疾病者。

2）手术方式：

（1）胆总管与十二指肠吻合术；胆管空肠 Roux-en-Y 吻合术。

（2）胰十二指肠切除术：适用于憩室癌变者。

第六节　胆管囊状扩张症

胆管囊状扩张症，亦称先天性胆总管囊肿，多发于青年女性，男女之比为1：4。因在幼儿期即可出现症状，所以大多在10岁前可做出诊断。

一、病因

本病病因与下列情况有关。

1. 胆总管先天发育异常：胚胎发育时，原始胆管远端增殖 为索状实体，以后再空泡化贯通；若某段胆管过度增殖，再过度空泡化而形成扩张。

2. 胆胰管汇合异常：胆胰管共同通道过长或呈直角开口汇合。胰液易逆流入胆管内，导致胆管压力升高。

3. 胆管口炎变狭窄近端胆管扩张所致：感染细菌或病毒感 染后，使胆管上皮损害变性，狭窄梗阻，近端胆管壁变薄扩张。

二、病理

胆管囊性扩张症可发生于肝内、外胆管的任何部位。80%合并结石。部分出现癌变，占5%～17%。近年报道有升高趋势。

根据胆管扩张的形态和位置可分为下列五种类型。

1. 囊状型：此型最为常见，约占90%。胆总管中段呈球形或纺锤形扩张。

2. 憩室型：由胆总管侧壁长出憩室状物，向外膨出。

3. 十二指肠内膨出型：胆总管末端在十二指肠内呈囊状膨出，胰管和胆总管汇入膨出部。

4. 肝内外混合型：肝内胆管具多发性大小不一的扩张，同时有肝外胆管囊状扩张。

5. 肝内胆管型：又称 Caroli 病。

三、诊断

1. 临床表现：本病的典型临床表现为右上腹部疼痛、黄疸和腹部肿块，故称三联征，但约 1/3 病例无典型的三联征表现。合并结石感染时有胆管炎症状，如腹痛、畏寒、发热和黄疸等。体检时，较大的囊肿右上腹可触及囊性包块，光滑、固定。

2. 实验室检查：提示有梗阻性黄疸的特点，部分病人无黄疸。合并感染者有白细胞计数升高。

3. 影像学检查：B 超、CT 可提示肝外囊性肿物及囊肿外形。PTC 或 ERCP 可确定囊肿类型、病变范围、有无合并结石及胰管汇合情况。X 线钡餐检查可见十二指肠环扩大、肠腔受压或移位等征象。

四、治疗

手术是本病唯一的治疗手段。手术方式：

1. 囊肿外引流术：急诊情况下严重感染、病情危急时，可选择囊肿外引流术。

2. 囊肿切除：肝管空肠 Roux-Y 吻合术：切除病变囊肿，包括胆囊切除、空肠与肝总管行 Roux-Y 吻合术。切除囊肿可避免囊肿癌变。Roux-Y 术式重建胆汁引流通道可减少逆行感染，是一种较理想术式。过去施行的囊肿与十二指肠吻合和囊肿与空肠 Roux-Y 吻合方式，现已废弃。

第七节　胆囊息肉样病变

胆囊息肉样病变为胆囊腔内隆起样生长的一类微小（1cm 以内）病变的总称。由于 B 超的应用，其检出率明显升高，但不能确定良、恶性，多数需严密观察，以正确决定治疗方法。

一、分类

1. 肿瘤性病变：乳头状腺瘤、早期腺癌、平滑肌瘤、血管瘤。

2．非肿瘤性病变：胆固醇息肉、炎性息肉、淋巴性息肉、腺肌病、腺瘤样增生及胃、肠、胆、胰的胆囊异位。

二、临床表现

1．一般无症状，常在体检或其他疾病行 B 超检查时发现。

2．少数病例有疼痛，在合并胆囊结石、胆囊炎，病变位于胆囊颈部和（或）脱落而引起胆囊管梗阻时发生疼痛，疼痛性质为胀痛、钝痛或绞痛。

三、诊断

由于症状及体征均无特异性，故诊断困难。

（一）B 超检查

1．超声图像可发现胆囊腔内光团回声，光团性质可为强回声、等回声或异常回声。

2．可见光团位置（胆囊体部或颈部）、光团个数，单个或多个。

3．光团与胆囊壁相连，相连处为蒂，同时测量蒂的宽、窄或广基。

4．光团的大小、轮廓、整齐或分叶。

5．是否合并结石。

6．胆囊腔大小、胆囊壁厚度。

（二）胆囊造影

胆囊造影可以发现胆囊腔内有负影，圆形或不规则。同时，了解胆囊有无功能。

（三）CT 扫描

CT 扫描一般不如 B 超检出率高，仅在息肉病变较大时 CT 扫描加增强有利于帮助确定病变性质。

四、治疗

因病变小，术前定性诊断困难，故治疗上存在分歧，治疗方法主要是手术。手术指征：

1．大于 1cm 的单发病变。

2．多发病变，其中 1 个大于 1.2cm。

3. 光团不均或呈分叶状，蒂宽或广基息肉，不论单个或多个，手术指征相对放宽。

4. 合并胆囊结石、胆囊炎或伴有症状的胆囊息肉样病变。

五、护理

1. 禁酒及含酒精类饮料

酒精可直接损伤肝功能，引起肝胆功能失调，使胆汁的分泌、排出过程紊乱，从而刺激胆囊形成新的息肉及/或使原来的息肉增长、变大，增加胆囊息肉的癌变系数。

2. 饮食要规律、早餐要吃好

规律饮食、吃好早餐对胆囊息肉患者极其重要。如果不吃早餐，则晚上分泌的胆汁利用不上，存留于胆囊内，胆汁在胆囊内滞留时间过长，即可刺激胆囊形成胆囊息肉或使原来的息肉增大、增多。

3. 低胆固醇饮食

降低胆固醇摄入量，避免过多进食鸡蛋（尤其是蛋黄）、肥肉、海鲜、无鳞鱼类、动物内脏等高胆固醇类食品，多吃蔬菜，粗粮。

（支　良）

第三章　腔镜与内镜
在肝胆外科的应用

第一节　腹腔镜胆囊切除术

一、概述

腹腔镜胆囊切除术（Laparoscopic cholecystectomy，LC）是 20 世纪普通外科领域最为重要的一项新兴技术。自 80 年代后期，法国的 Mouret（1987）和 Dubois（1988）先后在临床开展了 LC 以来，得到了外科界公认，并很快推广应用。与常规开腹胆囊切除术相比，具有创伤小、痛苦轻、恢复快、住院日短、对腹腔内脏器干扰少等优点。

【适应证】腹腔镜胆囊切除术适应于无手术禁忌证的所有胆囊良性疾病。

1. 有症状的胆囊结石。

2. 有症状的非结石性胆囊炎。

3. 胆囊隆起性病变。

【禁忌证】

1. 疑有胆囊癌者。

2. 合并原发性胆管结石及胆道狭窄者。

3. 肝硬化并门静脉高压症者。

4. 有凝血功能障碍及出血倾向者。

5. 腹腔内严重感染及腹膜炎者。

6. 妊娠合并胆石症者。

7. Mirizzi 综合征。

8. 合并胆肠瘘。

9. 严重心肺功能障碍及不能耐受气管插管全身麻醉者。

10. 腹腔内广泛而严重粘连者。

11. 不宜建立人工气腹者。

【术前准备】

1. 术前检查

1）详细询问病史、仔细的体格检查。

2）生化及其他常规检查。

3）影像学检查。

2. 术前谈话

3. 皮肤准备　注意脐部的清理。

4. 肠道准备　术前 12 小时禁食，4 小时禁饮。

5. 术前放胃管　有助于术野的显露，并可防止误吸。

6. 设备和器械的准备

1）仪器：CO_2 气腹机、内镜电视摄像系统、冷光源、多功能高频电刀和冲洗吸引器。

2）器械：腹腔镜、气腹针、套管针、各类抓钳、电凝钩、微型剪、冲洗吸引管、钛夹与施夹器、弯型分离钳、取石钳等。

【技术要点】

1. 麻醉选择　多采用气管插管全麻，也可采用硬外麻醉。

2. 病人体位及操作者位置

1）病人取仰卧位，头侧抬高 10°～20°，手术台向左侧倾斜 15°。

2）术者站在病人的左侧，助手站在术者的同侧，电视腹腔镜主机放在病人的右上方，器械台放在病人的脚侧。

3. 手术步骤

1）建立气腹：全麻成功和消毒铺巾后，于脐下缘（或上缘）做一约 10mm 长的弧形切口，提起切口两侧腹壁，用气腹针垂直插入至腹腔，连接 CO_2 气腹机建立气腹。气腹流量似病人情况而定。

2）建立手术操作通道：插入穿刺器，进镜探查腹腔内各脏器。于剑突下及右锁骨中线肋缘下 2cm 分别做一约 10mm、5mm 长的切口，并插入穿刺器。

3）切除胆囊：术者左手抓钳提起胆囊壶腹部，解剖胆囊三角，分离胆囊管及胆囊动脉，明确胆囊管与胆总管的关系，施放钛夹，注意避免损伤肝右动脉及右肝管。电凝钩游离胆囊并行胆囊床止血。

4）剑突下刺口（或脐部刺口）取出胆囊并缝合切口。

4. LC 中转开腹指征

1）局部病变复杂（如胆囊三角致密粘连，Mirizzi 综合征的 II ~ III 型，胆肠内瘘等）。

2）术中发生腹腔镜下无法处理的并发症（如胆管横断，无法控制的出血等）。

3）术者腹腔镜技术水平无法胜任当前正实施的手术。

4）术前、术中误诊、漏诊需外科处理的病变，无法通过腹腔镜完成手术。

5）病人对气腹不能耐受。

6）一时无法修复或补充的器械、设备故障。

【并发症及处理】

1. 胆管损伤 是腹腔镜胆囊切除术中最严重的并发症之一。

处理方法：

1）小的撕裂行修补并支撑引流。

2）少数胆管横断伤在术中发现后，可在无张力条件下黏膜对黏膜的胆管端端吻合术，在吻合口处用"T"管支撑。

3）胆总管分叉以上胆管损伤，或胆总管部分切除者多需行胆肠吻合术。

4）造成胆汁性腹膜炎的病例，应先行腹腔及近端胆管置管引流，待感染控制数月后行胆肠吻合术。

5）后期胆管狭窄或完全梗阻的患者，可根据逆行胰胆管造影（ERCP）、MRCP 或经皮肝穿刺胆管造影（PTC）情况选择手术方式。

2. 胆瘘　如有引流者视引流情况而定，未放置引流管者多需二次手术行引流或修补。

3. 术区出血　严重出血造成循环改变者需手术止血。

4. 皮下气肿　一般不需处理。

5. 穿刺损伤　根据损伤部位进行相应处理。

6. 肠管损伤　可于腔镜下或开腹行损伤修补。

7. 膈下或肝下脓肿　应行穿刺引流或手术引流。

8. 切口感染　按一般手术切口感染处理。

第二节　内镜下逆行胰胆管造影术

内镜下逆行胰胆管造影术（endoscopic retrograde cholangiopancreatography，ERCP）是将十二指肠镜插至十二指肠降段，经十二指肠乳头插入一造影导管，并进入乳头开口部、胆管或胰管内，注入造影剂，作胰胆管造影。

【适应证】一般认为凡疑有胆胰疾病者均为适应证，主要包括：

1. 疑有胆管结石、肿瘤、炎症、寄生虫或梗阻性黄疸原因不明者。

2. 胆囊切除或胆管手术后症状复发者。

3. 临床疑有胰腺肿瘤、慢性胰腺炎或复发性胰腺炎缓解期。

4. 疑有十二指肠乳头或壶腹部炎症、肿瘤或胆源性胰腺炎须去除病因者。

5. 怀疑有胆总管囊肿等先天性畸形及胰胆管汇流异常者。

6. 原因不明的上腹痛而怀疑有胆胰疾病者。

7. 因胆胰疾病需收集胆汁、胰液或行 Oddi 括约肌测压者。

8. 因胆胰病变需行内镜下治疗者。

9. 胰腺外伤后疑胰管破裂者。

10. 胆管手术后疑有误伤者。

11. 疑胰腺先天性变异。

12. 某些肝脏疾患。

对急性胆管炎、胆源性急性胰腺炎及胰腺囊肿，以往被认为是 ERCP 禁忌证。近年来由于十二指肠镜下引流技术的开展，目前已认为不属禁忌证，在条件具备时应尽早进行内镜下的诊断与处理。

【禁忌证】

1. 有上消化道狭窄、梗阻，估计内镜不可能抵达十二指肠降段者。

2. 有心肺功能不全等其他内镜检查禁忌者。

3. 非结石嵌顿性急性胰腺炎或慢性胰腺炎急性发作期。

4. 有胆管狭窄或梗阻，而不具备胆管引流技术者。

对于碘剂过敏者，可改用非离子型造影剂（碘普胺 Iopromide），术前应做好急救准备工作，缓慢注射造影剂，并密切观察患者反应。

【术前准备】

1. 器械准备

1）十二指肠镜。

2）造影导管及附件（包括胆胰管活检钳，胆胰管细胞刷，鼻胆引流管和鼻胰引流管，取石篮及碎石器等）。

3）器械及附件的消毒。

4）造影剂：常用 60% 泛影葡胺，非离子型造影剂更为理想；造影剂先用生理盐水稀释 1 倍，抽入 20mL 注射器中备用。

5）内镜专用高频电刀装置。

6）X 线透视及摄影装置。

7）生命体征监护设备。

1. 病人准备

1）做碘过敏试验及抗生素过敏试验。

2）上午检查者，前一日晚餐后禁食，当日免早餐。下午检查者，早晨可进少量流食，上午8时后禁食（空腹6小时以上）。

3）咽部以润滑止痛胶局部麻醉。

1）右手前臂建立静脉通路，以备检查中及时给药。

2）术前15min肌肉注射安定10mg，静脉注射山莨菪碱10mg，以松弛十二指肠乳头括约肌，便于插管。

3）病情危重者、老年患者及伴有心肺或脑等重要器官疾患者，应给予血氧饱和度、心电监护，必要时给予吸氧。

【操作要点】

1. 体位 先取左侧卧位，内镜通过幽门后，再更换为俯卧位。

2. 插镜，寻找乳头 内镜经食管、贲门、胃、幽门及十二指肠球部进入降部，即作逆时钟向复位，在降段的内侧（视野左中侧）壁寻找乳头。乳头的形态大多呈乳头形，其次为半球形及扁平形。乳头的基本结构如图3-1所示。

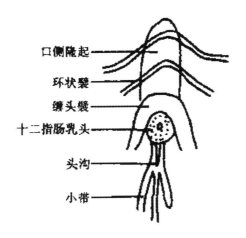

口侧隆起
环状襞
缠头襞
十二指肠乳头
头沟
小带

图3-1 乳头的基本结构

1. 插管

胆管：从开口下部，沿十二指肠壁平行向上、向左侧插入。

胰管：从乳头开口垂直插管，并稍向右偏15°左右。

2. 注入造影剂 胰管 2～5mL，胆管 5～15mL，推注速度宜缓慢，边注射边密切观察显影情况。

3. 令患者屏住呼吸摄片

【术后注意事项】

1. 造影成功后，为预防胆管及胰管感染，应用广谱抗生素 2 天。

2. 对有 ERCP 后胰腺炎高危人群者，应预防性给予制酸剂及抑制胰腺分泌的药物。

3. 禁食 1 天，卧床休息 2～3 天。

4. 注意观察有无发热、黄疸、腹痛等情况，若出现应查血清淀粉酶，有升高者，应立即按急性水肿性胰腺炎处理。

【主要并发症及其处理】

1. 高淀粉酶血症和急性胰腺炎 由胰腺实质受损引起，其发生与下列因素有关：年龄、Oddi 括约肌功能障碍（SOD）、多次插管和胰管多次显影、EST 和针形刀预切开。ERCP 后 2～24h 测得血淀粉酶高于正常的 4～5 倍，即为高淀粉酶血症，若伴有典型的胰腺疼痛，则诊断为急性胰腺炎。多数学者认为，应用小剂量生长抑素可有效预防高淀粉酶血症和急性胰腺炎的发生。

2. 胆道感染 由于器械污染、胆管内注入过量的造影剂、胆管狭窄等造成胆汁引流不畅所致。轻者发热、黄疸加深，重者引起败血症、中毒性休克甚至死亡。一旦发生，在积极抗感染的同时，应采取有效的引流措施，如 ENBD、内镜胆管内引流术（ERBD）或 PTCD，或者手术治疗。

3. 食管、胃及十二指肠穿孔 少见，系内镜操作不慎所致。有明显腹膜刺激征者，应及时外科手术处理；腹膜刺激征不明显，仅有后腹膜及纵隔积气及颈部皮下气肿者，可采取内科保守治疗。

4. 低氧血症和心脏意外 心脏意外是消化道内镜检查时最严重的并发症，且多发生于低氧血症。低氧血症除了与操作者的经验、内镜外径、检查时间有关外，还与患者的心肺兼有病、高龄（65 以上）、肥胖（体重指数 >28）、贫血（Hb < 10g/dL）、紧张性及镇静剂的使用有关。吸氧能有效地减少高危因素及镇静剂造成的低氧血症。

5. 碘过敏反应 对症处理

【评价】应用 ERCP 检查已有 20 多年的历史，随着内镜的改进，辅助配件的完善和插管技术的提高，造影成功率由最初的 25% 增长至 90%。ERCP 目前已成为诊断胆胰管疾病的重要手段之一，如结石，良恶性胆管狭窄和畸形，胆囊和胆囊管病变，以及疑难性腹痛的鉴别诊断等。

第三节 内镜下乳头括约肌切开术

内镜下乳头括约肌切开术（endoscopic sphincteropapillotomy，EST）是在 ERCP 诊断技术的基础上发展起来的一种内镜治疗方法，是在内镜下用高频电刀切开乳头括约肌及胆总管的末端部分。

【适应证】

1. 胆总管结石 包括原发性胆总管结石、胆总管残余结石、复发性胆总管结石及继发性胆总管结石。

2. 胆囊结石合并胆总管结石，先行 EST 取石，再择期行 LC 术。

3. 胆总管下端良性狭窄。

4. 胆道蛔虫病。

5. 胆肠吻合术后胆总管盲端综合征 病人常有右上腹胀痛，食欲不振或食后腹痛、发热等症状。

6. 急性梗阻性化脓性胆管炎，插入鼻胆管或内置管引流困难者。

7. 急性胆源性胰腺炎。

8. Oddi 括约肌功能障碍。

【禁忌证】

1. 患者全身情况极差，不能耐受内镜检查者，包括心、肺、肝、脑、肾功能严重衰竭者。

2. 食管、幽门或十二指肠球部狭窄，十二指肠镜无法通过者。

3. 患有严重凝血机制障碍及出血性疾病患者。

4. 胆管下端良性或恶性狭窄，其狭窄段经 ERCP 诊断，超出十二指肠壁段很长，EST 达不到治疗目的者。

【术前准备】

1. 器械准备

1）十二指肠镜

2）高频电源

3）高频电刀

4）各类导丝及造影导管

5）取石器

6）碎石器

7）病人准备：同 ERCP，必要时备血。

【操作要点】切开大小以乳头隆突上的皱襞为标准：小切开指切开的范围超过乳头口侧隆起的缠头皱襞，长约 1.5cm；大切开指切开范围超过乳头口侧隆起第二条环形皱襞，长约 2cm，但不超过口侧隆起的上界。一般主张行大切开，但也有主张中切开即可，而小切开则易造成引流不畅，反而易导致感染，也不利于小结石再形成时排出。切开方向以 10~11 点钟方向为最好，此处出血发生机会最小。切开时要边切边调整方向。乳头切开后，可见乳头切开处的组织发白，肿胀。

【EST 后结石的处理】

1. 自然排石 若切开长度 >1cm，则较小的结石会随粪便自然排泄。多发性结石无法确定是否全部排出，因而有条件者，还应以取石为好。

2. 网篮取石 对 <1cm 结石均可用网篮取石，在 X 线监视下将网篮伸过结石，张开网篮，抓取结石后取出。

3. 碎石 对 >2cm 结石，须采用各类碎石器，抓住结石后粉碎之。

4. 气囊导管取石　对较小的结石或用碎石器粉碎的小结石，往往用网篮难以套取。此时可在 X 线监视下将气囊导管跨越结石送至其上方，充气后向胆总管下方牵拉导管，借助充盈的气囊将结石带出胆管。

【术后注意事项】

1. 在密切观察生命体征的前提下将患者送回病房或留观察室，并使患者卧床休息。

2. 观察患者有无呕血、黑便、腹痛、气急、颈部皮下积气、高热等症状，一旦出现上述症状应考虑并发症发生的可能性。

3. 常规禁食 2~3 天，后改流质及软半流质，1 周后可进普通饮食。

4. 常规应用广谱抗生素 2~3 天。

【并发症及其处理】

1. 出血　分即刻出血及迟发性出血，前者是 EST 术中的出血，易于发现并及时处理；后者是 EST 术后 24h、数天甚至数周发生的出血，只有出现呕血、黑便甚至休克后才发现，因此出血量往往较大。预防出血的措施包括：切口不宜过大，宜用混合电流，切速不宜过快。一旦发现切口出血，可用电凝或注射 1：10000 肾上腺素，止血后可再放置鼻胆管或鼻十二指肠管滴注止血药物防止继续渗血。内镜下止血失败，可行十二指肠上动脉栓塞疗法或外科手术治疗。

2. 穿孔　与乳头小、切开过大、切开方向偏离、乳头旁憩室及毕 II 式胃切除术后有关。EST 后穿孔的首发症状是上腹疼痛，可向背部放射并逐渐加剧，CT 可较特征性地显示十二指肠周围积液和后腹膜积气。可先保守治疗，主要措施是禁食、鼻胆管引流、抑制胰液分泌、抗生素和静脉内营养，并密切观察，如有加重应及时手术治疗。

3. 急性胰腺炎　类同 ERCP 检查，若胰管反复多次显影，可导致急性胰腺炎，另外在行 EST 及取石等操作时、均可使乳头水肿，影响胰液引流而致胰腺炎发作。

4. 胆道感染　一般乳头切开充分，结石全部取尽，则并发胆道感染的机会极少。有胆道梗阻时，可预防性采用鼻胆管引流或胆总管内置入塑料支架。疑有感染发生可能时，应静脉滴注广谱抗生素，必要时采取有效的引流措施或者手术治疗。

5. 结石嵌顿 在网篮取石时，若结石过大，抓取后不能通过切开的乳头，但又不能松解网篮，导致结石嵌顿。此时切勿用力强拉，以免损伤十二指肠壁及十二指肠镜。可卸下操纵柄，剪断网篮粗钢丝，退出十二指肠镜，将网篮钢丝接上碎石篮柄，类似碎石过程粉碎结石，取出网篮。

6. 低氧血症和心脏意外 见 ERCP 检查。

【评价】EST 目前已广泛应用于胆管结石、胆管末端良性狭窄、急性胆原性胰腺炎等胰胆疾病的治疗。此项技术简单，病人痛苦小，并发症少及死亡率低。

第四节　胆道镜

纤维胆道镜检查术是应用纤维胆道镜经腹壁瘘管进入胆管，在直视下检查胆管有无病变；经活检钳通道置入活检钳钳取胆管组织进行病理诊断；置入取石篮套取结石、异物；置入导管进行胆管引流或造影的诊疗技术。纤维胆道镜检技术主要分为术前胆道镜检即经皮肝胆道镜检查（percutaneous transhepatic cholangioscopy，PTCS），术中胆道镜检查（introperative cholangioscopy，IOC）和术后胆道镜检查（postoperative cholangioscopy，POC）等．

【适应证】

1. 术中已肯定胆管内有结石尚未取净。

2. 术中行"T"管、"U"管造影，胆管内有残余结石，或蛔虫、异物、凝血块等异常阴影。

3. 术后胆道造影显示胆管有狭窄、管腔不规则充盈缺损，或胆总管下端梗阻需明确病因者。

4. 胆道出血需明确出血部位及病因者。

5. 需导入激光、等离子体冲击波、体内冲击波碎石治疗者，或微爆炸碎石装置时。

6. 需做选择性胆管造影或置管冲洗、溶石者。

7. 胆管切开取石后，检查胆管内是否残留结石；在弥漫性肝内胆管结石病人，指导手术者取石的方向和部位，协助取出深部胆管内结石。

8. 胆总管下端、壶腹部扪及肿块，经胆总管切口用常规方法探查，不能将憩室内结石、嵌顿性结石于肿瘤相鉴别时。

9. 胆管内发现肿瘤，或病因不明的胆管狭窄，需做活组织病理检查时。

10. 因胆管变异或其他原因需做选择性胆管插管造影或治疗的病例。

【禁忌证】

1. 急性梗阻性化脓性胆管炎手术时禁用。

2. 急性化脓性胆管炎时慎用。

3. 在引流管周围尚未形成窦道，或窦道过细、过长或过度弯曲者。

4. 出凝血时间严重异常者。

5. 有严重心律失常或传导阻滞者。

【胆道镜检查方法】

1. 术前准备

1）术前详细询问病史，查看胆道影像学资料，了解胆道病变的性质，部位和范围。

2）纤维胆道镜导向束部分和活检钳，取石篮等附件用2%戊二醛溶液浸泡消毒。

3）拟行 PTCS 检查时，应于 3 周前先行 PTC 和 PTCD，尔后反复扩张 PTCD 瘘管，直到能经瘘管将纤维胆道镜放入胆道为止。

4）天气寒冷时，灌注胆道的生理盐水应适当加温，温度以接近人体温度为宜。

5）术中胆道镜检查时，术者穿手术衣，右手戴双层无菌手套站于病人右侧，术野加铺消毒无菌单。

1. 操作方法

1）病人平卧，右手上举置于枕后。

2）常规皮肤消毒、铺洞巾，穿刺点用0.5%利多卡因作局部浸润麻醉。

3）生理盐水经胆道镜灌注胆道时压力不宜过高，输液瓶距病人约1m高即可。

4）进镜后先检查胆道远端，远端胆管有结石梗阻时应取出后再继续行胆道镜检查。

5）先将胆道镜送入胆总管下端，看到环形黏膜皱襞，再退入胆管内观察胆总管下端，再逐一观察肝外胆管及肝内其他胆管支。

6）术中胆道镜检查时，可经胆总管切口置入胆道镜，先检查胆总管下端，观察有无狭窄，有结石应用取石篮套取，然后再依次检查左肝内胆管，右肝内胆管，观察胆管有无炎症、溃疡、出血、息肉、狭窄和结石。结石较多时应先用器械取石，再用胆道镜取出残石。

【并发症及其防治】

1. 发热 由胆道感染或一过性菌血症引起，如胆道残留结石较多，估计取石时间较长，术前宜静脉补液，并加用抗生素，术中操作轻柔，避免损伤胆管壁。灌注液体内每500mL生理盐水加入8万单位庆大霉素，灌注压力不宜太大。如病人感觉肝区胀痛、恶心，应减慢灌注速度，并用吸引器吸出胆道内灌注液，必要时将镜退出，使病人稍事休息。术后开放"T"管引流，必要时加用抗生素。

2. 胆道出血 严重胆管炎、胆管黏膜糜烂溃疡、肝硬化、门脉高压、胆管黏膜淤血，或巨大结石取出时损伤胆管壁均可引起出血，结石经过瘘管时亦可引起瘘道内肉芽面出血，大多迅速自行停止，出血较多不止时，可在10mL生理盐水内加入2~3滴肾上腺素注入窦道，必要时用气囊导管压迫止血。如以上措施不能控制出血者应考虑介入栓塞止血或手术止血。

3. 取石篮嵌顿 结石较大较硬时，有时会在胆管"T"管引出处，或在腹壁处嵌顿，虽用力拉也不能将结石取出。此时宜用镜头将结石推回胆管较粗处，松开篮网，来回抖动，使结石从篮网内脱落，取出篮网。如结石巨大而腹壁窦道相对狭窄者，考虑碎石方法。

4. 胆管或窦道撕裂　多于拉出巨大结石时，或结石呈不规则多面体状，致胆管或窦道破裂，有时胆道镜可经破裂处进入腹腔，看到网膜或胃肠壁，此时应停止操作，吸尽窦道内液体，剪去"T"管横臂，在长臂上减5~6个侧孔，放在窦道内引流，或外接胃肠减压引流袋，局限性腹膜炎症状大多在2~3天后消失。如出现弥漫性腹膜炎后应考虑手术引流。

5. 结石滑落　窦道撕裂有时还伴有结石滑落，结石残留在窦道旁支道内或腹腔内，此时结石已难以再用取石篮套住。可试用取石钳凭感觉触及后钳取，钳取失败者，可让其留置原位，"T"管瘘管大多可自行愈合。

6. 腹泻　术中滴入生理盐水过多（如超过3000mL）可引起腹泻。

7. 胆心迷走神经反射　胆道压力增高、胆道镜刺激胆管壁，可刺激迷走神经，引起恶心、胸闷，严重者可引起心率减慢、心律不齐，遇此情况，可用2%利多卡因10mL注入胆道内，症状可缓解。

8. 十二指肠穿孔　系十二指肠壁组成"T"管瘘管壁一部分，取石时该部分破裂所致。经胆道镜可看到十二指肠黏膜，应禁食行胃肠减压，于"T"管窦道内放置多侧孔"T"管或乳胶管引流。

经皮经肝胆道镜尚可并发腹腔内出血、胆瘘、胆汁性腹膜炎。经口胆道镜尚可并发十二指肠穿孔出血、急性胰腺炎和急性胆管炎。

【评价】胆道镜检技术能在直视下观察胆道病变，并能钳取活体组织进行检查，这无疑是胆道疾病诊断技术的一大进步。与X线影像诊断技术相比，胆道镜检查技术更为先进、直观、可靠。其不仅能佐证和补充X线影像技术对胆道疾病的诊断，并能进行治疗。鉴于PTCS技术操作相对复杂，其临床应用更偏重于治疗胆道疾病，如取除手术难以取出的肝内胆管结石，安置胆道内外引流管解除胆道梗阻等。

（支　良）

第四章 颈部疾病

第一节 颈部先天性疾病

一、甲状舌管囊肿与瘘

【病　　因】甲状舌管囊肿（瘘）是胚胎时期的甲状舌管未萎缩闭合的结果。在胚胎期，颈中线有甲状舌管穿越下行，其下端演化为甲状腺，而此管逐渐闭合消失。甲状舌管的组织如未被完全吸收。残留组织将形成囊肿或瘘，故本病总是在颈中线或靠近中线的地方，最常见的部位在舌骨附近，有时上端借小管通舌盲孔，下端延伸到甲状腺。

【临床表现】本病属先天性异常. 但在早年症状不明显，患者大多数是青少年，也有到中年才发现的。囊内分泌物增多时，舌内后颈部有压迫感或肿胀感。若继发感染，肿物出现红、肿、热、痛。兼有瘘管者，平时也少有自觉症状，可能在吞咽时，有少量液体溢出。但瘘管患者，多有反复感染的病史。囊肿位于颈中央或中线旁，大小不一，光滑质韧而有弹性，可随吞咽而上下活动，有时可触到条索状隆起与上端相连接。穿刺肿物能抽出黄色液体，必要时可造影以明确瘘管延伸走向。

【治　　疗】该病治疗原则是手术切除。除彻底清除囊壁和瘘管外，应同时将与瘘管连通的舌骨中央和部分舌根组织切除，以免瘘管遗留，导致复发。

二、腮腺囊肿和瘘

【病　　因】腮腺囊肿和瘘系第二对鳃裂未完全退化的遗留组织发育而成。偶见第一对鳃裂残留，形成瘘口多在胸锁乳突肌前缘。下颌骨角附近，舌骨水平以上。内口多进入外耳道软骨部。

【临床表现】鳃源性囊肿和瘘管的内层为复层鳞状细胞。其中可见毛囊、皮脂腺和汗腺。部分囊肿和瘘管的内层为柱状或细毛状上皮细胞，与呼吸道上皮相同。囊壁和管壁由含有淋巴滤泡、肌纤维的结缔组织所构成。囊内含有浑浊水样或黏稠的液体。囊肿可在下颌骨角至胸骨上缘、胸锁乳突肌前缘的任何部位，但一般在颈上部，胸锁乳突肌中上 1/3 与颈内、外动脉间。囊肿界限分明，直径 2~3cm，无痛，不与皮肤粘连。囊肿可继发感染，破溃形成腮瘘，瘘口多在胸锁乳突肌前缘下 1/3 部位，一般较囊肿的位置为低。从瘘口间歇地排出黏液性的透明液体，如有继发感染时. 则排出带脓性的液体。某些患者的瘘管完全通畅，其内口开于咽隐窝；但多数瘘管并不完全通畅，只有外口而无内口，呈一窦道。

【治　　疗】手术切除，手术时须仔细辨认颈部各种组织，以免损伤主要血管和第IX、第X、第XI对脑神经等重要组织。

三、颈部囊状水瘤

【病　　因】颈部囊状水瘤来源于颈内静脉和锁骨下静脉汇合处的颈淋巴囊。囊壁由内皮细胞和结缔组织构成，呈多房性，由于输出淋巴管的阻塞，淋巴液不能回流入静脉系统而潴留于淋巴囊内形成水瘤。

【临床表现】颈部囊状水瘤多于新生儿期发现，有时可延至 1~2 岁方才就诊。临床特征是颈后三角区，锁骨上方有一软的囊性肿块，界限不清，无触痛，透光试验阳性，不易被压痛，皮肤颜色无改变，囊状水瘤内有出血时，皮肤可呈黄色。囊状水瘤具有浸润性，可延伸至邻近间隙组织和器官。

【治　　疗】手术切除，一般应在出生后 1~2 个月内早期手术，以免囊状水瘤增大而浸润周围组织。如就诊较晚，水瘤较大不能完全切除时，残留部分囊壁须用高浓度碘酒涂擦。以破坏囊壁内膜，如水瘤侵入纵隔或腋窝，一期切除有困难时可分期手术。

第二节　颈部淋巴结炎

一、急、慢性淋巴结炎

（一）急性淋巴结炎

【病　　因】多为淋巴结所引流的区域感染所致。感染原发灶多来自扁桃体、咽、牙齿等，引起颈淋巴结炎性肿大，甚至化脓坏死。

【临床表现】常发生在下颌骨角颈深部淋巴结，局部红肿、疼痛，有压痛。血象白细胞增多。

【治　　疗】急性淋巴结炎本身不需要治疗，重点在于治疗原发炎症病灶。以抗炎为主。如原发炎症病灶已经破溃，应该及时手术引流。

（二）慢性淋巴结炎

【病　　因】常多继发于头、面、颈部和炎症病灶。

【临床表现】肿大的淋巴结常散见于颈侧区或颌下颏下区，多如绿豆至蚕豆样大小，较扁平，硬度中等，表面光滑，能推动，有轻度压痛或无压痛。

【治　　疗】慢性淋巴结炎常需与颈部淋巴结结核、恶性淋巴瘤、颈部转移性肿瘤进行鉴别，为了避免延误治疗，必要时应切除肿大淋巴结进行病理检查。慢性淋巴结炎本身不需要治疗。它的治疗重点在于原发炎症病灶。

二、颈部淋巴结结核

【病　　因】为感染结核杆菌所致，也可是肺部结核的肺外表现。

【临床表现】本病初起无疼痛，多颗淋巴结进行性肿大，累及单侧或双侧颈深淋巴结以及腮部、枕骨下、颌下与锁骨上淋巴结群，病期常为 1～3 个月或更长。呈多颗淋巴结肿大、散在性、可推动。随疾病发展可融合成团块、固定、不能推动，最后出现干酪样坏死，形成寒性脓肿，破溃后形成慢性窦道。胸部 X 线片可能显示结核病灶。

【治　　疗】本病全身治疗可采用抗结核疗法。少数较大的局限性可推动的淋巴结，可以手术切除。形成寒性脓肿而未破溃者，可穿刺吸脓并注入抗结核药物，已破溃形成慢性脓性窦道者，可切开刮除，并用抗结核药物换药。

第三节　甲状腺肿

单纯性甲状腺肿按发病的分布情况可分为散发性甲状腺肿和地方性甲状腺肿。

一、散发性甲状腺肿

【病　　因】

1. 甲状腺素的需要量增加。在青春期、妊娠期、哺乳期和绝经期，身体代谢旺盛，甲状腺素需要量增加，引起长时期的促甲状腺激素（TSH）的过多分泌，亦能促使甲状腺肿大。这种肿大是一种生理现象，常在成人或妊娠哺乳期后自行缩小。

2. 甲状腺素生物合成和分泌的障碍。部分单纯性甲状腺肿的发生是由于甲状腺素生物合成和分泌过程中某一环节的障碍，如甲状腺肿物质中的过氧酸盐、硫氧酸盐、硝酸盐等可妨碍甲状腺摄取无机碘化物；磺胺类药、硫脲类药以及含有硫脲类的蔬菜（萝卜、白菜）能阻止甲状腺素的合成，由此而引起血中甲状腺素的减少。因此，也就增强了腺垂体促甲状腺激素（TSH）的分泌，促使甲状腺肿大。

3. 隐性遗传的先天缺陷如过氧化酶或蛋白水解酶等的缺乏，也能造成甲状腺素生物合成或分泌障碍，而引起甲状腺肿。

【临床表现】甲状腺两侧多呈弥漫性肿大或以一侧为主质软、平滑或有结节，无压痛，偶有震颤及血管性杂音。甲状腺肿大多较严重。压迫气管、食管、喉返神经，可引起呼吸困难、吞咽困难、声音嘶哑等。小儿甲状腺肿可伴有生长发育障碍。严重者可引起上腔静脉综合征。晚期可有囊肿，当囊肿出血时局部有压痛。

【辅助检查】

1. 基础代谢率正常。

2. 血浆蛋白结合碘接近正常或偏低。

3. 甲状腺摄取[131]碘率往往高于正常，尿[131]碘排泄多低于正常。因此疑似甲状腺功能亢进，可用甲状腺素抑制试验加以鉴别。地方性甲状腺肿，其抑制率可在50%以上。

4. 血清 T4 正常或稍低，但 T3 可略高以维持甲状腺功能正常。

【治　疗】生理性（相对不足者）所致的甲状腺肿不须特殊治疗，病理性甲状腺肿应早期治疗。

1. 病因治疗　缺碘所致者，可用少量碘化物，甲状腺肿因药物或食物所致者，应停止食用。

2. 对症治疗　对于 20 岁以前年轻人的弥漫性单纯性甲状腺肿，手术治疗不但妨碍了此时期甲状腺的功能，复发率也很高。可给予小量甲状腺素，以抑制腺垂体促甲状腺激素的分泌，有较好疗效。常用剂量为 30 ~ 60mg，2/d，3 ~ 6 个月为 1 个疗程，必要时重复治疗。

3. 中药治疗　化痰软坚可选用海藻、昆布、浙贝母等。也可用单方加海带 15 ~ 30g，水煎服，及海蜇皮凉拌吃等。

4. 手术治疗　如有以下情况者，应及时行手术治疗，施行甲状腺大部切除术。

（1）已发展成结节性甲状腺肿者。

（2）压迫气管、食管、喉返神经或交感神经节而引起临床症状者。

（3）胸骨后甲状腺肿。

（4）巨大甲状腺肿，影响工作生活者。

（5）结节性甲状腺肿继发有功能亢进者。

（6）结节性甲状腺肿疑有恶变者。

二、地方性甲状腺肿

【病 因】地方性甲状腺肿是在缺乏原料"碘"，而甲状腺功能仍须维持正常需要的情况下，腺垂体促甲状腺激素 TSH 的分泌增加，因而促使甲状腺发生代偿性肿大。在我国离海较远的山区，如云贵高原和陕西、山西、宁夏等地，由于山区中土壤碘盐被冲洗流失，以致食物及饮水中含碘不足，故患此病者较多，又称为"地方性甲状腺肿"。

【临床表现】有明显的地区多发性，临床表现同散发性甲状腺肿。

【治 疗】尽早明确致病原因，从而大范围的普及预防药物和食用含碘食盐；其他的治疗原则基本同散发性甲状腺肿。

三、结节性甲状腺肿

单纯性甲状腺肿在形态上可以分为弥漫性甲状腺肿和结节性甲状腺肿 2 种。前者多见于青春期，扩张的滤泡平均分布在腺体内。而后者多见于流行区，扩张的滤泡集成一个或数个大小不等的结节，结节周围覆有不完整的纤维包膜。

【病 因】结节性甲状腺肿是一种良性疾病，多见于中年女性。由于机体内甲状腺素相对不足，致使垂体 TSH 分泌增多，在这种增多的 TSH 长时期的刺激下，甲状腺反复增生，伴有各种退行性变，最终形成结节。结节性甲状腺肿如病史较长，由于血运不良，在结节内发生退行性病变，引起囊肿的形成和局部纤维化、钙化等。

【临床表现】甲状腺肿大，并可见到或触及大小不等的多个结节，结节的质地多为中等硬度。临床症状不多，仅为颈前区不适。甲状腺功能多数正常。甲状腺核素扫描，甲状腺 B 超可以明确诊断。

【治 疗】。单结节甲状腺肿须除外甲状腺肿瘤。如疑有恶变，就应尽早切除。多结节甲状腺肿并非都要手术，术前应该查甲状腺功能和甲状腺抗体，避免术后甲状腺功能减退。

第四节　急性甲状腺炎

【病　　因】急性甲状腺炎少见，而急性甲状腺肿较常见，大多由于口腔或颈部化脓性感染而引起。病原菌为葡萄球菌、链球菌和肺炎双球菌，感染局限于甲状腺肿的结节或囊肿内时，因不良的血液循环易形成脓肿。

【临床表现】数日内甲状腺或甲状腺肿肿胀，有压痛和波及至耳、枕部的疼痛。严重的可引起压迫症状，气促、声音嘶哑、甚至吞咽困难等。腺体组织的坏死和脓肿形成可引起甲状腺的功能减退。患者可有体温增高等。

【治　　疗】局部早期宜用冷敷. 晚期宜用热敷，全身给予抗生素。有脓肿时应早期行切开引流，以免脓肿破入气管、食管、纵隔内。

第五节　亚急性甲状腺炎

【病　　因】本病常继发于流行性感冒和病毒性腮腺炎，故一般认为其病因可能是病毒感染。感染可破坏甲状腺滤泡，释放出的胶体引起甲状腺组织内的异物样反应。在组织切片上可见到白细胞浸润和很多吞噬有胶体颗粒的巨噬细胞。

【临床表现】本病发病前常有前驱症状，主要为身体发热、全身不适、咽喉疼痛、颈部胀痛，有时有流涕等其他症状。继之甲状腺有明显肿大，并有压痛，开始时仅为一侧或一侧的某部分，不久就会累及双侧，部分患者可有颈后、耳后甚至同侧手臂的放射痛。

在病程早期，症状将近高峰时，可能有怕热、心悸、多汗等甲状腺功能亢进的表现. 是由于甲状腺发炎后有较多甲状腺素释放之故。

【辅助检查】红细胞计数可能正常或略低，血沉明显增快。血清蛋白电泳可见清蛋白减少，而 α 和 β 球蛋白则常有增加。病变早期基础代谢率可升高到 + 30% ~ 50%，至病程后期可降低至 - 20% 以下。如病变范围不大，患者的碘代谢情况可能无异常，但核素扫描可见病变摄取[131]碘能力明显降低，但血清蛋白结合碘及 T4、T3 值常有增加。这种分离现象是由于甲状腺释放了胶体，也释放了甲状腺素，但病变的甲状腺滤泡细胞还不能摄取碘以合成甲状腺素。

【治　　疗】泼尼松有明显疗效，每次 5mg，4/d，连用 2 周，以后逐渐减量。为避免复发，可延长至 6 周。对甲状腺肿痛特别明显的患者，有时可用甲状腺素的替代疗法，一般口服甲状腺片 30mg/d，常可奏效。

第六节　慢性甲状腺炎

一、慢性淋巴细胞性甲状腺炎

（桥本病，Hashimoto disease）

【病　　因】至今尚未完全肯定，但多数学者认为本病为一种自身免疫性疾病，典型的淋巴细胞性甲状腺炎有时可与其他病变同时存在，如毒性甲状腺肿、黏液性水肿、结节性甲状腺肿或甲状腺癌等。

【临床表现】本病主要见于中年妇女. 起病后少数患者可无任何症状，多数患者感到颈部不适，偶尔有呼吸困难或吞咽困难，严重者局部有疼痛和压痛，少数患者在病程早期可有轻度甲状腺功能亢进的表现，而到病程后期多数反而有甲状腺功能减退的表现。

病程早期常有弥漫性甲状腺肿大，以峡部最为显著，质地软硬不定，表面较平整，但后期整个甲状腺可呈多结节状。甚至发生萎缩现象，并出现黏液性水肿。

【辅助检查】基础代谢大多正常或偏低，血沉快，血浆中清蛋白常减少，而丙种球蛋白则增加。表示体内可能有高价的甲状腺球蛋白存在。如用血凝法（滴度＞1～160）及酶联免疫法（在1～50以上）检出阳性，具有一定诊断价值。

【治　　疗】可用甲状腺制剂做替代疗法，甲状腺素片，120～180mg/d，如发病比较急剧，患者局部有明显压痛者，可改服免疫抑制药，如泼尼松，15～30mg/d。至病变晚期，如甲状腺肿大较明显，甲状腺替代疗法不能使其恢复正常，且已出现气管压迫症状者，可以做甲状腺峡部切除，以解除压迫现象。

二、慢性纤维性甲状腺炎

慢性纤维性甲状腺炎（Riedel thyroiditis）又称硬化性甲状腺炎。

【病　　因】尚未确知，一般认为本病可能是原发的，也可是其他急、慢性甲状腺炎的后续病变。

【临床表现】本症起病多不自觉，病程进行极慢，甲状腺逐渐变硬，与周围组织常有致密粘连、很少有疼痛和压迫症状，但可造成气管和食管压迫，发生呼吸紧迫、吞咽困难，累及喉返神经者可引起声音嘶哑或言语失音，颈淋巴结一般不肿大，晚期患者可出现甲状腺功能减退。

【治　　疗】症状不严重者可选用甲状腺制剂作替代治疗，如病变已引起明显的气管压迫症状，一般仅须切除或切断甲状腺峡部，两叶甲状腺次全切除不仅无此必要，且因甲状腺与周围组织粘连过多而使手术非常危险和困难，手术后发生黏液水肿的机会也很大，一般属禁忌。

第七节　甲状腺功能亢进症

甲状腺功能亢进症简称甲亢，系由多种病因导致甲状腺功能增高，甲状腺素（TsH）分泌过多所致的临床综合征。为常见的内分泌疾病。

【病　　因】甲亢患者血中可检出一种称为长效甲状腺刺激物的免疫球

蛋白，它不受垂体控制，直接缓慢而持久地促进甲状腺素的合成和释放，从而发病。甲亢根据病因分类如下：甲状腺性甲亢，如 Graves 病、自主性高功能甲状腺结节或腺瘤（Plummer 病）、多结节性甲状腺肿伴甲亢、滤泡性甲状腺癌、碘甲亢、新生儿甲亢等；垂体性甲亢；异源性 TSH 综合征，如绒毛膜上皮癌伴甲亢、葡萄胎伴甲亢、肺癌和胃肠道癌伴甲亢等；卵巢甲状腺肿伴甲亢；仅有甲亢症状而甲状腺功能不增高，如甲状腺炎甲亢〔包括亚急性甲状腺炎，慢性淋巴细胞性甲状腺炎（桥本病），放射性甲状腺炎等〕、药源性甲亢等。

【临床表现】甲亢多见于 20～40 岁女性，大多起病缓慢，其典型表现如下。

1. 甲状腺素过多综合征

（1）精神神经系统表现：神经过敏，易于激动，多言善虑，多急躁，双手平举出现震颤。

（2）代谢率增高表现：怕热多汗，皮肤温暖潮湿，食欲亢进而体重减轻。

（3）心血管系统表现：心悸气急，心率超过 100/min，第一心音亢进，脉压增大，心律失常，心脏扩大致心力衰竭。

（4）消化系统表现：食欲亢进，大便变稀及次数增加。

（5）其他：此外还可以发生营养不良、肌无力、月经失调、男性阳痿、黏液性水肿等。

2. 甲状腺肿大　甲状腺弥漫性肿大，可闻及血管杂音和扪及震颤。

3. 突眼睑裂增宽，双眼炯炯有神，闭目时眼睑震颤，注视近物时双眼聚合不良；若出现怕光、流泪、复视、眼内异物感时称为恶性突眼。

4. 甲状腺危象出现高热，烦躁不安，大量出汗，心率常超过 140/min，常有腹泻、呕吐，血中白细胞及中性粒细胞增多，心律失常或心力衰竭，急性肺水肿等。

【辅助检查】基础代谢率高于 +15%；[131]碘摄取率超过正常；T3、T4

增高。

【治　　疗】甲亢患者首先应减少精神紧张以及避免各种刺激，保证充分休息，必要时使用镇静药如地西泮（安定）、巴比妥类等；给以高热量、高蛋白和高维生素饮食；心动过速者可用普萘洛尔（心得安）等药物。同时还应给予下列治疗。

（一）抗甲状腺药物

常用甲疏咪唑（他巴唑）口服，每次 10mg，当减至 2.5～5mg 时，以此量维持不少于 1 年，总疗程需 1.5～2 年。其他药物应用期间，应 2～4 周复查 1 次白细胞计数及分类计数，若白细胞低于 $3 \times 10^9/L$ 或中性粒细胞低于 $1.5 \times 10^9/L$ 时应考虑暂时停药、换药或加用泼尼松治疗。

（二）放射性[131]碘治疗

适用于年龄大于 35 岁、不宜使用抗甲状腺药物治疗、不宜手术或手术后复发者。

（三）手术治疗

甲状腺大部分切除，适用于各种非手术治疗无效的患者。

1. 外科治疗的地位　甲状腺大部切除术仍然是目前治疗甲亢的一种常用而有效的方法。抗甲状腺药物不能根治甲亢，也不能代替手术。根据统计，单纯以抗甲状腺药物治疗的患者，约有 50% 不能恢复工作，而经手术治疗的患者，只有 5%。因此，如果应用抗甲状腺药物治疗 4～5 个月后疗效不能巩固者，应考虑手术治疗。

对于手术治疗，除了青少年患者，病情较轻者及伴有其他严重疾患不宜手术者外，均可手术治疗。对于继发性甲亢和高功能腺瘤，应用抗甲状腺药物或[131]碘治疗的效果都不甚显著，同时还有恶变的可能存在，更宜以手术治疗为主。已并发有左心扩大，甚至发生心律失常者，更应手术，始能治愈。企图完全治愈上述心脏症状，然后再行手术的办法，是本末倒置，反而导致病情恶化。

至于妊娠妇女，鉴于甲状腺功能亢进对妊娠可造成不良影响，引起流产、早产、胎儿宫内死亡、妊娠中毒症等；妊娠又可能加重甲状腺功能亢进。因此，在妊娠早期、中期（即 4~6 个月），仍应考虑手术治疗；到晚期，甲状腺功能亢进与妊娠间的相互影响已不大，则可待分娩后再行手术治疗。

2. 术前准备及其重要性 甲亢患者在基础代谢率高亢的情况下，手术危险性很大。因此，充分而完善的术前准备极其重要。

（1）首先要做好患者的思想工作，消除患者的顾虑和恐惧心理。精神紧张、不安和失眠者可给予镇静药和安眠药。已发生心力衰竭者，应给予洋地黄制剂；伴有心房颤动者，可给予普萘洛尔（心得安）或奎尼丁治疗。

（2）术前检查：除全面的体格检查外，还应包括：①测定基础代谢率，T3、T4 检查及^{131}碘吸收试验。有增高的患者须定期复查。②喉镜检查，确定声带功能。③心电图检查，并详细检查心脏有无扩大、杂音或心律不齐等。④有胸骨后甲状腺肿时，应做颈部 X 线摄片，并让患者同时咽下显影剂，以确定气管和食管的受压程度。

（3）药物准备：降低基础代谢率是术前准备的重要环节。①如患者基础代谢率高，可用硫氧嘧啶类药物（甲或丙硫氧嘧啶、甲巯咪唑等）。此类药物能阻止碘的有机化过程，使氧化碘不能与酪氨酸结合。另外，其本身亦是甲状腺过氧化酶的酶解物，能有效地阻止甲状腺素的合成，并且对甲状腺淋巴细胞有重要免疫作用，由于硫氧嘧啶类药物能使甲状腺肿大和动脉性充血，手术时易发生出血，增加了手术的困难和危险。因此，服用硫氧嘧啶类药物后必须加用碘剂。②在甲亢症状基本控制后，即可改用口服碘液溶液（Lugol 液），3/d，口服，从 3 滴开始，每日每次增加 1 滴，至 16 滴止，维持此量 3~5d。碘剂对增生状态的甲状腺的作用在于在最初 24~48h 内阻滞正常碘的有机化环节，阻滞甲状腺球蛋白水解，从而抑制甲状腺素的释放，使滤泡细胞退化，甲状腺血运减少、脆性降低。腺体因此缩小变硬，从而有利于手术切除甲状腺。③对于常规应用碘剂或合并应用抗甲状腺药物不能耐受或不起显著作用的患者，可使用碘剂与普萘洛尔合用术前准备，普萘洛尔使用剂量 1/6h，口服，每次 40～60mg。普萘洛尔半衰期 3～6h。因此，最末一次口服普萘洛尔要在术前 1～2h；术前不用阿托品，以免心动过速。术后继服普萘洛尔 4～7d。普萘洛尔是一种 β 受体阻滞药，可选择性阻滞靶组织的 β 受体对儿茶酚胺的作用，抑制肾上腺素能活力增强，降低周围组织对甲状腺素的效应，使甲亢症状得到改善。普萘洛尔不能抑制甲状腺素释放。

近年来，有人主张完全单用普萘洛尔作甲亢的术前准备。优点是：一方面可缩短术前准备时间，另一方面并不影响甲状腺功能，术后立即能了解甲状腺残留部分的功能状态。但多数学者认为，应用普萘洛尔的适应证仍应限于上述患者，也就是对碘剂不起显著作用的患者，且仍应与碘剂联合应用，完全单用普萘洛尔仅适用于高功能腺瘤患者的术前准备。

3. 手术时机的选择　经上述药物准备 2～3 周后。甲亢症状得到基本控制（患者情绪稳定、睡眠好转、体重增加），脉率稳定在 90/min 以下，早、中、晚脉率波动不超过 10/min，基础代谢率在 +20% 以下或 T3、T4 值在正常范围。腺体缩小变硬，血管杂音减少，便可进行手术。

需要说明，"适当的手术时机"诚然一般以基础代谢率接近正常与否来决定，但亦不完全以此为标准，应同时参考全身情况，尤其是循环系统的改善情况。脉率的降低、脉压的恢复正常等，常是适当手术时机的重要标志。

4. 甲状腺次全切除术要点

（1）麻醉：阻滞麻醉在绝大多数患者效果良好，且可随时了解声带功能，避免喉返神经损伤。如果气管严重受压或较大的胸骨后甲状腺肿，为了保证手术中呼吸道通畅，减轻心脏负担，则应考虑气管内麻醉。

（2）手术操作应轻柔、细致，认真对待每一步骤。①离胸骨上缘 2 横指处做切口，横断或分开舌骨下诸肌，进入甲状腺外层被膜和固有膜间隙，即可分离出甲状腺腺体。②充分显露甲状腺腺体。结扎、切断甲状腺上动、静脉应紧贴甲状腺上极，以避免损伤喉上神经，如要结扎甲状腺下动脉，要尽量离开腺体背面，靠近颈总动脉结扎甲状腺下动脉主干。这样，不但可避免损伤喉返神经，且使甲状腺下动脉的分支仍与喉部、气管、咽部、食管的动脉分支相互保持吻合，不致影响切除后甲状腺残留部分和甲状旁腺的血液供应。③切除腺体的多少，应根据甲状腺大小和甲亢程度而定，通常须切除腺体的80%～90%，每侧残留腺体以如成人拇指末节大小为恰当。腺体切除过少容易引起复发，过多又易发生甲状腺功能减退。另外，必须保留腺体的背面部分，这样既能避免喉返神经损伤，又能避免甲状旁腺的损伤。甲状腺峡部亦须予以切除。④术中要严密止血，对较大血管（如甲状腺上动、静脉，甲状腺中、下静脉）应分别采取双重结扎，以防滑脱出血。切口应置通畅引流24～48h，以便及时引流出渗血，颈部的空间小，少量的积血，亦可压迫气管。

（3）加强术后观察和护理，密切注意患者呼吸、体温、脉搏、血压的变化。术后继续服用复方碘化钾溶液，3/d，从16滴开始，逐日逐次减少1滴。如术前合用普萘洛尔作术前准备，术后继服普萘洛尔4～7d。患者应取半卧位，以利呼吸及切口引流。帮助患者排痰，床旁放置气管切开包及手套，以备万一患者窒息时及时做气管切开。

5. 术后主要并发症

（1）术后呼吸困难和窒息：这是术后最危急的并发症，多发生在术后48h内。

常见原因为：①切口内出血压迫气管。主要是手术时止血不彻底，或因血管结扎线滑脱引起。②喉头水肿。主要是由于手术操作创伤或气管插管损伤所引起。③术后气管塌陷。是气管壁长期受压，发生软化，术后失去周围组织支撑所引起。

临床表现：为进行性呼吸困难、烦躁、发绀以至窒息。如因出血所引起者，尚有颈部肿胀、引流口渗出鲜血等。如发生上述情况，应立即在床旁拆除缝线，敞开伤口，去除血肿；如情况仍无改善，应立即做气管切开，待患者情况好转后，再送手术室做进一步检查处理。

（2）喉返神经损伤：主要是手术操作直接损伤引起，如切断、缝扎、挫夹或牵拉过度；少数是由于血肿压迫或瘢痕组织牵拉而引起。前者在术中立即出现症状，后者在术后数天才出现症状。如完全切断或缝扎喉返神经，损伤是永久性的，挫夹、牵拉或血肿压迫所致的损伤多为暂时性，经针刺、理疗等治疗后，一般可在 3～6 个月内逐渐恢复。一侧喉返神经损伤所引起的声嘶，可由声带过度地向患侧内收而好转，术后喉镜检查虽仍见患侧声带外展，但患者并无明显声嘶。两侧喉返神经损伤会发生两侧声带的麻痹，引起失音或呼吸困难，须做气管切开。

（3）喉上神经损伤：多由于结扎、切断甲状腺上动、静脉时，离开腺体上极较远，未加仔细分离，连同周围组织大束结扎所引起。若损伤喉上神经外支，会使环甲肌瘫痪，引起声带松弛，音调降低。分离向上延伸很高的甲状腺上极时，有时可损伤喉上神经的内支，由于喉黏膜的感觉丧失，患者失去喉部的反射性咳嗽，进食时，特别是饮水时，就可引起误咽而呛咳。一般经针刺、理疗等可自行恢复。

（4）手足搐搦：手术时甲状旁腺误被一并切除、挫伤或其血液供应受累时，都可引起甲状旁腺功能不足，引起手足搐搦。

临床表现：多在手术后 1～2d 出现。轻者仅有面部或手足的强直感或麻木感，常伴心前区的重压感；重者发生面肌和手足的搐搦（一种带疼痛性的痉挛）。每日可发作数次，每次 10～20min，甚至数小时，严重患者还伴有喉和膈肌痉挛，可引起窒息而死亡。晚期常继发双眼白内障。在不出现搐搦的间歇期间，神经肌肉的应激性明显增高，如果在耳前叩击面神经、颜面肌肉即发生短促的痉挛（Chvostek 征）、如果用力压迫患者的上臂神经，即引起手的搐搦（Trousseau 征）。血钙多降低，血磷则上升，同时尿中的钙、磷排出减少。

治疗：发作时立即静脉推注 10% 葡萄糖酸钙或氯化钙 10～20mL。口服葡萄糖酸钙或乳酸钙 2～4g，每日 3 或 4 次。同时加用维生素 D2，5 万～10万 u/d，以促使其在肠道吸收。最有效的方法是口服双氢速甾醇（ATlO）油剂，有提高血钙的特殊作用，从而降低神经、肌肉的应激性。近年，同种导体甲状旁腺移植，亦有疗效，但不持久。

（5）甲状腺危象：发病原因迄今尚未肯定。过去认为，甲状腺危象是手术时过度挤压了甲状腺组织，促使大量甲状腺素突然进入血液中的结果。但是患者血液中的甲状腺素含量并不一定高。因此，不能简单地认为甲状腺危象是单纯地由于甲状腺素在血液中过多的结果。近年来则认为，甲状腺危象是由于肾上腺皮质激素分泌不足引起的，甲亢时肾上腺皮质激素的合成、分泌和分解代谢加速。久之，使肾上腺皮质功能减退，而手术创伤应激诱发危象。同时也由于术前准备不充分，甲亢症状未能很好控制所致。

临床表现：多于术后 12～36h 内发生高热，脉快而弱 120/min 以上，患者烦躁、谵妄，甚至昏迷，并常有呕吐和水泻。如不积极治疗，患者往往迅速死亡。故危象一旦发生，应及时予以抢救治疗。

治疗：①复方碘溶液 3～5mL，口服，紧急时可用 10% 碘化钠 5～10mL 加入 500mL10% 葡萄糖液中静脉滴注，以减少甲状腺素的释放。②用 β 受体阻滞药或抗交感神经药，常用的有普萘洛尔 5mg，加入 5% 葡萄糖液 100mL 静脉滴注，或口服 40～80mg，1/6h。利舍平 2mg 肌内注射，1/6h。③氢化可的松，200～400mg/d，分次静脉滴注。④镇静药：常用苯巴比妥钠 100mg 或冬眠合剂 Ⅱ 号半量，肌内注射，每 6～8h 1 次。⑤降温：一般配合冬眠药物物理降温，使患者体温尽量保持在 37℃ 左右。⑥静脉输入大量葡萄糖液并保持水、电解质及酸碱平衡。⑦吸氧，以减轻组织的缺氧。⑧如有心力衰竭者可给予洋地黄制剂，如有肺水肿可给予呋塞米（速尿）。

（6）术后复发：造成术后复发的常见原因有：未切除甲状腺峡部或锥体叶；或切除的腺体不够，残留的腺体过多，或甲状腺下动脉未予结扎等。复发甲状腺的再次手术常常带来难以估计的困难，而且容易损伤喉返神经和甲状旁腺。因此，对复发的甲亢，一般以非手术治疗为主。

（7）甲状腺功能减退：因腺体切除过多所引起。表现轻重不等的黏液性水肿，皮肤和皮下组织水肿，面部尤甚，按之不留凹痕，皮肤干燥，毛发疏落，患者常感疲乏，性情淡漠，智力较迟钝，动作缓慢，性欲减退。此外，脉率慢、体温低、基础代谢率降低。

第八节 甲状腺腺瘤

甲状腺腺瘤是甲状腺最常见的甲状腺良性肿瘤。此病在全国散发性存在，于地方性甲状腺肿流行区稍多见。

【病　　理】甲状腺腺瘤病理上可分为滤泡状腺瘤和乳头状囊性腺瘤 2 种。前者较常见。切面呈淡黄色或深红色，具有完整的包膜。后者较前者少见，特点为乳头状突起形成。

【临床表现】患者多为女性，年龄常在 40 岁以下，一般均为甲状腺腺体内的单发结节，多个者少见。瘤体呈圆形或卵圆形，局限于一侧腺体内，质地较周围甲状腺组织稍硬，表面光滑，边界清楚，无压痛，随吞咽上下活动，生长缓慢，大部分患者无任何症状。乳头状囊性腺瘤有时可因囊壁血管破裂而发生囊内出血。此时，肿瘤体积可在短期内迅速增大，局部有胀痛感。

【诊　　断】甲状腺腺瘤的诊断主要根据病史、体检、核素扫描及 B 超等检查确定。

【鉴别诊断】

1. 与其他甲状腺结节相鉴别 甲状腺腺瘤与结节性甲状腺肿的单发结节在临床上有时不易鉴别。以下 2 点可供鉴别时参考。

（1）甲状腺腺瘤经多年仍保持单发，结节性甲状腺肿的单发结节经一段时间后，多变为多个结节。

（2）术中两者区别明显，腺瘤有完整包膜，周围组织正常，界限分明；结节性甲状腺肿单发结节则无完整包膜，且周围甲状腺组织不正常。

2. 与甲状腺癌鉴别

（1）儿童或 60 岁以上的男性患者应考虑甲状腺癌的可能，而甲状腺腺瘤多发生在 40 岁以下的女性。

（2）甲状腺癌结节表面不平，质地较硬，吞咽时活动度小，且在短期内生长较快。有时虽然甲状腺内结节较小，但可扪及同侧颈部有肿大淋巴结。甲状腺腺瘤表面光滑，质地较软，吞咽时上下活动度大，生长缓慢，多无颈部淋巴结肿大。

（3）^{131}碘扫描或核素γ照相甲状腺癌多表现为冷结节，而甲状腺腺瘤可表现为温结节、凉结节或冷结节。且冷结节行 B 超检查多为囊性表现。

（4）手术中可见甲状腺癌没有包膜与周围组织粘连或有浸润表现，而甲状腺腺瘤多有完整包膜，周围甲状腺组织正常。

【治　　疗】对于诊断已经明确的而没导致功能异常的甲状腺腺瘤可以考虑再追踪观察，对于诊断欠明确的结节，担心有癌变的可能或导致功能异常的常可以考虑手术治疗。

第九节　甲状腺癌

【病　　因】甲状腺癌发生的原因至今不明，有人认为其发生与慢性促甲状腺激素刺激有关。

【病理分类】不同病理类型的甲状腺癌，其发展过程、转移途径相差很大，其治疗也各不相同，病理方面可分为：

1. 乳头状癌 约占甲状腺癌的 60%，青年人发病较多，生长缓慢，低度恶性，转移多在颈深淋巴结，也有人认为乳头状癌属多中心性，或有对侧转移。

2. 滤泡状癌约占甲状腺癌的 20%，多为中年人，恶性程度中等，发展较快，早期亦可有颈淋巴结转移。但主要经血转移至骨和肺。

3. 髓样癌发生于滤泡上皮以外的滤泡旁细胞（C 细胞），有散在性和家族性 2 类，占 5%～10%。细胞排列成带状或束状，无乳头或滤泡结构，其间质内有淀粉样物沉着。分泌大量 5－羟色胺和降钙素。组织学上呈未分化状态，但其生物学特性则与未分化癌不同。恶性程度中等，较早出现颈淋巴结转移，晚期可有远处转移，家族性髓样癌多为双侧叶同时受累。

4. 未分化癌 占甲状腺癌的 10% ~15%，按其细胞形态又可分为小细胞性和巨细胞性 2 种，多发生于老年人，此型发展迅速，高度恶性，早期转移至颈淋巴结，可侵犯喉返神经、气管或食管，并经血可转移至骨和肺。

5. 鳞状细胞癌 少见，占 0.8% ~2.2%，多见于老年人，与性别无明显关系，可能是鳞状甲状腺滤泡上皮化生而来，或胚胎残留的鳞状上皮组织而来。一般为单灶性起源，瘤细胞具有较强的浸润性，生长较快，倍增时间较短，可见淋巴结转移，发生血行转移者较少。

【临床表现】发病初期多无明显自觉症状，只是在甲状腺组织内出现一质硬而高低不平的结节，晚期常压迫喉返神经、气管、食管而产生声音嘶哑、呼吸困难或吞咽困难，如压迫颈交感神经，可产生 Horner 综合征（表现为同侧瞳孔缩小、上睑下垂、眼球内陷、同侧头面部无汗等）；颈丛浅支受损时，患者可有耳、枕、肩等部位疼痛。局部转移常在颈部，出现硬而固定的淋巴结。远处转移多见于扁骨（如颅骨、椎骨和骨盆）和肺。有些患者的甲状腺肿块不明显，而以颈、肺、骨骼的转移癌为突出症状。因此，当颈部、肺、骨骼有原发灶不明的转移癌存在时，应仔细检查甲状腺。髓样癌常是家族性疾病，患者可同时有其他内分泌腺疾病［嗜铬细胞瘤和（或）甲状旁腺增生或肿瘤］，由于癌肿产生 5 - 羟色胺和降钙素，临床上可出现腹泻、心悸、颜面潮红和血钙降低等症状。

【诊　　断】儿童及男性发现甲状腺结节，应高度怀疑有癌症可能。儿童时期发现的甲状腺结节，约 50% 为甲状腺癌，而成年男性甲状腺内单发结节为甲状腺癌的较女性高 2 倍。如甲状腺结节增长较快，检查肿物其表面不光滑，质地坚硬，吞咽时活动度减小，或多年存在的甲状腺结节，短期内明显增大。甲状腺肿物侵犯到周围组织可出现相应症状，如声音嘶哑、呼吸困难、Horner 综合征等，有时出现颈部淋巴结肿大。

甲状腺核素扫描，如果为冷结节，则 10% ~20% 为癌肿，为配合核素检查，近年多应用 B 超探测区别甲状腺结节是囊性，还是实性包块。如果是实性包块，并呈强烈不规则反射，则多有甲状腺癌的可能。

颈部 X 线平片检查除观察气管有无移位和受压情况外，主要观察甲状腺内有无钙化，细小沙粒样钙化影常提示有恶性可能，蛋壳状或大块致密的钙化则为良性肿瘤的表现。

穿刺细胞学检查不但有助于鉴别肿瘤的良恶性，而且可进一步明确恶性肿瘤的病理类型，但此项检查有一定假阴性及假阳性率。

最后确诊应由病理切片检查来确定，因此，每个切除的甲状腺结节标本，均应常规地做病理切片检查，如术前怀疑甲状腺癌时，应在术中做冷冻切片检查，以便明确诊断选择恰当的手术方法。

【治　疗】

1. 手术治疗　各病理类型的甲状腺癌的恶性程度与转移途径不同，故治疗原则也各不相同。

（1）乳头状癌恶性程度较低，如果癌肿尚局限在腺体内，颈部淋巴结没有转移，可将患侧腺体连同峡部全部切除，对侧腺体大部切除。不须加行颈淋巴结清除术。如果已有颈淋巴结转移，则应同时清除患侧的淋巴结。

（2）滤泡状腺癌即使癌肿尚局限在一侧腺体内，也应行两侧腺体连同峡部切除，如果没有颈淋巴结转移，也不须颈淋巴结清除。

（3）髓样癌手术范围是两侧腺体同峡部全部切除，由于髓样癌早期出现颈淋巴结转移，因此，应同时行患侧或双侧颈淋巴结清除。

（4）未分化癌生长迅速，恶性程度高，通常是浸润性生长，手术切除的可能性小，为防止癌发展引起的呼吸困难，可做气管切开，采用手术、化疗和放疗的综合治疗。

（5）鳞状细胞癌同样发展快、恶性程度高、较早侵犯其他重要器官，目前的治疗方法是尽可能行瘤体切除，而后给予根治性放疗，亦可在明确诊断的情况下先行术前根治放疗，再行手术治疗。

2. 内分泌治疗　甲状腺素能抑制促甲状腺激素分泌，从而对甲状腺组织增生和分化较好的癌肿有抑制作用。因此，分化良好的乳头状癌和滤泡状癌可进行内分泌治疗，术后常规给口服甲状腺素片，120~160mg/d。

3. 放射治疗 未分化癌以外放射治疗为主，放疗通常宜早进行。分化好的乳头状癌及滤泡状癌对外放射治疗不敏感，仅对术后少量残留病灶或手术不好切除以及孤立性远处转移灶才选用放射治疗。[131]碘放射治疗主要用于治疗可浓集碘的转移性病灶，也可用于治疗不能手术和（或）手术切除不完全的原发癌。[131]碘放疗对分化好的甲状腺癌有效，尤其适用于滤泡状腺癌，而对于未分化癌及髓样癌等因不吸收碘而无效。

第十节　甲状旁腺功能亢进症

甲状腺功能亢进症（以下简称甲亢）是甲状腺分泌过多甲状腺激素引起全身代谢亢进、神经兴奋性增强为主要表现的疾病，是常见的内分泌疾病。甲亢包括原发性甲亢（或称 Graves 病）、继发性甲亢和高功能腺瘤，原发性甲亢占85%以上，发病年龄以20~40岁为多，女性多见，男女比为1:5~1:4。

【临床表现】

甲状腺肿大、性情急躁、易激动、失眠、怕热多汗、食欲亢进但消瘦明显。心悸、脉快有力、脉压增大、内分泌功能紊乱（如月经失调、阳痿等）。其中脉率增快及脉压增大尤为重要，常可作为判断病情程度和治疗效果的重要依据。老年人症状不典型，心血管症状表现突出，儿童可表现为生长增快及骨成熟增快。

【体格检查】

1. 甲状腺肿大 原发性甲亢表现为甲状腺弥漫性肿大，颈部听诊有血管杂音；继发性甲亢表现为甲状腺结节，多个结节为主；高功能腺瘤则为单个结节，质地软。

2．突眼　原发性甲亢多见，伴有多泪、畏光、眼胀、眼内特异感以及眼睑肿胀，严重者眼球活动障碍、固定，角膜干燥、溃疡等。

3．胫骨前黏液性水肿　2%～3%的甲亢患者有此改变，表现为胫骨下段皮肤变厚而硬，多伴有突眼。

4．心动过速　脉压增大，心律失常等表现。

【辅助检查】

1．实验室检查

（1）血清 T4 检测：T4 增高可以诊断甲亢，游离 T4 较总 T4 更有意义。

（2）血清 T3 检测：甲亢早期或复发性甲亢 T3 增高，游离 T3 比 T4 敏感。

（3）TRH 促甲状腺激素释放激素刺激试验：血清 T3、T4 不增高而疑有甲亢的患者给予 TRH，无反应者多为甲亢。

2．特殊检查

（1）甲状腺摄^{131}I 率测定：摄碘率增高伴有高峰前移者可诊断为甲亢。

（2）甲状腺扫描：甲状腺扫描能区分甲亢类型，原发性甲亢表现为甲状腺两叶碘均匀分布，而继发性甲亢或高功能腺瘤则表现为"热结节"。

【诊断】

1．诊断思维　有典型临床表现的甲亢的诊断并不困难；不典型者经以上诊断步骤仍不能确定者，则可进行抗甲状腺药物试验性治疗，在治疗过程中病情好转则有助于诊断。

2．鉴别诊断

（1）原发性神经性肌病：甲亢患者主要表现为肌萎缩者应与原发性神经性肌病相鉴别。

（2）老年人心脏疾病：高输出量的心力衰竭、慢性心房纤颤，并对地高辛不敏感是老年人甲亢的特点，需与其他类型心脏病相鉴别。

【治疗与治疗思维】

甲亢的治疗可分为药物治疗、放射性同位素治疗及手术治疗，其中甲状腺大部切除术仍然是目前治疗甲亢的一种常用而有效的疗法。

1. 手术指征 ①继发性甲状腺功能亢进或高功能腺瘤；②中度以上的原发性甲状腺功能亢进；③腺体较大伴有压迫症状者；④药物治疗效果不佳爱火多次复发者；⑤有恶变可能者；⑥甲状腺功能亢进并发妊娠，不适宜药物治疗者。

2. 手术禁忌证 ①年龄小、病情轻、甲状腺肿大不明显者；②年龄大，并发有严重心、肝、肾疾病，无法耐受手术者；③并发有恶性突眼者；④手术后复发者。

3. 术前准备 甲状腺功能亢进患者在基础代谢率较高的情况下实施手术，危险性很大。因此，充分而完善的术前准备是保证手术顺利和预防术后并发症的关键。降低基础代谢率是术前准备的重要环节。常用方法为：

（1）复方碘溶液的准备：开始即服用碘剂，2～3周后甲状腺功能亢进的症状基本得到控制（患者情绪稳定、睡眠好转、体重增加、脉率稳定在90/min以下，基础代谢率在＋20%以下），即可继续手术。常用的碘剂是复方电话钾溶液，每日3次，第1日3滴/次，第2日4滴/次，以后逐日增加1滴，至16滴/次为止，然后维持此剂量。也可10滴/次，每日3次持续2周后手术。

（2）抗甲状腺药物和复方碘溶液的准备：单独服用碘剂症状减轻不明显的患者，可在继续服用碘剂的同时，加用抗甲状腺药物，直到症状基本控制后，再停用抗甲状腺药物，继续服用碘剂1～2周，再进行手术。

（3）普萘洛尔准备：普萘洛尔用量为每6h 60～80mg，持续至少4d，术前2h及术后8h均再给一剂量，无法口服者可经静脉给药。

4. 注意事项

（1）麻醉：颈丛神经阻滞麻醉或气管插管全麻。

（2）手术要求：操作轻柔，止血严密，防止误伤。一般切除腺体的80%～90%。术毕应放置引流物，切口处适当加压包扎。

（3）术后处理：除一般术后处理外，术后应继续服用复方碘化钾溶液，每日3次，10滴/次，共1周左右；或由每日3次，16滴/次开始，逐日每次减少1滴。

5. 主要并发症　包括术后呼吸困难和窒息，喉返神经损伤导致声音嘶哑，喉上神经损伤导致饮水呛咳，甲状旁腺损伤导致的手足抽搐以及甲状腺危象。

甲亢手术治疗后并发症的早发现和诊断很重要，术后危急的并发症如呼吸困难和甲亢危象通常发生在48h内，因此此时间段内必须严密观察，认真分析不可掉以轻心

第十一节　颈部其他肿瘤

一、涎腺混合瘤

涎腺包括3对大涎腺（即腮腺、颌下腺、舌下腺）以及散布在分布于口腔黏膜下的许多小涎腺，这些涎腺组织发生肿瘤的比例较高，为常见病。一般来说，各涎腺中，腮腺发生肿瘤最多，占80%；颌下腺肿瘤占5%～10%；舌下腺肿瘤较少，仅占1%左右；小涎腺肿瘤占10%～15%，混合瘤是发生于涎腺的一种最常见的良性肿瘤，其多发生于腮腺部位，但也有发生于颌下腺及小涎腺者，发生于舌下腺者则极少见。

【诊　　断】

1. 涎腺部位之无痛性肿块，生长缓慢。

2. 肿物小者表面光滑，大者呈结节状，质地中等偏硬，无压痛，活动（发生于腭腺者可不活动），无面瘫。

3. 涎腺造影示良性占位性病变。

4. B型超声波见境界光滑的反射图像，内部回声波分布光点均匀。

【治　　疗】

1. 因肿瘤部位常较深在，一般不宜做术前活组织检查。

2. 常需要手术当中做冷冻活体组织检查以明确诊断。

3. 混合瘤为临界瘤，单纯包膜外切除常有复发，多次复发可有恶变，故应适当扩大手术安全缘。不同部位手术原则为：小涎腺混合瘤，瘤体外 0.5cm 的正常组织内切除；颌下腺混合瘤，同期摘除颌下腺；腮腺混合瘤：腮腺浅叶或深叶同期摘除，保留面神经。

涎腺混合瘤必须手术治疗，其对放射线不敏感，一般不能放疗，由于此瘤为临界瘤，瘤生存时间过长或不适当的处理刺激后可致恶变，因此一旦发现涎腺部位的肿块应及时手术切除，切忌使用一些不明成分的药物外敷治疗，本瘤一般生长缓慢，可较长时间无症状，但如发现生长加速、硬度增加等即提示恶变，应立即手术，但恶变后手术的预后远不及良性期手术的预后好。

二、颈部恶性淋巴瘤

恶性淋巴瘤（包括淋巴细胞肉瘤、网状细胞肉瘤、霍奇金病）是原发于淋巴结或淋巴组织的恶性肿瘤。

【临床表现】多见于男性青壮年，肿大淋巴结常首先出现于一侧或两侧的颈侧区，散在、稍硬、无压痛、尚活动，以后肿大的淋巴粘连成团，生长迅速，腋窝、腹股沟淋巴结和肝脾肿大，并有不规则的高热。血象检查对诊断虽有一定帮助，但明确诊断往往取决于淋巴结的病理检查。

【治　　疗】多以内科治疗为主. 如局部的放疗及全身给药的化疗。

三、颈动脉体瘤

颈动脉体瘤又称非嗜铬副神经节瘤，发生自颈总动脉分叉后面的颈动脉体，该小体正常平均 3.5mm。肿瘤生长缓慢，循动脉扩展，可达到 2~6cm，肿瘤多呈圆形或椭圆形，实体有包膜，多发生在单侧，病程可达 5~7 年，肿瘤可压迫神经如迷走神经、交感神经等。肿瘤质较软，血管丰富，可听到杂音，肿瘤细胞呈多边形或梭形，胞质嗜酸，有细颗粒，胞核呈空泡状有核仁，瘤细胞成团。

【临床表现】主要是影响了颈动脉体而导致的该感应器的感应异常而表

现的一些症状。

【治　疗】症状严重者多采取外科治疗。

1. 适应证在颈总动脉分叉对应位肿块确诊动脉体瘤且有压迫症状者，全身情况好，无严重脑血管病变者。

2. 手术效果切除动脉体瘤有一定的风险，易损伤颈总动脉或颈内动脉发生偏瘫、失语甚至死亡。须在有条件的单位才能开展这项手术，手术后复发率在25%左右。

3. 禁忌证 有严重脑血管病变者和高龄老人慎重手术。

4. 麻醉方法气管内插管全麻。

5. 麻醉禁忌年龄大、体弱者有一定风险。

四、颈部转移性肿瘤

颈部转移性肿瘤，约占颈部恶性肿瘤的3/4，为寻找原发掘应该：

1. 首先问诊可能原发癌的症状，如鼻塞、听力障碍、食物通过不畅、胃肠症状、咳嗽等，再做可能原发灶的确诊性检查。

2. 从转移淋巴结的部位推断原发癌。仅有锁骨上淋巴结转移，原发癌多在锁骨下脏器，应将注意力集中在乳腺、肺、食管、胃肠等脏器。其他颈部淋巴结转移，原发癌绝大多数是由头颈部管腔脏器（如鼻咽、上颌、喉、口腔等）和甲状腺而来，应对以上器官进行仔细检查。

3. 从头颈部癌的好发转移部位推断原发癌。口腔癌淋巴转移多在颌下部与颈上部、下颌角附近。鼻咽癌转移90%以上在颈深上部、下颌角与乳突之间，继之颈中部、颈下部亦可累及。喉癌与下咽部癌多转移至颈动脉分叉处，下达胸锁乳突肌深部，甲状腺癌好转移至其邻近的锁骨上淋巴结以及颈后三角区内。

4. 从病理学诊断推断原发癌。上述方法仍不能确诊者，可行细针穿刺细胞学检查，或淋巴结摘除病理学检查。分化型甲状腺癌，从转移淋巴结的组织学所见多可确诊。鼻咽癌、舌根部癌多为低分化鳞状上皮癌与移行上皮癌。仅锁骨上淋巴结转移，证明为鳞状上皮癌者，多为肺癌、食管癌或子宫颈癌。证明为腺癌者，多为胃癌、肠癌与胰腺癌。

五、颈部神经鞘瘤

神经鞘瘤为颈部神经源肿瘤较为常见的一种，又称雪旺瘤。来源于神经鞘细胞，常见于颈侧部、咽旁间隙，少见于舌、唇、口底等处，尚可见于颅底颈静脉孔处。

【临床表现】

1. 发生在颈部的常见于颈侧部颈动脉三角区内，肿瘤呈卵圆形或圆形，表面光滑，界限清楚，沿神经轴左右活动，上下不易推动。中等硬度，在肿瘤表面可摸及被推移位的颈动脉行径及搏动。增大缓慢，可因囊变出现突然增大，穿刺可获不凝结血液。

2. 位于咽旁间隙肿块向咽侧壁隆起，表面黏膜正常，肿块活动度差。

3. 舌、唇及口腔内肿瘤多呈圆形，可活动，质中等硬度，表面黏膜正常。

4. 颅底颈静脉孔附近的神经鞘瘤，肿瘤虽不大，但可出现神经障碍症状，如声音嘶哑、进食呛咳、半舌萎缩等症状，肿瘤可同时延伸到颅内外。

5. 根据肿瘤发生部位应与其相应的颈动脉体瘤、鳃裂囊肿、颈部转移癌、鼻咽癌的脑神经受累等相鉴别。

【治　疗】手术摘除肿瘤，如为重要神经则做包膜内切除术，如神经损伤严重，估计术后功能难以恢复者，应做神经吻合或移植术。

（刘成彬　刘雪荣　宋　丹）

第五章　乳腺疾病

第一节　副乳病

副乳病（别乳或多乳房症）是指除正常的 1 对乳房外，另有 1 个或多个乳房。也称多余乳房。通常人类乳腺始基只有位于第 5 肋间的 1 对得到正常发育，如果在乳腺上其他某 1 对乳腺始基没有及时萎缩而继续发育，出生后就形成副乳，男女均可发生，男女之比为 1:3~5，有一定家族性和遗传性。副乳房也可发生同正常部位乳房所发生的任何疾病，有人报道副乳腺癌的发生率在 0.1%，副乳房的良性肿瘤的发生率也在 0.1% 左右，应引起注意。

【临床表现】

1. 副乳房常位于腋窝前缘或正常乳房的尾部或下方。偶尔可见位于乳腺发生线以外部位的副乳房，如肩胛区、背侧、胸、腹部中线、大腿、耳、面、颈、臂等位置的副乳腺，称之为错位乳房。

2. 副乳房的发育可分为完全发育型和不完全发育型。完全发育型副乳房受雌激素的影响，随月经周期而有肿胀．甚至做痛，月经过后消失。在妊娠期副乳房也随乳房发育胀大，哺乳期可有乳汁自副乳头处排出。断奶后可变软，乳腺萎缩。有发育不全的乳腺组织的不完全型副乳，也可表现月经期的胀痛。仅有乳晕或仅有乳头者则无此表现。不完全型副乳，可以表现为仅有发育不完全乳腺组织，无乳头及乳晕，或仅有色素沉着为乳晕，以局部皮肤增厚为乳头的副乳。

3．副乳房病均可发生乳房的良性肿瘤和副乳腺癌，发病率在 0.1% 左右，女性发病率较男性为高。良性肿瘤多为纤维腺瘤，也可为囊性组织增生。副乳腺癌可向远处转移，如向腋窝、肋骨和肺等。副乳腺癌多表现在腋前缘有质硬的结节肿块，活动，边界不清，压痛不明显或无压痛。有时易与腋淋巴结相混。腋窝炎性肿大的淋巴结多与局部炎症病灶有关，肿块无随月经周期变化的胀痛。

4．在副乳房的诊断中，完全发育型有乳头及乳晕者不难诊断，但对仅有发育不完全的乳腺而无乳头及乳晕的副乳房，往往易被误认为腋窝脂肪瘤或其他良性肿瘤，对腋部肿物除了考虑其他原发肿瘤或转移外，首先应考虑副乳房的可能。

【治　疗】

1．有周期性痛、不规律痛者，副乳房应切除。

2．影响美观的完全型副乳房或疑恶变及不能与结核等病变区别者，以切除为宜。较大的虽无症状的不完全发育的副乳房，只要患者有要求以切除为妥。

3．有副乳房肿瘤者一律切除。对副乳腺癌患者应做常规同侧腋淋巴结清除。术后常规放射治疗及化疗。定期严密对双侧乳房观察。

4．在乳房部的副乳腺癌，根据情况行同侧乳房的外上象限的区段切除或单纯乳房切除并腋窝淋巴结清除，术后放疗及化疗。

5．对没有腺体仅有乳头、乳晕者，多不恶变的患者及虽有哺乳期症状以后消失者可不行手术。

第二节　急性乳腺炎和乳腺脓肿

急性乳腺炎是乳腺的急性化脓性感染，如治疗不及时形成乳腺脓肿，大多为金黄色葡萄球菌感染引起。最常见于产后 3~4 周哺乳期妇女，尤其是初产妇。

【病　因】

1. 乳汁的淤积　乳汁淤积有利于入侵细菌的生长繁殖。乳汁淤积的原因有：①乳头过小或内陷妨碍哺乳，孕妇产前未能及时矫正乳头内陷，婴儿吸乳时困难，甚至不能哺乳。②乳汁过多，排空不完全。③乳管不通，常见为乳管本身的炎症、肿瘤及外在压迫等。

2. 细菌的侵入　细菌从乳头皲裂或破口处淋巴管入侵是造成感染的主要途径。细菌也可直接侵入至乳管，上行至腺小叶而致感染。

【分　类】

1. 急性单纯性乳腺炎初期主要是乳房的胀痛，皮温高，压痛，乳房某一部位出现边界不清的硬结。

2. 急性化脓性乳腺炎　局部皮肤红、肿、热、痛，出现较明显的硬结，触痛明显加重，同时患者出现寒战、高热、头痛、无力、脉快等全身症状。另外腋下可出现肿大、触痛的淋巴结。实验室检查发现白细胞计数明显升高。感染严重者可并发败血症。

3. 脓肿形成　由于治疗措施不得力和病情的进一步加重，局部组织发生坏死、液化，大小不等的感染灶相互融合形成脓肿。脓肿可为单房性也可为多房性，浅表的脓肿易被发现，而较深的脓肿波动感不明显，不易发现。

【临床表现】

1. 轻度感染仅有乳房胀痛，或伴有低热，无明显肿块。

2. 重度感染者可有高热、寒战、乳房肿胀，有波动性疼痛，皮肤红肿、硬结、压痛、腋淋巴结肿大疼痛，白细胞计数增多等。

3. 脓肿形成后，表浅的脓肿有明显的波动感。

4. 如果乳腺炎患者全身症状明显，局部及全身药物治疗效果不明显时，要注意进行疼痛部位的穿刺，待抽出脓液或涂片发现脓细胞来明确脓肿的诊断。B 型超声波检查可明确脓肿的部位。

【诊断和鉴别诊断】急性乳腺炎根据病史和症状均能做出正确的诊断，凡在哺乳的年轻妇女出现乳房局部的胀痛，甚至出现寒战、高热、白细胞计数增多的情况时，急性乳腺炎的诊断应是较容易的。当临床症状不典型时，要特别注意与炎性乳癌相鉴别，炎性乳癌也多发生在年轻妇女，尤其在妊娠或哺乳期。主要区别点在于：①炎性乳癌的皮肤改变范围较广，皮肤颜色为暗红色，表面水肿明显且为压陷性；而急性乳腺炎皮肤为鲜红色，皮肤水肿不明显，压之有韧性感。②炎性乳癌转移处淋巴结质硬、固定；乳腺炎肿大的淋巴结光滑、活动、质软。同时炎性乳癌所出现的体温升高以及白细胞升高无乳腺炎显著。

【治　　疗】原则为消除感染、排空乳汁。早期呈蜂窝织炎表现时采用非手术治疗，脓肿形成后主要治疗措施为切开引流，同时结合非手术治疗。

1. 炎症初期可以哺乳，严重者或有乳头皲裂或破损时应停止哺乳，用吸乳器排空乳汁，炎症广泛者可考虑用药物（如口服己烯雌酚 1 ~ 2mg，3/d，共 2 ~ 3d）断乳。

2. 炎症早期局部可用 50% 硫酸镁冷敷以减轻水肿。乳内有炎性肿块时改为热敷，每次 20 ~ 30min，每日 3 或 4 次。另外也可用中药外敷以促进炎症的吸收，有条件时可行理疗。

3. 抗生素治疗。首选青霉素治疗，80 万 U/d 肌内注射，每日 2 或 3 次。也可用 800 万 U 静脉滴入，如对青霉素过敏者，改用红霉素。正常哺乳者不宜使用四环素、氨基糖苷类、磺胺类和甲硝唑等药物，以免药物通过乳汁影响婴儿。

4. 中药治疗，如蒲公英、野菊花、金银花可清热解毒。

5. 切开引流。脓肿形成后应及时引流，任何良好的抗生素都不能代替切开引流，引流的方法为循乳管方向做放射状切口，以免损伤乳管形成乳瘘。而乳晕下方脓肿应沿乳晕边缘做弧形切口，深部脓肿或乳房后脓肿可乳房下缘做弧形切口，经乳房后间隙引流。切开后以手指深入脓腔，轻轻将腔内坏死物清除，同时分开多房脓肿之间的纤维隔，以防残留无效腔。如脓腔很大或脓腔呈哑铃状，可行对口引流。脓肿切开引流后要及时换药。一般脓肿切开后患者的症状、体征均明显减轻，如体温仍较高、疼痛无明显缓解者应考虑引流不通畅，应及时处理。

【预　防】

1. 妊娠后期和哺乳期必须经常清洗乳头，保持乳头清洁。有乳头内陷者应及时纠正。

2. 要养成良好的喂奶习惯，定时哺乳，不叫婴儿含乳头睡觉，每次哺乳应将乳汁吸空，如有淤积，可用吸乳器或按摩排空乳汁，哺乳后应清洗乳头。

3. 乳头有破损或皲裂者应及时治疗。

4. 注意婴儿口腔卫生。

第三节　乳腺结核

乳腺结核是一种由结核杆菌引起的慢性特异性感染，大都是继发于肺或肠系膜淋巴结结核的血源性播散的结果，或是由于邻近的结核病灶（肋骨、胸骨、胸膜或腋淋巴结结核）经淋巴管逆行播散或直接蔓延而引起。临床上较少见。最常见的发病年龄在 20～40 岁的妇女。

【临床表现】

1. 常见于 20～40 岁的妇女，进展缓慢，病程长。

2. 初期时乳房内有一个或数个结节，无疼痛或触痛，与周围组织分界不清，随病程发展逐渐与皮肤发生粘连。

3. 可出现肿块软化而成寒性脓肿，脓肿破溃而排出混有豆渣样碎屑的脓液，有明显的干酪样坏死区，创面经久不愈。

4. 同侧腋下淋巴结肿大，少数患者特别是中年后期女性患者，以增生性乳腺结核居多，常使乳腺严重变形，乳头内陷，有的乳腺皮肤出现橘皮样改变，常误诊为乳腺癌。

5. 部分患者有结核中毒症状，结核菌素试验多为阳性，细胞学检查并做抗酸染色查结核杆菌阳性；其他部位存在结核病灶。

【鉴别诊断】早期乳腺结核的肿块不易与乳腺癌鉴别。鉴别要点：

1. 乳腺结核患者发病年龄较乳癌小。

2. 除乳腺肿块以外，乳腺结核患者常可见其他结核灶，如肋骨结核、胸膜结核和肺门淋巴结结核，颈部及腋窝的淋巴结结核等，身体其他部位的结核如肺、骨、肾结核亦非罕见。

3. 乳腺结核除肿块以外，即使其表面皮肤已经粘连并形成溃疡，也很少有水肿，特别是橘皮样变。

4. 乳腺结核发展较慢而病程长，除局部皮肤常有粘连、坏死和溃疡以外. 还常形成窦道深入到肿块中心；乳腺结核即使已经破溃并有多量渗液，也无乳癌样恶臭，细胞学检查并做抗酸染色结核杆菌阳性。活检可明确诊断。

【治　　疗】

1. 注意休息，加强营养。

2. 全身抗结核药物治疗。

3. 手术。对局限在一处的乳腺结核可切除，若病变范围较大，则最好行乳房切除，一并切除肿大的淋巴结。

第四节　男性乳房发育症

男性乳房发育症是指男性出现单侧或双侧乳房肥大，可有乳样分泌物、乳房胀痛等。部分患者外形与青春期少女的乳腺相似。男性乳房肥大发育症是一种常见病，几乎见于任何年龄，一侧乳房发病多见，双侧发病者较少。组织学上的变化为乳管、纤维和脂肪组织增生，但无腺小叶。本病与内分泌激素紊乱有关。

【临床表现】

1. 男性青春期乳房肿大，伴有触痛，部分患者持续一段时间后触痛自行消失。

2. 老年患者，乳晕下常有肿块，表面光滑，与皮肤和胸大肌筋膜无粘连。

3. 患者常有原发性或继发性内分泌系统疾患，如睾丸疾病、肾上腺病变、下丘脑—垂体疾病、甲状腺疾病、糖尿病、肝炎、肝硬化、肝癌、营养不良恢复期、肺部疾病、慢性肾功能衰竭等。

4. 部分患者有长期雌激素、洋地黄、异烟肼用药史。

【治　　疗】

1. 寻找并治疗可能引起乳房发育的其他疾患。

2. 中药治疗，如逍遥散等。

3. 疼痛明显者，可考虑行保留乳头的乳房切除术。

第五节　乳腺囊性增生症

乳腺囊性增生症是妇女多发病，常见于中年妇女。是乳腺的良性增生，增生发生于腺管周围、腺管内或小叶实质内，同时有乳管囊性扩张和囊肿形成。本病为内分泌障碍性增生病，常伴有月经不调和卵巢功能失调。

【临床表现】

1. 发病年龄主要为中年，青年女性和绝经妇女少见。

2. 可能无明显症状，有症状者多为乳房胀痛和肿块，且乳房胀痛经前期更明显。

3. 两侧乳房同时或相继出现多个结节，大小不一，质韧而不硬；与周围组织分界不清，与皮肤和深层组织不粘连，腋窝淋巴结不肿大，有时乳头有溢液，多为浆液性或浆液血性。

4. 病程较长，发展缓慢。

5. 乳房标本肉眼检查，乳房切面有大小不等的囊肿，囊壁光滑。

6. 镜检，囊壁上皮、腺管和腺泡增生。

7. B 型超声、针吸细胞学检查对该病诊断有较大价值。

【治　疗】

1. 主要为对症治疗，可用中药或中成药调理，如口服逍遥散等。

2. 对于局限性乳腺囊性增生症月经后肿块和症状无改变，怀疑有恶变者应切除并行病理检查。手术方案的选择：肿块大或属于癌高发家族成员，肿块直径在 3cm 以内，可包括部分正常组织在内的肿块切除；根据病理结果，如有上皮细胞高度增生、恶变者，年龄在 40 岁以上，行乳房大区段切除。有高度上皮增生，且家族中有同类病史，尤其是一级亲属有乳腺癌者，年龄在 45 岁以上应行单纯乳房切除术。

第六节　乳腺导管内乳头状瘤

导管内乳头状瘤是乳腺良性肿瘤，多见于经产妇女，以 40～50 岁为多。大多是发生于大乳管近乳头的壶腹部，瘤体很小，血运丰富。极少数发生于中小乳管的乳头状瘤常位于乳房周围区域。

【临床表现】

1. 一般无自觉症状，常以乳头溢液就诊，溢液性质可为血性、暗黄色或黄色液体。

2. 瘤体小，常不能扪及，偶为较大的肿块。大乳管乳头状瘤可在乳晕区扪及圆形、表面光滑、质软、可活动、无痛的小结节。轻压肿块乳头溢出血性液体。

3. 溢液乳导管进行造影可发现乳管内肿瘤。

4. 脱落细胞学或针吸细胞学检查细胞可明确诊断并与乳癌鉴别。

【鉴别诊断】

1. 乳腺癌乳腺导管内乳头状癌等可引起乳头溢液。乳腺导管造影表现为乳腺导管不规则浸润、僵硬、狭窄及中断，截断面呈"鼠尾状"。脱落细胞学或针吸细胞学可发现异形细胞，可疑癌细胞甚或癌细胞。钼靶摄片有时可见沙粒状钙化。

2. 乳腺囊性增生本病溢液多为浆液性或黄绿色，临床上本病呈周期性疼痛、月经前疼痛明显，乳腺可扪及结节状肿物，韧而痛。乳腺导管造影无充盈缺损的表现，可见较大囊性扩张。

【治　　疗】乳腺导管内乳头状瘤能明确诊断者均应手术治疗。40 岁以下者以区段切除为主，年龄超过 40 岁或多个乳管溢液者，可行保留乳头的乳腺单纯切除术，术后标本均应送病理检查，如有癌变，可追加放疗或化疗。注意术前 2d 不要挤压乳房，以免积液排净，术中找不到溢液乳管，术中用钝针插入溢液导管作为引导或注入亚甲蓝（亚甲蓝），将整个蓝染的乳腺小叶及相关乳导管切除。如疑有恶变，术中应行冷冻切片病理检查。

第七节　乳腺纤维腺瘤

乳腺纤维腺瘤是最常见的乳房良性肿瘤，本病占青年妇女乳房良性肿瘤的第 1 位，占乳房肿瘤的 50% 左右。该病高发年龄在 20～25 岁，60% 以上的患者是 30 岁以下的女性。一般认为其发生与雌激素刺激有关，在妊娠期可增大。

【临床表现】

1. 常见于青春发育期的少女。

2. 肿瘤可发生在乳房的任何部位，以外上象限最多见，约 75% 为单发，少数多发，亦可见双侧乳房同时或先后单发肿瘤，肿瘤直径一般在 1～3cm。

3. 生长缓慢，可能数年无变化。个别肿瘤增长迅速形成巨大纤维腺瘤，直径超过 10cm。

4. 患者多无明显的自觉症状，多为偶然发现。仅有极少数的患者在月经期出现乳房钝痛、胀痛或隐痛。

5. 肿瘤呈圆形或卵圆形，表面光滑，质似硬橡皮球的弹性感，与周围组织分界清楚，无粘连，可活动；无触痛，腋窝淋巴结不肿大，乳头和皮肤无变化。

6. 针吸细胞学检查、切除活检可明确诊断。

【治　疗】乳腺纤维腺瘤虽属良性，癌变的可能性很小，但有肉瘤变可能，因此手术切除是纤维腺瘤的唯一有效方法。

1. 手术时机

（1）对于诊断明确的未婚患者，可行择期手术治疗。

（2）对于已婚，但尚未受孕者不宜在计划怀孕前手术切除。怀孕后发现肿瘤应在怀孕 3～6 个月间行手术切除，因怀孕和哺乳可使肿瘤生长加速，甚至发生恶变。

（3）对于年龄超过 35 岁者，均应及时手术治疗。

（4）对于无妊娠、哺乳、外伤等促使肿瘤生长的情况时，肿瘤短期内突然生长加快，应立即行手术治疗。

2. 手术注意点　因本病患者多为年轻女性，手术应注意美观性。放射状切口，乳腺导管损伤较小，对以后需哺乳者较为适宜；乳晕附近的肿瘤可采取沿乳晕边缘的弧形切口；乳腺下部近边缘的肿瘤，可沿乳房下缘做弧形切口。乳腺纤维腺瘤一般术后不复发，仅手术时，应将肿痛及周围部分正常乳腺组织一并切除。单纯肿物摘除，可增加术后复发的机会。手术切除的肿瘤标本一定要送病理组织学检查排除恶变。

第八节　乳腺分叶状囊肉瘤

1982 年，WHO 提出乳腺分叶状囊肉瘤的组织学分类为良性、临界病变、恶性 3 种类型。以往的文献称乳腺巨大纤维腺瘤为"良性分叶状囊肉瘤"，而将分叶状囊肉瘤称为"恶性分叶状囊肉瘤"。一般认为肿瘤可能是由纤维腺瘤变化而来，发病原因可能与雌激素刺激有关。

【临床表现】

1. 发病年龄较大，平均为 40 ~ 49 岁，病史较长，但常有肿瘤短期内迅速增长病史。病程较长，生长缓慢。

2. 肿块一般直径较大，生长迅速，常大于 5cm，可累及全乳。

3. 肿块边界清楚，与乳房皮肤及周围组织多无粘连，可活动。呈圆形或不规则形，恶性者呈结节分叶状，质地韧而有弹性，部分区域可以呈囊性。

4. 肿块巨大时，局部皮肤菲薄，呈光滑水肿状，可发生溃破而流出脓性分泌物。部分患者可见腋窝淋巴结肿大。很少有淋巴结转移。

5. 局部皮下可见扩张的浅静脉. 皮肤温度正常或稍高，无橘皮征及乳头凹陷。

6. 病理切片根据间质细胞的不典型程度、核分裂数等将肿瘤分为高度分化、中度分化及分化差 3 类。

【鉴别诊断】由于乳腺巨大纤维腺瘤与乳腺分叶状囊肉瘤均有瘤体大、边界清楚、生长迅速、瘤体切面呈分叶状、间质纤维增生等特点，故临床常被混为一谈。然而，巨大纤维腺瘤发病年龄较小，其瘤体虽大，但组织检查时除切面分叶状裂隙较大较显著，与分叶状囊肉瘤相似外，瘤体内含黏液成分较少。巨大纤维腺瘤包膜完整，手术切除后一般无复发和转移，预后良好。乳腺分叶状囊肉瘤发病多见于 40 岁以上的中老年妇女，其瘤组织病理变化不仅切面腔隙构成分叶状明显，有囊腔，纤维间质及显著增生，且间质成分有明显核分裂及异形性。乳腺分叶状囊肉瘤的包膜不完整或没有包膜，可有局部浸润，术后易复发，可有血行转移，预后较差。巨大纤维腺瘤属良性肿瘤，而乳腺分叶状囊肉瘤则多属低度恶性或恶性肿瘤。

【治　　疗】良性者可行肿瘤切除；临界状态和低度恶性者行扩大的肿瘤切除，也可以行单纯乳腺切除术、象限切除术、半乳切除术；恶性者，应考虑行乳房肿瘤根治术。如有肿大淋巴结者，则可予一并切除，预后与手术方式及肿瘤分化程度有关。乳腺分叶状囊肉瘤得到彻底切除后，一般预后良好，即使术后局部复发，只要再行扩大切除亦不影响预后；而一旦发生血行转移，则会影响预后。放疗、化疗对于恶性叶状囊肉瘤效果不肯定。

第九节　乳腺癌

乳腺癌是女性最常见的恶性肿瘤，在妇女仅次于子宫颈癌。发病年龄以 40~60 岁居多。发病与雌激素变化有关。有家族发病倾向。

【临床表现】

1. 肿块大多是偶然发现，早期多无症状，单发性小肿块，大多质硬，边界不清，可活动，多数肿块形状呈不太规则的圆形或卵圆形，亦可为极不规则的形状或小结节。如乳房肥大．癌肿体积小伴实性增生时，可能仅扪及局限的、中心略硬的增厚块。肿块多在乳房的外上象限（45%~50%），其次是乳头、乳晕区（15%~20%），少数在内下象限，晚期因向深部扩散，侵及筋膜和胸肌而固定。

2. 皮肤改变

（1）皮肤红肿：水肿是重要的临床表现，出现"橘皮样"外观，早期水肿局限于肿瘤表面的皮肤，晚期范围广泛。生长较快，体积较大的肿瘤，可出现皮肤表浅静脉怒张。由于癌组织生长代谢较旺盛，血液供应丰富，肿瘤局部皮温升高。

（2）皮肤浸润和溃疡：癌肿浸润到皮肤，使皮肤与肿瘤粘连，先为皮肤发红，随后出现溃疡，有恶臭坏死组织，常有出血。肿瘤组织呈菜花状。如继发感染，即发出腐败臭味；患者常伴疼痛，有时剧痛难忍。

（3）皮肤卫星样结节：癌肿沿淋巴管扩散到皮肤，出现散在的卫星样硬结。

3. 酒窝征癌肿侵犯乳房悬韧带（Cooper 韧带）而收缩致使皮肤凹陷，如同酒窝，称之为"酒窝征"。

4. 转移

（1）局部浸润：癌细胞沿导管或筋膜间隙蔓延，继而侵犯 Cooper 韧带和皮肤。

（2）淋巴结转移：首先转移到同侧腋窝，淋巴结增大、质硬、无压痛，先是一个或几个散在的，尚可移动，继而相互粘连，不能移动。进一步转移到同侧锁骨上和胸骨旁乳房内淋巴结和对侧锁骨上和腋淋巴结。晚期，肿大的淋巴结影响淋巴回流和压迫血管，引起上肢水肿。在乳腺癌中，有以淋巴结转移为首发症状者。

（3）血液转移：癌细胞可经淋巴途径进入静脉，也可直接侵入血循环而致远处转移，最常见的远处转移依次为肺、骨、肝。肺及胸膜是乳腺癌最常见的转移部位早期亦可出现血运转移。

【辅助检查】

1. 乳腺 X 线摄片 是诊断乳腺癌的一项较成熟的检查方法，常用的有钼靶和干板摄片 2 种方法。表现为密度增高的肿块影，边界不规则，或成毛刺征；30% 的恶性病灶表现为成堆的细沙粒样的小钙化点，颗粒细小、密集，一般认为，当每平方厘米内钙化点大于 15 时，乳腺癌的可能性很大。

2. 超声 可以显示乳腺的各层结构、肿块的形态及其质地。恶性肿瘤的形态不规则，回声不均匀，而良性肿瘤常呈均匀实质改变。超声波诊断乳腺恶性肿瘤的正确率达 80% 以上。对判断肿瘤是实质性还是囊性较 X 线摄片为好，是一种较简便、经济、快速、无创的检查方法。但对肿瘤直径在 1cm 以下时的鉴别能力较差。

3. 乳腺导管造影 乳腺导管造影影像特征可因癌肿的浸润、梗阻、破坏引起乳腺导管壁僵硬、局部狭窄、管壁不规则破坏或突然中断，或本应呈树枝状分支的导管树整体扭曲异常，但有碘过敏史者及乳头乳晕区有感染者禁忌做此项检查。

4. CT 检查 可用于不能扪及的乳腺病变活检前定位，确诊乳腺癌的术前分期，检查乳腺后区、腋部及内乳淋巴结有无肿大，有助于制订治疗计划。

5. 红外线扫描检查 对乳腺肿块的鉴别诊断有一定意义，可作为乳腺疾病的辅助检查手段之一。乳癌影像特征：在显示器屏幕上可见到由浅到深灰甚至黑色多个灰度中心的阴影，其大小可大于实际肿块，且边界不清，形状不规则，同时其周边伴有异常的血管影，粗大扭曲中断，呈放射状、条束状、鼠尾状等。

6. 热图像检查 有红外线及液晶 2 种方法。由于癌细胞代谢旺盛. 产热较周围组织高，热量可透过皮下组织而传到皮肤表面，热图像就是利用这个温度差别来检查肿瘤的。如果肿瘤部位的温度较周围组织高出 1.5℃ 以上时，则恶性的可能性较大。其正确率为 60% ~ 70%，但假阳性率也较高。热图像检查结果与肿瘤的病理类型、部位等因素有关。但是这种诊断方法缺乏确切的图像标准，热异常部位与肿瘤不相对应，诊断符合率差，近年来渐少应用，不作为常规的检查方法。

7. 标志物检查 在癌变过程中，由肿瘤细胞产生、分泌，直接释放细胞组织成分，并以抗原、酶、激素或代谢产物的形式存在于肿瘤细胞内或宿主体液中，这类物质称肿瘤标志物。癌胚抗原（CEA），为非特异性抗原，在许多肿瘤及非肿瘤疾病中都有升高，无鉴别诊断价值，可手术的乳腺癌术前检查 20% ~ 30% 血中 CEA 含量升高，而晚期及转移性癌中则有 50% ~ 70% 出现 CEA 高值。铁蛋白，血清铁蛋白反映体内铁的储存状态，在很多恶性肿瘤如白血病、胰腺癌、胃肠道肿瘤、乳腺癌中有铁蛋白的升高。单克隆抗

体，用于乳腺癌诊断的部分单克隆抗体对乳腺癌诊断符合率为 33.3%
~57%。

8. 病理检查 是最可靠的方法，其他检查不能代替。乳头溢液细胞学检
查多用于单乳乳头溢液者；对乳头乳晕有湿疹样病变的患者可做印片或刮片
检查。针吸细胞学检查具有准确率高，假阳性率低等特点，是检查年轻妇女
乳腺病灶的较理想的方法。对于难于确诊的乳房肿块，应切除肿块做病理切
片检查。一旦明确为乳腺癌诊断，一次性行根治性手术。

【鉴别诊断】

1. 乳腺囊性增生症 乳腺囊性增生症可表现为乳房腺体局限增厚或整个
乳房散乱结节感，特别是局限性、硬化性乳腺病质地较韧、硬，须与乳腺癌
相鉴别。前者多好发于中年妇女，多为双侧，特点为乳房胀痛和肿块呈周期
性，与月经周期有关。而乳腺癌一般早期无疼痛，即使有疼痛，也常为胀
痛、刺痛，与月经周期无明显关系，囊性增生症伴乳头溢液者，多为双侧浆
液性溢液，而乳腺癌多为单侧溢液。乳腺囊性增生症扪诊常为散在结节或增
厚块，囊肿病时可扪及局限硬块，有时边界不清，而乳腺癌多为边界不清、
质地坚硬、活动性差的肿块，并且有时伴有皮肤及乳头的改变。乳腺囊性增
生症 X 线表现和 B 超检查与乳腺癌的 X 线和 B 超征象不同。

2. 浆细胞性乳腺炎 浆细胞性乳腺炎是乳腺组织无菌性炎症，炎性细胞
中以浆细胞为主，常表现为边界不清、质地较硬的包块，可伴有皮肤粘连及
橘皮样变，也可出现乳头凹陷及腋窝淋巴结肿大等酷似乳腺癌的症状，因此
常被误诊为乳腺癌。浆细胞性乳腺炎常伴疼痛，或出现乳腺炎的表现，但对
抗感染治疗反应较差。肿大腋窝淋巴结随病程延长而缩小。而乳腺癌则疼痛
较少，腋淋巴结随病程延长逐渐长大加重。穿刺细胞学检查是较好的鉴别方
法，前者可查到炎性细胞及浆细胞浸润，后者可查见癌细胞。

3. 乳腺结核 由结核杆菌引起的乳腺组织的慢性炎症，好发于中、青年，
常表现为乳房局部肿块，硬，边界不清，常伴疼痛，可穿破皮肤形成窦道或
溃疡，可有腋窝淋巴结肿大，病程较长，发展较慢。常继发于肺、颈淋巴结

及肋骨等其他部位结核，可有全身结核中毒症状，抗结核治疗后病灶的腋淋巴结变小。而乳腺癌多无全身结核中毒症状，抗结核治疗无效。确诊困难者仍需针吸或切除活检。

4. 乳腺纤维腺瘤 好发于 18～25 岁妇女，乳腺肿块呈圆形或椭圆形，有时为分叶状，边界清楚，表面光滑，质坚韧，活动度好，生长较慢。B 超显边界清楚、回声均匀的实性病变。乳癌肿块有时虽然界限较清楚，但活动度差，质地坚硬，生长较快，合并腋窝淋巴结肿大，针吸活检或切除活检可确诊。

5. 导管内乳头状瘤 乳头溢液为该病的主要临床表现，溢液多为血性，病变多位于大乳管。较少扪及肿块，即使可扪及肿块，多在乳晕附近，其直径一般为数毫米，而乳腺癌多数在溢液的同时可扪及肿块，特别是 50 岁以上妇女的乳头溢液伴有肿块者应考虑乳腺癌。可借助导管造影、溢液涂片细胞学检查或内镜检查帮助诊断。

6. 其他此外要与慢性淋巴结炎引起的腋窝淋巴结肿大鉴别；特殊类型的乳腺癌如乳腺湿疹样癌应与乳腺湿疹鉴别；炎性乳腺癌应与急性乳腺炎鉴别。

【乳腺癌的临床分期】现多采用国际抗癌协会建议的 T（原发癌瘤）、N（区域淋巴结）、M（远处转移）分期法（1988 年修订），具体如下。

T_0：原发癌瘤未查出。

Tis：原位癌（非浸润性癌及未查到肿块的乳头湿疹样乳腺癌）。

T1：肿瘤直径小于 2cm。

T2：肿瘤最大直径大于 2cm，但小于 5cm。

T3：肿瘤最大直径大于 5cm。

T4 肿瘤不论大小，但侵及皮肤或胸壁（指前锯肌、肋间肌及肋骨）。炎性乳癌亦属之。

N0：同侧腋窝无肿大淋巴结。

N1：同侧腋窝有肿大淋巴结，但尚可推动。

N2：同侧腋窝肿大淋巴结彼此融合，或与周围组织粘连。

N3：同侧胸骨旁淋巴结有转移。

M0 无远处转移。

M1：有锁骨上淋巴结转移或远处转移。

根据以上情况进行组合，可把乳腺癌分为以下各期。

O 期：Tis NoMo；

Ⅰ期：T1 NoMo；

Ⅱ期：To～1N1Mo，T2N0～1M0，T3N0M0；

Ⅲ期：T0～2 N2 Mo，T3 N1～2 Mo，T4 任何 NM0，任何 TN3Mo；

Ⅳ期：包括 M1 的任何 TN0 常见的有锁骨上淋巴结转移或骨、肺、肝、脑等远处转移。

【治　疗】

（一）手术治疗

手术治疗仍为乳腺癌的主要治疗手段之一。术式有多种，对其选择尚缺乏统一意见，总的发展趋势是，尽量减少手术破坏，在设备条件允许下对早期乳腺癌患者尽力保留乳房外形。无论选用何种术式，都必须严格掌握以根治为主、保留功能及外形为辅的原则。

手术方式：常用的手术方式有乳腺癌根治术、乳腺癌改良根治术、乳腺癌扩大根治术、全乳房切除以及小于全乳房切除的部分乳房切除等方式。

1. 乳腺癌根治术手术切除有肿瘤的整个乳房、胸大肌、胸小肌，并行腋窝淋巴结清扫手术。根治术适用于Ⅱ期晚及Ⅲ期乳腺癌。

（1）该方法的手术原则：①原发灶及区域淋巴结应做整块切除；②切除全部乳腺及胸大肌、胸小肌；③腋淋巴结做整块彻底的切除。

（2）术中常见并发症有：①腋静脉损伤。②气胸，在切断胸大肌、胸小肌的肋骨止端时，有时因钳夹胸壁的小血管穿通支，下钳过深，而致触破肋间肌及胸膜，造成张力性气胸。

（3）术后并发症有：①皮下积液，多因皮片固定不佳或引流不畅所致。

可采用皮下与胸壁组织间多处缝合固定及持续负压引流而防止。②皮片坏死，皮肤缝合过紧及皮片过薄等均可为其发生原因。皮肤缺损较多时，宜采用植皮。③患侧上肢水肿。④患侧上肢抬举受限，主要是术后活动减少，皮下瘢痕牵引所致。因此，要求术后及早进行功能锻炼，一般应在术后1个月左右基本可达到抬举自如程度。

2. 乳腺癌扩大根治术 乳腺癌扩大根治术包括乳癌根治术即根治术及内乳淋巴结清除术，即清除第1~4肋间淋巴结，同时须切除第2、3、4肋软骨。扩大根治术适用于：①Ⅱ期和Ⅲ期乳腺癌，不受肿瘤部位、腋淋巴结转移情况及病理类型影响。②对适于做扩大根治术者，如癌瘤破溃，经过湿敷处理将感染控制，术中严密包扎患处，也不妨碍做扩大根治术。手术方式有胸膜内法及胸膜外法，前者创伤大，并发症多，因而多用后者。

3. 改良根治术 手术切除整个患乳、部分胸壁肌肉，同时或以后行腋窝大部分淋巴结切除术。主要用于非浸润性癌或Ⅰ期浸润性癌。Ⅱ期临床无明显腋淋巴结肿大者，亦可选择应用。

（1）Ⅰ式：保留胸大肌、胸小肌。皮肤切口及皮瓣分离原则同根治术。先做全乳切除（胸大肌外科筋膜一并切除），将全乳解剖至腋侧，然后行腋淋巴结清除，清除范围基本同根治术。胸前神经应予保留。最后，将全乳和腋淋巴组织整块切除。

（2）Ⅱ式：保留胸大肌，切除胸小肌。皮肤切口等步骤同前，将乳房解离至胸大肌外缘后，切断胸大肌第4、5、6肋的附着点并翻向上方以扩大术野，在肩胛骨喙突部切断胸小肌附着点，以下步骤同根治术，但须注意保留胸前神经及伴行血管，最后将全乳腺、胸小肌及腋下淋巴组织整块切除。

4. 乳房单纯切除术手术切除有肿瘤的整个乳房，同时或以后分开行腋窝部分淋巴结切除术。适用于某些特殊型乳腺癌如乳头状囊腺癌、早期乳头湿疹癌及极早期乳腺癌，包括原位癌，尚未出现区域淋巴结转移者；患者因年老体衰，难以接受根治术者；某些晚期患者（如癌瘤破溃，为了解除局部痛苦）。

5. 保乳手术是一种切除乳房内肿瘤，但保留乳房的手术，包括肿块切除术和部分或楔形乳房切除术。保乳手术是目前较先进的手术方法。保乳手术不但可以切除癌肿瘤，还可以较少的影响患者的体形和外表。接受保乳手术的患者，通常还须行腋窝淋巴结清扫手术（以检查腋窝淋巴结转移情况）和术后放疗。腋窝淋巴结清扫手术可在保乳手术的同时或以后进行，其手术切口往往是分开的。保留乳房的手术并非适合于所有乳腺癌患者，亦不能代替所有的根治术，而是一种乳腺癌治疗的改良方式，应注意避免局部复发。

（1）适应证：①肿瘤较小，适用于临床 T1 及部分 T2 （<4cm）以下病灶；②周围型肿瘤，位于乳晕下者常不适宜；③单发性病灶；④肿瘤边界清楚，如肉眼或显微镜下看不到清楚边界者常不适宜；⑤腋淋巴结无明确转移者。

（2）治疗的效果与以下因素有关：①肿瘤切缘必须有正常的边界，如果切缘有足够的正常组织者预后较好；②原发肿瘤的大小及组织学分级；③术后放射治疗，术后如不做放射治疗，局部复发率较高。

6. 肿瘤局部切除术 适用于较晚期乳腺癌，加术前、术后放射治疗，或做区域性动脉插管化疗后进行手术。

（二）放射治疗

放射治疗是治疗乳腺癌的主要组成部分，是局部治疗手段之一。目前多数学者不主张对可治愈的乳腺癌行单纯放射治疗。放射治疗多用于综合治疗，包括根治术之前或后做辅助治疗，晚期乳腺癌的姑息性治疗。10 余年来，较早期的乳腺癌以局部切除为主的综合治疗日益增多，疗效与根治术无明显差异，放射治疗在缩小手术范围中起了重要作用。

1. 术前放射治疗

（1）适应证

①原发灶较大，估计直接手术有困难者。

②肿瘤生长迅速，短期内明显增长者。

③原发灶有明显皮肤水肿，或胸肌粘连者。

④腋淋巴结较大或与皮肤及周围组织有明显粘连者。

⑤应用术前化疗，肿瘤退缩不理想的患者。

⑥争取手术切除的炎性乳腺癌患者。

（2）术前放疗的作用

①可以提高手术切除率，使部分不能手术的患者再获手术机会。

②由于放射抑制了肿瘤细胞的活力，可降低术后复发率及转移率，从而提高生存率。

③由于放射，延长了术前观察时间，有使部分已有亚临床型远处转移的患者可避免一次不必要的手术。

（3）术前放疗的应用方法：术前放射应尽可能采用高能射线照射，可以更好地保护正常组织，减少并发症。放射技术方面，目前多数采用常规分割，中等剂量。一般不用快速放射或超分割放射。且术前放疗可增加手术并发症，影响术后正确分期及激素受体测定，放射结束后4～6周施行手术较为理想。

2. 术后放射治疗 根治术后是否需要放射，曾经是乳腺癌治疗中争论最多的问题。近年来，较多学者承认术后放疗能够降低局部、区域性复发率。自从 Fishor 对乳腺癌提出新的看法后，乳腺癌的治疗已逐渐从局部治疗转向综合治疗。术后辅助化疗广泛应用，术后放射已不再作为根治术后的常规治疗，而是选择性地应用。

（1）适应证

①单纯乳房切除术后。

②根治术后病理报告有腋中群或腋上群淋巴结转移者。

③根治术后病理证实转移性淋巴结占检查的淋巴结总数一半以上或有4个以上淋巴结转移者。

④病理证实乳内淋巴结转移的患者（照射锁骨上区）。

⑤原发灶位于乳房中央或内侧者做根治术后，尤其有腋淋巴结转移者。

（2）放疗原则

①Ⅰ、Ⅱ期乳腺癌根治术或仿根治术后，原发灶在乳腺外象限，腋淋巴结病理检查阴性者，术后不放疗；腋淋巴结阻性时，术后照射内乳区及锁骨上下区。原发灶在乳腺中央区或内象限，腋淋巴结病理检查阴性时，术后仅照射内乳区；腋淋巴结阳性时，加照锁骨上下区。

②Ⅲ期乳腺癌根治术后，无论腋淋巴结阳性或阴性，一律照射内乳区及锁骨上下区。根据腋淋巴结阳性数的多少及胸壁受累情况，可考虑加或不加胸壁照射。

③乳腺癌根治术后，腋淋巴结已经清除，一般不再照射腋窝区，除非手术清除不彻底或有病灶残留时，才考虑补加腋窝区照射。

④放疗宜在手术后4~6周内开始，有植皮者可延至8周。

3. 放射治疗为主的治疗 以往对局部晚期肿瘤、无手术指征者做放射治疗，往往是姑息性的。近年来，随着放射设备和技术的改进及提高，以及放射生物学研究的进展，放射可使局部肿瘤获较高剂量，而周围正常组织损伤较少，治疗效果明显提高。目前，开始进行小手术加放射治疗早期乳腺癌的研究，使放射治疗在乳腺癌的治疗中从姑息性转向根治性。多数学者认为对原发灶小于3cm，N0或N1的患者可考虑小手术加放疗。对于局部晚期的乳腺癌，放射治疗仍是一种有效的局部治疗手段，放射前切除全部肿瘤或做单纯乳房切除可提高疗效。

4. 复发、转移灶的放射治疗 乳腺癌术后复发是一个不良征兆，但并非毫无希望。适当的局部治疗可以提高生存质量、延长生存期。照射方面，大野照射比小野照射疗效好，应当尽量采用大野照射。对于复发患者，应当使用放射、化疗综合治疗，尤其对于发展迅速的复发患者。乳癌发生远处转移时首先考虑化疗，适当地配合放射可缓解症状，减轻患者痛苦。如骨转移患者经放疗后疼痛可减轻或消失。对于有胸、腰椎转移的患者，放射可以防止或延迟截瘫的发生。

（三）内分泌药物治疗

内分泌治疗药物主要有雌激素、雄激素、黄体酮类药物、肾上腺皮质激素、抗雌激素药物、雌激素合成抑制剂等。

1. 绝经前（或闭经后 1 年内）患者的治疗

（1）去势治疗：包括手术去势和放射去势。前者用于全身情况较好，急需内分泌治疗生效者；后者用于全身情况差，难于耐受手术者。目前预防性去除卵巢主要用于绝经前（尤其 45～50 岁）淋巴结转移较广泛的高危险复发患者，同时激素受体测定阳性者，对绝经后或年轻患者则不适合做预防性去除卵巢。

（2）内分泌药物治疗

①丙酸睾酮：100mg，肌注，1/d，连用 5 次后，减为每周 3 次，视症状缓解情况及全身反应，可减量使用，持续 4 个月左右。如用药 6 周无效，可停用。

②氟甲睾酮：与丙酸睾酮相似，但雄激素作用相对较少。可供口服，剂量 10～30mg/d。该药分 2mg、5mg 和 10mg 3 种剂型。

③卡鲁睾酮（二甲睾酮）：睾酮衍生物，作用较丙酸睾酮强 2.5 倍，可供口服，150～300mg/d。

2. 绝经后（闭经 1 年以上）患者的治疗 常用的药物有他莫昔芬（三苯氧胺，TAM）：是一种抗雌激素药物，它与癌细胞的雌激素受体结合，抑制癌细胞的增殖。常用剂量为 10mg，口服，2/d。再增加剂量不能提高疗效。主要副作用有：①胃肠道反应，食欲不振、恶心，个别有呕吐和腹泻；②生殖系统症状，闭经、阴道出血，外阴瘙痒；③精神神经症状，头痛、眩晕、抑郁；④皮肤症状，颜面潮红、皮疹；⑤血象，偶有白细胞和血小板减少，血象低者慎用；⑥个别患者肝功能异常；⑦对胎儿有影响，妊娠、哺乳期忌用。⑧对视网膜有损害，可影响视力。

（四）化学药物治疗

多数乳腺癌为一全身性疾病，可存在远处微小转移灶，手术治疗的目的在于使原发肿瘤及区域淋巴结得到最大程度的局部控制，减少局部复发，提高生存率。但是肿瘤切除以后，体内仍存在残余的肿瘤细胞。基于乳腺癌在确诊时已是一种全身性疾病的概念，全身化疗的目的就是根除机体内残余的肿瘤细胞以提高外科手术的治愈率。

1. 术前辅助化疗　术前辅助化疗可尽早控制微转移灶。使原发癌及其周围扩散的癌细胞产生退变或部分被杀灭，以减少术后复发及转移。进展期乳癌以及费症型乳癌限制了手术治疗的实施。术前化疗可使肿瘤缩小，以便手术切除。可以根据切除肿瘤标本评价术前化疗效果，作为术后或复发时选择化疗方案的参考。

术前化疗的方法包括：①术前全身化疗；②术前动脉灌注化疗，有胸内动脉插管及锁骨下动脉插管2种方法。

2. 术后辅助化疗

（1）术后辅助化疗的适应证

①腋窝淋巴结阳性的绝经前妇女，不论雌激素受体情况如何，均用已规定的联合化疗，应当作为标准的处理方案。

②腋窝淋巴结阳性和雌激素受体阳性的绝经后妇女，应当首选抗雌激素治疗。

③腋窝淋巴结阳性而雌激素受体阴性的绝经后妇女，可以考虑化疗，但不作为标准方案推荐。

④腋窝淋巴结阴性的绝经前妇女，并不普遍推荐辅助治疗，但对某些高危患者应当考虑辅助化疗。

⑤腋窝淋巴结阴性的绝经后妇女，不论其雌激素受体水平如何，无辅助化疗的适应证，但某些高危患者应考虑辅助化疗。

（2）对辅助化疗的现代观点

①辅助化疗宜术后早期应用，争取在术后2周应用，最迟不能超过术后1个月，如果待病灶明显后再用，将降低疗效。

②辅助化疗中联合化疗比单药化疗的疗效好。

③辅助化疗需要达到一定的剂量，达到原计划剂量的85%时效果较好。

④治疗期不宜过长，对乳腺癌术后主张连续6个疗程的化疗。

（3）推荐的化疗方案

①CMF方案：是乳癌化疗的经典方案

环磷酰胺（CTX）400mg/m^2 静注第1天；第8天。

甲氨蝶呤（MTx）200mg/m^2 肌注第1天；第8天。

氟尿嘧啶（5—FU）400mg/m^2 静滴第1天；第8天。

每3周重复1次。

②CAF方案

环磷酰胺（cTx）400mg/m^2 静注第1天；第8天。

多柔比星（阿霉素，ADM）300mg/m^2 静注第1天。

氟尿嘧啶（5 FU）400mg/m^2 静滴第1天；第8天。

每3周重复1次。

③Cooper方案

环磷酰胺，每日2.5mg/kg，口服。

甲氨蝶呤，每周0.7mg/kg，静脉注射连用8周。

氟尿嘧啶（5–Fu），每周12mg/kg，静脉注射，以后隔周1次。

长春新碱，每周34mg/kg连用4~5周。

泼尼松（强的松），每日0.75mg/kg，以后1/2量连用10d，5mg/d连用3周。

（4）乳腺癌的二线化疗方案

①CEF方案

环磷酰胺500g/m^2 静脉注射第1天；第8天。

表柔比星（表阿霉素）50mg/m^2 静脉注射第1天。

氟尿嘧啶（5 Fu）500mg/m^2 静脉注射第1天~第3天。②DCF方案米托蒽醌10mg/m^2 静脉注射第1天；环磷酰胺500mg/m^2 静脉注射第1天；氟尿嘧啶（FU）1 000mg/m^2 静脉注射第1天。

第十节 特殊类型乳腺癌

一、炎性乳腺癌

炎性乳腺癌是一种具有独立临床及病理改变特点的肿瘤，也是局部晚期乳腺癌中预后恶劣的一类。炎性乳腺癌较罕见，仅占所有乳腺癌的 1% ~ 2.5%，一般发生于年轻妇女，尤其妊娠期和哺乳期妇女。

【临床表现】

1. 肉眼所见乳房弥漫肿大，质地坚硬，无明显局限性肿块。乳房表面呈紫红色，增厚、水肿，与正常完整的皮肤无界线。皮肤可出现卫星结节。

2. 临床均以乳房急性炎症就诊，表现为乳房红肿热痛及局部压痛，皮肤红肿至少占乳房的 1/3 以上，皮肤增厚，有时有疼痛、热感、皮肤亦有橘皮样变。

3. 抗炎治疗无效。患者实验室检查无阳性发现，白细胞多在正常范围，偶有增高。初诊时易误诊为乳腺炎或蜂窝织炎而用抗生素治疗，但无效或效果不明显。

4. 乳腺肿瘤可很快累及整个乳房，短期内出现皮肤的卫星结节。

5. 转移早而广，术后复发率高。预后差，发展迅速，患者常于 1 年内死亡。

6. 针吸细胞学检查和局部组织活检可明确诊断。镜下见淋巴管中有癌细胞团的浸润，有时皮内的浅淋巴管和乳房内的淋巴管及血管中也可见癌细胞，但并不见淋巴细胞和浆细胞增多。

【诊断和鉴别诊断】根据临床表现及针吸细胞学检查和局部组织活检可明确诊断。但常常与一些乳腺炎症相混淆而延误诊治，故临床诊治中一定注意与急性乳腺炎和乳腺脓肿鉴别，急性乳腺炎和乳腺脓肿多见于年轻、哺乳期的妇女，除局部炎症外，尚有全身发热、白细胞明显升高等反应；查体乳房皮肤有充血水肿，但橘皮样变不明显，绝无卫星结节；针吸穿刺可为脓液及坏死组织，细胞学检查为炎性细胞，无癌细胞，抗生素治疗有明显疗效。

【治　疗】炎性乳腺癌进展快，扩散范围广，预后差。施行乳腺癌根治术或单纯切除术后，5 年生存率为 0 ~ 10%。有学者认为，手术可能加速扩散并抑制机体的免疫功能。目前不主张单纯手术治疗，而推荐综合治疗。

二、乳头乳晕湿疹样癌

乳头乳晕湿疹样癌又称乳腺 Paget 病，是乳腺癌的一种特殊类型。

【临床表现】

1. 病变初起时，在乳头及乳晕区出现慢性湿疹样改变，乳头瘙痒、烧灼感，以后表皮变潮红，病情再发展，皮肤粗糙变厚，有脱屑、糜烂、渗出、破溃，反复结痂，脱落至乳头变平或消失。

2. 以单侧乳房受累为主。

3. 乳头或乳晕糜烂，反复结痂。

4. 显微镜下见乳头及乳晕表皮内有体积大的 Paget 细胞。

【诊断和鉴别诊断】乳头乳晕湿疹样癌具有特殊的临床表现，根据典型的症状、体征及病理检查. 诊断并无困难。而确诊应以组织学检查找到 Paget 细胞为依据。本病容易与乳头湿疹或接触性皮炎相混淆，乳头湿疹及接触性皮炎多见于年轻人，双侧发病，触之软，边缘不硬，极少有乳头轮廓消失。且病程短。

【治　疗】手术切除是本病的首选治疗，病变局限在乳头，而乳腺内无肿块、腋淋巴结不大，可行全乳切除术；如果腋淋巴结肿大，疑有癌转移，应行改良根治术；如果乳腺内有肿块者应行根治术或扩大根治术。

三、男性乳腺癌

男性乳腺癌是少见的恶性肿瘤，占乳腺癌的 1% 左右。发病多见于老年男性。病因尚不清楚。多数学者认为有遗传倾向。常就诊晚，转移早，预后差。

【临床表现】

1. 老年男性，乳房出现无痛性肿块。

2. 查体肿块侵犯皮肤及乳头，并可出现溃疡。部分患者有乳头内陷、结痂、排液，肿块边界常不清，早期常有皮肤或胸肌粘连，早期即发现腋淋巴结肿大。

3. 针吸细胞学检查找到重度增生可疑癌细胞。

4. 术前取活组织做冷冻切片明确诊断。

5. 病理类型与女性乳腺癌相似，绝大多数是浸润性导管癌、无小叶原位癌。ER 阳性率高。

【治　疗】男性乳腺癌的治疗同女性乳腺癌，术后生存率与女性乳腺癌相似，但有淋巴结转移者其术后 5 年生存率低于女性乳腺癌。

1. 手术治疗　对于未侵犯胸肌的患者应首选改良根治术；对于侵犯胸肌的患者，手术方式以根治术或扩大根治术为主。

2. 放疗　肿块较小即发生内乳区或腋下的淋巴结转移，因此，术后有必要行内乳区、腋窝、锁骨上及胸壁放射治疗以减少复发。

3. 化疗　男性乳腺癌术前追加化疗后化疗的方案可望提高生存率。

4. 内分泌治疗　并根据淋巴结转移阳性及 ER 阴性者加用：

（1）药物治疗，如他莫昔芬（三苯氧胺）。

（2）手术疗法：①双侧睾丸切除术，晚期患者采用双侧睾丸切除术及其他内分泌治疗，常有一定的姑息作用，其效果较女性卵巢切除为佳。②双侧肾上腺切除术。③垂体切除术。因手术难度大、副作用大，手术不能完全切除副垂体或类垂体组织而常常导致治疗失败，因此，此手术绝少使用。

第十一节　乳腺增生症

乳腺增生症（hyperplasia of mammary gland）是妇女常见病、多发病，本病常见丁中年妇女，25～40 岁多见。乳腺增生具有疼痛、触痛、结节三大主要特征。其发病原因和发病机制不十分清楚，主要和内分泌紊乱有关。使乳腺导管和小叶发生周而复始的增厚、复原、如经前明显，经后症状自行消退，这为生理性乳腺增生。如乳腺导管和小叶的变化无周期性，为病理性乳腺增生。其主要类型有：乳腺小叶增生、导管增生、囊性增生、乳腺瘤样增生。

【临床表现】

1. 乳房胀痛 特点是大部分患者具有周期性，疼痛与月经周期有关，往往在月经前（一般月经来潮前7d左右）疼痛加重，月经来潮后减轻或消失，有时整个月经周期都有疼痛，疼痛可向腋下放射，疼痛程度常与情绪紧张有关，严重者可影响患者工作、学习，甚至行走时震动都可加剧疼痛。

2. 乳房肿块 患者可自觉双乳多发货局部肿块，可随月经周期变化，有疼痛感。

3. 乳头溢液 少数患者可有此症状，一般为双侧，为无色或黄色，无血性液体。

【体格检查】

发现一侧或两侧乳腺有弥漫小或局限于某处增厚，呈颗粒状、结节状或片状，增厚区与周围乳腺组织分界不明显，质地韧，有弹性，可活动，以外上象限为多，可伴有触痛。少数患者可有乳头溢液，为无色或黄色。腋窝无肿大淋巴结。

【辅助检查】

1. 钼靶X先平片 乳腺钼靶X先平片对乳腺增生症诊断率较高，可达75%～85%。但35岁以下妇女由于乳腺比较致密，显示肿块情况较差。增生的乳腺组织呈棉絮状或毛玻璃状密度增强影，如有囊性增生可见增强影中有圆形透亮阴影，一般无钙化。

2. 红外透照检查 利用乳腺组织对红外光吸收程度不同，其透射图像可显示乳腺内部结构，乳腺增生症透光一般无明显异常，增生明显可透光度减弱，血管图像正常。

3．B超检查　具有无创伤、简便等特点，对囊性增生有较大诊断价值，对实质肿块B超刻显示肿块形状、边缘、内部回声以及血液供应情况提供参考。

4．细针穿刺检查　对病变性质提供细胞学诊断，对乳腺癌的诊断科达到60%～90%，但阴性不一定排除乳腺癌，因此对该检查结果下结论要慎重。

5．CT、MRI检查　可立体地显示乳腺肿块的内部结构及周围情况，对乳腺病诊断提供参考，费用较高。

【诊　　断】

1．诊断思维　根据乳腺增生的程度可分为四级：Ⅰ级，早期；Ⅱ级，中度改变；Ⅲ级，纤维腺瘤病期；Ⅳ级，囊性增生症。乳腺囊性增生病是属于乳腺增生病的后期阶段，主要是多数中小乳管扩张形成囊状为特点。少数患者可见到乳管上皮由增生而后间变为癌，所以本病也称为癌前期病变。其癌变多在10%～20%。

乳腺增生与癌变的关系是细胞在量变的基础上发生质变，它经历了轻度增生→非典型增生→细胞突变→癌性增生的过程。由于多数增生细胞发展到一定程度后不再继续发展，所以，只有部分乳腺增生病能发展成乳癌。乳管积极治疗是完全可以预防乳腺癌的发生。如果在增生的基础上短期内发生肿物突然增大，应警惕癌变。

2．鉴别诊断　局限性乳腺增生的肿块主要需与乳腺癌相区别，因为乳腺增生症为常见病，患者和医生常将表现不明显的早期乳腺癌误诊为乳腺增生症，待癌肿明显时已是晚期。

乳腺癌肿块比较明确，质地偏硬，与周围乳腺有较明显区别，有时有腋窝淋巴结肿大，当不能有把握确诊时应定期复查，有怀疑时应行活检。

【治　　疗】

本病的治疗方法较多，但效果并不十分理想。某种治疗方法对一部分患者可能有效，但对另一部分患者可能无效。部分患者可自愈。常用的治疗方法有：

1. 中医中药 经疏肝理气、调节冲任、活血化瘀为主，常用中成药有逍遥丸、小金丹、天冬素片等，一般中药治疗要服用一般时间方可见效。

2. 维生素类药物 机制尚不清楚，但有许多患者在接受大剂量的维生素E、A、B_6等治疗后有一定效果。用药方法为维生素B_6每次100mg，每日3次口服；维生素E每次100mg，每日1次口服。

3. 碘剂5%~10%的碘化钾，5mL每日3次口服，可以改善乳房疼痛，经前期使用效果明显。

4. 激素类药物 仅在疼痛严重而影响工作或生活时方可考虑应用，用法为在月经前1周内口服甲睾酮，每次5mg，每日3次，或肌肉注射丙酸睾酮，每日25mg，共3~4d。近来应用他莫昔芬治疗，效果也比较明显。

此外，合理安排饮食结构，减少脂肪摄入，保持健康的身心状况，均有利于减少或预防本病的发生。对于未排除乳癌可能的患者，应做好随访工作，必要时应进行活组织检查。如果患者有乳癌家族史，或病理发现上皮细胞增生活跃，则以行单纯乳房切除为好，如病理发现有恶变，则按乳癌处理。

【治疗思维】

药物治疗为辅，心理治疗为主。该病没有特效治疗，呈慢性过程、反复发作为其特点，但对一部分患者可能会自愈。因此，患者应当重视心理上的自我调节，消除心理障碍。症状较重者可予中药治疗。严重者还可使用他莫昔芬或丹哪唑等。但这类药物都对人体的激素代谢有所干扰，需在医生的指导下服用。而外科治疗对本病无效，只有在不能排除恶性可能的情况下作为确诊的手段。

（李　挺　褚衍胜　孟　文）

第六章　腹部损伤

第一节　腹部实质性脏器损伤

一、脾脏损伤

脾脏是腹腔内脏中最易受损伤的器官，发生率占各种腹部伤的40%～50%。近年由于对人体免疫功能的认识，有人主张以裂口修补术或脾部分切除术替代脾切除术，以免日后招致严重的全身感染（以肺炎球菌为主要病原的凶险感染）。这些手术方法已有成功的报道，对于表浅或局限的脾脏破裂，可以考虑试用。对于某些破损严重而难以修补或保留的粉碎性脾破裂，有人主张将切除的脾脏切成小薄片，移植于大网膜内，总量约占原脾的1/3，以恢复脾功能。对于这类保脾手术的评价，在儿童中已较为肯定；在成人，则有待进一步深入研究积累更多资料，目前尚无统一的意见。

二、肝脏损伤肝外伤占各种腹部损伤的15%～20%。有肝硬化等慢性肝病时发生率较高。肝外伤破裂后临床以内出血征象为主，因胆汁外溢，腹膜刺激征较脾破裂明显，有时血液由于通过胆道进入十二指肠而出现黑便及呕血。

肝破裂的处理原则是彻底清创，确切止血、通畅引流。根据肝破裂范围，可采用不同的处理方法。裂口不深或在肝缘，创缘较整齐者，在清创后可将裂口直接缝合，裂口较大、较深，裂口内有不易控制的动脉出血，可考虑结扎肝固有动脉或其分支，结扎前先试行阻断该动脉血流，观察其止血效果，确定有效时方可进行结扎。肝脏裂口在清创后进行缝合并充分引流。肝脏组织大块破损或呈粉碎性破裂，或肝组织损伤严重者，可将肝组织整块切除或行肝叶切除，肝脏损伤严重，伴有肝静脉主干或下腔静脉撕裂时，须采用下腔静脉转流，暂时阻断下腔静脉及肝门诸血管，使肝脏暂时处于"无血状态"下修补肝静脉主干或下腔静脉的裂口。肝组织大块缺损，止血不满意，又无条件行较大手术的情况下，可在肝脏创伤内用大网膜、明胶海绵、氧化纤维堵塞后，再用长纱条顺序填入裂口以压迫止血，纱条尾端自腹壁切口或另做戳创引出腹壁外，术后第 5 日起，每日抽出纱条一段，7～10d 取完，此期间必须加强抗生素治疗以防感染。外伤性肝破裂不论哪种手术方式，在创面或肝周围应留置引流物进行通畅引流。

三、胰腺损伤

胰腺损伤占腹部损伤的 1%～2%。胰腺由于位置较深，较隐蔽，损伤机会较小。损伤后临床表现无明显特异性，不易早期诊断。有下列情况时，应警惕有胰腺损伤的可能：①上腹部有严重挤压伤，特别是暴力直接作用于上腹中线，可使胰腺挤压于脊柱，造成胰头、胰体的断裂伤；②胰体断裂后胰液外渗可早期出现腹膜刺激征，部分患者因膈肌受刺激出现有背部痛，部分患者形成胰腺假性囊肿；③胰腺损伤出血量一般不大，但有时腹腔穿刺可抽出血液而误诊为肝脾破裂；④腹腔穿刺液胰淀粉酶含量升高。

胰腺损伤的处理原则：①在剖腹探查时发现腹膜后血肿，特别是网膜囊有腹膜后血肿，应切开腹膜进行探查；②胰腺损伤的处理根据主胰管是否断裂而采取不同的处理方法。胰腺小损伤，胰管未损伤，可用丝线缝合修补，然后放置引流。胰腺断裂伤，胰管已断裂者，则按损伤部位而定。断裂在胰头部，则结扎头侧主胰管断端，缝合腺体断端，胰尾侧断端与空肠行 Y 型吻合。断裂在胰尾部，结扎头侧胰管断端，缝合其断面并切除腺体尾侧，术后腹腔内应放置双腔管负压吸引，一般引流 7～10d 后拔除。

第二节　腹部空腔脏器损伤

一、胃损伤

胃损伤在闭合性腹部伤中较少见，发生率为1%，战时腹部战伤的胃损伤发生率为6%～13%，常合并其他腹腔内脏器损伤。胃的血液供应丰富，处理后容易愈合，胃后壁或贲门胃底部范围较小的破裂易被忽视，手术探查时应切开胃横结肠韧带，对胃后壁进行详细的检查。胃裂伤原则上采用缝合修补，广泛的挫裂伤而修补困难时，可施行胃部分切除术。

二、十二指肠损伤

十二指肠的大部位于腹膜后，损伤的发生率很低，如果发生，较多见于十二指肠降部、水平部。损伤如发生在腹膜内部分，破裂后可有胰液和胆汁流入腹腔而早期引起腹膜炎，术前临床诊断虽不易明确损伤部位所在，但因症状明显，一般不致耽误手术时机。损伤如发生在腹膜后部分，早期常无明显体征，以后可因向腹膜后逸出的空气、胰液和胆汁在腹膜后疏松结缔组织内扩散而引起严重的腹膜后感染；此时可逐渐出现持续而进行性加重的右上腹和背部疼痛（可向右肩和右睾丸放射），但并无腹膜刺激征。有时可有血性呕吐物出现。早期X线平片见右肾和腰大肌轮廓模糊。有时可见腹膜后有气泡，积气多时，肾脏轮廓可清晰显示。口服水溶性造影剂可见其外溢。直肠内指检时有时可在骶前扪及捻发音，提示气体已达盆腔腹膜后组织。

手术探查时如发现十二指肠附近腹膜后血肿，组织被胆汁黄染或在横结肠系膜根部有捻发音，应强烈怀疑十二指肠腹膜后破裂的可能。此时应切开十二指肠外侧后腹膜或横结肠系膜根部后腹膜，以便探查十二指肠降部与横部。

十二指肠裂口不大时，可横行修补，裂口较大而不能修补时，可覆盖一段空肠于破裂处，并将裂口边缘缝在空肠壁。腹膜后破裂者修补后应在附近留置引流，如肠管完全断裂，可闭合断裂，另做胃空肠吻合，为十二指肠内容物提供出路。以上手术后，均应将引流管置入上段十二指肠内，以保证良好愈合。

三、小肠破裂

小肠占据着中、下腹的大部分空间，故受伤的机会比较多。小肠破裂后可在早期即产生明显的腹膜炎，故诊断一般并不困难。小肠破裂后，只有少数患者有气腹，所以，如无气腹表现，并不能否定小肠穿孔的诊断。一部分患者的小肠裂口不大，或穿破后被食物残渣、纤维蛋白素甚至突出的黏膜所堵，可能无弥漫性腹膜炎的表现。

小肠破裂的诊断一旦确定，应立即进行手术治疗。手术方式以简单修补为主。一般采用间断横向缝合以防修补后肠腔发生狭窄。有以下情况时，则应采用部分小肠切除吻合术：①裂口较大或裂口边缘部肠壁组织挫伤严重者；②小段肠管有多处破裂者；③肠管大部分或完全断裂者；④肠系膜损伤影响肠壁血液循环者。

四、结肠、直肠损伤

结肠损伤发生率较小肠为低，但因结肠内容物液体成分少而细菌含量多，故腹膜炎出现得较晚，但较严重。一部分结肠位于腹膜后，受伤后容易漏诊，常常导致严重的腹膜后感染。

由于结肠壁薄，血液供应差，含菌量大，故结肠破裂的治疗不同于小肠破裂。除少数裂口小、腹腔污染轻、全身情况良好的患者，可以考虑一期修补或一期切除吻合（限于右半结肠）外，大部分患者均须先采用肠造口术或肠外置术处理之，待 3~4 周后患者情况好转时，再行关闭瘘口。即使采用一期修补或切除吻合术，也宜在其近口侧进行造口术，暂时转移粪流并避免肠管膨胀，并在手术结束后即行肛管扩张，以保证良好愈合。

直肠上移在盆底腹膜反折之上，下端则在反折之下。它们损伤后的表现是不同的。如损伤在腹膜反折之上，其临床表现与结肠破裂是基本相同的。如发生在反折之下，则将引起严重的直肠周围感染，但并不表现为腹膜炎。

直肠损伤后，直肠指检可发现直肠内出血，有时还可扪到直肠破裂口。

直肠上端破裂应剖腹进行修补，同时施行乙状结肠双筒造口术，2~3个月后闭合造口。下段直肠破裂时，应充分引流直肠周围间隙以防感染扩散。对于这种患者，也应施行乙状结肠造口术，使粪便改道直至伤口愈合。

（李 挺 支 良 褚衍胜 孟 文）

第七章 腹 部 疝

第一节 腹 外 疝

腹腔内脏在腹股沟通过腹壁缺损突出者，称为腹股沟疝，是最常见的腹外疝，占全部腹外疝的90%。根据疝环与腹壁下动脉的关系，腹股沟疝分为腹股沟斜疝和腹股沟直疝2种。斜疝从位于腹壁下动脉外侧的腹股沟管内环突出，向内下、向前斜行经腹股沟管，再穿出腹股沟环，可进入阴囊中，占95%。直疝从腹壁下动脉内侧的腹股沟三角区直接由后向前突出，不经内环，也从不进入阴囊，仅占5%。腹股沟疝发生于男性者占多数。男女发病率之比为15：1，右侧比左侧多见。老年患者中直疝发生率有所上升，但仍以斜疝为多见。

一、腹股沟斜疝

【临床表现】临床症状可因疝囊大小或有无并发症而异。基本症状是腹股沟区出现一可复性肿块，开始肿块较小，仅在患者站立、劳动、行走、跑步、剧咳或婴儿啼哭时出现，平卧或用手压时肿块可自行回纳，消失不见。一般无特殊不适，仅偶尔伴局部胀痛和牵涉痛。随着疾病的发展，肿块可逐渐增大，自腹股沟下降至阴囊内或大阴唇，行走不便和影响劳动。肿块呈带蒂柄的梨形，上端狭小，下端宽大。

检查时，患者仰卧，肿块可自行消失或用手将包块向外上方轻轻挤推，向腹腔内回纳消失，常因疝内容物为小肠而听到咕噜声。疝块回纳后，检查者可用示指尖轻轻经阴囊皮肤沿精索向上伸入扩大的外环，嘱患者咳嗽，则指尖有冲击感。有的隐匿性腹股沟斜疝，可以通过此试验，确定其存在。检查者用手指紧压腹股沟管内环，然后嘱患者用力咳嗽、斜疝肿块并不出现，倘若移开手指，则可见肿块从腹股沟中点自外上方向内下鼓出。这种压迫内环试验可用来鉴别斜疝和直疝，后者在疝块回纳后，用手指紧压住内环嘱患者咳嗽时，疝块仍可出现。

以上为可复性疝的临床特点。其疝内容物如为肠祥，则肿块柔软、表面光滑、叩之呈鼓音。回纳时，常先有阻力；一旦开始回纳，肿块即较快消失，并常在肠祥进入腹腔时发出咕噜声。内容物如为大网膜，则肿块坚韧无弹性，叩之呈浊音，回纳缓慢。

难复性斜疝在临床表现方面除胀痛稍重外。其主要特点是疝块不能完全回纳。

滑动性斜疝往往表现为较大而不能完全回纳的难复性疝。滑出腹腔的盲肠常与疝囊前壁发生粘连。临床上除了肿块不能完全回纳外，尚有"消化不良"和便秘等症状。滑动性疝多见于右侧，左右发病率之比约为 1∶6。在临床工作中应对这一特殊类型的疝有所认识，否则在手术修补时，滑出的盲肠或乙状结肠可能被误认为疝囊的一部分而被切开。

嵌顿性疝常发生在强力劳动或排便等腹内压骤增时，通常都是斜疝。临床上常表现为疝块突然增大，并伴有明显疼痛。平卧或用手推送肿块不能使之回纳。肿块紧张发硬，且有明显触痛。嵌顿的内容物为大网膜，局部疼痛常较轻微；如为肠祥，不但局部疼痛明显，还可伴有阵发性腹部绞痛、恶心、呕吐、便秘、腹胀等机械性肠梗阻的征象。疝一旦嵌顿，自行回纳的机会较小；多数患者的症状逐步加重，如不及时处理，终将成为绞窄性疝。肠管壁疝嵌顿时，由于局部肿块不明显，又不一定有肠梗阻表现，容易被忽略。

绞窄性疝的临床症状多较严重。

【鉴别诊断】

1．睾丸鞘膜积液 完全在阴囊内，肿块上缘可触及，无蒂柄进入腹股沟管内。发病后，从来不能回纳，透光试验检查呈阳性。肿块呈囊性弹性感。睾丸在积液之中，故不能触及，而腹股沟斜疝时，可在肿块后方扪到实质感的睾丸。

2．精索鞘膜积液肿块位于腹股沟区睾丸上方，无回纳史，肿块较小，边缘清楚，有囊性感、牵拉睾丸时，可随之而上下移动。但无咳嗽冲击感，透光试验阳性。

3．交通性鞘膜积液 肿块于每日起床或站立活动后慢慢出现逐渐增大，平卧和睡觉后逐渐缩小，挤压肿块体积也可缩小，透光试验阳性。

4．睾丸下降不全 隐睾多位于腹股沟管内，肿块小，边缘清楚，用手挤压时有特殊的睾丸胀痛感，同时患侧阴囊内摸不到睾丸。

5．髂窝部寒性脓肿肿块往往较大，位置多偏右腹股沟外侧，边缘不清楚，但质软而有波动感。腰椎或骶髂关节有结核病变。

【治　　疗】除部分婴儿外，腹股沟斜疝不能自愈，且随着疝块增大，必将影响劳动和治疗效果，并因常可发生嵌顿和绞窄而威胁患者的生命安全。因此，除少数特殊情况外，均应尽早施行手术修补。

（一）非手术治疗

婴儿在长大过程中，腹肌逐渐强壮，部分有自愈可能，一般主张在1周岁内的婴儿，可暂不手术，先用棉线束带或绷带压迫腹股沟管内环，防止疝的突出。对于年老体弱或伴其他严重疾病不宜手术者，可配用疝带。方法是回纳疝内容物后，将疝带一端的软压垫对着疝环顶住，可阻止疝块突出，疝带可以白天佩带，晚间除去。长期使用疝带可使疝囊颈经常受到摩擦变得肥厚坚韧而增高疝嵌顿的发生率，并有促使疝囊与疝内容物粘连的可能。

嵌顿性疝手法复位法。嵌顿性疝原则上应紧急手术，以防止肠管坏死。但在下列少数情况下可行手法复位：①如嵌顿时间较短（3~5h内），局部压痛不明显，没有腹部压痛和腹膜刺激症状，估计尚未形成绞窄。尤其是小儿，因其疝环周围组织富于弹性，可以试行复位；②病史长的巨大疝，估计腹壁缺损较大，而疝环松弛者。复位方法：注射哌替啶（度冷丁）以镇静、止痛、松弛腹肌，让患者取头低脚高位，医生用手托起阴囊，将突出的疝块向外上方的腹股沟管做均匀缓慢、挤压式还纳，左手还可轻轻按摩嵌顿的疝环处以协助回纳。手法复位，切忌粗暴，以免挤破肠管。回纳后，应反复严密观察24h，注意有无腹痛、腹肌紧张以及大便带血现象，也须注意肠梗阻现象是否得到解除。手法复位成功，也仅是一种姑息性临时措施，有一定的危险性，须严格控制应用，成功后建议患者尽早进行手术治疗，以防复发。

（二）手术治疗

术前如有慢性咳嗽、排尿困难、便秘、腹水、妊娠等腹内压增加情况，应先给予处理，否则，手术治疗易复发。斜疝的手术方法很多，但可归为高位结扎术、疝修补术和疝成形术3类。

1. 高位结扎术　手术在内环处显露斜疝囊颈，在囊颈根部以粗丝线做高位结扎或贯穿缝合术，随即切去疝囊。此手术没有修补腹股沟区的薄弱区，因此仅适用于婴幼儿，因其在发育中腹肌逐渐强壮可使腹壁加强；但对成年人不能预防其复发。疝囊切除高位结扎术也适用于斜疝绞窄发生肠坏死局部有严重感染的患者。因当时不能进行疝的修补手术。

2. 疝修补术　是治疗腹股沟斜疝最常见的手术。修补在高位切断、结扎疝囊颈后的基础上进行。修补应包括内环修补和腹股沟管壁修补2个主要环节。内环修补只适用于内环扩大、松弛的患者；它是在疝囊颈高位结扎后，把内环处腹横筋膜间断缝合数针或做一"8"字缝合，以加强因疝内容物经常通过而松弛、扩大了的内环。这是疝修补术中的一个重要步骤，可以减少手术后疝复发；但对于内环区缺损不明显的患者，并无必要。而腹股沟管壁的加强或修补是绝大部分腹股沟疝手术的主要步骤。但迄今尚无一种术式适用各种情况，故而方法很多，通常有加强腹股沟前壁和后壁2类手术（各种术式依主张如何修补的创制者而命名）。

加强腹股沟前壁的方法有弗格森（Fcrguson）法。在切断疝囊颈做高位结扎后，不游离精索，将腹内斜肌下缘和腹横腱膜弓（或联合肌腱）在精索前面缝至腹股沟韧带上，目的是消灭上述两者间的空隙薄弱区。这是一种加强腹股沟管前壁的修补术。此法适用于腹横腱膜弓无明显缺损，腹股沟管后壁尚健全的儿童和年轻人的小型斜疝。

加强腹股沟后壁的方法有 3 种：①巴西尼（Bassini）法。此法切断并高位结扎疝囊颈部后，将精索游离提起，在精索后面将腹内斜肌下缘和腹横腱膜弓（或联合肌腱）缝至腹股沟韧带上，以加强腹股沟管后壁。经此手术后，精索移位，处于腹内斜肌和腹外斜肌腱膜之间。此法应用最广，适用于成人腹股沟斜疝，腹壁一般性薄弱者。②霍尔斯特德（Halsted）法。此法也是加强腹股沟管后壁的方法。不同之处，在于精索移位于皮下，在其深面先和腹内斜肌，腹横腱膜弓（或联合肌腱）与腹股沟韧带的对合缝合，再做腹外斜肌腱膜缝合。此法也适用于腹壁肌肉重度薄弱的斜疝，但由于精索移位较高，可能影响其发育，不适用于儿童与年轻患者，适于老年人大斜疝。③麦克维（McVay）法。此法与 Bassini 法唯一区别处，是将腹内斜肌下缘、腹横腱膜弓（或联合肌腱）缝于耻骨梳韧带上，以达到加强腹股沟管后壁的目的。此法如同 Bas-sini 手术，将精索移位于腹内斜肌和腹外斜肌腱膜之间。此法适用于腹壁肌肉重度薄弱的成人大疝、老年人和复发性斜疝。加强后壁的方法亦适于不同情况的腹股沟直疝修补术。

3. 疝成形术 适用于巨型斜疝、复发性疝、腹股沟管后壁严重缺损、腹横腱膜弓完全萎缩、不能用于缝合修补的患者。手术步骤按. Bassini 法进行，在精索深面用同侧腹直肌前鞘瓣，向外下方翻转缝于腹股沟韧带上；或用移植游离的自体阔筋膜以修补腹股沟管后壁，也可用各种人工制品材料如尼龙布、不锈钢丝网、钽丝网等。

（三）嵌顿性和绞窄性疝的处理原则

嵌顿性疝需要紧急手术，以防止疝内容物坏死并解除伴发的肠梗阻，绞窄性疝的内容物已坏死，更需手术。术前应做好必要的准备。如有脱水和电解质紊乱，应迅速补液或输血。这些准备工作极为重要，可直接影响手术效果。手术的关键在于正确判断疝内容物的生命力，然后根据病情确定处理方法。判断嵌顿肠管的生命力应先扩张或切开疝环，在解除疝环压迫前提下，根据肠管的色泽、弹性、蠕动能力以及相应肠系膜内是否有动脉搏动等情况加以判定。凡肠管呈紫黑色，失去光泽和弹性，刺激后无蠕动和相应肠系膜内无动脉搏动者，即属已经坏死。如判定肠管尚未坏死，则可将其送回腹腔，按一般易复性疝处理。但如嵌顿的肠袢较多，应特别警惕逆行性嵌顿的可能。所以，不仅要检查疝囊内肠袢的生命力，还应检查位于腹腔内的中间肠袢是否坏死。

如果检查后认为肠袢生命力可疑，可在其系膜根部注射 0. 25% 普鲁卡因 60 ~ 80mL，再用温热等渗盐水纱布覆盖该段肠管，或将该段肠管暂时送回腹腔，10 ~ 20min 后，再行观察。如果肠壁转为红色，肠蠕动和肠系膜内动脉搏动恢复，则证明肠管尚具有生命力，可回纳入腹腔。如肠管确已坏死，或经上述处理后病理改变未见好转，或一时不能肯定肠管是否已失去生命力时，则应在患者全身情况允许的前提下，切除该段肠管并进行一期吻合。患者情况不允许肠切除吻合时，可将坏死或生命力可疑的肠管外置于腹外，并在其近侧段切一小口，插入一肛管，以期解除梗阻；7 ~ 14d 后，全身情况好转，再施行肠切除吻合术。切勿把生命力可疑的肠管送回腹腔，以图侥幸。

少数嵌顿性或绞窄性疝，临手术时因麻醉的作用而回纳腹内，以致在术中切开疝囊时无肠袢可见。遇此情况，必须仔细探查肠管，以免遗漏坏死肠袢于腹腔内。必要时另做腹部切口探查之。

凡施行肠切除吻合术的患者，因手术区污染，在高位结扎疝囊后，一般不宜做疝修补术，以免因感染而致修补失败。

绞窄的内容物如系大网膜，可予切除。

（四）修补术手术步骤（以常见的 Bassini 法为例）

1. 麻醉。多选用局麻，也可用腰麻，小儿宜用乙醚全麻。局部麻醉方法：1% 普鲁卡因溶液，约 100mL，首先在髂前上棘内侧约 2 横指处做皮内小丘，随即浸润腹内斜肌和腹横肌之间组织，用来阻滞髂腹下神经和髂腹股沟神经。再在耻骨结节外侧，即相当于外环的内上侧，做皮下小丘，注入普鲁卡因溶液于耻骨骨膜附近及精索周围组织以阻滞局部神经。然后，在两注射点之间，行菱形的浸润麻醉（从皮肤、皮下组织、筋膜到肌层），必要时，再加沿切口做各层浸润。

2. 切口，在腹股沟韧带上 2cm，切口起自腹股沟韧带中点稍外斜行至耻骨结节上方（相当于外环处），切口与腹股沟韧带平行，切开皮肤与皮下组织，显露出银白色的腹外斜肌腱膜与外环。

3. 以手指找到外环，用有齿镊在外环处提起腹外斜肌腱膜，以弯血管钳细心分开深层组织，推开在腱膜下面的髂腹股沟神经，沿着纤维方向用直剪刀将腱膜剪开。然后用钝刀将腱膜两叶分离、推开，内侧显露腹内斜肌、腹横肌及其腱膜弓（或为联合肌腱），外侧显露腹股沟韧带的内面。

4. 用牵开器将髂腹股沟神经和腹内斜肌、腹横肌及其腱膜弓（或联合肌腱）一起拉开，充分显露提睾肌，沿肌纤维分开提睾肌，看到疝囊。有时，为了帮助辨识，嘱患者用力咳嗽，可使疝囊冲动而鼓起来。术者用有齿镊轻轻提起疝囊，第一助手在离 0.5cm 处提起疝囊另一点，在此二点之间切开疝囊。将疝囊内的小肠、大网膜等内容物回纳入腹腔，如有粘连，宜先分离。

5. 以血管钳夹住疝囊切口边缘几点，术前左手提起疝囊，左手示指伸进疝囊内顶住囊壁，右手示指裹以盐水纱布，用钝刀将疝囊与其周围组织和精索分离。精索动静脉与输精管位于疝囊外侧，与疝囊粘连，宜细心推开，特别要注意不可损伤静脉引起出血。不可盲目用力，以免切断或误伤输精管。

6. 游离疝囊颈部一圈，然后在中间横行切断，分疝囊为近、远 2 部分。术前细心用钝刀或以剪刀分离近侧囊壁，直至内环。然后将疝囊用血管钳向四周牵开，再将探查疝囊内的内脏组织全部回纳入腹腔后，用丝线在疝囊颈部（内环处）做荷包口或贯穿缝合。剪去多余的疝囊壁，荷包口的远端再以丝线贯穿缝合 1 次。将 2 根缝合线分别以弯针从腹横肌腱膜弓深面穿过腹横肌、腹内斜肌两肌浅面结扎，以期达到将疝囊残端向高处移位，避免成为腹内压直接压住点的目的。如查得内环松弛宽大者，可将其附近腹横筋膜缝合数针以修补加固。

7. 远侧疝囊应根据粘连程度，可以全部、部分剥离，或者全部不剥离。但须检查剥离的边缘以及疝囊与精索的剥离面，予以妥善和严密的止血。

8. 腹股沟管管壁修补（Bassini 法）。游离并以纱布条提起精索。在其深面用粗丝线将腹横腱膜弓（或联合肌腱）与腹股沟韧带内侧面做间断缝合，自上而下缝合 3 ~ 5 针。最后 1 针应将腹横腱膜弓（或联合肌腱）缝于耻骨结节的骨膜上，以防止最内端残留三角形空隙，术后易引起疝的复发。近内环 1 针与精索间的距离以可通过一小指尖为宜，避免过紧，引起精索血液循环障碍。

9. 将精索放置于新位，再次检查无出血后，以粗丝线间断缝合腹外斜肌腱膜。分层缝合皮下及皮肤层。

其他的腹股沟斜疝修补术 1 ~ 7 和 9 的步骤均相同，仅在第 8 项腹股沟管壁修补有异。如 McVay 法，在完成前 7 项后，将精索牵开，在耻骨上支的浅面切开腹横筋膜，推开疏松组织，以显示耻骨梳韧带。术者左手示指沿耻骨梳韧带由内向外侧移动，直到触到股静脉，固定不动，以挡开股静脉。此时将腹内斜肌、腹横腱膜弓（或联合肌腱）的游离缘缝穿 1 针于耻骨梳韧带上。然后，在第 1 针缝合和耻骨结节之间，再缝合 2 或 3 针。缝合完毕后，放回精索，在精索浅面缝合腹外斜肌腱膜。

二、腹股沟直疝

【临床表现】主要为腹股沟区可复性肿块。位于耻骨结节外上方呈半球形，多无疼痛及其他不适。当站立时，疝块即刻出现，平卧时消失。肿块不进入阴囊，由于直疝颈部宽大，极少嵌顿。还纳后可在腹股沟三角区直接扪及腹壁缺损，咳嗽时指尖有膨胀性冲击感。用手指在腹壁外紧压内环，让患者起立咳嗽，仍有疝块出现，可与斜疝鉴别。双侧性直疝，疝块常于中线两侧互相接近。

【治　　疗】直疝多采用手术疗法。手术要点：加强腹内斜肌和腹横筋膜的抵抗力，以巩固腹股沟管的后壁。直疝修补方法，基本上与斜疝相似。常用 Bassini 法，如果在手术过程中，发现腹横筋膜缺损很大，不能直接缝合时，可利用自身阔筋膜、腹直肌前鞘，以及尼龙布等材料，做填充缺损成形术。

直疝属继发性疝。术前须考虑其发病原因（慢性咳嗽、前列腺肥大、便秘等），应予处理。若不能控制或另伴有严重内脏疾病者，则不宜手术，可使用疝带治疗。

三、股　疝

凡经股环、股管而自卵圆窝突出的疝，叫作股疝。股疝多见于中年以上的经产妇女，右侧较多见。临床上较少见，约占腹外疝的 5%。

【临床表现】易复性股疝的症状较轻，常为患者不注意，尤其肥胖者更易被疏忽和漏诊。股疝之疝块通常不大，主要表现为卵圆窝处有一半球形隆起，大小通常像一枚核桃或鸡蛋。质地柔软，为可复性。由于囊外有丰富的脂肪组织，平卧而回纳疝内容物后，有时疝块并不完全消失。由于疝囊颈狭小，当咳嗽增加腹压时，局部咳嗽冲动感不明显，一部分患者可在久站后感到患处胀痛、下坠不适。约半数患者，发生嵌顿，引起局部明显疼痛，出现急性肠梗阻症状时才来就诊。故对急性肠梗阻患者，尤其是中年妇女，应注意检查有无股疝，以免漏诊。

【鉴别诊断】股疝应与下列疾病相鉴别

1. 腹股沟疝　腹股沟斜疝位于腹股沟韧带的上内方，呈梨形，而股疝则位于腹股沟韧带之下外方，多呈半球形。疝块回纳后，用手指紧压腹股沟管内环，嘱患者站立或咳嗽，腹股沟斜疝时疝块不再出现，而股疝则复现。腹股沟直疝位于腹股沟韧带上方，手指检查腹股沟（Hesselbach）三角，腹壁有缺损。

2. 大隐静脉曲张结节　在患者站立或咳嗽时可增大，平卧时消失，可误为可复性股疝。鉴别要点在于用手指压住股静脉近侧端，可使大隐静脉曲张结节膨胀增大，而股疝则否。静脉曲张者常伴有下肢其他部位的静脉曲张，对鉴别诊断有重要意义。

3. 淋巴结肿大 嵌顿性股疝应与急性淋巴结炎相鉴别，后者常呈椭圆形，虽有压痛，但没有剧烈腹痛等急性肠梗阻症状。常可在同侧下肢找到原发感染灶。

4. 髂腰部寒性脓肿 因有咳嗽冲击感，平卧时肿块也能部分缩小，可与股疝相混淆，但它多位于腹股沟外侧，偏髂窝处，有较明显的波动征。X线片可见腰椎或骶髂关节结核。

【治　疗】股疝易嵌顿，又易发展为绞窄，应紧急手术治疗，最常见的手术方法是 McVay 修补术。有 2 种手术方法：腹股沟上切口和腹股沟下切口。

1. 腹股沟上修补术切口同腹股沟斜疝修补术，逐层切开腹外斜肌腱膜，显露腹股沟韧带。将腹内斜肌、圆韧带（在男性为精索）牵向内上方，显露腹股沟管后壁，在腹壁下动脉内侧切开腹横筋膜，即可发现疝囊，进入股管。然后边游离，边向上提出疝囊，也可在卵圆孔处用力向上推压，直到疝囊完全游离，提出切口外，切开疝囊，回纳疝内容物，以丝线做高位缝扎，切除多余疝囊壁，按照 McVay 术式，将腹横筋膜，腹内斜肌、腹横腱膜弓（或联合肌腱）缝至耻骨梳韧带和陷窝韧带。然后还可缝合耻骨肌筋膜和腹股沟韧带，以封闭股环。最后，逐层缝合切口。

2. 腹股沟下修补术 卵圆窝处直切口。切开深筋膜，直接显露疝囊。细心推开股静脉和大隐静脉，向上分离至疝囊颈部切开疝囊，回纳疝内容物，高位贯穿缝扎疝囊颈，修去多余囊壁。然后，将腹股沟韧带、隐窝韧带与耻骨梳韧带缝合，以关闭股环。在外侧宜注意勿损伤或压紧股静脉。

嵌顿性或绞窄性股疝手术时，因疝环狭小，回纳疝内容物常有一定困难。遇有这种情况时，可切断腹股沟韧带以扩大股环，但在疝内容物回纳后，应仔细修复其切断的韧带。切开陷窝韧带也可扩大股环，但有损伤异位闭孔动脉的可能，应予慎重考虑。

四、切口疝

切口疝是指腹腔内脏自腹部手术切口突出的疝。以下腹部中线切口发生率较高。发病率通常为1%以下，但切口感染发病率可达10%。

【病　　因】切口疝之所以多见于腹部纵向切口，是因为除腹直肌外，腹壁各层肌肉及筋膜，鞘膜等组织的纤维大体上都是横形走行的，纵向切口势必切断这些纤维；在缝合这些组织时，缝线容易在纤维间滑脱；已缝合的组织又经常受到肌肉的横向牵引力而容易发生伤口撕裂。此外，纵向切口虽不致切断强有力的腹直肌，但因肋间神经可被切断，其强度可能因此而降低。除上述解剖因素外，手术操作不当是导致切口疝的重要原因。其中最主要的是切口感染所致腹壁组织破坏（由此引起的腹部切口疝占全部患者的50%左右），其他如留置引流物过久，切口过长以至切断肋间神经过多，腹壁切口缝合不严密，手术中因麻醉效果不佳，缝合时强行拉拢创缘而致组织撕裂等情况均可导致切口疝的发生。手术后腹部明显胀气或肺部并发症导致剧烈咳嗽而致腹内压骤增，也可使切口内层撕裂而发生切口疝。此外，创口愈合不良也是个重要因素，如年迈、营养差、腹肌萎缩、肥胖等。

在各种常用的腹部切口中，最常发生切口疝的是经腹直肌切口；下腹部因腹直肌后鞘不完整而更多。正中切口和旁正中切口，因不损害肋间神经而发生切口疝者较少；但正中切口（尤其是上腹部）因缺乏坚强的腹股保护和正中线血供较差而发病者可较旁正中切口为多。

【临床表现及诊断】腹部切口疝的主要症状是腹壁切口处有肿块出现。肿块通常在站立位或用力时更为明显，平卧休息则缩小或消失。较大的切口疝有腹部牵拉感。伴食欲减退、恶心、便秘、腹部隐痛等表现。多数切口疝无完整疝囊，故疝内容物常可以与腹膜外腹壁组织粘连而成为难复性疝，有时还伴有部分性肠梗阻。

检查时可见切口瘢痕处肿块，小者直径数厘米，大者可达10~20cm甚至更大。有时疝内容物可达皮下，此时常可见到肠型或蠕动波，扪摸则可感到肠管的咕噜声。肿块复位后，多数可扪到腹肌裂开所形成的疝环边缘。腹壁肋间神经损伤后腹肌薄弱所致切口疝，虽有局部膨隆，但无边缘清楚的肿块，也无明确疝环可扪及。切口疝的疝环一般比较宽大，很少发生嵌顿。

【治疗原则】主要为手术治疗，仅在年迈体弱，不能耐受手术或者顽固性咳嗽不能控制者可使用弹性绷带包扎。

手术原则包括：①切除切口瘢痕；②显露疝环后，沿其边缘清楚地解剖出腹壁各层组织；③回纳疝内容物后，在无张力的条件下拉拢疝环边缘，逐层细致地缝合健康的各层腹壁组织，必要时可用重叠缝合法加强之。以上要求对于较小的切口疝是容易做到的。对于较大的切口疝，因为腹壁组织萎缩的范围过大，要求在无张力前提下拉拢健康组织有一定困难，则须内置移植物填补缺损，才能获得满意的修补。如在张力较大的情况下强行拉拢，即使勉强缝合，终究难免复发，常用的移植物有自体阔筋膜、自体真皮、塑料、纺绸等。

五、脐 疝

由脐环处突出的疝称为脐疝。临床上分为婴儿脐疝和成人脐疝2种。前者远较后者多见。

1. 婴儿脐疝　较常见，多属易复性疝，嵌顿少见。当啼哭，站立和用劲时，脐部膨胀出包块，一般直径1～2cm，无其他症状，往往在洗澡，换衣时无意中发现。

2. 成人脐疝　多见于中年肥胖经产妇女。主要症状是脐部有半球形疝块，可回纳，常伴有消化不良，腹部不适和隐痛。由于疝环一般较小，周围瘢痕组织较坚韧，因此，较易发生嵌顿和绞窄。巨大的脐疝呈垂悬状。

【治 疗】

1. 婴儿脐疝，绝大多数可通过脐部筋膜环的逐步收缩而在1岁内自愈。因此2岁前，除非嵌顿，可以等待。采用非手术疗法促使自愈如已满2周岁，脐疝直径超过1.5cm者宜用手术治疗，沿脐口1cm处，沿脐做半圆形切口分离皮肤和皮下组织，显露腹直肌前鞘、疝环及疝囊，正中切开腹白线。

游离疝囊，回纳疝内容物，在疝环处切除部分疝囊后，给予缝扎然后将两侧腹直肌鞘缘（即腹白线）间断缝合，最后缝合皮肤。

2. 成人脐疝宜早施手术治疗，嵌顿时应紧急手术。围绕脐部做一横行椭圆形切口，分离疝囊直至颈部，细心分离粘连，在疝囊颈部切断，将疝连同紧密粘连难以分离的大网膜和多余的皮肤一并切除。尽可能多的游离疝环周围的腹横筋膜、腹膜。予以横行对合缝合，然后在上下两侧游离腹直肌及其腱膜，必要时可做重叠缝合。

六、白线疝

经腹白线突出的疝称为白线疝，也名腹上疝。腹白线由两侧腹直肌鞘于腹正中线相互交织而成。脐上白线较宽，脐下白线狭而坚固。因此白线疝好发于脐上，多系腹白线发育欠佳或有孔隙所致。

【临床表现】在脐上中线处出现肿块为主要临床表现。平卧腹直肌放松，疝块回纳后可扪及腹白线缺损即疝环。网膜或肠管疝出后可有隐痛和牵拉感。少数白线疝可发生嵌顿，疼痛较剧或伴有恶心、呕吐。较小的白线疝实无疝囊，仅有腹膜外脂肪自白线薄弱或缺损处钻出，肿块较小时须注意检查，方可扪及。

【治　　疗】较小又无症状的白线疝不必手术，余均应手术治疗。在白线疝处做腹正中切口，切开疝囊，回纳疝内容物，高位缝扎疝囊颈，缝闭疝环。如白线有多处缺损，可采用 Berman 手术，即在缝补腹横筋膜后于两侧腹直肌前鞘各做一相等的垂直切口，将两侧前鞘的内叶重叠缝合以修补薄弱或有缺损的白线。

第二节　腹　内　疝

腹内脏器或网膜经腹腔内正常或异常的孔道、裂隙转离原有位置即构成腹内疝。

【临床表现】如隐窝人口的口径大，肠管可自由出入，故有些先天性腹内疝可无症状，但通常多有腹胀、恶心、隐痛等慢性肠梗阻的临床表现。疼痛剧烈时可扪及囊状包块，叩之呈鼓音，缓解期钡餐检查可见一团小肠盘绕固定于某一处。急性梗阻时腹部 X 线平片显示一团小肠固定于某一部位且有多个液平面，如发生绞窄，则出现绞窄性肠梗阻的症状和腹膜炎体征。

先天性腹内疝并不多见，且无特征性临床表现，诊断困难，常于急性小肠梗阻手术时发现。此外，腹腔手术后并发严重急性小肠梗阻，应考虑后天性腹内疝的可能。

【治　　疗】腹内疝均须手术治疗。先天性腹内疝的疝环缘多有重要血管或器官，肠管在复位时不可强行扩张或任意切剪疝环以免损伤。winslow 孔疝可做 Kocher 切口充分游离十二指肠以扩大疝环。十二指肠旁疝只能在疝环的下方剪开，尤其对右侧十二指肠旁疝绝不可误伤其疝环前缘的肠系膜上血管。总之，要求术中十分注意疝环毗邻的解剖关系。

真性、先天性腹内疝疝囊为富有血管的腹膜、网膜或系膜，只能在无血管或非血管主干处切开，回纳和检查嵌顿的肠管。如无坏死，而扩张的肠管复位有困难，可在严格防止污染的情况下行肠减压后再回纳。如已绞窄坏死，则在疝环入口肠管正常处予以切断，于疝囊内取出坏死肠段，再吻合切端。先天或后天性腹内假疝的手术原则是：疝内容物复位后，剪除粘连带或缝闭所有裂隙以防止复发。

（李　挺　支　良　孟　文　王振宝）

第八章 腹膜、腹壁、肠系膜疾病

第一节 急性腹膜炎

急性腹膜炎是由细菌感染，化学刺激或损伤所引起的外科常见的一种严重疾病。多数是继发性腹膜炎，源于腹腔的脏器感染、坏死穿孔、外伤等。其主要临床表现为腹痛、腹部压痛、腹肌紧张，以及恶心、呕吐、发热，白细胞升高，严重时可致血压下降和全身中毒性反应，如未能及时治疗可死于中毒性休克。部分患者可并发盆腔脓肿、肠间脓肿、膈下脓肿、髂窝脓肿及粘连性肠梗阻等。为此积极的预防腹膜炎的发生，发生后早期确诊和清除病灶，是十分重要的。

【病因及分类】

（一）根据腹膜炎的发病机制分类

1. 原发性腹膜炎 原发性腹膜炎临床上较少见，是指腹腔内无原发病灶，病原菌是经由血液、淋巴途径或女性生殖系等而感染腹腔所引起的腹膜炎。多见于体质衰弱，严重肝病患者或在抗病能力低下的情况下，或肾病、猩红热、营养不良并发上呼吸道感染时均可致病，尤其是 10 岁以下的女孩多见。脓液的性质据菌种而不同，常见的溶血性链球菌的脓液稀薄而无臭味，脓汁和血培养可找到溶血性链球菌和肺炎双球菌。临床上常有急性腹痛、呕吐、腹泻，并迅速出现脱水或全身中毒症状。

2. 继发性腹膜炎　继发性腹膜炎是临床上最常见的急性腹膜炎，继发于腹腔内的脏器穿孔、脏器的损伤破裂、炎症和手术污染。主要常见病因有阑尾炎穿孔，胃及十二指肠溃疡急性穿孔，急性胆囊炎透壁性感染或穿孔，伤寒肠穿孔，以及急性胰腺炎，女性生殖器官化脓性炎症或产后感染等含有细菌之渗出液进入腹腔引起腹膜炎。绞窄性肠梗阻和肠系膜血管血栓形成引起肠坏死，细菌通过坏死之肠壁进入腹腔，导致腹膜炎。其他如腹部手术污染腹腔，胃肠道吻合口漏，以及腹壁之严重感染，均可导致腹膜炎。

正常胃肠道内有各种细菌，进入腹腔后绝大多数均可成为继发性腹膜炎的病原菌；其中以大肠杆菌最为多见，其次为厌氧杆菌、链球菌、变形杆菌等，还有肺炎双球菌、淋病双球菌，铜绿假单胞菌。但绝大多数情况下为混合感染。多种细菌的同时存在可发生协同的病理作用，极大地增加了感染的严重性，故毒性较强。

（二）根据病变范围分类

1. 局限性腹膜炎　腹膜炎局限于病灶区域或腹腔的某一部分，如炎症由于大网膜和肠曲的包裹形成局部脓肿，如阑尾周围脓肿、膈下脓肿、盆腔脓肿等。

2. 弥漫性腹膜炎　炎症范围广泛而无明显界限，临床症状较重，若治疗不即时可造成严重后果。

（三）根据炎症性质分类

1. 化学性腹膜炎　见于溃疡穿孔、急性出血坏死型胰腺炎等，胃酸、十二指肠液，胆盐胆酸、胰液的强烈刺激而致化学性腹膜炎，此时腹腔渗液中无细菌繁殖。

2. 细菌性腹膜炎　腹膜炎是由细菌及其产生的毒素的刺激而引起。如空腔脏器穿孔8h后多菌种的细菌繁殖化脓，产生毒素。

将腹膜炎分为不同类型，主要是为了治疗上的需要。然而这些类型在一定条件下是可以互相转化的。如溃疡穿孔早期为化学性腹膜炎，经过6~12h后可转变成为细菌性化脓性腹膜炎；弥漫性腹膜炎可局限为局限性腹膜炎，相反，局限性腹膜炎也可发展为弥漫性腹膜炎。

【临床表现】由于致病原因的不同，腹膜炎可以突然发生，也可以逐渐发生。例如：胃十二指肠溃疡急性穿孔或空腔脏器损伤破裂所引起的腹膜炎，常为突然发生，而急性阑尾炎等引起的，则多先有原发病的症状，然后再逐渐出现腹膜炎征象。急性腹膜炎的主要临床表现，早期为腹膜刺激症状，如腹痛、压痛、腹肌紧张和反跳痛等。后期由于感染和毒素吸收，主要表现为全身感染中毒症状。

1. 腹痛 这是腹膜炎最主要的症状。疼痛的程度随炎症的程度而异。但一般都很剧烈，不能忍受，且呈持续性。深呼吸、咳嗽、转动身体时都可加剧疼痛。故患者不愿变动体位，疼痛多自原发灶开始，炎症扩散后蔓延至全腹，但仍以原发病变部位较为显著。

2. 恶心、呕吐 此为早期出现的常见症状。开始时因腹膜受刺激引起反射性的恶心呕吐，呕吐物为胃内容物。后期出现麻痹性肠梗阻时，呕吐物转为黄绿色的含胆汁液，甚至为棕褐色粪样肠内容物。由于呕吐频繁可呈现严重脱水和电解质紊乱。

3. 发热 突然发病的腹膜炎，开始时体温可以正常，之后逐渐升高。老年衰弱的患者，体温不一定随病情加重而升高。脉搏通常随体温的升高而加快。如果脉搏增快而体温反而下降，多为病情恶化的征象，必须及早采取有效措施。

4. 感染中毒症状 当腹膜炎进入严重阶段时，常出现高热、大汗、口干、脉快，呼吸浅促等全身中毒表现。后期由于大量毒素吸收，患者则有表情淡漠、面容憔悴、眼窝凹陷、口唇发绀、肢体冰冷、舌黄干裂、皮肤干燥、呼吸急促、脉搏细弱、体温剧升或下降、血压下降休克、酸中毒等表现。若病情继续恶化，终因肝肾功能衰弱及呼吸循环衰竭而死亡。

5. 腹部体征 表现为腹式呼吸减弱或消失，并伴有明显腹胀。腹胀加重常是判断病情发展的一个重要标志。压痛反跳痛是腹膜炎的主要体征，始终存在，通常是遍及全腹而以原发病灶部位最为显著。腹肌紧张程度则随病因和患者全身情况的不同而有轻重不一。突发而剧烈的刺激，胃酸和胆汁的化学性刺激，可引起强烈的腹肌紧张，甚至呈"木板样"强直，临床上叫"板样腹"。而老年人、幼儿或极度虚弱的患者，腹肌紧张可以很轻微而被忽视。当全腹压痛剧烈而不易用扪诊的方法去辨别原发病灶部位时，轻轻叩诊全腹部常可发现原发病灶部位有较显著的叩击痛，对定位诊断很有帮助。腹部叩诊可因胃肠胀气而呈鼓音。胃肠道穿孔时，因腹腔内有大量游离气体平卧位叩诊时常发现肝浊音界缩小或消失。腹腔内积液多时，可以叩出移动性浊音，也可以用来为必要的腹腔穿刺定位。听诊常发现肠鸣音减弱或消失。直肠指诊时，如直肠前壁饱满及触痛，则表示有盆腔感染存在。

6. 化验及 X 线检查　白细胞计数增高，但病情严重或机体反应低下时，白细胞计数并不高，仅有中性粒细胞比例升高或毒性颗粒出现。腹部 X 线检查可见肠腔普遍胀气并有多个小气液面等肠麻痹征象，胃肠穿孔时，多数可见膈下游离气体存在（应立位透视）。这在诊断上具有重要意义。体质衰弱的患者，或因有休克而不能站立透视的患者，行侧卧拍片也能显示有无游离气体存在。

【诊　　断】根据腹痛病史，结合典型体征，白细胞计数及腹部 X 线检查等，诊断急性腹膜炎一般并不困难。明确发病原因是诊断急性腹膜炎的重要环节。原发性腹膜炎常发生于儿童呼吸道感染期间，患儿突然腹痛、呕吐、腹泻，并出现明显的腹部体征。病情发展迅速。而继发性腹膜炎的病因很多，只要仔细询问病史结合各项检查和体征进行综合分析即可诊断，腹肌的程度并不一定反应腹内病变的严重性。例如儿童和老人的腹肌紧张度就不如青壮年显著；某些疾病如伤寒肠穿孔或应用了。肾上腺皮质激素后，腹膜刺激征往往有所减轻。故不能单凭某一项重要体征的有无而下结论，要进行全面分析。诊断时需要进一步的辅助检查。如肛指检查、盆腔检查、低半卧位下诊断性腹腔和女性后穹隆穿刺检查。根据穿刺所得液体颜色、气味、性质及涂片镜检，或淀粉酶值的定量测定等来判定病因，也可做细菌培养。腹腔抽出的液体大致有透明、混浊、脓性、血性和粪水样几种。结核性腹膜炎为草黄色透明的黏性液，上消化道穿孔为黄绿色混浊液，含有胃液、胆汁。急性阑尾炎穿孔为稀薄带有臭味的脓液。而绞窄性肠梗阻肠坏死，可抽出血性异臭液体。急性出血坏死性胰腺炎可抽出血性液而且胰淀粉酶定量很高。若腹穿为完全的新鲜不凝血则考虑为腹腔内实质性脏器损伤。一般空腔脏器穿孔引起的腹膜炎多是杆菌为主的感染。只有原发性腹膜炎是球菌为主的感染。如果腹腔液体在1.0mL以下，诊断性腹穿不易成功。为明确诊断，可行诊断性腹腔冲洗，在无菌下注入生理盐水后再抽出，进行肉眼检查和镜检，会给明确诊断提供可靠资料。对病因实在难以确定而又有肯定手术指征的患者，则应尽早进行剖腹探查以便及时发现和处理原发病灶，不应为了等待确定病因而延误手术时机。

【鉴别诊断】

1. 内科疾病 有不少内科疾病具有与腹膜炎相似的临床表现，必须严加区别，以免错误治疗。肺炎、胸膜炎、心包炎、冠心病等都可引起反射性腹痛，疼痛也可因呼吸活动而加重。因此呼吸短促、脉搏变快，有时出现上腹部腹肌紧张而被误认为腹膜炎。但详细追问疼痛的情况，细致检查胸部，加以腹部缺乏明显和肯定的压痛及反跳痛，即可作出判断。急性胃肠炎、痢疾等也有急性腹痛、恶心、呕吐、高热、腹部压痛等，易误认为腹膜炎。但饮食不当的病史、腹部压痛不重、无腹肌紧张、听诊肠鸣音增强等，均有助于排除腹膜炎的存在。其他，如急性肾盂肾炎、糖尿病酮中毒、尿毒症等也均可有不同程度的急性腹痛、恶心、呕吐等症状，而无腹膜炎的典型体征，只要加以分析，应能鉴别。

2. 急性肠梗阻 多数急性肠梗阻具有明显的阵发性腹部绞痛、肠鸣音亢进、腹胀，而无肯定压痛及腹肌紧张，易与腹膜炎鉴别。但如梗阻不解除，肠壁水肿淤血，肠蠕动由亢进转为麻痹，临床可出现肠鸣音减弱或消失，易与腹膜炎引起肠麻痹混淆。除细致分析症状及体征，并通过腹部X线摄片和密切观察等予以区分外，必要时需要做剖腹探查，才能明确诊断。

3. 急性胰腺炎 水肿性或出血坏死性胰腺炎均有轻重不等的腹膜刺激症

状与体征，但并非腹膜感染。在鉴别时，血清或尿淀粉酶升高有重要意义，从腹腔穿刺液中测定淀粉酶值有时能肯定诊断。

4. 腹腔内或腹膜后积血 各种病因引起腹膜内或腹膜后积血，可以出现腹痛、腹胀、肠鸣音减弱等临床现象，但缺乏压痛、反跳痛、腹肌紧张等体征。腹部 X 线摄片、腹腔穿刺和观察往往可以明确诊断。

5. 其他 泌尿系结石症、腹膜后炎症等均由于各有其特征，只要细加分析，诊断并不困难。

【治 疗】积极消除引起腹膜炎的病因，并彻底清洗吸尽腹腔内存在的脓液和渗出液，或促使渗出液尽快吸收、局限，或通过引流而消失。为了达到上述目的，要根据不同的患者，不同的病变阶段，不同的患者体质，采取不同的治疗措施。总的来说，急性腹膜炎的治疗可分为非手术治疗和手术治疗 2 种。

（一）非手术治疗 非手术治疗应在严密观察及做好手术准备的情况下进行。

1. 指征

（1）原发性腹膜炎或盆腔器官感染引起腹膜炎；前者的原发病灶不在腹腔内，后者对抗生素有效一般不必手术，但在非手术治疗的同时，应积极治疗其原发病灶。

（2）急性腹膜炎的初期尚未遍及全腹，或因机体抗病力强，炎症已有局限化的趋势，临床症状也有好转，可暂时不急于手术。

（3）急性腹膜炎病因不明病情也不重，全身情况也较好，腹腔积液不多，腹胀不明显，可以进行短期的非手术治疗进行观察（一般 4~6h）。观察其症状，体征和化验，以及特殊检查结果等，然后根据检查结果和发展情况决定是否需要手术。

2. 治疗方法

（1）体位：在无休克时，患者应取半卧位，有利于腹内的渗出液积聚在盆腔，因为盆腔脓肿中毒症状较轻，也便于引流处理。半卧位时要经常活动两下肢，改换受压部位，以防发生静脉血栓形成和褥疮。

（2）禁食：对胃肠道穿孔患者必须绝对禁食，以减少胃肠道内容物继续漏出。对其他病因引起的腹膜炎已经出现肠麻痹者，进食能加重肠内积液积气使腹胀加重。必须待肠蠕动恢复正常后，才可开始进饮食。

（3）胃肠减压：可以减轻胃肠道膨胀，改善胃肠壁血运，减少胃肠内容物通过破口漏入腹腔，是腹膜炎患者不可少的治疗，但长期胃肠减压妨碍呼吸和咳嗽，增加体液丢失可造成低氯低钾性碱中毒，故一旦肠蠕动恢复正常应及早拔去胃管。

（4）静脉输入晶胶体液：腹膜炎禁食患者必须通过输液以纠正水电解质和酸碱失衡。对严重衰竭患者应多输点血、血浆、清蛋白，以补充因腹腔渗出而丢失的蛋白，防止低蛋白血症和贫血。对轻症患者可输给葡萄糖液或平衡盐，对有休克的患者在输入晶胶体液的同时要有必要的监护，包括血压、脉率、心电、血气、中心静脉压、尿比重和酸碱度、血细胞比容、电解质定量观察、肾功能等，用以即时修正液体的内容和速度，增加必要的辅助药物。也可给一定量的激素治疗。在基本扩容后可酌情使用血管活性药，其中以多巴胺较为安全，确诊后可边抗休克边进行手术。

（5）补充热量与营养：急性腹膜炎需要大量的热量与营养以补其需要，其代谢率为正常的140%，每日需要热量达12552～16736kJ（3000～4000千卡）。当不能补足所需热量时，机体内大量蛋白质被消耗，则患者承受严重损害，目前除输葡萄糖供给部分热量外，尚需输给复方氨基酸液以减轻体内蛋白的消耗，对长期不能进食的患者应考虑深静脉高营养治疗。

（6）抗生素的应用：由于急性腹膜炎病情危重且多为大肠杆菌和粪链球菌所致的混合感染，早期即应选用大量广谱抗生素，之后再根据细菌培养结果加以调整，给药途径以静脉滴注较好，除大肠杆菌、粪链球菌外，要注意有耐药的金黄色葡萄球菌和无芽孢的厌氧菌（如粪杆菌）的存在，特别是那些顽固的患者，适当选择敏感的抗生素如：氯霉素、克林霉素（氯林可霉素）、甲硝唑、庆大霉素、氨苄西林（氨苄青霉素）等。对革兰氏阴性杆菌败血症者可选用第三代头孢菌素如头孢曲松（菌必治）等。

（7）镇痛：为减轻患者痛苦适当地应用镇静止痛药是必要的。对于诊断已经明确，治疗方法已经决定的患者，用哌替啶（度冷丁）或吗啡来制止剧痛也是允许的，且其对增强肠壁肌肉张力和防止肠麻痹有一定作用。但如果诊断尚未确定，患者还需要观察时，不宜用止痛药，以免掩盖病情。

（二）手术治疗　手术治疗通常适用于病情严重，非手术疗法无效者。

1. 指征

（1）腹腔内原发病灶严重者，如腹内脏器损伤破裂、绞窄性肠梗阻、炎症引起肠坏死、肠穿孔、胆囊坏疽穿孔、术后胃肠吻合口瘘所致腹膜炎。

（2）弥漫性腹膜炎较重而无局限趋势者。

（3）经非手术治疗（一般不超过 12h），腹膜炎症与体征均不见缓解，或反而加重者。

（4）原发病必须手术解决者，如阑尾炎穿孔，胃、十二指肠穿孔等。

2. 治疗方法

（1）病灶处理：清除腹膜炎的病因是手术治疗的主要目的。感染源消除的越早，则预后愈好，原则上手术切口应该愈靠近病灶的部位愈好，以直切口为宜，便于上下延长，并适合于改变手术方式。探查要轻柔细致，尽量避免不必要的解剖和分离，防止因操作不当而引起感染扩散，对原发病灶要根据情况做出判断后再行处理，坏疽性阑尾炎和胆囊炎应予切除，若局部炎症严重、解剖层次不清或病情危重而不能耐受较大手术时可简化操作，只做病灶周的引流或造口术。待全身情况好转、炎症愈合后 3～6 个月来院做择期胆囊切除或阑尾切除术。对于坏死的肠段必须切除。条件实在不允许时可做坏死肠段外置术。一面抗休克一面尽快切除坏死肠段以挽救患者，此为最佳手术方案。对于胃、十二指肠溃疡穿孔在患者情况允许下，如穿孔时间短，处在化学性腹膜炎阶段，空腹情况下穿孔、腹腔污染轻，病变确需切除时应考虑行胃大部切除术。若病情严重，患者处于中毒性休克状态，且腹腔污染重，处在化脓性腹膜炎阶段，则只能行胃穿孔修补术，待体质恢复、3～6 个月后住院择期手术。

（2）清理腹腔：在消除病因后，应尽可能地吸尽腹腔内脓液、清除腹腔内的食物残渣、粪便、异物等，最好的清除办法是负压吸引，必要时可以辅以湿纱布轻拭，应避免动作粗暴而伤及浆膜表面的内皮细胞。若有大量胆汁，胃肠内容物严重污染全腹腔时，可用大量生理盐水进行腹腔冲洗，一面洗一面吸引，为防止冲洗时污染到膈下，可适当将手术床摇为头高的斜坡位，冲洗到水清亮为止，若患者体温高时，亦可用4℃生理盐水冲洗腹腔，兼能收到降温效果。当腹腔内大量脓液已被形成的假膜和纤维蛋白分隔时.为达到引流通畅的目的，必须将假膜和纤维蛋白等分开、去除，虽有一定的损伤但效果较好。

（3）引流：引流的目的是使腹腔内继续产生的渗液通过引流物排出体外，以便残存的炎症得到控制、局限和消失。防止腹腔脓肿的发生。弥漫性腹膜炎手术后，只要清洗干净，一般不需引流。但在下列情况下必须放置腹腔引流。

①坏疽病灶未能切除，或有大量坏死组织未能清除时。

②坏疽病灶虽已切除，但因缝合处组织水肿影响愈合有漏的可能时。

③腹腔内继续有较多渗出液或渗血时。

④局限性脓肿。

通常采用之引流物有烟卷引流、橡皮管引流、双套管引流、潘氏引流管引流、橡皮片引流、引流物一般放置在病灶附近和盆腔底部。

第二节　腹腔脓肿

一、膈下脓肿

凡是脓液积聚在横膈下的任何一处均称为膈下脓肿。膈下脓肿是腹腔内脓肿最为重要的一种。是腹膜炎的严重并发症。感染一旦在膈下形成脓肿必须通过外科引流治疗。

【临床表现及诊断】膈下脓肿的诊断一般比较困难，因为本病是继发感染，常被原发病灶的症状所掩盖。原发灶经过治疗病情好转，数日后又出现持续发热、乏力、上腹部疼痛，应该想到有无膈下感染。

1. 毒血症。早期为细菌性毒血症的表现，即在康复过程中突然发生间歇或弛张型高热，有时是寒战高热，食欲减退、脉率快或弱而无力乃至血压下降。

2. 疼痛。上腹痛，在深呼吸和转动体位时加重，有持续性钝痛向肩背部放散，脓肿大时可有胀痛、气急、咳嗽或呃逆。

3. 膈下和季肋区有叩击痛、压痛，若脓肿表浅时该处皮肤有凹陷性水肿。

4. 患侧的呼吸幅度变小，肋间隙不如健侧明显。

5. 肝浊音界升高。

6. 约25%的患者脓腔中含有气体，可叩击出四层不同的音响区，最下层为肝浊音或脓腔的浊音，上层为气体的鼓音，再上层为反应性胸腔积液或萎缩肺的浊音，最上层为肺的清音。

7. 患侧肺底部呼吸音减弱或消失。

【辅助检查】

1. 白细胞计数升高及中性粒细胞比例增加。

2. X线检查。患者取立位，从前后和侧位拍片，可发现病侧的横膈运动消失或减弱，示有膈下感染，但不一定积脓。还可发现病侧横膈抬高，肋膈角消失，肺野模糊，表示有反应性胸腔积液或肺间质变化，可以看到膈下有气液面，约10%的膈下脓肿有产气菌的感染，及胃、十二指肠穿孔的气体，左膈下脓肿可见胃受压移位。

3. B超检查。B超可明确显示脓腔的大小、部位、深浅度，又可在B超引导下做穿刺抽脓或将穿刺点标于体表做诊断性穿刺。

4. 电子计算机X线断层扫描（CT），可行定性定位诊断。

5. 诊断性穿刺。穿刺的确可以使炎症沿针道播散，如穿刺经肋膈角可以致胸腔感染，所以有些外科医生宁愿行探查性切开，我们认为在病情重而诊断又不肯定时，可在 X 线或 B 超定位引导下穿刺，若抽出脓汁则立即切开引流。实际上膈下脓肿存在时，其肋膈角大部已有粘连，故穿刺引起脓胸的机会不大。

【治　　疗】膈下脓肿起始于感染，如能积极治疗使炎症逐渐消散，则能预防脓肿形成。因此，半卧位、胃肠减压、选用适当抗生素以及加强支持疗法等都是预防形成脓肿的治疗。一旦形成脓肿必须及早手术引流，以防膈下脓肿穿破膈肌形成脓胸，或破入腹腔再次形成弥漫性腹膜炎，穿破附近血管引起大出血等。手术前一定确定脓肿的位置以便选择引流的切口和进路。手术避免污染胸腔和腹腔，并给以输血等支持治疗，保证患者顺利渡过手术关并及早痊愈。

膈下脓肿常用的手术引流途径有：经前肋缘下部、后腰部及侧胸部3 种。

二、盆腔脓肿

【临床表现】盆腔位于腹膜最低部位，腹腔内炎性渗出物易积于此，为腹腔内感染最常见的并发症。由于盆腔腹膜面小，吸收的毒素也较少，因此盆腔脓肿的全身中毒症状较轻，而局部症状相对显著，一般表现体温弛张不退或下降后又回升，白细胞增多，中性粒细胞比值增高。由于脓液刺激直肠和膀胱，患者感觉有里急后重感，下腹坠胀不适，大便次数增多，粪便常带有黏液，尿频和排尿困难等征象。直肠指诊可发现肛管括约肌松弛，直肠前壁可扪及包块有触痛，有时有波动感。

【治　　疗】盆腔感染尚未形成脓肿时，可选用适当的抗生素治疗、热水坐浴、理疗，或用温水灌肠（41～43℃），在非手术治疗过程中反复肛指检查，一旦脓肿形成，肛指即触到包块软有波动感，应立即行盆腔脓肿切开引流术。手术方法是使患者在手术床上取截石位，用肛镜显露直肠前壁，在包块波动处用长粗针头穿刺。抽得脓液后，穿刺针暂不拔出，用尖刀沿穿刺针方向切一小口，再用直止血钳插入脓腔扩大引流口，放尽脓液后，放置软橡皮引流条引流。术后第 3~4 日拔去引流物。对已婚妇女，脓肿向阴道突破者，可经阴道后穹隆切开引流。

三、肠间脓肿

脓液被包围在肠管、肠系膜与网膜之间，可形成单个或多个大小不等的脓肿，由于脓肿周围有较广泛的粘连，常伴发不同程度的粘连性肠梗阻，如脓肿穿入肠管或膀胱，则形成内瘘，脓液即随大小便排出。临床上可表现有弛张热、腹张或部分肠梗阻，有时可扪及压痛的包块。B 超可以测出脓腔的部位、大小和数目。确诊而又非手术治疗无效时，应考虑剖腹探查引流术。

第三节　腹壁韧带样纤维瘤

此肿瘤呈浸润性生长，如行肿瘤局部切除，局部复发转移率可高达70%。故认为是一种低度恶性肿瘤，所以早期诊断及早期治疗是治疗本病的关键。

【临床表现及诊断】

好发于已妊娠女性，尤其第 2 胎以后再次妊娠的后期出现；腹部有手术史及腹部外伤史者，发病的高峰年龄是 25~35 岁。此病肿块的特点为腹壁内呈生长缓慢的无痛性肿块，肿块较硬，边界常不很清楚，与腹肌纤维方向一致。当腹壁肌肉收缩时，肿块固定而不能移动；腹壁肌肉松弛时，肿块可随腹壁推动。此种情况多发生于中年经产妇，或者有腹部外伤及手术史者。另外，此肿瘤呈浸润性生长可侵及肠管或膀胱产生相应症状，如部分肠梗阻或尿频、尿急等症状。

【治　疗】

1. 手术治疗　应予广泛大块切除术，肿瘤大块切除一般要求切除范围至少包括肿瘤周围 3cm 以上的正常组织，同时切除部分腹膜及腹壁，腹壁缺损给予阔筋膜、涤纶、聚四氯乙烯、聚丙烯、尼龙等修补。

2. 放疗 作为韧带样纤维瘤的非手术疗法主要应用于肿瘤姑息性切除患者的补救。

3. 药物治疗 亦报道有效，但缺乏长期随访分析，曾用的化疗药物有多柔比星（阿霉素），放线菌素 D 和长春新碱。鉴于该病的发生与雌激素关系密切，他莫昔芬（三苯氧胺）有望成为该病治疗的理想药物。

第四节 腹膜间皮瘤

腹膜间皮瘤是指原发于腹膜间皮细胞的肿瘤。腹膜间皮瘤约占所有间皮瘤患者的20%，平均发病年龄为54岁，其中约63%的患者在45～64岁，儿童患病者罕见。

【临床表现】

1. 腹痛、腹胀、腹水、腹部包块；

2. 厌食、恶心、呕吐、腹泻、便秘；

3. 乏力、发热、消瘦、贫血；

4. 低血糖、弥漫性腹部骨化；

5. 合并其他部位间皮瘤如腹膜间皮瘤、转移其他脏器及并发症的相应表现。

【诊　断】

1. 腹痛、腹胀、腹水、腹部包块的患者，尤其有石棉接触史。

2. 影像学检查腹膜有薄片状肿瘤征象及腹水。

3. 腹水脱落细胞学检查。

4. 腹膜活检、腹腔镜及剖腹探查并取组织做病理学检查可确诊。

【治　疗】包括手术治疗、放射治疗、化疗和对症支持治疗。用药原则：

1. 联合用药（如顺铂 + 环磷酰胺 + 长春新碱），配合腹腔内注射化疗药物（如顺铂）。

2. 腹腔内注射 32P 或胶体金、放疗及联合化疗药物。

3. 对手术无法切除的患者，采用放疗（60Co）和化疗（环磷酰胺、长春新碱、放线菌素 D 等）。

第五节　腹膜假性黏液瘤

腹膜假性黏液瘤是一种腹腔充有大量胶样黏蛋白，形成假性腹水的罕见病，临床表现无特异性，易造成误漏诊。

【临床表现及诊断】临床以腹部进行性膨隆、腹胀、腹痛及腹部包块，腹水不易抽出或抽出胶冻样易凝固腹水为其特点。常采用腹腔穿刺、B 超、CT、腹腔镜、肿块活检等诊断本病。

【治　　疗】腹膜假性黏液瘤的治疗目前多主张行细胞减灭术，术中切除腹膜及清除腹膜上肉眼可见的肿瘤细胞，辅以术中、术后早期腹腔内化疗。

第六节　原发性腹膜后肿瘤

腹膜后肿瘤（retroperitonealtumor）主要来源于腹膜后间隙的脂肪、疏松结缔组织、筋膜、肌肉、血管、神经组织、淋巴组织以及胚胎残留组织，可分良性和恶性 2 种类型。其中 2/3 为恶性肿瘤。由于肿瘤部位深在，又有一定的扩展余地，发病初期无症状，因此早期诊断有一定困难，随着肿瘤的增大、压迫或侵及周围脏器及组织时才出现症状，给彻底治疗增添了难度。

【分　　类】

1. 良性肿瘤 脂肪瘤、纤维瘤、神经节细胞瘤、囊性畸胎瘤以及化学感受器瘤。

2. 恶性肿瘤 淋巴肉瘤、脂肪肉瘤、纤维肉瘤、恶性神经鞘瘤及恶性畸胎瘤等。

【临床表现】腹膜后肿瘤来自不同组织，种类繁多，表现多种多样。腹膜后肿瘤在任何年龄均可发病，约10%的人发生在10岁以下，约80%显示恶性肿瘤特征。腹膜后肿瘤发展较慢，除淋巴瘤和成神经细胞瘤外，一般较晚才累及邻近器官和转移，故较迟才发现一些模糊的非特异的症状，现将常见症状及体征归纳如下。

1. 症状

（1）腹部肿块：早期多无症状，在查体时或无意中发现，腹、背部不适或疼痛较为常见。多数患者先有腹部不适，晚期始有明显腹痛，少数有背痛、腹股沟区痛，阴囊痛及下腹痛至膝痛。随肿瘤渐增大可出现相应的症状，如在上腹部可有饱胀，甚至影响呼吸；下腹部易有坠胀感。肿瘤生长慢适应性较强，症状轻；肿瘤生长快，突然增大，有出血坏死，则出现胀痛或剧痛。

（2）压迫症状：由于压迫脏器而产生的刺激症状，如刺激胃可有恶心、呕吐；刺激压迫直肠可出现排便次数增多或慢性肠梗阻症等；刺激膀胱则出现尿频、尿急；压迫输尿管则有肾盂积水；侵入腹腔神经丛可引起腰背疼痛、会阴部及下肢疼痛；压迫静脉及淋巴管可引起下肢水肿。

（3）全身症状：恶性肿瘤发展到一定程度，可出现体重减轻、发热、乏力、食欲不振、甚至恶病质。如系嗜铬细胞瘤，因其分泌肾上腺素和去甲肾上腺素，可出现阵发性高血压。如肿瘤压迫胰腺可刺激胰岛素的分泌出现低血糖。

2. 体征 在腹部相应区域可扪及肿块，其大小软硬度则与其发病时间以及肿瘤性质有密切关系。腹膜后肿物多为活动度受限。囊性肿物往往触及有囊性感。良性肿物体征少而轻；恶性肿物体征多而生长快，如有压痛、腹水、下肢水肿、腹壁静脉曲张等。压迫胆道时出现黄疸，压迫胃肠道时可有慢性部分肠梗阻症等。

【辅助检查】

1. X线检查 常规X线检查仍常首选使用，通常仅能提供间接不完整的或不精确的影像。平片可见肿瘤较浓厚的阴影，而较淡的阴影可为脂肪瘤或脂肪肉瘤，密度不均匀可能是皮样囊肿。当肿瘤坏死形成脓肿或瘘管时，偶可见到气体或气液面。在血管瘤、神经节瘤、神经节细胞瘤、畸胎瘤、皮样囊肿、神经纤维瘤、神经鞘瘤、脊索瘤、平滑肌瘤或某些转移瘤可以见到钙化。脊索瘤、神经源性肿瘤或畸胎瘤等X线平片有时可显示骨质破坏或变形。肾盂及消化道造影检查对影响泌尿道和消化道的腹膜后肿瘤诊断常有参考价值。

2. 腔静脉造影和逆行选择性动脉造影 对腹膜后肿瘤诊断有一定意义。腹膜后充气造影对肾上腺肿瘤诊断有参考价值，现已较少使用。

3. B型超声检查 B型超声检查亦可发现腹膜后肿瘤和肿大的淋巴结，但肠内气体干扰使诊断很难精确，而对腹主动脉瘤的诊断或排除较为可靠。在B型超声引导下活检或随访肿瘤化疗后的变化很有参考意义，单独超声波检查常不易将腹膜后肿瘤与脓肿或血肿区分，囊性肿瘤易与寄生虫囊肿、炎性或创伤性血肿相混淆。在B型超声或CT引导下经皮细针吸引活检对诊断有较大意义，确诊率达80%左右。

4. CT对诊断腹膜后肿瘤有重要意义，能提供肿瘤位置、范围和对邻近组织影响的资料，还能提示肿瘤中心囊性变性（如平滑肌肉瘤），有时能提示特殊的组织学诊断（如脂肪肉瘤、脂肪瘤），并能发现腹膜后正常的及异常的淋巴结。

5. 疑有嗜铬细胞瘤者 应检查24h尿中儿茶酚胺及其代谢产物香草基杏仁酸（VEA）的含量。

【诊 断】根据年龄、肿物生长速度、体征及特殊检查，可初步判断肿瘤的性质，然后须手术探查和活组织检查方能确诊。

【治　疗】除淋巴瘤外，应行手术切除。但因症状模糊且出现较晚，不易早期诊断，确诊时病症已较晚，故手术很困难，死亡率较高。淋巴瘤可选择放疗或化疗，近期疗效较好。儿童成神经细胞瘤亦可放疗。其他腹膜后肿瘤多数对放疗反应较差，但放疗对症状的改善如疼痛缓解、肿瘤缩小及延长生命尚有一定作用。故一般主张不能手术者可行放疗。近来发展迅速的免疫治疗，若单独使用，效果亦不佳。

手术切除是腹膜后肿瘤治疗的主要手段。由于腹膜后间隙解剖关系复杂，肿瘤往往巨大，且常侵犯邻近脏器及组织，使得手术彻底切除受到限制。

1. 手术原则

（1）由于腹膜后肿瘤来源丰富，种类繁多，解剖复杂，故应术前做好充分准备。

（2）手术切除力争完全彻底，减少复发率。

（3）有邻近脏器受侵或术后复发者，可行肿瘤及受累脏器联合切除。曾有报道1例复发性脂肪肉瘤患者，第3次手术行肿瘤及左肾、脾、左半结肠和部分小肠联合切除，现已9年无复发。

（4）对于肿瘤侵犯周围脏器及较大血管而不能理想切除时，可行姑息性切除或肿瘤减量切除术。

（5）恶性肿瘤切除术后，应辅以化疗、放疗或（和）免疫治疗等综合疗法。

2. 影响肿瘤切除率的因素　主要是肿瘤侵犯较大的血管、浸润广泛、腹膜种植和远处转移。而肿瘤侵犯周围器官并非为不能切除的指标。腹膜后恶性肿瘤完全切除率，国外文献多数报道为38%～70%，国内完全切除率为51%。5年生存率为56%，10年生存率为30%。恶性肿瘤部分切除和探查活检的5年生存率为8%。Ja-ques报道肿瘤完全切除组中83%行肿瘤和脏器联合切除，以达根治效果，使其5年生存率达74%。

第七节 肠系膜囊肿和肿瘤

一、肠系膜囊肿

肠系膜囊肿（mesenteric cyst）在小儿并不少见。其病理性质与大网膜囊肿相同，可能是淋巴管扩张或囊状淋巴管瘤。肠系膜囊肿多生长于空肠或回肠系膜，偶有生长于结肠系膜者。囊肿大小不一，单房或多房性，壁薄，可有平滑肌纤维。内层被覆内皮细胞，偶分叶或呈圆形。腔内含浆液、乳糜或血性液，空肠系膜囊肿多含乳糜液。可合并乳糜腹，偶见囊壁内钙化。肠系膜根部囊肿有时与腹膜后淋巴管瘤不易区分。

【临床表现】囊肿发展到较大体积时才有症状，表现为腹部逐渐膨胀，继而因囊肿重量牵拉肠系膜引起腹痛，间或伴有呕吐。偶见合并肠回转不良的患者，并发肠扭转者少见，但因囊肿压迫肠段或使肠管曲折而引起肠梗阻者却不少见。

腹部检查可见腹膨胀，偶尔触及圆形柔软或囊性肿块，可左右移动。如有肠梗阻，则可有肠鸣音和阵发性肠蠕动亢进。如并发肠扭转坏死，则有腹膜炎征。

X线平片可见界限清楚的圆形阴影位于腹腔前方，并使肠管移位，借此与腹膜后肿块相鉴别。如无肠梗阻，则肠袢不扩大。

【治　　疗】应手术切除囊肿。少数患者于手术剥离囊肿时，不可避免损伤该段肠管血运供应，则须同时做肠切除吻合术。若囊肿巨大或囊肿位于肠系膜根部，切除囊肿有损伤大血管的可能时，可行囊肿大部分切除，保留紧贴主要血管的囊壁，用碘酒涂拭残留囊壁的表面。

二、肠系膜肿瘤

肠系膜肿瘤比较少见，可为良性，如神经纤维瘤、纤维瘤、脂肪瘤、平滑肌瘤、血管瘤等；亦可为恶性，多为恶性淋巴瘤，亦有纤维肉瘤、平滑肌肉瘤等。

【临床表现】

1. 多见于成人。

2. 良性肿瘤初期多无症状。

3. 恶性肿瘤和较大的良性肿瘤可出现局部隐痛或胀痛。

4. 恶性肿瘤可出现食欲减退、消瘦乏力等消耗表现。

5. 可触及腹部肿物。

【诊　　断】

1. 腹内包块良性者表面光滑、活动度大；恶性者多硬而且多较固定难以推动。表面不平或为结节，偶有肿瘤坏死破溃。

2. 消化道造影可显示肠管受压而肠腔内无变化；恶性肿瘤还可见肠壁僵硬、钡剂通过困难等。

3. B超和CT可确定腹内肿物的存在。

【治　　疗】

1. 良性肿瘤　小的可行局部切除；较大的可连同部分小肠一并切除。

2. 恶性肿瘤　肿瘤局限者可行根治性切除，包括周围系膜和部分小肠；已发生转移者，争取姑息切除术后适当化疗或放疗等综合治疗。

（李　挺　支　良　褚衍胜　罗　炜）

第九章 胃十二指肠疾病

第一节 胃、十二指肠溃疡

胃、十二指肠溃疡

胃、十二指肠局限性圆形或椭圆形的全层黏膜缺损，称为胃十二指肠溃疡。因溃疡的形成与胃酸、蛋白酶的消化作用有关，也称为消化性溃疡。溃疡的黏膜缺损超过黏膜肌层，不同于糜烂。消化性溃疡是人类的常见病，呈世界性分布，估计约有10%的人口都患过此病。据胃镜检查发现率我国南方高于北方，城市高于农村。临床上十二指肠溃疡较胃溃疡多见，两者之比约为3:1。十二指肠溃疡好发于青壮年；胃溃疡的发病年龄较迟，平均比十二指肠溃疡发病晚十年。消化性溃疡的发作有季节性，秋冬和冬春之交远比夏季常见。

【临床表现】

1. 腹痛 询问疼痛的病程及规律性，与进食之间的关系、诱因、缓解因素等。是否有反酸、嗳气恶心、呕吐等伴随症状。如突发上腹部刀割样剧烈疼痛，并很快向全腹弥漫应该考虑急性穿孔。慢性穿透性溃疡疼痛往往剧烈，并向腰背部放射。

2. 呕血和（或）黑便 询问呕血和黑便的性状以及量。注意有无头晕、冷汗、心悸，血压下降、脉率增快等表现。注意有无肝硬化，发病前有无剧烈呕吐。

3. 呕吐 询问呕吐的特点，持续时间，与进食的关系，能否缓解，呕吐物形状以及量，特别注意是否呕吐隔夜宿食，是否含有胆汁。

4. 消瘦、贫血、腹泻 注意患者近期体重变化，大便次数及性状，有无头晕、乏力、血红蛋白和（或）红细胞进行性下降等表现。

【体格检查】

1. 一般情况 患者可有消瘦、贫血或营养不良，特别是有并发症者。大出血时有血流动力学不稳定表现。幽门梗阻可并发水、电解质失衡表现。溃疡急性穿孔的患者晚期可表现为中毒性休克。

2. 腹部体检 腹部局限性压痛，十二指肠溃疡压痛点位于剑突下偏右，胃溃疡压痛点位于剑突下。幽门梗阻时可见胃型、胃蠕动波、振水音。急性穿孔时有压痛、肌紧张、反跳痛等腹膜炎体征，肝浊音界消失或缩小，移动性浊音，肠鸣音减弱，腹腔穿刺可见胃肠内容物。大出血时腹胀，肠鸣音活跃。

【辅助检查】

1. 实验室检查 患者可有轻度贫血，活动期大便隐血阳性，伴大出血者血红蛋白及血细胞比容下降，穿孔者白细胞计数及粒细胞比例增加，幽门梗阻患者可有脱水、低钾、低氯性碱中毒。

2. 特殊检查

（1）X 线钡餐检查：可见壁龛影，间接征象包括局部压痛，十二指肠球部易激惹及球部畸形等。幽门梗阻时表现为幽门管或十二指肠球部变形和狭窄、胃扩大，张力减弱，钡剂入胃后有下沉现象，钡剂滞留胃内 >24h。

（2）胃镜检查：对消化性溃疡诊断较 X 线钡餐检查更具敏感性和特异性，进行性组织活检对溃疡的诊断非常有价值，有利于排除恶性病变以及幽门螺杆菌检测。

（3）幽门螺杆菌检测：90% 十二指肠溃疡患者和 75% 胃溃疡患者并发

幽门螺杆菌感染。尿素酶试验是幽门螺杆菌简便快速的检测方法，可以于胃镜检查时对窦部活检组织进行检测。组织学检查是诊断的金指标。非侵入性检验包括血清免疫球蛋白试验和同位素标记尿素呼吸试验。

（4）餐后血清胃泌素水平：疑为胃泌素瘤（Zollinger-Ellison）综合征时，应该行餐后血清胃泌素水平测定，正常值＜200pg/mL。

【诊　　断】

1. 诊断思维

（1）有10%～15%的消化性溃疡临床上无症状，称为"沉默溃疡"，有些患者往往以上消化道出血或溃疡穿孔就诊。因此并不能因为没有溃疡病史而排除此病。

（2）约20%溃疡穿孔患者腹部X线检查无膈下游离气体，应注意与其他急腹症鉴别，膈气穿刺对诊断有帮助。

（3）直径＞2.5cm胃溃疡或位于胃大弯的溃疡绝大多数为恶性病变。胃镜能够直接观察病变，并可以进行组织活检而对溃疡的诊断非常有价值，有利于排除恶性病变以及幽门螺杆菌检测。在临床上较钡餐检查更受推崇。溃疡出血时除了诊断外，还可以对出血部位进行介入治疗。

2. 鉴别诊断

（1）胃癌：对于年龄较大，典型溃疡症状消失取而代之不规则持续疼痛，或症状日益加重、饮食习惯改变、腹泻、体重减轻、消瘦乏力、贫血等表现，需提高警惕。胃镜结合病理学检查是唯一可靠的诊断方法。

（2）急、慢性胆管疾病：胆囊炎、胆囊结石引起腹痛与体征均以右上腹为明显，疼痛可放射至右肩，可伴黄疸，超声波检查有助鉴别诊断。

（3）胃泌素瘤：亦称Zollinger-Ellison综合征，是胰腺非β细胞瘤分泌大量胃泌素所致。胃泌素可刺激壁细胞引起增生，分泌大量胃酸。经过正规治疗后溃疡复发，多发性溃疡，溃疡位于不寻常的部位，如十二指肠第2、3部和并发症需要外科治疗时，应该排除Zollinger-Ellison综合征。患者有过高胃酸分泌及空腹血清胃泌素＞200pg/mL（通常500pg/mL）。

（4）功能性消化不良：指有消化不良的症状而无溃疡及其他器质性疾病（如肝、胆、胰腺疾病）者而言，检查科完全正常或只有轻度胃炎。此症颇常见，多见于年轻妇女。表现为餐后上腹饱胀、嗳气、反酸、恶心和食欲减退等，有时症状酷似消化性溃疡。与消化性溃疡的鉴别有赖于 X 线盒胃镜检查。

（5）钩虫病：钩虫病寄居于十二指肠，可引起十二指肠炎、渗血、甚至出现黑粪。症状可酷似十二指肠溃疡。胃镜在十二指肠降部可找到钩虫和出血点。凡来自农村而有消化不良及贫血，应常规粪检寻找钩虫卵，阳性者应进行驱虫治疗。

【治　疗】

1. 十二指肠溃疡

（1）手术适应证：无严重并发症的十二指肠溃疡以内科治疗为主，外科治疗的重点是对其并发症的处理。因此其适应证为：①十二指肠溃疡出现的并发症：溃疡急性穿孔、大出血或瘢痕性幽门梗阻；②内科治疗无效：经应用抑酸药和抗幽门螺杆菌药物的正规内科治疗，停药四周后经纤维胃镜复查溃疡未愈者，再重复治疗共三个疗程，溃疡扔不愈合者，视为内科治疗无效。

（2）手术方法：胃大部分切除术或高选择性迷走神经切断术。

2. 胃溃疡

（1）手术适应证：①经过短期（4～6 周）内科治疗无效；②内科治疗后溃疡愈合且继续用药，但溃疡复发者，特别是 6～12 个月内复发者；③发生溃疡出血、幽门梗阻及溃疡穿孔；④胃十二指肠复合溃疡；⑤直径 2.5cm 以上的巨大溃疡或疑为恶变者；⑥年龄已超过 45 岁的胃溃疡患者。

（2）手术方法：首选术式为胃大部切除术。高位胃溃疡可行高选择性迷走神经切断加幽门成形术等。

【治疗思维】

1. 近年由于纤维内镜技术的日益完善，胃酸分泌机制的阐明以及幽门螺杆菌作为重要致病因子的认识，溃疡病的内科疗法效果明显提高，所谓

"难治性溃疡病"很少见到，故外科治疗的重点应是对并发症的处理。

2. 针对消化性溃疡的手术有多种，临床应根据患者的情况、手术医师的经验和水平以及医院的条件选择手术方式。对此国内和欧美有所不同，欧美多推崇迷走神经切断手术，而国内多施行胃切除手术。原因除了医生对手术的理解和习惯外，人种和饮食习惯方面的差异也是因素之一。

胃切除的手术方式也有多种，很难评价各种术式之间的优劣。在选择恰当的术式同时，应该更注重手术完成的质量。

3. 胃切除范围，应根据解剖边界客观确定。

4. 需外科处理的病例，也有部分可经非手术治疗而缓解，再经内科规则治疗而痊愈。包括：

（1）活动性溃疡所致的痉挛性和炎症水肿性幽门梗阻。

（2）溃疡少量出血，可在内、外科严密观察下止血。

（3）空腹溃疡小穿孔，患者一般情况好、年轻、主要脏器无疾患、溃疡病史较短、症状和体征轻，可采用半卧位、胃肠减压、输液及抗生素治疗。

第二节　贲门黏膜撕裂综合征

食管贲门黏膜撕裂综合征是指各种原因造成的腹内压骤然升高，导致食管下端和胃连接处的黏膜纵形撕裂出血。

【诊　断】主要依据病史和胃镜检查，如在呕血前有明显恶心呕吐，特别是先呕吐胃内容物，继之发生呕血者，应首先考虑贲门黏膜撕裂综合征的存在。急诊胃镜检查是诊断本病的主要方法。由于多数情况下发生撕裂后48～72 h可以自愈，故应尽可能在出血后24～48h内做胃镜检查，既可明确诊断，又可进行胃镜下止血。

【治　疗】贲门黏膜撕裂综合征，多数可经内科非手术治疗治愈，治疗原则同上消化道溃疡出血。随着内镜技术的进展，内镜下治疗方法有局部用药、激光、微波、电凝等，但对撕裂较长、较深、镜下治疗止血困难、出血量大、内科治疗无效者，应及时手术治疗。

第三节　胃大部切除术后早期并发症

一、出血

胃大部切除术后，一般在24h以内，可以从胃管引流出少量暗红色或咖啡色血性内容物，多为术中残留胃内的血液或胃肠吻合创伤面少量渗出的缘故，属于术后正常现象。如果短期内自胃管引流出较大量的血液，尤其是鲜血，甚至呕血、黑便、严重者出现出血性休克，是少数患者因切端或吻合口有小血管未结扎或缝合不够紧密；胃黏膜被钳夹伤或旷置的十二指肠溃疡止血不彻底等原因所致的出血。出血也可能是继发的，即在手术后数天发生，多因结扎或缝合过紧，致使组织坏死、结扎缝合脱落所致。较严重的早期出血，甚至发生休克，需要果断再次探查止血。继发性出血多不十分严重，大部经非手术治疗即可自行止血。

二、吻合口瘘

多发生在术后5~7d，如在术后1~2d内发生，则表示术中根本没有缝合好，一般来说，大多由缝合不当，吻合口张力过大，局部组织水肿或低蛋白血症等原因所致组织愈合不良。胃肠吻合口破裂常引起严重的腹膜炎。如发生较晚，局部已形成脓肿逐渐向外穿破而发生胃肠吻合外瘘。如因吻合口破裂所致腹膜炎，须立即手术进行修补，多能成功。但术后一定保持可靠的胃肠减压，加强输血、输液等支持疗法。如吻合口破裂发生较晚，已局部形成脓肿或瘘，除了引流外，也要胃肠减压和支持疗法，一般在数周吻合口瘘常能自行愈合。若经久不愈者，则应考虑再次胃切除术。

三、吻合口梗阻

发生率为1%~5%，主要表现为进食后上腹胀痛、呕吐，呕吐物为食物，多无胆汁。梗阻多因手术时吻合口过小、缝合时胃肠壁内翻过多、或吻合口黏膜炎症水肿所致。前两种原因造成的梗阻多为持续性的不能自行好转。需要再次手术扩大吻合口或重新做胃空肠吻合。黏膜炎症水肿造成的梗阻为暂时性的，经过适当的非手术治疗可自行症状消失。梗阻性质一时不易确诊，先采用非手术疗法，暂时停止进食，放置胃肠减压管，静脉输液，保持水电解质平衡和营养；若因黏膜炎症水肿引起的梗阻，往往数日内即可改善。经2周非手术治疗仍有进食后腹胀、呕吐现象．应考虑手术治疗。

第四节　胃大部切除术后晚期并发症

一、碱性反流性胃炎

碱性反流性胃炎是胃大部切除后一种特殊类型病变，发病率为5%～35%，常发生于比尔罗特Ⅱ式胃大部切除术后1～2年。由于胆汁、胰液反流，胆盐破坏了胃黏膜对氢离子的屏障作用，使胃液中的氢离子逆流弥散于胃黏膜细胞内，从而引起胃黏膜炎症、糜烂、甚至形成溃疡。

【临床表现】上腹部持续性烧灼痛，进食后症状加重，抗酸药物服后无效；胆汁性呕吐，呕吐后症状不减轻，胃液分析胃酸缺乏；食欲差，体重减轻，胃炎常引起长期少量出血而导致贫血。胃镜检查显示慢性萎缩性胃炎。

【治　　疗】这一并发症非手术治疗效果不佳。症状严重应考虑手术治疗。手术可改行 Roux-en-Y 吻合术，以免胆汁反流人残胃内，同时加做迷走神经切断术以防术后吻合口溃疡发生，效果良好。

二、倾倒综合征

倾倒综合征是胃大部分切除术后比较常见的并发症。在比尔罗特Ⅱ式吻合法发生机会更多。根据症状在术后和进食后发生的迟早，临床上将倾倒综合征分为早期倾倒综合征和晚期倾倒综合征2类。

1. 早期倾倒综合征　表现为进食后上腹胀闷、心悸、出汗、头晕、呕吐及肠鸣腹泻等。患者面色苍白，脉搏加速、血压稍高。上述症状经平卧 30 ~ 45min 即可自行好转消失，如患者平卧位进食则往往不发生倾倒症状。症状的发生与食物的性质和量有关，进甜食及牛奶易引起症状，过量进食往往即引起症状发作。关于这种症状发生原因尚不十分清楚，但根据临床表现，一般认为早期倾倒综合征的原因有 2 种：一是残胃缺乏固定，进食过量后，胃肠韧带或系膜受到牵拉，因而刺激腹腔神经丛引起症状，所谓机械因素；二是大量高渗食物进入空肠后，在短期内可以吸收大量的液体，致使血容量减少，即渗透压改变因素。

2. 晚期倾倒综合征性质与早期综合征不同，一般都发生在手术后半年左右，多在食后 2 ~ 3h 发作，表现为无力、出汗、饥饿感、嗜睡、眩晕等。发生的原因由于食物过快地进入空肠内，葡萄糖迅速被吸收，血糖过度增高，刺激胰腺产生过多胰岛素，而继发生低血糖现象，故又称低血糖综合征。

预防倾倒综合征的发生，一般认为手术时胃切除不要过多，残胃适当固定，胃肠吻合口不要太大。术后早期应少食多餐，使胃肠逐渐适应。一旦出现症状多数经调节饮食，症状逐渐减轻或消失。极少数患者症状严重而经非手术治疗持续多年不改善者，可考虑再次手术治疗。行胃肠吻合口缩小，或比尔罗特Ⅱ式改为比尔罗特Ⅰ式，或行空肠代胃、空肠、十二指肠吻合术。

三、残胃癌

胃、十二指肠溃疡或其他胃部疾病做了胃大部切除后若干年（一般在 10 年以上），在残留的胃部发生的癌，叫残胃癌。它可分为原发的与复发的 2 种。原发性残胃癌是指因胃部良性疾病行胃大部切除术后，在残留的胃部发生的癌；复发性残胃癌是指胃癌首次手术后，在残留的胃部复发的癌。临床上所说的残胃癌多指原发性残胃癌。据有关资料统计，胃大部切除后有 0.5% ~ 1% 的人发生残胃癌。

【临床表现】与一般胃癌大致相仿。胃切除术后 10 年以上始突然发生胃纳减退、体重减轻、粪便隐血，以及中上腹持续性疼痛且不能被制酸解痉药物缓解等症状，为本病的常见临床表现。

残胃癌多在首次胃切除术后 10 年或 10 余年出现，多出现上腹部疼痛、饱胀、食欲减退、嗳气、恶心、呕吐、便秘或腹泻、呕血或解黑便，还表现为全身乏力、体重下降、贫血，体格检查上腹部有压痛或扪到肿块，晚期则出现腹水、水肿、极度消瘦。

【诊　　断】此病诊断较难，为能及时发现本病，必须了解残胃癌具有下列特点。

1. 多发生于比尔罗特 I 式胃切除术后。

2. 发病时间距首次手术一般在 10 年以上。

3. 病变部位主要在胃肠吻合口部位胃的一侧，其次为贲门部。

4. 一般男性多于女性。

因此，胃切除术后若干年特别是 10 年以上出现有腹胀痛、恶心、呕吐、食欲减退、体重下降等症状的，应警惕残胃癌的可能。

【治　　疗】同胃癌。

【预　　后】常因早期诊断困难而致预后恶劣。残胃癌行次全胃切除术或全胃切除术后 5 年生存率和未曾做过胃切除术的胃癌相仿。

第五节　胃内异物存留

胃内可能发生的异物是多种多样的。但大致可分为两类。一类是自食管吞入的固有形状的异物；另一类为胃肠道内逐渐形成的不同形状和大小的团块异物。两者在处理上有所不同。

一、吞咽异物

【病　　因】胃肠道内的异物绝大多数是吞入的，可称为吞咽异物。吞咽异物以儿童多见。误咽的异物一般较小，如别针、纽扣，图钉等，多为无意的。而在成人，吞咽的异物可能较大，多为有意的。

【临床表现】胃吞咽异物多数无任何自觉症状，且能通过肛门自行排出，只有少数患者可出现症状。

1. 锐性异物如果损伤胃黏膜，可出现上腹疼痛、恶心、呕血等症状。

2. 异物嵌塞于十二指肠可引起与幽门梗阻相似的症状。

3. 若异物刺破胃肠壁可形成局限性小脓肿或肉芽肿。

4. 针类异物有时可穿透胃肠壁至腹腔，可引起腹痛、压痛、腹肌紧张、白细胞升高等腹膜炎表现。

【诊　　断】

1. 多数患者可以根据有将异物放置口内意外咽下的病史而获得诊断。

2. X 线检查可诊断出金属异物和附有金属部分的异物，并可确定异物的形状、大小和位置。

3. 非金属异物可用钡餐检查或纤维内镜检查以明确诊断。

【治　　疗】吞咽异物患者的治疗应根据患者吞入异物的性质和有无并发症而决定。因多数异物均能自行排出，故对吞咽异物一般可以密切观察和采取非手术治疗。对于较大的异物，特别是尖锐异物有时采用手术治疗。其手术适应证为：

1. 如异物停留在一固定位置 7~10d 仍无改变，可能发生嵌塞。

2. 异物已引起肠道梗阻症状。

3. 尖锐或分叉状异物，有可能穿破胃肠壁危险者。

4. 异物已损伤胃肠壁，引起出血；或异物穿透胃肠壁，引起腹膜炎症状。

二、胃石症

【病　　因】胃石就是在胃内逐渐形成的异物团块。常分为两种：一种是植物纤维团块，多为过多空腹吃生柿、黑枣、南瓜后发生。另一种是头发团块，见于女性、儿童和精神病患者。

【临床表现】胃石症大多数可以长久没有任何症状。少数因胃石的性质，对胃的刺激程度不同可引起相应的症状。

1. 上腹部疼痛不适，沉坠胀满感，可有恶心呕吐，食欲不振。

2. 胃黏膜损伤后可出现胃溃疡症状。如夜间腹痛、嗳气、呕血、黑便等。

3. 胃石进入小肠内有时可引起肠梗阻的症状。

4. 患者饭后平卧时可发现上腹隆起，有时可扪及边缘清楚、质硬、移动度好的肿块。尤以儿童明显。

【诊　　断】

1. 患者都有一次过多摄人生柿等纤维的病史。

2. 出现上腹肿块、疼痛、恶心、呕吐或有肠梗阻的症状。

3. 钡餐检查出现胃内巨大透亮充盈缺损区的典型 X 线征基本可明确诊断。

4. 纤维胃镜检查可以确诊。

【治　　疗】

1. 胃石症无特效的治疗方法。可口服胃肠酶合剂（含胃蛋白酶、混合胰酶、纤维素酶）或将碳酸氢钠溶液注入胃内，有时可帮助团块散开而自行排出。

2. 出现幽门梗阻、肠梗阻症状则需手术取出团块。

3. 胃石症合并胃溃疡时，一般无须做胃大部切除术。只需取出团块后，经过正规内科治疗，溃疡即可愈合。

第六节　胃　肿　瘤

一、胃　癌

胃癌是人类最常见的恶性肿瘤，占全部恶性肿瘤的 10.5%，其中在男性中占第 2 位，女性中占第 4 位。根据最新的研究资料表明，我国胃癌死亡率为 25116/10 万，占恶性肿瘤全部死亡的 23.23%，名列榜首，男女性死亡率分别为 20.19/10 万和 10.2/10 万，分别占恶性肿瘤死亡的 26.1% 和 18.7%。

【病　　因】

（一）多种因素共同作用

目前，没有任何一种单一因素被证明是人类胃癌的直接病因，其发生可能是外界环境中某些致癌因素和抑癌因素的共同作用，与胃黏膜损伤与修复的病理变化过程相互作用而产生癌变，其病因与多种因素有关。

1. 亚硝胺类化合物　亚硝胺类化合物即 N 亚硝基化合物。胃为亚硝基化合物的主要合成器官，其硝酸盐的摄入量与胃癌发病率之间有明显的正相关。

2. 多环芳烃类化合物　多环芳烃化合物中有代表性的致病物质是 3，4 - 苯并芘，胃肿瘤的发生与 3，4 - 苯并芘的剂量相关。

3. 幽门螺杆菌　目前认为 HP 菌株的毒力、宿主的遗传因素及环境因素是影响 HP 感染的三大协同因素。在发展过程中，原癌基因的激活和抑癌基因的失活随之增加。

4. 营养与饮食行为　高淀粉、低蛋白膳食可增加胃癌发病率，高盐饮食及盐渍食品摄入过多与胃癌的发生也有关系；而新鲜蔬菜、水果、葱蒜、豆类等食品具有预防胃癌发生的保护性作用，并显示出量效关系。

5. 血型与遗传　多项研究发现，血型为 A 型患者胃癌的危险度高于其他血型 20% ~ 30%，在 A 型血型的人群中患肠上皮化生和异型增生者的比例高于其他血型。

6. 其他　在全世界数项病例对照、前瞻性研究中大多数结果显示吸烟为胃癌的危险因素，相对危险度为 4 ~ 4.8，并有随吸烟量而升高的趋势。近年来，对微量元素与胃癌的关系逐渐重视。一般认为镍、砷、锰、铅等微量元素有致癌或促癌作用，而硒能抑制某些致癌物质的致癌作用。

（二）癌前疾病

1. 慢性萎缩性胃炎

2. 胃息肉

3. 胃溃疡

4. 残胃癌

5. 其他如 Menetrier 病、疣状胃炎及恶性贫血。

【临床表现】胃癌的早期临床表现无特异性，包括胃部疼痛不适、食后饱胀、上腹嘈杂不适、嗳气、反酸、呕吐、食欲不振、腹泻或便秘、贫血、全身疲乏无力。这些症状可能是仅有一种，亦可能是两三种，甚至多种复合出现。另外就贲门部癌来说，吞咽困难. 背痛、胸骨后痛等亦可是初发症状。这些症状均不是胃癌所特有或一定出现的。

早期胃癌一般无特殊体征。多见的为上腹压痛。极少数可扪及包块。并发幽门梗阻时，上腹可见胃型、胃蠕动波。癌性腹水积存过多时可出现腹部膨隆，移动性浊音阳性。晚期胃癌可伴有卵巢、左锁骨上淋巴结、肝、肺转移。

【诊　断】

胃癌的早期诊断是提高胃癌生存率的关键。目前我国胃癌的早期诊断率还很低，约为7%，90%为进展期胃癌。

1. X线钡餐检查 是诊断胃癌的重要手段。可以观察胃的形态和黏膜的变化、蠕动障碍、排空时间等。特别是采用气钡双重对比检查则能够发现病变仅限于黏膜或黏膜下层的早期胃癌。

2. 纤维胃镜检查 是目前诊断胃癌的主要方法。胃镜将直接肉眼观察与取活体组织学检查结合起来，特别有利于早期胃癌的诊断。胃镜下观察到的早期胃癌主要有3种不同的类型，即隆起型，平坦型和凹陷型。

（1）隆起型：胃窦部、胃体上部和贲门为好发区。病变黏膜呈息肉状隆起，表面糜烂，凹凸不平，边界与周围正常黏膜有区别。此型较易发现，预后较好。

（2）平坦型：病变黏膜与周围正常黏膜几乎为同一高度。病变黏膜发红或显黄白色，表面粗糙不同。此型又可分为3个亚型，即平坦隆起型Ⅱa、平坦型Ⅱb 和平坦凹陷型Ⅱc。这 型诊断最为困难，极易漏诊。

（3）凹陷型：幽门部、胃大弯侧和贲门部为好发区。病变黏膜呈凹陷区，与周围正常黏膜分界清楚，黏膜可有出血点，失去正常黏膜的光泽。有时要区别浅表凹陷型和溃疡型癌较为困难。

3. 生化、免疫诊断法有较好的运用前景。主要是对胃癌的单克隆抗体用组织学检测。

4. 胃液分析 胃癌患者多显游离酸缺乏或减少，注射组胺后多无变化。

5. 大便带血 多呈持续阳性。不因一般治疗而转阴。

6. 脱落细胞检查 包括胃镜下直接冲洗或摩擦法。如发现印指环状细胞或核异常细胞，有助于胃癌的诊断。

7. 超声内镜（EUs）EUs 是将微型超声探头安置在内镜的顶端，当将内镜插入消化道后既可通过内镜直接观察胃黏膜表面的病变形态，又可进行超声扫描，获得消化道管壁各层次的组织特征及周围邻近重要脏器的超声图像，因此能清晰地观察到肿瘤浸润深度与范围。文献报道，超声胃镜鉴别早期和进展期胃癌的准确率可达70%～90%。

8. CT 而 CT 的检查作用主要是显示病变范围，了解周围器官受侵犯的程度，如肝、脾、胆、横结肠、食管及淋巴结等；胃癌的表现有局限性的胃壁增厚、胃腔狭窄、溃疡及软组织块影等。CT 对早期胃癌无诊断价值。

【鉴别诊断】胃癌的鉴别诊断重点是和胃溃疡相鉴别，有时应与胃良性肿瘤、慢性胃炎、胃黏膜脱垂等相鉴别。纤维胃镜检查时直接观察和取活检，并脱落细胞学检查，可帮助鉴别。

【治　　疗】胃癌的治疗原则应将手术治疗作为首选的方法。然后根据病情合理地配合化疗、放疗、中药和免疫等综合治疗。这样才能取得较好的疗效。

1. 手术治疗 采用手术治疗为目前治疗胃癌的主要方法。可以分为根治性手术，姑息性手术和短路手术。

（1）根治性切除术：根治性切除手术就是将肿瘤完全切尽，有可能达到治愈。根治性手术切除的范围包括切除有肿瘤的胃全部或大部，肿瘤可能侵人的周围组织及引流胃淋巴的各组淋巴结。关于切除淋巴结可分为清除第1级站、第2级站和第3级站淋巴结。由于癌肿沿胃壁蔓延可达5cm余，故根治性胃大部分切除应距癌肿边缘大于5cm，全部大小网膜、胰腺部分被膜和横结肠系膜的前叶。

（2）扩大根治性切除：主要适用于肿瘤范围较大或已浸润浆膜及周围脏器时，可做全胃切除，或同时合并切除部分横结肠、胰尾、脾脏及肝左外叶等。

（3）姑息性切除术：是指肿瘤不能完全切除，只能切除主要肿块以达到解除症状、延长生存期的目的，为综合治疗创造条件。目前国内外学者对姑息性切除提出不同的观点。但大多数倾向只要能局部切除肿瘤，就应采取积极的态度。资料表明，姑息性切除术后5年生存率可高达10%。所以绝不能轻易放弃切除肿瘤的机会。现认为即使有锁骨上淋巴结转移也不列为手术的绝对禁忌证。

（4）短路手术：在肿瘤不能切除而伴有幽门梗阻时，做胃空肠吻合术可以解除梗阻，维持进食，改善全身营养状态。

2. 综合治疗

（1）化疗：除早期胃癌可不采用化疗外，其他进展期胃癌都应进行化疗。目前尚无公认的最佳化疗方案。但对进展期胃癌目前倾向于早期腹腔内化疗。

（2）放疗：对某些进展期胃癌，临床上可摸到肿块。为提高手术切除率可进行术前局部照射，以每次2Gy，每周5次，共4周总量为40Gy。在停止照射后2周再进行手术。目前国内外正在积极兴起术中照射的方法，取得了一定的效果。在切除肿瘤后建立胃肠吻合前，以腹腔动脉为中心术野，用直线加速器进行1次大剂量照射。量以30～50Gy为宜。

【预　　后】胃癌的预后与病期的早晚、治疗方法有密切的关系。早期胃癌根治术后5年生存率达95%以上。而未经治疗的胃癌，其诊断后平均生存期为1年左右。

1. 青年期胃癌疗效明显较差。

2. 肿瘤小于 2cm 疗效较好；大于 4cm 疗效最差。

3. 胃癌的组织学分型对预后有明显的区别。胃溃疡恶变的预后较好，依次为腺癌、黏液腺癌、未分化腺癌、黏液癌疗效最差。

4. 肿瘤未侵入浆膜，无淋巴结转移疗效最好，5 年生存率可达 50%，侵入浆膜，有淋巴结转移仅为 25%。

二、胃原发性的恶性肿瘤

除胃癌外，胃原发性的恶性肿瘤主要指胃肉瘤，胃肉瘤较少见，占胃恶性肿瘤的 3%～5%，近年来有升高趋势。其中恶性淋巴瘤 70%，平滑肌肉瘤 20%，其他源于脂肪、血管、神经等组织肉瘤罕见，平均发病年龄较轻，预后较好。

胃恶性淋巴瘤指原发于胃壁内淋巴滤泡的恶性肿瘤。男性稍多。

【病　　理】始于胃壁内的淋巴滤泡，逐渐向四周浸润扩散，多位于胃体小弯侧和后壁。可以单发、多发或呈广泛弥散型。按细胞组成可分为霍奇金，非霍奇金淋巴瘤 2 大类，原发性霍奇金淋巴瘤罕见。主要为直接蔓延和淋巴转移。

临床上将淋巴瘤分为 4 期。Ⅰ 期：病变局限于胃。Ⅱ 期：病变在胃，并波及区域淋巴结。Ⅲ 期：病变已波及膈肌上、下。Ⅳ 期：病变已广泛扩散。

【临床表现】症状不明显，无特异表现。

1. 部分患者有上腹疼痛、食欲减退、腹部饱胀感。服制酸剂后可缓解，易误诊及延误治疗。

2. 少数患者有夜间盗汗、体重减轻、发热。

3. 部分患者以上消化道出血、胃穿孔或幽门梗阻等并发症就诊。

4. 约 1/3 患者可扪及上腹部肿块，但很少引起梗阻。

【诊　　断】由于胃恶性淋巴瘤的临床表现缺乏特异性，主要病理变化不在黏膜表面，诊断比较困难，国内外误诊率为 72%～100%，往往在术后才能得到确诊。

1. X线钡餐检查时呈胃部异常，但缺乏特异性。胃双重对比造影对黏膜下肿瘤发现和诊断具有重要价值，是诊断胃淋巴瘤的主要方法。

2. 胃镜检查因淋巴瘤形态不同而各异。大体上分为隆起型、溃疡型、弥漫型及混合型。但活检阳性率低，怀疑本病时应多取、深取6~8块。

3. 内镜超声扫描能观察胃肿瘤的局部浸润深度，肿瘤与周围脏器的关系及淋巴结转移等情况，对术前诊断、临床分期及制订手术方案等具有重要意义。

4. CT检查能提示胃壁局部或弥漫增厚，黏膜纹粗大。但易受胃肠内容物影响而模糊和产生伪影，为其缺点。

【治 疗】以手术为主的综合治疗，辅以放疗和化疗。

原发性胃恶性淋巴瘤的手术原则同胃癌、胃窦部肿瘤，行根治性远端胃大部切除，切缘距肿瘤5cm，切端须冷冻切片检查，防止遗留瘤组织。位于胃体、胃底部肿瘤应行全胃切除术。某些不能切除的肿瘤，须放疗或化疗后肿瘤缩小，再行手术切除。术后常需要辅以放疗和化疗。

三、胃平滑肌瘤和肉瘤

（一）胃平滑肌瘤

胃平滑肌瘤是胃内最常见的良性间叶组织肿瘤。约占胃良性肿瘤的40%。好发年龄为40~60岁。

【临床表现】

1. 本病临床症状缺乏特征性。但其最常见临床症状和体征是：上消化道出血、腹部肿块和腹痛。另外还可伴有恶心、呕吐、腹胀等症状。

2. X线钡餐造影和内镜检查可发现腔内型平滑肌瘤，呈息肉状、圆形或椭圆形，晚期可带蒂。

3. 内镜下常规活检阳性率极低。多块深挖式活检或内镜下肿瘤切除可获阳性结果。

4. 选择性动脉血管造影常可判断肌瘤的来源和性质。良性平滑肌瘤则表现为轮廓光滑、血管丰富、血管移位和造影剂蓄积等。壁间型、腔外型也皆可清楚显示。

【治　　疗】胃平滑肌瘤生长缓慢，早期肿瘤较小，无症状，常被偶然发现。较大或巨大平滑肌瘤常有症状或并发症，仅少数可出现恶变，平滑肌瘤术前诊断很困难，目前的治疗原则：手术治疗为主，内镜治疗为辅。

1. 经内镜切除 腔内型有蒂或无蒂的小平滑肌瘤可经内镜摘除。

2. 手术切除 胃平滑肌瘤绝大多数为良性肿瘤，即使恶变，其恶性程度也较低。故其手术方式与其他胃的恶性肿瘤有较大差异。胃平滑肌瘤多数术前误诊，术后病理切片才能明确诊断，术中仔细探查和冷冻切片检查等对本病与胃其他恶性肿瘤鉴别有帮助。良性平滑肌瘤与平滑肌肉瘤的鉴别十分困难，冷冻切片往往也无帮助。据文献报告，少数平滑肌瘤组织学形态为良性而生物学行为呈恶性。因此，术后要常规送病理检查并要常规随访5年。

（二）平滑肌肉瘤

病变发生于胃壁内平滑肌组织、位于胃体、胃底多见。除局部转移外，主要是血行转移，转移至肝多见，其次为肺，淋巴转移少见。

【临床表现】无特异性症状。

1. 上腹部疼痛不适、呕吐、乏力、体重下降、偶有低热。

2. 可突发上消化道大出血，甚至需紧急手术止血。

3. 部分患者上腹部扪及肿块，多可活动呈分叶、结节状。

【诊断和鉴别诊断】根据临床表现常易与胃溃疡、胃癌相混淆。

1. X线钡餐可发现胃内充盈缺损．有时在充盈缺损中心可有"脐样"溃疡阴影，或表现为胃受压、移位现象。

2. 胃镜可显示黏膜下肿物，但胃镜活检不易取得肿瘤组织，应尽可能向黏膜深部钳取。

3. 术前区别胃平滑肌肿瘤良性、恶性十分困难。一般认为，肿瘤＞3cm、侵犯周围器官、肝转移提示恶性。组织病理学如见细胞呈多形性，核分裂活跃，又有巨细胞时，考虑为恶性。有的学者认为凡有临床症状较大平滑肌瘤，即使病理诊断为良性，也应按恶性处理。

【治　　疗】只有手术完全切除肿瘤才可能获得治愈，总的原则是完全切除肿瘤，而尽可能保留胃的容量。较小的肉瘤可行胃次全切除术，较大的肉瘤则应做全胃切除术，如伴有肝转移，则做转移灶局部切除。切除术式和胃癌根治相同，胃平滑肌肉瘤对化疗、放疗不敏感。

第七节　十二指肠憩室

十二指肠憩室大多数发生在十二指肠降部，少数发生在横部和上升部。憩室多为单个，少数为多个。十二指肠憩室多发生于 60~70 岁老人。

【病　　因】十二指肠憩室的形成与先天因素有关。其基本原因：

1. 十二指肠肠壁上有局限性肌层缺陷，在胆管、胰管穿过处的肠壁较容易产生缺陷，故憩室多发生在这些部位。

2. 长时期十二指肠内压增高。

【病　　理】十二指肠憩室的主要病理变化：

1. 憩室多为单个，少数为多个。

2. 憩室多数位于十二指肠降部内侧，因此解剖上与胰腺关系密切。

3. 憩室颈部狭小，肠内容物进入憩室后可因排空不畅而产生急、慢性炎症，甚至出血和穿孔。

4. 十二指肠乳头旁憩室可能压迫胆总管和胰管，而引起继发性胆道和胰腺的病变。

【临床表现】大多数十二指肠憩室没有明显症状。有症状者约 5%。多为食物进入憩室内因颈小不易排出或并发炎症、溃疡等而引起症状。

1. 上腹部饱胀或疼痛，有时食欲不振，恶心，饱餐后加重。

2. 憩室合并炎症、溃疡时，上腹部疼痛较明显，呈持续性。憩室部位压痛，有时可引起腹泻。

3. 十二指肠乳头旁憩室，特别是乳头在憩室内可并发胆道感染、胆石症和急、慢性胰腺炎。并出现相应症状。

4．十二指肠乳头旁憩室有时可引起十二指肠梗阻。

【诊　　断】十二指肠憩室没有典型的临床症状，而与十二指肠溃疡、胆道疾病等症状相似。故一般依靠 X 线检查来协助诊断。X 线所见为与十二指肠腔相通的圆形或分叶状充钡阴影，轮廓整齐，外形可能随时改变。十二指肠钡剂排空后，憩室内仍残留钡剂。

十二指肠憩室穿孔时，X 线腹部平片可见十二指肠部有不规则积气，形状不随体位改变。

【治　　疗】

1．临床症状较轻而未合并其他疾病，可采用内科治疗。如调节饮食、抗痉挛药物、体位引流等。

2．临床症状明显，或合并其他病变，应先按其他病变治疗。如症状缓解，则不必手术治疗，如症状不能缓解，则应考虑手术治疗。

3．十二指肠乳头旁憩室和胆道或胰腺疾病同时存在，则须采用手术治疗。

4．十二指肠憩室出血、穿孔或十二指肠梗阻，必须手术治疗。

5．十二指肠降部外侧和横部的憩室，手术较为简单。小的单纯憩室可经肠腔翻入，颈部缝扎。合并炎症、溃疡的憩室以及大的憩室以切除为宜。

6．十二指肠乳头旁憩室切除难度较大，有损伤胆总管和胰管的危险。可选用经十二指肠胆总管括约肌成形术，然后再切除憩室。如胆管胰管开口于憩室内，可采用憩室旷置手术。即胃大部切除和胃空肠吻合术，以减少憩室并发症。如胆道有梗阻时，可行胆总管空肠内引流术或肠内引流术。

第八节　原发性十二指肠癌

十二指肠癌是指原发于十二指肠组织的恶性肿瘤。原发于胆管上皮或胰管上皮的壶腹部肿瘤虽位于十二指肠，但不属此列。

【病　理】十二指肠癌以腺癌最多，占其恶性肿瘤的80%，其次为恶性淋巴瘤、平滑肌肉瘤、类癌，其他如纤维肉瘤、脂肪肉瘤、鳞状细胞癌和恶性神经鞘瘤等则较少见。

十二指肠癌起源于肠黏膜；而十二指肠类癌则起源于肠道的 KuItschitzsky 细胞（肠嗜铬细胞），能产生多种胺类激素肽，属神经内分泌肿瘤，最常见的转移部位是肝脏，其次是肺。判断类癌的良、恶性不全取决于细胞的形态，主要取决于有无转移。一般认为肿瘤的转移与其大小有关，肿瘤小于1cm者转移率为2%，1~2cm者转移率为50%，超过2cm，则80%~90%有转移。

【临床表现】早期症状一般不明显，或仅有上腹部不适、疼痛、无力、贫血等。其症状、体征与病程的早晚及肿瘤的部位有关。其常见的症状、体征如下。

1. 疼痛 多类似于溃疡病，表现为上腹部不适或钝痛，进食后疼痛并不缓解，有时疼痛可向背部放射。

2. 厌食、恶心、呕吐 此类消化道的非特异性症状在十二指肠癌的发生率为30%~40%。

3. 贫血、出血为最常见症状，其出血主要表现为慢性失血，如大便隐血、黑便；大量失血则可呕血。

4. 黄疸系肿瘤阻塞壶腹部所致，此种肿瘤引起的黄疸常因肿瘤的坏死、脱落而使黄疸波动，常见于大便隐血阳性后黄疸也随之减轻；另外黄疸常伴有腹痛。以上两点有别于胰头癌之进行性加重的无痛性黄疸。

5. 体重减轻此种症状较常见，但进行性体重下降常预示治疗效果不佳。

6. 腹部包块 肿瘤增长至较大或侵犯周围组织时，部分患者可扪及右上腹包块。

7. 类癌综合征主要表现为阵发性面、颈部和上躯体皮肤潮红（毛细血管扩张），腹泻，哮喘和因纤维组织增生而产生右侧心瓣膜病。这些症状是由于类癌细胞产生的5-羟色胺和血管舒缓素的激活物质缓激肽所引起，常因进食、饮酒、情绪激动、按压肿瘤而激发。大多见于类癌而有肝转移的患者。

【诊　　断】由于本病早期无特殊症状体征，故诊断主要依赖于辅助检查，其中以十二指肠低张造影和纤维十二指肠镜是术前确诊十二指肠的主要方法。

1. 十二指肠低张造影是首选的检查方法，如行气钡双重造影可提高诊断率。因癌肿的形态不同，其X线影像有不同的特征，一般可见部分黏膜粗、紊乱或皱襞消失，肠壁僵硬。也可见息肉样充盈、龛影、十二指肠肠腔狭窄。

2. 纤维十二指肠镜检查因窥视第3、第4段困难，故可能遗漏诊断。临床可采用超长内镜或钡餐弥补其不足。

3. B超、超声内镜和CT检查可见局部肠壁增厚，并可了解肿瘤侵犯范围、深度、周围区域淋巴结有无转移及肝脏等腹内脏器情况。

对于上述检查仍未能确诊者，行选择性腹腔动脉和肠系膜上动脉造影，有助于诊断。

【治　　疗】十二指肠癌原则应行根治性切除术，其术式可根据肿瘤的部位和病期选用十二指肠节段切除或十二指肠切除等术式。对于不能切除的肿瘤可采用姑息性胆肠引流或胃肠引流等术式。对于<1cm或患者全身情况较差者，可采用局部切除。

放疗、化疗对十二指肠腺癌无显著疗效，对类癌有一定的效果。

第九节　肠系膜上动脉压迫综合征

肠系膜上动脉压迫综合征指十二指肠第3或第4段因受肠系膜上动脉（或其分支结肠中动脉）压迫所致的慢性肠梗阻，也可称为十二指肠血管压迫综合征。

【病　　因】十二指肠血管压迫综合征发生的原因可能是多方面的或者

是综合性局部解剖因素所致。

1. 正常情况下，肠系膜上动脉与腹主动脉形成 40°～60°角，十二指肠第 3 或第 4 段正位于锐角的间隙内。当角度小于 20°时，就可使十二指肠第 3 或第 4 段压迫于椎体或腹主动脉上而造成梗阻。

2. 十二指肠空肠悬韧带过短或肠系膜上动脉起源于腹主动脉的位置过低。

3. 腰椎前凸畸形或长期仰卧使背部过度后伸的体位。

【临床表现】

1. 症状多在 30 岁以后出现。

2. 呕吐为主要症状，多发生于饭后，呕吐物含胆汁及所进食物。呕吐多不伴有腹痛，并对食欲无明显影响。

3. 患者常发现症状发作时改变体位（侧卧，俯卧等）可以减轻症状。

4. 病程较长，最终可出现消瘦、脱水、全身营养不良。

5. 在发作期，主要体征为胃扩张、胃蠕动波及振水晋。

【诊断和鉴别诊断】

病史、症状，特别做钡餐检查为诊断此病的关键。钡餐检查表现为十二指肠扩张，并有反复的逆蠕动，钡剂可反流入胃，十二指肠第 3 段可见外型压迹和钡剂受阻中断现象，就能够确诊。

在鉴别诊断方面须考虑十二指肠第 3 或第 4 段排空障碍的其他疾病，如肿瘤、结核等。还需与先天性巨十二指肠症鉴别。

【治 疗】

1. 急性发作期应采用禁食、胃管减压来缓解症状。

2. 服用阿托品等抗痉挛药物。

3. 采用改变体位，并将身体下部抬高的方法。

4. 如果病情严重，非手术治疗无效，在十二指肠降部和横部交界处，施行十二指肠空肠吻合术来恢复胃肠道的通畅。有的亦可采用屈氏韧带松解术使十二指肠下降减轻压迫。

（李 挺 王振宝 罗 炜）

第十章　小肠疾病

第一节　小肠梅克尔憩室

梅克尔（Meckel）憩室是回肠末端的指状或带状突出物，系卵黄管退化不全所遗留的肠道发育畸形。大多数憩室可终身不发生症状，其症状多由并发症而引起。本病可发生于任何年龄，其中60%发生于2岁以内，随着年龄的增长而减少。

【病　　因】当胚胎第6周时，肠卵黄管腔即闭合而萎缩，且从肠壁脱落。当近肠的一段闭合不全，仍与肠腔相通时，即形成Meckel憩室。憩室具有与肠壁同样的组织层次，但也可含有各种的异位组织，尤以胃黏膜和胰腺组织较常见。憩室可因异位组织分泌消化液损伤肠黏膜而引起溃疡、出血、穿孔等。

【临床表现】大多数患者无症状，仅约40%的患者出现临床症状。60%的患者为10岁以下儿童，30岁以上很少出现症状。

1. 腹痛　脐部或有下腹隐痛，为憩室发炎所致。伴有恶心、呕吐、低热。下腹或脐部压痛、肌紧张。

2. 便血　小儿有间歇性便血、贫血或大量便血，典型者呈葡萄酒红色便。多为异位胃黏膜发生消化性溃疡所致。

3. 小肠梗阻和穿孔　因憩室的远端至脐的索条压迫，可引起肠梗阻。

4. 脐部异常　当脐部有粪瘘时，应想到脐肠瘘存在的可能。

【诊断和鉴别诊断】Meckel 憩室及其并发症无特殊的临床表现，与其他急腹症下消化道出血等很难鉴别。但当婴儿出现这些临床表现时，应考虑到 Meckel 憩室及其并发症的可能性，尤其是发现伴有脐茸，脐肠瘘时更应注意。99m 锝（99mTc）核素扫描诊断 Meckel 憩室准确率可达 70% ~ 80%。

【治　　疗】对有症状的憩室应予手术切除。在开腹探查时发现憩室虽未引起症状，也应切除。尤其是在婴幼儿或儿童，因以后有发生并发症的可能。但如有腹腔的感染，或不是因憩室引起的肠梗阻患者一般情况差，则不应同时切除憩室。手术方法可采用楔形切除，要切除完全。如憩室基底宽大或附近回肠有炎症，则可与憩室相连的一段肠管一并切除，行小肠端端吻合术。

第二节　克罗恩病

克罗恩病又称 Crohn 病、节段性肠炎，是一种原因未明的、以回肠末段为主要病变的肉芽肿性炎症病变，但也可侵犯胃肠道的任何部分，包括口腔到肛门，合并纤维化与溃疡。转移的病变可侵及肠道以外，特别是皮肤。多见于青年人。临床表现决定于病变的部位和病变的范围。全身并发症可有发热、营养不良、贫血、关节炎、虹膜炎及肝病等。

【病　　因】确切的病因至今仍不清楚。可能与病毒感染、免疫异常和遗传有关。

【病　　理】

1. 病变部位 Crohn 病可累及胃肠道从口腔到肛门的任何部位。以末端回肠及右半结肠最常见。

2. 肉眼所见 ①典型改变是病肠较正常增厚 2 ~ 3 倍并呈皮革样。②病变肠系膜淋巴结肿大，直径可达 3 ~ 4cm。③病肠可与其他肠曲或器官粘连，甚至粘连成团。可因内瘘互相沟通，或构成脓肿的壁。④病变可单发或多发，跳跃式分布。⑤急性 Crohn 病肠壁病理改变稍轻，主要改变为肠壁明显充血、水肿、增厚、浆膜面色暗红且呈颗粒状。黏膜呈鹅卵石状表现。

3. 镜检病变见于肠黏膜层、黏膜下层和浆膜层。有淋巴细胞聚集，可见生发中心。还可见到浆细胞、多核细胞和嗜酸性粒细胞。

【临床表现】克罗恩病起病隐袭，早期常无症状，或症状轻微，易被忽略。从有症状到确诊一般平均 1~3 年，有些患者发展到症状明显时才就医。

1. 全身　表现体重下降，日渐消瘦为常见症状。约 1/3 患者有低热或中等度发热，不伴发冷，此时常为活动性病变。

2. 腹痛　约占 95%，常位于右下腹或脐周围，多为痉挛性痛，可因饮食诱发，排便后能缓解。

3. 腹泻　是主要症状，约占 92%，多为间歇性发作，大便次数与病变范围有关。可有脓血便。

4. 便血　约占 15%，结肠病变的患者可达 40%。

5. 腹部包块　约占 20%，常在右下腹触到，有压痛。

6. 肛门和直肠周围病变　以慢性、易复发的肛裂、溃疡、复杂肛瘘、直肠周围脓肿为特征。

7. 腹腔脓肿、腹壁外瘘，极个别并发肠道穿孔。

8. 营养缺乏肠道的广泛病变，吸收面积减少，菌群失调，以致发生腹泻。厌食、食物摄入减少，因而出现不同程度的营养不良。

9. 急性发作　远端回肠的急性病变导致急性阑尾炎样表现。

【并发症】分肠道和肠外 2 类。

1. 肠道并发症①肠梗阻；②瘘管；③肛裂；④肠出血；⑤肠穿孔；⑥癌变。

2. 肠外并发症发生率为 5%~10%，有结节性红斑、虹膜炎、口腔和生殖器浅小溃疡、多发性关节炎、脊椎炎等。30% 广泛回肠病变患者可发生胆结石。还有尿石症、蛋白尿等。

【辅助检查】

1. 实验室检查 70%的患者有不同程度的贫血。活动性病变时末梢白细胞可以增高，约半数患者血沉增快，大便潜血阳性，血清免疫球蛋白增多。

2. X线检查 钡剂胃肠造影是诊断的重要依据，肠系造影显示小肠末端最有价值，结肠病变则行钡灌肠。造影片中可见肠壁增厚、狭窄（线样征），15%的患者呈跳跃式多发病变，病变处还可见到纵行溃疡及裂隙，鹅卵石征。

3. 内镜检查纤维结肠镜检显示 50%以下慢性患者直肠无异常。末端回肠及结肠可以见到斑片状分布的口疮样小溃疡，黏膜深溃疡，纵裂鹅卵石征等特征性表现。

【诊断和鉴别诊断】对有上述病史和典型 X 线征象者，一般可明确诊断。但须注意与急性阑尾炎、溃疡性结肠炎、肠结核、结肠肿瘤、小肠淋巴瘤、肠阿米巴、放线菌病等鉴别。

【治　　疗】本病无根治疗法，且于术后复发率高，所以除非发生严重并发症，一般宜行内科非手术治疗。对不能除外阑尾炎而剖腹探查的患者，一旦发现为本病，应禁止行阑尾切除术。

（一）非手术疗法

1. 支持疗法

（1）卧床休息，消除紧张情绪。

（2）饮食少渣，无刺激性，富于营养的食物，酒、茶、咖啡、冷食或调味剂不宜食用。

（3）适当补充维生素，纠正水电解质紊乱。

（4）低蛋白血症或贫血明显者适量输血。

2. 药物治疗 主要是对症治疗。

（1）解痉剂：腹泻、腹痛时，除注意食用少纤维素的食物外，可适当给以抗胆碱能药物，如在饭前给以阿托品或颠茄等。也可给以复方苯乙哌啶片（地芬诺酯 2.5mg、阿托品 0.025mg）1～2 片，3/d，对止泻效果较好。

（2）抑制炎症及免疫反应药：柳氮磺吡啶（水杨酸偶氮磺胺吡啶，SASP）一般维持量 0.5g，4/d，必要时可增加到 4g/d，分次服用。应注意白细胞减少等副作用。甲硝唑（灭滴灵）0.4g，2/d。ACTH 和肾上腺皮质激素，可有暂时效果，使食欲增加，体温下降，精神改善，但可引起副作用，加重肠出血、肠穿孔、肠坏死以及精神反应等，应慎重使用。免疫抑制药物如巯嘌呤，亦可应用环孢素（环孢霉素 A），但价格昂贵，不宜普遍应用。

（二）手术治疗 患者大多为慢性，病程长，易反复发作，70%～75% 的患者因其并发症而最终需要外科手术治疗。

1. 手术适应证①肠梗阻；②肠瘘（包括内瘘）；③游离穿孔；④腹腔脓肿；⑤慢性反复出血和肛门病变等（内科治疗无效时）；⑥癌变；⑦严重的全身并发症（如关节炎、肝脏损害、脓皮病、虹膜睫状体炎）内科治疗无效者。

2. 手术方法 有 3 种方式，即短路手术、短路加旷置术和病变肠管切除端端吻合术。术式的采用根据病情而定。

（1）短路手术：是将不能切除的肠段近远段肠管进行吻合。此种术式仅用于十二指肠克罗恩病引起梗阻者。

（2）短路加旷置术：是在病变近侧肠管横断，远侧断端内翻缝合近侧肠管与远侧肠管行端侧吻合术，此种手术适用于患者情况差，粘连广泛，或腹腔内感染不宜行肠切除者。但复发率高，易引起盲袢综合征，还有癌变的可能。可作为临时性措施，待情况好转后，再行二期病变肠管切除术。

（3）病变肠管切除端端吻合术：是最常用的一种术式。切除边缘应距离病变肠管 5～10cm，不宜过近或过远。过近易致肠瘘，切除过多并不能降低复发率。

术后要坚持长时间内科治疗，尤其是血沉快、体温高、有慢性出血等存在活动性病变的患者，更要重视。因本病具有一定的癌变发生率，故应尽可能切除病灶。

第三节　出血坏死性肠炎

出血坏死性肠炎是一种局限于一般肠管的急性蜂窝织炎性病变。主要累及黏膜及黏膜下层，常引起肠壁黏膜的广泛坏死，有时引起肠壁的穿孔。以儿童和青少年好发。

【病因及病理】尚未确定，近年来则认为是由产生 β–毒素的 C 型魏氏杆菌或肠道内缺乏足够破坏 β–毒素的胰蛋白酶所引起。本病的病理改变在空肠、回肠，其次在十二指肠，有时也可累及结肠和胃。炎症、出血或坏死呈节段性，与正常的肠段相隔分布，严重的融合成片。受累肠壁各层可呈水肿、出血、坏死和溃疡形成，甚至穿孔。

【临床表现】

1. 腹痛，初起较轻，1～3d 后加重，为持续性伴阵发性加剧。

2. 腹泻，初为水样便，继有血便。

3. 恶心和呕吐。

4. 发热，起病即有发热，为低、中度发热，少数可达 39℃ 以上。

5. 全身中毒症状。

根据临床表现分为 5 型：①急性胃肠炎或痢疾型：症状以恶心、呕吐、腹痛、腹泻为主；②急性消化道出血型；③急腹症或腹膜炎型；④中毒休克型；以中毒症状及周围循环衰竭为突出表现；⑤轻型。

【诊断和鉴别诊断】本病在多发地区特别是夏秋季节，遇有儿童及青少年患者，容易想到本病。化验检查可见白细胞计数中度升高，大便如肉眼观察不带血而潜血试验往往阳性，一部分患者中大便培养有大肠杆菌生长，厌氧菌可见到产气荚膜杆菌。X 线平片检查在平卧位可见小肠扩张积气，空肠黏膜皱襞粗糙，肠间隙增宽，立位片可见液平面，肠段坏死时则示不规则的致密阴影团。但应注意与肠套叠、细菌性痢疾、急性阑尾炎、急性胰腺炎、绞窄性肠梗阻等鉴别。

【治　疗】

1. 非手术治疗

（1）禁食、胃肠减压以减轻肠腔膨胀并保证胃肠道的充分休息。

（2）静脉输液维持水电解质平衡，必要时输血和血浆以补充营养。

（3）用广谱抗生素以及甲硝唑（灭滴灵）以抑制肠道细菌特别是厌氧菌的生长。

（4）肾上腺皮质激素：成人每日静滴氢化可的松 200～300mg 或地塞米松 5～10mg，以减轻中毒症状，并有抗休克及抑制过敏反应作用。此药有促进肠出血或穿孔的危险，用药时间一般不超过 3～5d。

（5）抗休克：如有休克者，在补足液体基础上早期可用血管扩张药和用升压药物，必要时用右旋糖酐、全血、血浆维持血浆渗透压，使血压回升

2. 手术治疗

（1）手术指征：①并发肠梗阻经非手术治疗不见好转或腹膜炎体征明显者。②严重大量便血经药物治疗不能制止者。③经内科治疗中毒症状反而恶化者。④有肠穿孔可疑者。⑤疑有绞窄性肠梗阻或不能排除其他急腹症。

（2）手术方式：如肠管无坏死、穿孔、出血者可用 0.25% 普鲁卡因肠系膜封闭，术后继续内科治疗。已有肠坏死、穿孔、出血者可行肠段切除术。假如系单纯穿孔，可予以修补。对于病情严重的小儿患者可行肠切除、造口和二期吻合。

第四节　肠　结　核

肠结核是因结核杆菌侵犯肠管所引起的慢性特异性感染。本病多见于 20～40 岁中青年人。

【病因及病理】原发性肠结核较少见，约占肠结核的 10%，感染来源一

般由于饮用了污染了结核杆菌的牛奶。继发性肠结核的感染途径有 3 个：①患肺结核的患者吞入了含有大量结核杆菌的痰液而达肠道；②血源感染；③附近脏器结核的浸润。

肠结核病变 85% 发生在淋巴组织最为丰富的回盲部，其发生率高的原因可能是：①生理情况下肠内容物在回肠末端停留的时间较长，加上结肠近端有逆蠕动增加了肠黏膜与结核杆菌的接触机会；②回盲部淋巴组织比较集中，结核杆菌对淋巴组织有亲和性。

肠结核按其病理变化，可分为溃疡型、增殖型和混合型。

【临床表现】肠结核没有特异的症状和体征。起病多缓慢，早期可无症状，有些肠结核是因为其他原因开腹手术时被意外发现，典型者可出现以下症状。

1. 腹痛 有腹痛症状者占 95% 以上，疼痛部位大多在右下腹部，也可在脐周、上腹或全腹部。常因进食诱发腹痛，多伴有腹泻。呕吐和排便常可使疼痛缓解。

2. 腹泻 常与腹痛相伴随，且腹泻与便秘常交替出现。

3. 体重体重下降，形体消瘦。

4. 结核病的毒性症状如发热、盗汗、虚弱等。

5. 腹部体征腹痛发作时右下腹可见蠕动波及隆起包块，并可扪及条索状或块状肿物，不易移动，有压痛。有肠梗阻、肠穿孔、局限性腹膜炎时，可有肠鸣音亢进、肠型、压痛、反跳痛等。

【诊　　断】早期肠结核无明显症状，诊断较难，对于活动性肺结核的患者，有上述临床症状和体征，同时进行如下检查，有助于诊断。

1. 实验室检查 常规化验可有末梢血红细胞减少，血红蛋白下降、约 90% 血沉增快。大便浓缩法找结核杆菌及结核杆菌培养阳性对诊断帮助较大。

2. X 线检查 胃肠钡餐检查有肠蠕动反常，排泄缓慢，肠腔狭窄或不规则充盈缺损。

3. 纤维结肠镜检查 可看到溃疡或增殖性病变，活检如发现结核病变，可以确诊。

【治　疗】

（一）非手术治疗

1. 全身支持治疗 休息和营养是抗结核治疗的基础，并需要补充多种维生素和钙剂。如不能进食，应静脉补充营养。

2. 抗结核治疗 是必不可少的。术前、术后均应行抗结核治疗，以防结核感染扩散。目前多采用抗结核药联合应用，如异烟肼、利福平、乙胺丁醇3 种药联用，疗效较好。如对第一线药物产生耐药性，则改用利福平、卡那霉素、乙胺丁醇。链霉素一般在发病早期可选用。抗结核治疗切不可半途而废或停停用用，一般疗程在 18～24 个月。

（二）手术治疗

1. 适应证

（1）结核性溃疡发生肠穿孔。

（2）局限性穿孔有脓肿或肠瘘。

（3）肠梗阻。

（4）肠道大量出血。

2. 手术方法

（1）局限性增殖型小肠结核，行部分肠切除端端吻合术，可获良好效果。

（2）回盲部结核，以行右半结肠和有病变末段回肠切除及回结肠端端吻合术。如因广泛粘连固定，切除困难者，可在病变肠段近侧切断回肠，将其远端缝合封闭，并将近侧断端与横结肠做端侧吻合。尽量避免行单纯的回肠横结肠的侧侧吻合术，此术式最大弊端在于病变部位仍有部分食物通过，局部得不到休息，部分肠梗阻症状不能消除。

（3）急性肠穿孔应急诊剖腹探查，根据患者的全身情况和腹内污染程度行病变肠段切除或单纯腹腔引流术。慢性肠穿孔所致局限性脓肿，以脓肿切开引流术为宜。待经抗结核治疗，形成瘘管再处理。

（4）肠外瘘，在有效抗结核和支持治疗后，择期行瘘管和病变肠段切除术。

除急性肠套叠外，尚有慢性复发性肠套叠，多见于成人，其发生原因常与肠息肉、肿瘤等病变有关。多呈部分梗阻，故症状较轻，可表现为阵发性腹痛发作，而发生便血者少见。由于肠套叠可自行复位，所以发作过后检查常为阴性。

第五节　伤寒肠穿孔

肠伤寒穿孔是肠道在感染伤寒杆菌的基础上并发肠壁的穿孔是伤寒病的一个严重的并发症。主要发生于青壮年男性患者，占伤寒的2%～4%。

【病因和病理】伤寒病由沙门菌属伤寒杆菌所引起。伤寒杆菌经口进入肠道，部分通过肠黏膜侵入回肠末端和肠系膜的淋巴滤泡和淋巴结节。当机体抵抗力低下时，细菌和毒素进入血流造成菌血症和毒血症，至病程第2～3周，肠壁表层发生坏死脱落形成溃疡。溃疡一般较浅，但有时深达浆膜层。如有腹内压增加的因素或腹胀、便秘、腹泻、严重出血等情况，即易引起穿孔。穿孔多发生在距回盲瓣50cm以内的末端回肠，多为单发，10%～20%为多发。穿孔直径一般不超过1cm。

【临床表现】

1. 突发下腹痛，短期弥漫至全腹，伴恶心、呕吐。

2. 中下腹部有明显压痛、肌紧张及反跳痛，以下腹为甚。

3. 肠鸣音减弱或消失。

4. 大部分患者发病前有发热。

5. 实验室检查白细胞明显增高，中性粒细胞增多，肥达反应阳性。

6. X线腹部摄片，膈下有游离气体（60%～70%）。

【诊断和鉴别诊断】对有伤寒典型症状而在病程第 2~3 周出现腹痛具有上述体征的患者、诊断较易。有时临床征象不典型，则诊断比较困难。这类患者发热不明显，仅有头痛不适、四肢酸痛，食欲不振。由于症状轻微。患者多被忽视，亦未卧床休息，称为"逍遥型"伤寒。该类患者腹痛以有下腹为主以及局限的腹膜刺激征象，临床上常被误诊为急性阑尾炎穿孔而手术。但如仔细询问病史，检查患者，腹部透视，应能做出诊断。

【治　　疗】肠伤寒穿孔一经做出诊断，手术越及时．治疗效果越好。术中找出回盲部，探查阑尾无病变后，沿回肠向上检查，即可迅速发现穿孔。如穿孔仅为一处，其邻近肠壁组织比较正常，则仅做穿孔修补术，并放置腹腔引流。同时检查肠管有无肠壁已很薄接近穿孔，如有应在该处行浆肌层缝合。若穿孔过大，且周围肠壁水肿硬结，估计缝合后难以愈合，可在穿孔修补后，加做穿孔近侧回肠插管造口术。对于多发穿孔，根据思考的全身情况和肠壁炎症的程度采取肠段切除术或修补加肠插管造口术。术后继续进行抗伤寒和抗腹膜炎治疗，加强支持治疗，如少量多次输新鲜血等。

第六节　短肠综合征

短肠综合征是指由于不同原因造成小肠吸收面积减少而引起的一个临床症候群。据沈立荣报道成人保留的小肠少于 100cm 即发病，其主要表现为腹泻和严重的营养障碍。

【病因及病理】

1. 病因

（1）小肠广泛坏死加急性肠系膜血管闭塞，外伤性肠系膜血管破裂，小肠扭转，腹内癌等。

（2）某些小肠炎症病变多次手术切除小肠。

（3）小肠短路手术或小肠结肠吻合术（国外减肥术式）。

（4）胃大部切除时错误的胃回肠吻合。

2．病理生理变化

（1）切除小肠长度的 70%，易引起代谢紊乱。切除小肠超过 75% 而不予特殊营养支持，很难长期生存。

（2）切除小肠的 50%，可不出现短肠综合征。但如切除回盲瓣，则即使只切除小肠的 50% ~ 60%，亦可导致严重营养障碍。

（3）回肠切除 100cm 后，胆盐和维生素 B_{12} 吸收障碍。

（4）近端小肠切除引起的营养障碍相对较远端小肠切除为小。

（5）剩余肠管增生，肠黏膜隐窝变深，绒毛肥大增高。

（6）血和肠管组织中肠源性高糖素含量增多。

【临床表现】

1．腹泻　手术后一般分为 3 期：

第一期：术后 4 周以内，频繁腹泻、水泻、水电解质大量丢失、免疫功能低下、易发生感染。

第二期：术后 1 个月至 1 年，为功能代偿期，每天腹泻 7 ~ 8 次，并发脂肪痢，营养不良。

第三期：术后 1 年以后. 为适应期，体重略增加. 腹泻次数减少。

2．体重减轻　食欲减退、消化吸收不良、消瘦、甚至严重营养不良致体重减轻。但如剩余小肠已适应代偿，吸收不良改善，体重较前增加。

3．并发症①胆囊结石；②泌尿系草酸钙结石；③维生素 B_{12} 缺乏；④贫血、低蛋白、低胆固醇、血钙、血镁低下等。

【诊断和鉴别诊断】根据小肠广泛切除及其他易引起回肠吸收面积减少的手术病史以及腹泻的临床表现，较易做出诊断和鉴别。

【治　　疗】

（一）非手术治疗

短肠综合征的治疗主要是针对腹泻及伴有的营养物质的丢失。一般分 3 个阶段进行。

第一阶段（静脉高营养阶段）：主要是维持水与电解质平衡，禁食，应用静脉高营养来维持患者的营养需要，并适当补充钙镁及其他微量元素，为了减少腹泻，可用鸦片酊、可待因、次碳酸铋等药物。

第二阶段：约 1 个月以后，腹泻次数减少，病情渐稳定，治疗主要是饮食调节。开始要素饮食与静脉高营养结合应用，然后补充易消化的饮食。要素饮食灌注时须稀释成等渗液，开始小量进行，若超过残留肠段的吸收能力时，则腹泻加重。脂肪应逐渐增加，开始限制在 20g 以内。

第三阶段：完全经口营养，并肌内注射维生素 B_{12}，补充维生素 A、维生素 D、维生素 K 和多酶片等。

（二）手术治疗

1. 手术指征 残留肠段小于 100cm，生存质量差，经过 6 个月以上的观察患者仍有腹泻，不补充静脉营养，体重即不能维持到正常水平的 70% ~ 80%。

2. 手术目的 延长肠内容物储存时间，延缓排空时间，促进肠黏膜新生，增加残肠吸收。

3. 手术方式

（1）部分小肠倒置术：目前临床用于倒置小肠段为 7 ~ 14cm，多数学者主张倒置肠段为 10cm，最多不超过 15cm，且倒置部位以残留小肠末端为宜。应注意保护肠管的血运，勿使系膜扭曲过紧压迫血管。

（2）结肠间置术：动物实验切除小肠 90%，用结肠 15cm 顺蠕动置空肠间成功，肠内容物通过时间延长，水及营养吸收改善，无梗阻。顺蠕动和逆蠕动结肠段间置都能延长小肠排空时间，顺蠕动结肠段间置在小肠近端，使营养素释人远段小肠的速度减慢，逆蠕动结肠间置在小肠远段，其作用与逆蠕动段小肠相似。

（3）小肠移植术：小肠移植的方式有 3 种：①单独小肠移植；②肝肠联合移植；②多器官联合移植。

小肠移植主要受技术、免疫、感染及肠功能恢复等问题的制约，这些也是成功地进行小肠移植必须克服的障碍。

【预　　防】本病一旦发生，严重者危及生命，部分需要长期静脉营养维持生命，因此，应尽可能预防本病的发生。避免做广泛小肠切除，力求多保留肠管为原则，尤其要保留回盲瓣。有研究表明，保留回盲瓣的儿童仅留有 15cm 小肠就能生存，而丧失回盲瓣的儿童能生存者至少须留有小肠 40cm。一旦广泛切除，则同时行肠管倒置术或其他术式使本病的发生减少到最小的限度。小肠广泛切除后，应加强营养支持治疗，维持水、电解质平衡，注意补充微量元素，预防感染。一旦形成胆囊结石或泌尿系结石，则给予相应的治疗。

第七节　黑斑息肉病

黑斑息肉病是一种少见的家族性疾病。又称 Peutz-Jegher 综合征。其特点是口腔黏膜、口唇、双侧手掌和足底有色素沉着以及胃肠有多发息肉。是一种显性遗传病，有很高的外显率，男性和女性都可携带基因。肠息肉和黑斑由单一的多显性基因所引起，临床上仅半数患者有家族史。

【病　　理】

1. 息肉为错构瘤。

2. 组织学上除正常的肠黏膜腺体外，可见到腺瘤性息肉中所没有的平滑肌成分。

3. 从黏膜肌层分叉如树枝样长入息肉内。

4. 黑斑最常见于唇部、口腔黏膜和手指；足趾、肛周、手掌和足底也可见到。

5. 息肉可发生在胃至直肠的任何部位，以空回肠最多见。

【临床表现】

1. 反复发作腹部绞痛，为肠息肉引起肠套叠所致。

2．便血，为息肉糜烂引起出血。

3．部分患者可扪及肿块。

4．唇、口腔黏膜、手掌、足底多发性黑斑为本病特征。

【诊　　断】

1．X 线检查 可行胃肠道钡餐或小肠灌钡法证实胃肠道有无息肉。

2．纤维内镜检查 对结肠直肠或胃息肉可行纤维结肠镜或目镜检查以了解息肉的大小、分布、数目，并可做病理检查。

【治　　疗】

1．观察　由于息肉分布较广泛，难以将息肉全部切除，而且极少癌变，故对没有明显症状的患者可以长期观察。

2．手术治疗　手术的目的是解除临床症状而不是根治。

（1）手术适应证：①肠套叠合并有明显的肠梗阻；②反复出现较大的肠道出血；③发现有个别孤立较大的息肉或多发性息肉密集于某一肠段，且有反复发作腹部剧烈疼痛。

（2）手术方式：①并发肠套叠急诊手术如无肠坏死可行肠套叠复位术，尽可能做息肉切除，已有肠坏死者则行肠切除吻合术；②出血较大的息肉应予以摘除；③息肉大于 2cm 者，手术探查，分别切开息肉段肠壁摘除息肉。

3．内镜治疗 对于胃、大肠的息肉，可用内镜在检查的同时予以摘除或电灼。

4．黑斑的治疗 唇部黑斑有碍美容，如患者要求手术，可以刮除，其他部位黑斑可以不治。

第八节　原发性小肠肿瘤

小肠肿瘤，不论良性或恶性，占胃肠道肿瘤的 1% ~2% 。以恶性肿瘤多见，约占 3/4，其中肠癌和恶性淋巴瘤较多，男较女多，2∶1 左右；发病年龄以 40~60 岁最多见，而在儿童和青年中，恶性淋巴瘤并不少见。良性肿瘤年龄范围大。由于小肠的检查方法有一定时限性，故在诊断上易被忽略。

【病　　理】良性肿瘤较常见的有平滑肌瘤、纤维瘤、腺瘤、脂肪瘤及血管瘤等。恶性肿瘤中以恶性淋巴瘤、癌、平滑肌肉瘤、炎性癌等较多见。腺瘤和癌多位于十二指肠，其他肿瘤多位于回肠和空肠。

1. 良性肿瘤

（1）平滑肌瘤：是良性肿瘤中最常见的一种，常为单发，位于回肠部，一般质地较硬，有时可发生变性或囊性变，中心部分可发生出血、坏死以及穿孔，约15%的患者可以发生癌变。

（2）脂肪瘤：常位于黏膜下，向肠腔内突出，可以是单发，亦可以是多发，直径一般 2~3cm，恶变较少见。

（3）腺瘤：常发生于肠黏膜，有单发或多发呈乳头状或息肉样突入肠腔。小肠腺瘤一般较小、自 1mm 至数厘米，有发生癌变的可能。同时在口唇及其周围和口腔黏膜有色素沉着，这种病称黑斑息肉病。

（4）纤维瘤：常来源于肠壁结缔组织中的纤维细胞，绝大多数是单个，有发生恶变的可能。

（5）血管瘤：多发生于黏膜下层的血管丛，以海绵状血管瘤和毛细血管瘤多见，有时可累及肌层，绝大多数血管瘤可突向肠腔，易引起肠壁溃疡出血和穿孔。

2. 恶性肿瘤恶性肿瘤中以原发性淋巴瘤最多见，主要有淋巴肉瘤、网状细胞肉瘤及霍奇金病等3类。

（1）恶性淋巴瘤：由于远端小肠有较丰富的淋巴组织，恶性淋巴瘤也最多见于回肠，其次为空肠。淋巴肉瘤有多发倾向。并可发生区域性淋巴结转移和肝、肺、脑等处转移。

（2）癌：大体可分为肿块型和缩窄型 2 型。肿块型为突向腔内的肿瘤，常伴有溃疡形成；缩窄型主要沿肠壁浸润，使肠壁增厚致管腔狭窄。组织学分类以腺癌最多见，少数为未分化癌或黏液癌。

（3）肉瘤：肉瘤中以平滑肌肉瘤较多见，常突出肠腔外形成大的肿块，往往伴有中心坏死，肠黏膜由于坏死形成溃疡，可并发出血或穿孔。小肠肉瘤可通过血液转移至肝脏或其他脏器，也可通过淋巴扩散至系膜或远处淋巴结。

【临床表现】有腹痛、腹部肿块、梗阻和体重减轻四大症状。

1. 腹痛　隐痛、胀痛或绞痛，隐痛为持续性，绞痛为阵发性，后者多见于部分梗阻、完全梗阻时或肠套叠后发生。

2. 腹部肿块　良性者肿块多光滑，活动度较大．腹部肿块多见于消瘦恶性肿瘤患者。良性或恶性肿瘤的早期均不能触及肿块。约30%的患者可发现腹部肿块，其特点是忽隐忽现，良性小肠肿瘤活动度大，恶性8中瘤约1/3固定，可伴有压痛。

3. 梗阻肿瘤向腔内生长，巨大肿瘤或肿瘤并发肠套叠时出现部分或完全性梗阻。

4. 体重减轻无论良性或恶性，因长期腹痛或并发出血，约1/3患者有体重减轻。

5. 出血或穿孔　多为恶性肿瘤表面糜烂所引起。表现为反复黑便、大量血便或仅有隐血试验阳性。并发肠穿孔者可引起腹部剧痛和腹膜炎体征。如穿通至其他空腔脏器可形成内瘘。穿孔多见于恶性肿瘤。

6，其他症状食欲减退、发热、腹泻等。

【诊断和鉴别诊断】对临床出现上述症状而经食管、胃、结肠等部位的各种检查未能明确病因时，应考虑到有小肠肿瘤的可能。并做如下检查协助诊断。

1. 腹部平片　所有小肠肿瘤有肠梗阻症状者，腹部平片如见肠内气液团，不必再用钡餐检查，以避免发生并发症。

2. 小肠钡剂造影　病变在空肠者易查出，越向下由于肠襻迂回重叠，有些肿瘤不易发现而被漏掉。有些与肠炎性疾病不易区别，因此应该注意检查方法以提高阳性率。

3. 小肠双重对比造影 先让患者取坐位，经口插一长135cm可以控制旋转而柔韧易曲的长管，亦可用M-A管。插管前10min口服甲氧氯普胺（灭吐灵）20mg，咽喉部用1%地卡因表面麻醉。管吞下并推送至胃，再取卧位透视下使管下行达十二指肠空肠曲15cm以下，以100mL/rain的速度注入浓度80%（量/容）的钡剂共200mL，如有反流现象则减速注入。随后注入0.5%甲基纤维素（Mc）溶液1000~2000mL，速度亦100mL/min，如反流则放慢速度，或取左侧卧位以免反流。用Mc溶液较注水或空气为优，因其能完整地推钡前进，亦能保护钡剂在黏膜上的涂布，不致很快破坏，也无局部刺激。本法可显示小肠肿瘤的部位和侵犯程度。

4. 纤维内镜检查纤维小肠镜，对小肠肿瘤和胃肠道多发性息肉病的诊断以及对小肠炎性疾病、吸收不良综合征和原因不明的小肠出血的鉴别很有帮助。

5. 选择性腹腔动脉造影 对诊断有无肿瘤、肿瘤浸润和转移程度有意义。可显示出不规则的血管，平滑肌肉瘤表现血管丰富，腺癌则血管贫乏。

【治　疗】

1. 小肠良性肿瘤可以引起一些严重的并发症，且有恶变的可能，治疗以手术为宜。较小的或带蒂的可做局部切除。较大的或局部多发的，应将受累的肠管切除并端端吻合。

2. 小肠恶性肿瘤如病变局限，应行根治切除术，将肿瘤连同邻近肠管、系膜及区域淋巴结一并整块切除或小肠较广泛的切除，然后再做端端吻合。如病变已有较广泛的转移，尽量争取行姑息性切除。确实不能切除，可行病变上下端的祥间侧侧吻合，以解除或缓解梗阻。

3. 术后根据情况给予中药、化学药物、放射治疗等综合疗法。恶性淋巴瘤可选用氮芥、环磷酰胺、长春新碱、丙卡巴肼（甲基苄肼）等化学药物。对放射治疗较敏感的肿瘤，可对局部残留组织进行放射治疗，通常给予组织量35~40Gy。

第九节 小肠梗阻

肠梗阻是指由于各种原因所引起的肠内容物通过障碍，从而诱发一系列的病理生理变化和复杂多变的临床症候群。急性肠梗阻是外科常见急腹症之一，其发病率仅次于急性阑尾炎。临床上常将它与急性阑尾炎、急性胆囊炎、溃疡病急性穿孔并称为四大外科急腹症。

【病因和分类】

（一）根据梗阻的原因分类

1. 机械性肠梗阻 为最常见的梗阻原因，多见于以下情况。

（1）肠壁病变。

（2）肠管受压。

（3）肠腔堵塞。

2. 动力性肠梗阻 指由于自主神经不平衡或毒素刺激所致的肠壁肌肉运动紊乱，以致肠内容物不能通过，但没有器质性肠腔狭小。

（1）麻痹性肠梗阻。

（2）痉挛性肠梗阻。

（3）血运性肠梗阻：由于肠系膜血管血栓形成、栓子栓塞、损伤等使肠管血液循环发生障碍，失去肠蠕动功能，因而肠内容物停止运行。

（二）根据肠壁血液循环分类

1. 单纯性肠梗阻肠壁血运正常，仅肠腔内容物通过受阻。

2. 绞窄性肠梗阻在梗阻的同时，肠壁血运发生障碍，肠壁发生不同程度的缺血。

（三）根据梗阻部位、程度、病程分类

根据梗阻发生的部位不同，肠梗阻可分为高位小肠梗阻，低位小肠梗阻和结肠梗阻。根据梗阻发生的程度分为完全性和部分性；根据梗阻发生的缓急分为急性和慢性。一般来说急性肠梗阻多为完全性，而慢性肠梗阻多为部分性。

当一段肠袢两端均受压，则称为闭袢性肠梗阻，结肠梗阻时回盲瓣关闭，结肠内容物无法逆流，亦如闭袢性肠梗阻。此类肠梗阻中肠腔积气积液高度膨胀，极易发生肠壁缺血坏死和穿孔。

肠梗阻是处在不断变化的病理过程中，上述分类是相对的、暂时的，在一定条件下可以相互转化。如果肠梗阻未得到及时有效的治疗，病变将继续发展和加重，机械性肠梗阻可以变为麻痹性，单纯性可以变为绞窄性，部分性可以变为完全性，慢性可以变为急性。因此对肠梗阻早期合理的治疗是非常必要的。

【病理和病理生理】

1. 局部变化

（1）肠蠕动增加。

（2）肠腔积液积气。

（3）肠壁充血水肿、通透性增加。

2. 全身性病理生理变化

（1）水电解质代谢紊乱和酸碱平衡失调。

（2）感染与中毒。

（3）呼吸和心脏功能障碍。

（4）休克。

概括地说，高位小肠梗阻，由于呕吐频而早，以水和电解质代谢紊乱为常见。低位小肠梗阻呕吐少而晚，较易引起肠膨胀、感染和中毒；绞窄性肠梗阻较易引起休克；结肠梗阻或闭袢性肠梗阻，很少呕吐，梗阻肠腔内压力不断升高容易引起肠缺血、坏死、穿孔和腹膜炎。

【临床表现】

（一）症状

各型肠梗阻有着共同的病理基础，即肠内容物不能顺利通过肠腔。因此，各型肠梗阻有着相同的Ⅰ临床表现，即腹痛、呕吐、腹胀和肛门停止排便排气。

1. 腹痛 腹痛是肠梗阻的主要症状。单纯性机械性肠梗阻，腹痛呈突发性，由于梗阻以上肠管痉挛，表现为阵发性绞痛。腹痛发作时还可在腹部出现肠形或蠕动波，可听到亢进的肠鸣音。绞窄性肠梗阻由于有肠管缺血和肠系膜的嵌顿，腹痛表现为持续性疼痛伴阵发性加剧。麻痹性肠梗阻多呈持续性钝痛，波及全腹，定位不明显。小儿腹痛的特点多表现为阵发性哭闹不安，发作过后又复常态，故应动态观察，反复检查，以避免误诊。腹痛发作频繁，表示病变持续存在或加重；患者发作反应减弱，应结合全身情况，以区别病变恶化抑或缓解。

2. 呕吐约70%的患者有呕吐。初期为反射性呕吐，吐出胃内容物。高位小肠梗阻的呕吐出现早而频繁；低位小肠梗阻则呕吐出现晚而次数少，吐出物呈粪样。麻痹性肠梗阻呕吐呈溢出性，一般不常出现。呕吐物或胃肠减压吸出咖啡色血性液体，常表示梗阻肠管有血运障碍。

3. 腹胀约70%患者有此表现。它是梗阻以上肠腔积液积气的结果，因此出现此症较晚，腹胀程度与梗阻部位、梗阻程度、梗阻性质密切相关。高位小肠梗阻腹胀不明显；低位小肠梗阻及麻痹性肠梗阻腹胀显著。结肠梗阻则腹周围膨胀显著；绞窄性肠梗阻、闭袢性肠梗阻常有不对称性腹胀或出现局部膨胀。

4. 肛门停止排便排气急性完全性肠梗阻发生后。患者一般均停止肛门排气排便，但在梗阻早期，尤其是高位小肠梗阻由于肠蠕动增加，梗阻以下肠段原残存肠内容物仍可排出，所以早期少量的排气排便不能排除肠梗阻的存在。

（二）体征

1. 一般情况单纯性肠梗阻早期，一般全身情况无异常，随着病情进展，可出现下列异常表现。

（1）神志：若呈现精神萎靡甚至半昏迷说明病情趋向严重，常为中毒性休克表现。

（2）脱水：由于大量呕吐及肠腔内积存大量液体，可迅速出现脱水，表现为眼窝内陷唇干，皮肤失去弹性，尿少甚至无尿。

（3）休克：可因剧烈腹痛、失水、失血、酸碱平衡失调、感染和毒素吸收所致，出现苍白、出汗、脉搏快、血压下降等中毒性休克表现。

2. 腹外疝 对每例肠梗阻都应例行检查有无腹外疝，男性患者重点检视腹股沟和阴囊，以除外腹股沟疝嵌顿，女性患者则应检查腹股沟韧带下股内侧，以除外股疝。

3. 腹部检查

（1）视诊：机械性肠梗阻可见肠形及肠蠕动波；麻痹性肠梗阻全腹均膨胀，腹壁皮肤光亮，皮下静脉扩张，腹式呼吸减弱，患者常取半卧位。

（2）触诊：单纯性肠梗阻一般腹壁柔软，触到膨胀肠祥时可有轻度压痛，肠套叠、肠扭转可触及痛性包块；蛔虫性肠梗阻时可触及可变形的绳索状团块。绞窄性肠梗阻可有明显的腹肌紧张、压痛和反跳痛。

（3）叩诊：单纯性肠梗阻有腹胀时，叩诊为鼓音，麻痹性肠梗阻全腹部过度反响音。当肠管绞窄，腹腔出现渗液时则出现转移性浊音。

（4）听诊：机械性肠梗阻肠鸣音亢进。麻痹性或机械性肠梗阻晚期（出现肠绞窄、肠坏死时），肠鸣音减弱或消失。

4. 直肠指诊 应列为肠梗阻的常规检查。正常的直肠是空虚的。有时可触及肠套叠的套入肠管前端，也可能触及直肠或末端结肠的肿瘤。如指套染血常提示绞窄性肠梗阻。

【辅助检查】

1. 实验室检查

（1）血象检查：单纯性肠梗阻早期变化不明显。晚期由于失水和血液浓缩，白细胞计数、血红蛋白、红细胞比容都有升高。

（2）血液化学：明确有无电解质紊乱及代谢性酸中毒。

（3）尿液检查：绞窄性肠梗阻可出现蛋白尿。

2. 腹腔穿刺 在怀疑有绞窄性肠梗阻时很有诊断意义，可能抽出血性渗液，镜检可见红细胞、白细胞，由于有感染，还可有脓细胞。

3. B 超检查 肠梗阻时肠管积液扩张是 B 超检查的病理基础。

（1）肠梗阻的声像特征为"肠管扩张，肠袢积气积液，肠黏膜皱襞水肿肥厚，肠蠕动增强"。正常人肠管内径 < 2.2cm，肠梗阻时内径 > 3.5 cm，结肠梗阻时内径最大 > 19cm。

（2）梗阻肠管内液体常是双向流动的，当其静止不流动时，表示肠蠕动功能丧失，提示绞窄性肠梗阻或肠坏死。腹水的出现是绞窄性肠梗阻的重要指标。

（3）对肠梗阻病因诊断可提供重要信息，如结肠癌 B 超显示"假肾征"或低回声区；蛔虫团则有局部平行或旋涡状光带回声区。

4. X 线检查肠梗阻时肠内容物停滞，气体与液体分离。因此，X 线检查司发现小肠内有气体，是肠梗阻的重要证据之一。根据动物实验，在肠梗阻后 4～5h 可出现肠腔内气体，具有早期诊断价值。

（1）腹部平片：肠腔内大量积液积气致肠管扩张，腹部平片显示小肠扩张 > 3cm，结肠扩张 > 6cm 有诊断意义。

（2）钡或空气灌肠：对肠套叠、结肠扭转、结肠癌有诊断价值。近年来对肠套叠采用空气灌肠不仅可诊断肠套叠而且对肠套叠的复位率达到90%以上。

（3）碘造影：通常选用不吸收的醋碘苯酸钠或泛影葡胺等，以 50% 浓度为佳，用量为 60～100mL，一般由胃管注入，1h 即可到达盲肠。注药后 lh 第 1 次摄片。如果 1h 内造影剂首端已达回盲肠，全小肠普遍地轻度或中度扩张，说明小肠无梗阻。若 3h 造影剂仍在小肠内，近端显影的小肠扩张，远端不显影或不扩张，则多为机械性肠梗阻，如 1～3h 后，近端肠管不扩张，远端肠管反而扩张明显，则提示闭袢性肠梗阻。

【诊断和鉴别诊断】肠梗阻的诊断过程，首先必须明确肠梗阻是否存在，然后再进一步明确肠梗阻的程度、性质、部位和病因。

（一）肠梗阻的诊断　根据痛、吐、胀、闭四大临床表现，结合体检可见肠型、肠鸣音亢进等，肠梗阻的诊断一般不难。但对于不典型患者，如部分肠梗阻，以及早期绞窄性肠梗阻的诊断有一定困难。有时需要根据病史、X线、B超、化验等辅助检查和胃十二指肠溃疡急性穿孔、胆绞痛、急性胰腺炎等相鉴别。

（二）机械性肠梗阻与动力性肠梗阻的鉴别

机械性肠梗阻往往有肠管器质性病变，如粘连、肠腔狭窄、肠壁肿瘤等，一般具有典型的痛、吐、胀、闭症状；而动力性肠梗阻多继发于诸如腹部损伤、腹膜后血肿、腹腔内感染、脊髓损伤、肠道炎症等。其中麻痹性肠梗阻无阵发性腹部绞痛，腹胀明显呈全腹性，无肠形，肠鸣音减弱或消失。这些均与机械性肠梗阻不同，但机械性肠梗阻的晚期也可能出现肠麻痹，此时须借助于X线腹部平片检查来鉴别。机械性肠梗阻肠胀气限于梗阻部位以上肠管，充气肠袢大小不一。而麻痹性肠梗阻则小肠结肠皆充气，小肠充气肠袢大小比较均匀一致，而充气结肠则见明显结肠袋。痉挛性肠梗阻比较少见，常继发于急性肠炎、铅中毒等，腹痛持续时间不长，解痉药（如阿托品、654-2）可缓解疼痛。直肠指检指套上常有黏液，粪便检查可发现大量红细胞、白细胞。

（三）单纯性与绞窄性肠梗阻的鉴别

两者的鉴别极为重要，因为绞窄性肠梗阻有肠壁血运障碍，随时可能发生肠坏死、穿孔、腹膜炎，应尽早手术处理。肠梗阻患者当有下列表现时应考虑为绞窄性。

1. 临床表现

（1）腹痛发作急骤、剧烈，持续性存在，阵发性加剧。

（2）呕吐出现早而频，吐出物血性或咖啡样。

（3）早期出现全身性变化，如脉搏增快、体温升高、白细胞计数增多，或早期出现休克。

（4）有腹膜刺激征，腹部有固定局限压痛和反跳痛。

（5）腹部有局部隆起或可触及孤立胀大的肠袢。

（6）肛门排出血性液体。

（7）腹腔有积液，穿刺抽出血性液体。

（8）经胃肠减压、补液等治疗症状明显改善。

2．X线腹部平片

（1）孤立胀大肠袢呈咖啡豆征。

（2）假肿瘤样改变。

（3）肠间隙增宽或空肠与回肠排列倒置。

3．B超检查

（1）肠管内径＞4cm。

（2）肠管内液体静止不流动。

（3）腹水。

4．实验室检查

（1）血清无机磷升高 （＞1.0～1.6mmol/L）。

（2）血清肌酸磷酸激酶 （CPK） 及其同工酶 （CPK-MM，CPKMB）升高。

（四）完全性与部分肠梗阻的鉴别

完全性肠梗阻发病快，呕吐频，肛门停止排便排气。X线腹平片示小肠内有多个气液面呈阶梯状，结肠不充气。急性肠梗阻多系完全性梗阻。部分肠梗阻发病较缓，病程较长，可无呕吐或仅有小量呕吐，每有少量排便排气。X线检查可见结肠有积气。慢性肠梗阻多属部分肠梗阻，如小肠肿瘤、结肠癌等。

（五）小肠梗阻与结肠梗阻的鉴别

两者的鉴别对预后和治疗方法的选择均有意义。结肠梗阻时由于回盲瓣的关闭易形成闭袢性肠梗阻，肠腔内压持续升高，肠壁血运障碍，加之结肠壁薄，容易肠穿孔，且胃肠减压效果常不满意，手术治疗常需要分期完成。临床上结肠梗阻腹痛较轻，呕吐较少，腹胀多不对称。X线腹平片可见高度膨隆的结肠祥位于腹部周围，充气结肠可见结肠袋。对怀疑结肠癌、结肠扭转患者行钡灌肠检查有助于诊断。

（六）梗阻病因的鉴别

要结合病史、年龄、体检及 X 线检查等多方面资料综合分析，一般不难找到梗阻原因。

【治　　疗】急性肠梗阻的治疗包括非手术治疗与手术治疗。治疗方法的选择要根据其病因、性质、部位、程度和患者全身情况来决定。但不管采用哪种疗法，其根本目的均在于恢复肠道的通畅和纠正因梗阻所引起的全身性生理紊乱。

（一）非手术治疗

1. 适应证

（1）单纯性粘连性部分肠梗阻。

（2）动力性肠梗阻（麻痹性或痉挛性肠梗阻）。

（3）蛔虫团或粪块堵塞所致肠梗阻。

（4）绞窄性肠梗阻的术前准备。

2. 一般治疗

（1）纠正水电解质与酸碱平衡失调。

（2）有效的胃肠减压。

（3）抗生素的应用：怀疑有感染者，应选用广谱抗生素或联合用药。

3. 非手术治疗梗阻解除指征

（1）腹痛明显减轻或消失，全身情况改善。

（2）通畅的排气或排便。

（3）腹胀明显减轻或消失，肠形或包块消失。

（4）高调肠音消失。

（5）X 线腹平片液平面消失。

绞窄性肠梗阻观察期一般为 4~6h；单纯性肠梗阻观察期 24~48h。

（二）手术治疗

1. 适应证

（1）各种类型的绞窄性肠梗阻。

（2）肿瘤及先天性肠道畸形等难复因素所致的肠梗阻。

（3）结肠梗阻。

（4）经非手术治疗无效或病情反而恶化者应及时手术。

2. 手术治疗的原则及方法 急性肠梗阻的手术原则应在最短的时间内以简单而可靠的方法解除梗阻与恢复肠道的通畅。术式有：①解除梗阻的原因；②肠段切除肠吻合术；③短路手术，如梗阻肠段近端与远端肠管的侧侧吻合或端侧吻合术；④肠造口术或肠外置术。术式的选择应根据肠梗阻的性质、部位和病情严重程度来综合考虑。

一、粘连性肠梗阻

粘连性肠梗阻是肠梗阻中最常见的一种，居肠梗阻病因中的首位，70%的患者有腹部手术史，以阑尾切除术与肠道手术为多。

【病因及病理】粘连来源分先天性和后天性 2 种。先天性肠粘连可以是发育异常或胎粪性腹膜炎所致。后天性粘连是腹腔内手术、炎症、创伤、出血、异物、肿瘤等所致，根据病理变化和发病方式，可将粘连性肠梗阻分为 2 类。

1. 单纯性粘连性肠梗阻 其特点是肠管无血运障碍。

2. 绞窄性粘连性肠梗阻 这类肠梗阻的共同特点是肠梗阻同时伴有肠系膜血管受压。

【诊　　断】粘连性肠梗阻的临床表现与机械性肠梗阻的表现相同。因此，有肠梗阻存在，同时有下列情况者提示为粘连性肠梗阻。

1. 既往有慢性肠梗阻症状或多次反复急性发作的病史。

2. 有腹腔内炎症病史如急性阑尾炎、盆腔炎或腹部外伤史。

3. 有腹部手术史或腹部有手术切口瘢痕。

4. 有结核性腹膜炎征象或结核性腹膜炎病史。有以上情况应考虑为粘连性肠梗阻，但没有上述情况并不能排除粘连性肠梗阻的可能。更进一步的诊断是确定单纯性抑或绞窄性梗阻。

5. 如平卧位腹平片可见一孤立或突出的胀气肠袢呈"咖啡豆"状.若随着体位或时间的变动，胀气肠袢的位置和形状发生改变，而"咖啡豆"尖端地位固定不变，绞窄性粘连性肠梗阻的诊断即可肯定。

【治　　疗】粘连性肠梗阻的治疗取决于梗阻的性质、梗阻发生的时间和发作次数。手术后早期发生的粘连性肠梗阻，多为纤维素性粘连所引起，容易被吸收，一般不引起肠管明显血运障碍，因此宜采用非手术疗法。结核性腹膜炎引起的粘连性肠梗阻，因粘连广泛而致密，强行剥离有可能造成迁延不愈的肠瘘，因此在治疗方面倾向于非手术治疗加抗结核治疗。对已诊为绞窄性梗阻或疑为粘连索带引起的闭袢性梗阻以及经非手术治疗无效或反复发作的患者均应及早手术治疗。

粘连性肠梗阻手术治疗的原则是分离、切断粘连带或切除肠管，恢复肠管的通畅性。术式有：

1. 小片状粘连或粘连带可采用粘连分离或束带切断术。

2. 广泛而致密粘连处，如难以解剖，不宜强行分离，可待此局限段肠管切除后行肠吻合术。如仍有困难也可做肠短路吻合术。

3. 广泛粘连且屡次引起肠梗阻者，可采用肠折叠术。

二、肠扭转

肠扭转指一段肠以其系膜为长轴发生旋转而造成肠腔不通。在我国肠扭转多发生于小肠，其次为乙状结肠，再其次为盲肠。

【病　　因】肠扭转的发生与下列 2 个因素相关：

1. 解剖因素肠袢及其系膜的长度过长，而其系膜根部附着处过狭或因粘连收缩干扰，容易发生扭转。

2. 诱发因素

（1）肠袢重量的增加。

（2）肠管动力异常。

【病　　理】肠扭转是一种发病急骤的绞窄性肠梗阻，扭转发生后肠腔发生阻塞，肠祥血运受到障碍，肠壁也随之发生缺血和坏死，为闭祥性肠梗阻。肠扭转发生时，小肠或盲肠多为顺时针方向旋转；乙状结肠则多为逆时针方向旋转，扭转可达 180°~360°。

【临床表现与诊断】

肠扭转既是闭祥型梗阻又是绞窄性梗阻，是各种肠梗阻中比较严重的一种，死亡率高达 15%~20%，预后差，应予以高度重视。发病突然，腹痛剧烈，腹胀明显。病程发展快，常早期出现休克。较常见的肠扭转有以下 3 种。

1. 小肠扭转为最常见的肠扭转，占肠扭转的 80% 以上，多见于青壮年男性中的体力劳动者。常发生于大量进餐后从事重体力劳动时。表现为患者突发剧烈腹痛，持续存在，阵发性加重，并向腰背部放射，呕吐频繁。腹胀的发生较一般肠梗阻为早，如扭转仅累及部分小肠，可出现不对称腹胀。每因频繁呕吐肠腔积液、腹腔渗出及出血，患者很快出现脱水、酸中毒及休克。腹部听诊可以没有高亢的肠鸣音。腹部扪诊有时可触及压痛的扩张肠祥。X 线腹部平片所见有如下特征：①有绞窄性肠梗阻表现如"咖啡豆"样改变、假肿瘤、腹腔内积液征；②立位腹平片在顺时针方向旋转时，充气肠祥里倒"u"字形排列，空肠与回肠位置换位；③脊柱侧弯。

2. 乙状结肠扭转　临床上多见于男性老年人，多有便秘习惯，或以往有多次腹痛，但经排便排气后又获缓解病史。临床表现主要是腹部持续胀痛，逐渐腹部膨隆，恶心，而呕吐不多，可能有下坠感但无排便排气。检查腹部呈高度膨隆，不对称，腹膜刺激征不明显。另一类型患者比较少见，发病急骤，腹部剧烈绞痛，呕吐，腹肌紧张，腹部有压痛，可早期出现休克，扭转的乙状结肠可很快发生坏死。乙状结肠扭转的 X 线检查所见有：①腹部平片可见巨大的双腔充气肠祥，白盆腔达膈下，立位时可见两个液平面，晚期近端结肠亦充气扩张；②小剂量钡剂灌肠可见钡剂通过受阻，钡剂尖端呈锥形或"鸟嘴"形，有确诊价值。

3. 盲肠扭转　比前述 2 种扭转少见，多发生在有盲肠移位的患者。以

20 ~ 40 岁的青壮年为多见，男性多于女性。盲肠扭转的临床表现也可以分为急性和亚急性 2 型。亚急性型往往有类似发作史。除有肠梗阻的症状体征外，常在中腹或上腹部触及胀大的稍有压痛的紧张肿物，叩诊呈鼓音。X 线平片可见巨大充气肠袢，常在左上腹部见有宽大液平面，应注意与扩大的胃相鉴别。还伴有多个小肠充气液面，钡灌肠见钡剂在横结肠或肝处受阻。

【治　疗】

1. 非手术治疗

（1）适应证：①早期肠扭转且无肠管血运障碍者；②年老体弱、病程超过 2d 但无肠绞窄的扭转。

（2）方法

①颠簸疗法；

②推拿疗法；

③直肠插管复位法：只适用于乙状结肠扭转。经直肠镜将一粗大胃管或肛管通过扭转部位插向乙状结肠的闭襻内，排出其中的气体或内容物，使胀大肠管排空而扭转自行复位。插管时动作应轻巧，防止损伤肠管。

2. 手术治疗

（1）适应证：①病情较重或已有腹膜刺激征的肠扭转；②经非手术治疗无效的患者应及时手术。

（2）方法

①复位术；

②肠切除术：适用于已有肠坏死的患者，小肠扭转应做一期肠切除吻合术。乙状结肠扭转一般切除坏死肠段后将断端外置做肠造口，以后再二期手术做乙状结肠吻合术，以策安全。

三、肠套叠

肠套叠是指一段肠管套入其远端或近端，使该段肠壁重叠并拥塞于肠腔，其发生常与肠管解剖特点（如盲肠活动度过大）、病理因素（如肠息肉、肿瘤）以及肠功能失调、蠕动异常有关。

【类　型】

1. 按病因分型　可分为原发性与继发性两类。绝大多数原发性肠套叠发生在婴幼儿，其中尤以 4~11 个月月龄者最多，男性患儿约为女性的 2 倍。一般认为小儿常有肠蠕动功能紊乱及肠痉挛发生，严重持续的痉挛段可被近侧的蠕动力量推入相连的远侧肠段，特别是回盲部呈垂直方向连续的位置更易套入。

继发性肠套叠多见于成人，是由于肠壁或肠腔内器质性病变（如息肉、肿瘤、梅克尔憩室内翻及阑尾残端翻入肠内等）被蠕动推至远侧而将肿物所附着的肠壁折叠带入远侧肠腔。

2. 按发病部位分型　可分为回肠—结肠型、回肠盲肠—结肠型、小肠—小肠型，以及结肠—结肠型。

【临床表现】

本病 80% 发生于 2 岁以内的儿童，发病突然，主要表现：腹痛、呕吐、便血、腹部"腊肠样包块"。

1. 阵发性腹痛　腹痛突然发生，疼痛时患儿面色苍白，出汗，下肢屈曲，有些患儿并不啼哭，表现烦躁不安，持续数分钟而突然安静，玩喜如常，但不久后上述情况又重复出现。

2. 呕吐腹痛发作以后即出现，初起较频繁，随后可减轻，吐出物多为胃内容物。患儿常拒绝哺乳或拒食。到后期如发展为完全性肠梗阻时，常见呕吐物为粪便样带有臭味。

3. 便血　为肠套叠最重要症状之一。发病后 4~12h，就可出现紫红色或"猪肝色"大便，并有黏液。直肠指诊指套上可染血迹，有时可触到套叠的头部。

4. 腹部包块在患儿安静或熟睡时，腹壁松弛情况下，在腹部可摸到"腊肠样"的肿块，如为回盲型，则肿块多在右上腹部或腹中部，表面光滑，稍可移动，腹痛发作时，肿块明显，肠鸣音亢进，右下腹有"空虚感"。但在就诊较晚的患儿，由于明显腹胀或腹膜炎存在而使肿块不易扪清。

【诊　　断】对于诊断比较困难的早期患儿，如一般情况较好，且无肠坏死征象，可酌情进行低压钡剂灌肠，灌肠时，其压力以不超过 130cmH$_2$O 为完全，如发现有"杯口状"X 线征象，则可进一步证明为肠套叠。

除上述急性肠套叠外，临床尚有慢性复发性肠套叠，多见于成年人，其发生原因多与肠管本身病变有关，如小肠或回盲部肿瘤。慢性复发性肠套叠多系部分性肠梗阻，临床症状不典型，主要为阵发性腹痛及腹部包块，呕吐及便血很少见，常常进行 X 线钡剂检查方可确定诊断。

在鉴别诊断中必须除外细菌性痢疾、急性胃肠炎、急性阑尾炎、出血性肠炎、肠蛔虫症、过敏性紫癜、流行性出血热（急腹症型）等。

【治　　疗】

1. 非手术治疗 l 临床最常使用的为灌肠复位法。婴儿急性肠套叠，早期可应用空气或氧气及钡剂灌肠法促使已套叠的肠管复位。开始用低压灌肠法，灌肠筒内钡剂液平面一般放在高出于体位水平线 80～90cm，缓缓注入。注入压力最高不应超过 130cmtH$_2$O 但发病已超过 48h，疑有肠坏死者或一般情况较差的患儿，不宜采用此法。

2. 手术治疗 肠套叠晚期或经钡灌肠复位无效者，均应采取手术疗法进行复位，避免延误时机，造成肠坏死或穿孔。术中发现肠套叠部位后，可轻轻地、反复地由肠套叠远端向近端挤压推出。切忌牵拉套叠肠管以免撕裂。晚期肠套叠，常因肠管水肿不易复位，甚至有部分发生坏死，可将坏死部分切除，然后做肠吻合术。

成人的肠套叠，由于肠道常同时存在肿瘤、息肉、憩室等病变，一般宜采用手术治疗，切除病变后做肠吻合术。

第十节　肠系膜血管栓塞及血栓形成

一、急性肠系膜动脉栓塞及血栓形成

【病因及病理】栓塞的栓子多来源于心脏，也可来自主动脉壁上的斑块。栓子可堵在动脉的出口处，而更多的是堵在下面较窄的地方，一般是在结肠中动脉发出部或其以下的部位。一旦堵塞，远端分支即发生痉挛，受累的肠管呈苍白色，处于收缩状态。肠黏膜不易耐受缺血，首先出现出血性坏死脱落。1~2h后血管痉挛消失，肠壁血液淤滞，阻塞动脉远端有血栓形成。肠管失去活力，出现发绀性水肿，大量血浆渗至肠壁，如继续进展，全层肠壁坏死，大量血性液体渗出至肠腔及腹腔，肠腔内细菌繁殖，毒性产物不断地被吸收。血容量的丢失和中毒很快会出现休克。栓塞越靠近主干的远端，受累的小肠范围越小，如仅中小分支栓塞并局限，由于周围有侧支循环，肠管可以不发生坏死。

急性肠系膜上动脉血栓形成几乎都发生在有动脉粥样硬化的患者中，由于动脉硬化管腔已有部分狭窄，在某些诱因下如充血性心力衰竭或心肌梗死时，心输出量突然的减少或大手术后引起血容量减少等，都可导致该动脉发生栓塞形成。其病理过程不如栓塞那样突然，但两者基本一致。

【临床表现】动脉栓塞和动脉血栓形成的临床表现大致相同，男性较女性多见，年龄多在40~60岁，患者往往过去有过冠心病史或心房纤颤，多数有动脉硬化的表现。

临床表现为突发的剧烈腹部绞痛，甚至不能用药物来缓解，伴有频繁呕吐，开始时腹软不胀，肠鸣音存在，腹部所见不多，与症状不相称是本病的一个特点，值得注意。以后腹痛变为持续性，腹部逐渐膨胀，压痛明显，肠鸣音消失。有时呕吐物为血性，可有腹泻并排出暗红色血液。随着腹膜刺激征的加重，可能已发生肠坏死，很快可能有休克发生。

实验室检查可见白细胞记数明显升高，多在20000以上，并有血液浓缩和代谢性酸中毒。X线腹部平片见大小肠有中等或轻度胀气，晚期由于腹腔、肠腔内有大量积液，平片显示普遍密度增高。当怀疑有急性肠系膜缺血性疾病时，选择性动脉造影对本病的诊断有帮助，早期可以帮助鉴别是栓塞、血栓形成或是血管痉挛，同时还可以给血管扩张药进行治疗。

【治　　疗】对本病的治疗有一定的困难，目前多主张采用放射和外科手段对这类患者进行积极治疗。一旦怀疑为本病时即在适当的准备下，如恢复血容量，对充血性心力衰竭进行处理，纠正心律失常等，进行肠系膜上动脉造影。如发现有栓塞或血管痉挛时，即以输液泵向动脉内持续输入罂粟碱 30～60mg/h，偶有患者腹痛减轻，动脉逐渐扩张充盈，则可继续采用这种非手术疗法。但多数患者未能达到这种效果，患者须进行手术治疗。手术探察时如发现栓塞位于一个分支或主干的远端，累及的肠管相对不多，如已坏死则进行肠切除吻合。如动脉主干已栓塞，可能累及全部游离小肠及右半结肠，如已坏疽也只能切除，术后予以胃肠外营养。如肠管充血发绀未必一定坏死，应将主干游离切开取栓并清除远端的血块。如无栓塞形成则需要做血栓内膜切除术。

当血管沟通后，可观察肠管的颜色、蠕动以及边缘动脉搏动等以确定肠管是否有活力。若不能确定肠管是否有活力，可将肠管放回腹腔，同时给予积极的支持疗法包括输血输液及供氧等，在 24～36h 后再次开腹观察肠管的情况，即可确定肠管是否存活。

这类患者病情十分严重，术后须密切监护。肠管恢复血运后，血容量尚须继续补充，手术前后大量广谱抗生素预防感染，此外，如纠正酸中毒和电解质紊乱，预防心力衰竭等都应密切注意。通过导管内继续灌注罂粟碱，24h 后再造影观察血管是否通畅。术后可适当予以肝素治疗，并给右旋糖酐等预防凝血。

二、肠系膜上静脉血栓形成

【病因及病理】肠系膜上静脉血栓形成大部分继发于其他一些疾病。

1. 腹腔内的化脓性感染。

2. 肝硬化门脉高压造成的充血和淤滞。

3. 某些血液异常如真性红细胞增多症，口服避孕药造成的高凝状态。

4. 外伤或手术造成的损伤。

约1/4的患者发病没有明显的诱因，而被称为原发性肠系膜上静脉血栓形成，这些患者中过去有周围血栓性静脉炎病史，或可能与肠系膜上静脉血栓形成的发病机制有某些共同的因素存在。

静脉血栓形成发生后可能向远近端继续蔓延，根据其蔓延的部位和范围而引起局限或广泛的肠管坏死。一旦静脉急性闭塞后很快即引起内脏动脉的血管痉挛和血栓形成，因此最后难以确定血栓形成原发在动脉还是静脉。受累的肠管出现充血水肿，呈暗紫色，肠壁明显增厚，肠腔及腹腔内充满了暗红色的血性液体。肠系膜也充血水肿，出现出血梗死的表现。

【临床表现】临床症状与急性肠系膜动脉闭塞相似，但较缓慢。开始患者先感腹部不适，食欲减退，排便规律也有改变，或有便秘或腹泻。这些前驱症状可维持数日或数周，原发性肠系膜上静脉血栓形成前驱症状则更为明显。然后突然发生剧烈腹痛伴有呕吐，可有腹泻及血便，血便较动脉闭塞更为常见。腹部检查可见有腹胀及压痛，肌紧张早期不明显，肠鸣音减弱或消失。白细胞记数及红细胞均有增高。X线腹平片显示大小肠均有充气液面。腹穿可以吸出血性的液体，结合病史及其他表现提示本病的诊断，有助于手术治疗的决定。

【治　疗】一经诊断为本病，应在积极术前准备的同时尽早进行手术治疗。术前准备包括胃肠减压，恢复血容量，大量的广谱抗生素等。并在严密的监视下给予抗凝治疗。与动脉闭塞不同，静脉栓塞往往累及周围分支而非主干，因此受累的肠管受累较少，有时血栓范围较广，特别是就诊较晚的患者，血栓不断蔓延也可以引起广泛的坏死，应将坏死的肠管全部切除，并包括有静脉血栓的全部系膜，否则残存的血栓可继续蔓延累及更多的肠管。术后继续抗凝治疗 6 ~ 8 周。本病的预后如何在于尽早地切除受累的肠管及系膜，以免血栓蔓延至整个内脏静脉系统。

第十一节　小　肠　瘘

当肠道与其他空腔脏器或与体表间存在异常的通道时即为肠瘘。通人另一肠袢或其他脏器者称为内瘘；漏出体表者称为外瘘。肠瘘在临床上造成一系列病理生理紊乱及严重的并发症，治疗上难度较大，病死率迄今仍在10%～30%。

一、小肠外瘘

【病　因】

1. 腹部外伤后同时损伤空、回肠，经手术修补后愈合不良致瘘。

2. 做腹腔手术或人工流产时损伤空回肠，特别是粘连性肠梗阻分离粘连时肠管和血管，术中未发现处理不当而发生肠瘘。

3. 肠梗阻手术中行肠减压术，术后减压口破裂形成肠外瘘。

4. 腹腔脓肿引流术后，因引流管位置太靠近肠曲，压迫肠壁而致肠管局灶性坏死致瘘。

5. 腹外疝嵌顿坏死，有时误诊为局部脓肿，错误地切开排脓而导致肠瘘。

6. 腹壁切口裂开缝合术后，因腹胀等原因缝线切割肠壁形成肠瘘；也可因肠袢脱入裂开腹壁切口内，形成嵌顿坏死，导致肠瘘。

小肠外瘘根据瘘口所在部位可分为高位瘘或低位瘘。距十二指肠空肠悬韧带（Treitz 韧带）100cm 以内空肠瘘为高位空肠瘘，与十二指肠瘘统称为高位瘘。在此以下的空、回肠瘘称低位瘘。高位瘘丢失的水、电解质和消化酶较多，引起的病理生理变化较大；低位瘘消化液的丢失一般不明显，但感染程度较高位瘘严重。小肠外瘘根据消化液排出量的多少可分为高排出量和低排出量肠瘘。一般认为 24h 空肠肠液排出量超过 500mL 者为高排出量肠瘘，少于 200mL 者为低排出量肠瘘。

【病　理】一般来说瘘口位置愈高，瘘口众多，口径愈大，排出量愈大，对机体危害愈严重。肠外瘘发生后大量肠内容物外溢是导致病理生理变化的主要因素，这在高位空肠、高流量外瘘中最为典型。其产生的主要病理生理变化有以下几个方面。

1. 水电解质酸碱失衡。

2. 营养不良。

3. 感染。随肠液漏出的细菌大量繁殖，可合并不同程度的局限性或弥漫性腹腔内感染。局部的腹内脓肿，如未予充分引流而感染加重时，可导致全身性感染，继而发生多器官功能衰竭。

以上病理变化到病程后期可以互相影响。感染加重了营养不良和水、电解质酸碱失衡，而营养不良、低蛋白血症降低了机体抵抗力，又使感染更加难以控制。

【临床表现】

1. 一般表现小肠外瘘多在术后 3～5d 发生。患者诉说腹部不适、腹胀、腹痛、体温不降，通常易误诊为手术后反应而延误诊断。随着症状加重，可呈局限性或弥漫性腹膜炎征象，腹腔内脓肿向切口或引流口穿破后，切口红肿流脓，拆除腹部切口缝线后，有肠液、气体、食物或粪便从切口流出，或在创口中看到破裂的肠管和肠黏膜外翻，这是肠外瘘的主要表现。

2. 临床特点

（1）高位空肠瘘：多发生于术后 4～5d，其临床表现为术后左上腹不适，体温升高，左上腹痛，左上腹可触及肿块，有触痛，叩诊呈浊音，腹部切口可有炎症表现，拆除切口缝线后有大量黄色混浊液体流出，其成分主要为胆汁和胰液，每日排出虽可高达 300～400mL。进食后流出液更多，经口进食的食物有时立即从瘘口流出。如不及时补液，患者很快出现水、电解质酸碱失衡。由于流出液中含有胰液，故伤口周围之腹壁组织被腐蚀糜烂较严重且逐渐扩大。患者一般情况逐渐恶化，死亡率高。

（2）下段空肠瘘：排出液为黄色蛋花汤样肠液，胆汁量已减少，故体液紊乱和皮肤糜烂较前者为轻，但仍相当严重。

（3）回肠瘘：由于水电解质及营养物质已大部被吸收，故流出的肠液较稠厚，呈糊状，且已具有粪便臭味。因消化液成分少，刺激性较小，瘘口周围的皮肤糜烂轻，对全身的影响较少。

3. 局部表现肠瘘的局部表现为瘘口周围皮肤糜烂及湿疹样改变，其程度与瘘的类型大小及部位高低有关，高位空肠瘘皮肤糜烂重，并容易继发感染而导致瘘口周围疼痛和出血。

4. 全身表现如为低位回肠瘘，瘘口小，瘘排出量不大，且引流通畅，腹腔感染得到控制，则对全身情况影响不大。如为高位空肠瘘，瘘口大，呈高排出量瘘，以及合并严重的腹腔内感染而未能控制者，患者可有明显的全身症状，表现为不同程度的脱水、电解质及酸碱失衡。随着病程延长，出现明显消瘦、贫血、低蛋白血症，甚至恶病质。患者有发热，如感染未能控制，则可发展为败血症或中毒性肝炎等。病程晚期，重症患者可并发应激性溃疡、消化道大出血和黄疸等。

【诊　　断】根据病史并见有肠液、气体、食物和粪便从切口流出，小肠外瘘的诊断容易成立。但有时肠壁上的瘘孔较小，肠内容物稠厚，致瘘管中无粪样物流出，因此不能确定肠瘘是否存在，或者不能肯定肠瘘是否愈合。即使肯定肠瘘，在进行手术前，还需要了解患者的全身情况、瘘的原因、肠瘘的内口在肠道的哪一段？肠管本身是否伴有其他病变？肠管是否有连续性？瘘口远端是否有狭窄梗阻，瘘管中是否有引流不畅的脓腔？或瘘管附近有无金属异物、死骨、死蛔虫或结石等？因此可根据具体情况选做辅助检查。

【辅助检查】

1. 实验室检查

（1）当肠瘘发生初期诊断尚不明确时，可将瘘液涂片行显微镜检查，如发现有虫卵和未消化的食物残渣可协助诊断。

（2）如肠瘘诊断已明确，应计算 24h 瘘液量，并测定其酸碱度和瘘液电解质含量，协助判断瘘口高低及每日电解质丢失量。

（3）根据红细胞、血红蛋白及血细胞比容，可了解血液有否浓缩。白细胞总数及分类检查，可协助判断感染程度。

（4）高位肠外瘘、高流量瘘。应经常测定血清钾、钠、氯、钙、二氧化碳结合力，尿素氮，以及血 pH、血浆蛋白等，以便及时纠正。

2. 口服骨炭或染料　可估计瘘口的大小及位置的高低。

3. X线检查　X线腹部平片不能直接显示瘘口存在，但可能发现肠腔是否有液平面，以了解腹腔有无脓肿，而腹腔脓肿的部位往往在肠瘘附近，同时还可了解肠管有无梗阻现象。胃肠道钡餐检查可明确瘘口的位置和大小，但以稀钡为宜。

4. 瘘管造影　有助于明确瘘的部位、大小，瘘管和脓腔的范围以及部分肠管的情况，结果较为肯定。造影检查适用于瘘管已形成的患者，在瘘发生后 3~5d 即可进行造影。造影剂以水溶性碘造影剂如泛影酸钠、醋磺苯酸钠为好。

5. 超声检查　可协助诊断腹腔内有无残余脓肿及其部位，间接提示肠瘘可能存在的位置，必要时可结合胸腹部平片和肛门指检等检查确定腹腔内残余脓肿的存在。

6. 腹腔穿刺　肠瘘早期，肠液尚未穿破腹壁，如叩诊有移动性浊音。此时在浊音区行腹腔试探穿刺，如抽出液为肠内容物，并可结合显微镜检查有无虫卵和食物残渣，来判断是否有早期肠瘘的存在。但病程较晚，已发生明显腹胀时应慎用，以免穿入肠腔而误诊。

7. 瘘管组织活检对经久不愈的肠瘘或疑为肿瘤、结核、放线菌等特异感染所致者，可于瘘管壁切取组织做病理检查。

【治　疗】小肠外瘘的治疗，包括非手术治疗及手术治疗。其具体治疗措施是多种多样的。治疗既要照顾局部情况，又要改善患者的全身情况，包括水和电解质酸碱失衡的纠正，贫血和营养的补充，感染的控制和并发症的防治，才能降低死亡率，提高治疗效果。

在肠瘘的整个治疗中，肠瘘的局部处理占主导地位，早期处理得当，给予积极充分引流，则能控制瘘口，提高治愈率，减少感染和营养不良等并发症的发生。当然肠瘘的全身治疗亦不容忽视。

1. 一般治疗及监测。

2. 建立通畅的引流。是肠瘘发生后早期治疗的重点。

3. 维持水电解质酸碱平衡。

4. 提高机体营养状况。可通过口服饮食、肠道营养支持、静脉营养来实现。

5. 预防和治疗感染。可根据细菌培养及药物敏感试验选择有效足量的抗生素。

6. 瘘口的局部处理。在肠瘘初期，如果瘘口周围皮肤糜烂，可给予局部涂复方氧化锌软膏、铝粉糊等保护皮肤的涂料，使皮肤免受肠液腐蚀。肠瘘的引流物在肠瘘出现愈合趋势时则应去除，长期置管引流反而延迟瘘口愈合。

7. 手术治疗。空回肠外瘘经过上述非手术治疗后，30%～70%的患者于3～6周后可自行愈合，尤其是手术后瘘愈合较快。如果不愈合，应检查是否存在下列因素：①瘘口远端肠道有梗阻；②瘘管组织已经上皮化；③大型唇状瘘；④瘘口部有异物存留；⑤瘘管附近有脓肿引流不畅；⑥伴有肠道特异性感染；⑦伴有恶性肿瘤。由于上述原因存在，瘘口超过8周仍未愈时，如排出量少，仍可继续非手术治疗，若排出量大或疑肠梗阻等不可能愈合的原因时，则应选择时机手术治疗。

（1）手术时机的选择取决于下列因素：

①患者的全身情况。

②腹腔内感染控制情况。

③腹腔内粘连情况。

④肠瘘的病理情况。

（2）肠外瘘常用手术方式有以下几种：

①肠造口术。

②肠瘘和部分肠管楔形切除术：适用于瘘口小，粘连重，分离难，已有短肠现象，而须保留小肠长度者。

③肠瘘及部分肠管切除肠吻合术：本法切除范围足够、血运好、愈合佳、无张力、不成角、无狭窄，为肠瘘首选决定性手术。应用较为广泛，适

用于瘘口大、某段肠管多个瘘口，伴肠管周围病变、局部粘连重、剥离后损伤严重者。

④肠瘘旷置术：适用于瘘段肠管与周围脏器粘连重，无法剥离，创面范围广，不能切除时；或病重不能耐受大手术者。只要瘘管远近端肠管正常，可不剥离瘘管，将其旷置行各种肠袢间的短路吻合术。恢复肠道通畅，改善营养，使瘘口处理简化，并发症减少，瘘管本身往往也可治愈；对瘘口局部肠管扭曲梗阻者或不能使用静脉营养而急需补充营养者尤为适宜。但应注意，旷置的肠管不宜太长，远近端肠袢应无梗阻，恢复功能的肠道有足够的长度。肠瘘旷置的术式有 3 种：肠瘘部完全旷置、端侧吻合、侧侧吻合。肠瘘部完全旷置，肠瘘口两端切断封闭，肠瘘完全旷置，远近端肠袢对端吻合术，二期处理旷置肠管。端侧吻合，努力分离出近端肠管切断，远切端封闭，近切端与旷置肠袢远侧端做端侧吻合。恢复肠道通畅性，补充营养，但偶有肠液逆流涌出。侧侧吻合，因肠管粘连重，选择旷置肠管远近两端行肠袢侧侧吻合术。吻合口宜做得大，但部分肠内容物仍可经过瘘口段的肠袢，较前二种术式效果差。

⑤带蒂肠管浆肌层片贴敷修补术：此法简单，取材方便，创伤小，同时肠片血运好，抗感染、愈合力强，成功率高，常用于治疗难治性瘘。

⑥肠浆膜贴敷修补术：对肠管固定、不能游离切除、修补又不满意时，选取一段邻近的肠袢贴在瘘口上，用 2 周间断缝线将瘘口周围的肠壁与贴上去的肠壁相吻合，利用浆膜愈合力强的特点，促进肠瘘愈合。较之带蒂肠管浆肌层片更加简单有效，并发症少，应用更广。

总之，全身情况和营养的改善，感染控制得力，合理的肠排列，手术结束时大量生理盐水冲洗，选择适当的手术时机，采用合适的方法，术后防止残留感染，皆是保证手术成功的重要因素。

二、小肠内瘘

【病　因】

1. 肠管本身的炎性病变。

2. 腹腔内脓肿、腹腔结核等可侵及邻近肠管及其他空腔脏器。

3. 腹部损伤可形成肠道间或与空腔脏器的内瘘，胃空肠吻合口溃疡可穿透横结肠形成内瘘。

4. 晚期肠道肿瘤，可向附近肠管或其他空腔脏器侵蚀形成内瘘。

【临床表现】

1. 类型肠管与肠管间的内瘘可分为高位与低位肠管内瘘、高位与高位肠管内瘘、低位与低位肠管内瘘 3 种类型。

（1）高位与高位、低位与低位肠管间的内瘘，有时可毫无症状或不明显，但在肠内瘘形成前有原发病的临床表现，在内瘘处可有局限性的炎症表现，腹部叩诊时偶可在相应部位扪及有触痛的肿块。由于肠内瘘形成的病理过程较长，所以腹腔肿块相应可存在较长时间，有时局部炎症或脓肿因内瘘形成溃破人肠腔可使肿块缩小。在低位肠内瘘，如回肠结肠瘘，患者常解不成形的稀便。

（2）高位与低位肠管间的内瘘临床表现较明显。除有原发病表现外，当内瘘形成后，患者则出现严重腹泻，大便次数增多，大便中带有脓血，进食后不久即由肛门排出未经消化的食物，有的有呕吐；同时还可有发热、腹痛、腹胀、腹部肿块等表现。患者一般情况逐渐恶化，出现营养不良、消瘦、贫血、低蛋白血症等恶病质表现。

2. 症状肠道与其他空腔脏器间的内瘘大多有明显症状，主要是由于肠内容物流人受累的器官，对该器官造成异常刺激或导致严重感染，由此可引起一系列临床表现。

【诊　　断】小肠内瘘的临床表现与外瘘不同，除肠膀胱瘘和肠阴道瘘较易明确外，其他类型的内瘘，尤其是高位与高位、低位与低位的肠管间内瘘，因无肠内容物穿破腹壁漏到体外，早期不易诊断，当疑有本病存在时，应要根据情况选择辅助检查。

【辅助检查】

1. 实验室检查　高位与低位肠内瘘时，大便检查可发现未消化食物，呕吐物可发现粪便；肠管与泌尿系内瘘时，尿中可发现寄生虫卵和肠内容物（食物残渣及粪便），大便中可能有尿酸盐结晶、尿素氮及尿液的其他成分；肠管阴道瘘时，阴道分泌物中可发现有肠内容物或寄生虫卵。

2. 口服骨炭和染料如为高位与低位肠内瘘时，骨炭或染料短时间内即由大便排出；如高位肠管与泌尿系或阴道内瘘时，则可见从尿中或阴道分泌物中排出。

3. X线钡餐检查是诊断肠内瘘的常用方法之一，此法可提供肠内瘘的位置及瘘口大小。检查时宜用大量稀钡效果较好，同时可避免钡剂存留于肠道内形成结石。

4. B超可间接提供肠瘘位置及与周围脏器的关系。

【治　疗】

1. 手术适应证　无症状的肠管与肠管间的内瘘无须治疗，但此种内瘘有严重症状者，或肠管与其他空腔脏器之间的内瘘因大多有明显症状，均需要手术治疗。

2. 术前准备利用各种检查充分了解肠内瘘的脏器及瘘口部位、大小等情况，改善患者的营养状况，控制感染，选择合适的手术时机。

3. 手术原则　肠内瘘的手术治疗较肠外瘘困难，但手术原则相同，即切除瘘管、缝闭瘘孔、恢复肠管的连续性。

4. 手术方法可以一期或分期手术完成。

（1）一期手术：适用于患者一般情况好，瘘管周围炎症轻，腹腔粘连不严重者。包括瘘管切除瘘口修补术、带瘘肠段切除的吻合术、带瘘肠段分别切除肠吻合术。

（2）分期手术：对腹腔粘连重，接管附近组织炎症明显、解剖不清、分离切除有危险时，可分期手术。包括低位与低位肠间内瘘的分期手术和高位与高位肠间内瘘的分期手术。

第十二节　先天性肠疾病

一、先天性肠闭锁和肠狭窄

先天性肠闭锁是一种较常见的消化道畸形，死亡率较高；先天性肠狭窄较少见，但预后较好。

【病　　理】

1. 肠狭窄　多见于十二指肠或空肠上段，由肠腔内一中央有小孔的隔膜造成。

2. 肠闭锁分为 4 型。

Ⅰ型：肠管外形连续，但肠腔内有 1 个或多个完整隔膜使肠腔完全受阻。

Ⅱ型：闭锁两端均呈盲端，两盲端间有一纤维索连接，相应的肠系膜呈"Ⅴ"形缺损或无缺损。

Ⅲ型：两盲端间无纤维索相连，相应的肠系膜有缺损。

Ⅳ型：多发性闭锁，每段肠管间有纤维索与邻近盲端相连，但亦有远段肠管内多闭锁而外观正常者。

【临床表现】主要表现为肠梗阻，症状的轻重和出现的早晚取决于梗阻的部位和程度。

1. 呕吐梗阻的部位愈高，呕吐的出现愈早；高位梗阻者呕胆汁，低位梗阻者呕粪便样液体。

2. 腹胀 高位梗阻者仅上腹部胀，低位梗阻者全腹胀。

3. 大便肠闭锁和肠狭窄严重者不排胎便，行直肠指诊时只能引出少许灰白色黏液样物；肠狭窄较轻者，可排出部分胎便。

【诊　　断】新生儿出生后出现持续性呕吐、腹胀以及无胎便排出，就应怀疑肠闭锁。若直肠指诊仅引出少许灰白色黏液样物就更应怀疑为肠闭锁。

X线腹部立位平片对诊断有很大价值。十二指肠闭锁者呈现典型的双气泡征，即扩大的胃和十二指肠内各有一液平面，而下腹部无气体阴影。低位肠闭锁显示较多的扩大肠段和液平面，有时可见一个大的液平面，系最远的肠袢极度扩张所致，侧位片示结肠与直肠内无气体阴影。对不典型的肠闭锁患者可做稀钡灌肠，以显示其细小的结肠。对疑为肠狭窄的患者，有时须行稀释的有机碘化物经胃管注入胃内摄影检查，检查后应将滞留于胃内的碘化物抽净。

【治　　疗】在纠正水电解质失衡、补充血容量和胃肠减压后，尽早手术治疗。

1. 对隔膜型闭锁、狭窄，行隔膜切除，但对十二指肠降部的隔膜行切除时，要避免损伤胆总管开口处。

2. 对十二指肠两盲端不连续者，行十二指肠与十二指肠吻合术，但术中应先行近端扩张段外侧壁的楔形裁剪，缩小其口径，再与闭锁远端行端端或端侧吻合术。

3. 对十二指肠远端及其以下的闭锁或狭窄，在切除近段的扩大部分以后，与闭锁远端行端端吻合术。

4. 吻合术前，先用生理盐水注入远段闭锁的肠腔内，这样既可以扩张远段肠曲以便于吻合，又可以确定远段有无多发性梗阻。吻合时，要避免近段肠曲的内容物污染腹腔，要尽量减少肠管的刺激以减轻吻合口的水肿，要用无损伤针做一层间断吻合，黏膜要少缝，以免内翻组织过多而引起吻合口狭窄。

5. 术后除注意保温、给氧、保持胃肠减压管通畅以外，禁食的时间应较长，以便于狭小的吻合口和狭小的远段肠曲逐步恢复功能，禁食期间采用完全肠道外营养疗法。

二、先天性肠旋转不良

先天性肠旋转不良是由于胚胎期肠道以肠系膜上动脉为轴心的旋转不完

全或异常使肠道位置发生变异和肠系膜附着不全而引起的肠梗阻。

【病　　理】如果肠管的正常旋转过程在某一阶段中止，就会发生不同的肠道解剖位置异常和不同的肠梗阻。

1. 肠未旋转整个中肠在退回腹腔时未发生旋转，十二指肠、空肠、回肠仍位于腹腔右侧，结肠位于腹腔左侧，盲肠在腹腔左下方。全部中肠仅在肠系膜上动脉根部有柄样的狭窄附着，从十二指肠到横结肠中部容易发生扭转。

2. 结肠正常旋转而十二指肠未旋转 十二指肠位于肠系膜上动脉右侧并于该处与位于右侧的空肠直接相连续，其余肠系膜附着点正常。十二指肠可被跨越其前方的索带压迫，导致间歇性肠梗阻。

3. 结肠正常旋转而十二指肠反向旋转 十二指肠在肠系膜上动脉前上方旋转并固定于该处。结肠由于正常旋转，也位于肠系膜上动脉的前上方，结肠系膜随着右侧结肠抵达腹腔右侧而将整个小肠覆盖，小肠由于拥挤在其深面，可引起部分性肠梗阻。

4. 结肠与十二指肠均反向旋转 十二指肠位于肠系膜上动脉的前上方，横结肠中部位于肠系膜上动脉的下方，小肠系膜附着正常。由于肠系膜上动脉压迫横结肠中部可引起肠梗阻。

5. 十二指肠旋转而结肠未旋转 十二指肠绕肠系膜上动脉正常旋转，结肠未旋转，整个小肠系膜只在其基柄部有狭窄的附着，故易致肠扭转。

6. 盲肠及其系膜固定不全在肠旋转不良中，此种类型最为常见，但却很少因之引起疾患，其可能发生的后果是盲肠扭转和患阑尾炎时由于盲肠活动度大而使阑尾炎所致的临床表现不位于通常的位置，盲肠扭转主要见于成人，而小儿中很少见。

【临床表现】

1. 新生儿期 主要表现为早期高位部分肠梗阻，80%的患儿属于此类。婴儿出生后一般均有正常胎便，但常在出生后第 3～5 日出现间歇性呕吐，呕吐物中含大量胆汁，腹胀不明显，经禁食后可好转，但很快又复发。病程中如果并发肠扭转，则表现为完全性肠梗阻，持续呕吐，甚至呕咖啡样液体；如果出现高热、血便、休克及腹膜刺激征，常是肠坏死的表现，必须及时诊治。

2. 婴儿及儿童期 主要表现为慢性高位部分肠梗阻。由于腹膜系带及索带对十二指肠的压迫较轻，在出生后虽曾呕吐，但不严重，而且很快停止，常在数周或数月后，又发生含胆汁的呕吐，并间歇地复发，以致造成营养、发育较差，而且也可能并发肠扭转，形成急性肠梗阻乃至肠坏死。

【诊　　断】凡是新生儿有高位肠梗阻的症状，呕吐物中含大量胆汁且曾有正常胎便史者，应高度怀疑患本病，做 X 线检查可进一步确诊。对婴儿和儿童有慢性部分高位肠梗阻者更应考虑本病的诊断，并进一步检查。

【辅助检查】

1. 腹部立位前后位平片 左上腹有一宽大的液平面，系扩张的胃含液、气所致，右上腹亦有一液平面，系十二指肠梗阻所致。其余腹部可见少量气体。

2. 钡剂灌肠摄片 如果证实盲肠位于上腹部或左侧，对诊断本病有结肠旋转不良者有决定意义。如果钡灌肠发现横结肠中部梗阻，就要考虑十二指肠与结肠均反向旋转所致的肠系膜上动脉和紧张的十二指肠系膜对横结肠中部的压迫。

【治　　疗】在纠正水电解质失衡及贫血以后，尽早手术。

（李　挺　王振宝　罗　炜）

第十一章 阑尾疾病

第一节 急性阑尾炎

急性阑尾炎是最多见的急腹症，其发生率为 0.1%。据统计占外科住院患者的 10%～15%。阑尾为一细长而管腔狭小的盲管，阑尾腔的机械性梗阻是诱发阑尾急性炎症的基本原因。阑尾腔阻塞后，腔内压力升高，血液回流受阻，阑尾壁水肿、充血，黏膜发生溃疡，发生阑尾壁坏死、穿孔。细菌感染会加重此过程的发展，致病菌多为肠道内的各种革兰阴性杆菌和厌氧菌。常见的引起阑尾腔阻塞的机械因素：粪石堵塞、管腔狭窄、肠寄生虫病等。

根据急性阑尾炎的临床过程和病理解剖学变化，可分为四种病理类型：急性单纯性阑尾炎、急性化脓性阑尾炎、坏疽性及穿孔性阑尾炎和阑尾周围脓肿。

【临床表现】

1. 腹痛症状 是最常见、最显著也是最早出现的症状，开始时多位于剑突下，脐周或全腹疼痛，数小时后转移并固定于右下腹并逐渐加重。有 70%～80% 患者具有这种典型的转移性腹痛特点。部分病例发病开始，即出现右下腹痛，不同类型的阑尾炎其腹痛各有差异，如单纯性阑尾炎表现为轻度隐痛；化脓性阑尾炎呈阵发性胀痛和剧痛；坏疽性阑尾炎呈持续性剧烈腹痛；穿孔性阑尾炎因阑尾压力骤减，腹痛可暂时减轻，但出现腹膜炎后腹痛又持续加剧。不同位置的阑尾炎，其腹痛部位也有区别。如盆位阑尾炎腹痛在耻骨上区；肝下区阑尾炎可引起右上腹痛。

2. **胃肠道症状** 多在早期出现，常见者有恶心、呕吐、便秘、腹泻等。阑尾穿孔可出现局限性或弥漫小腹膜炎，可致麻痹性肠梗阻，腹胀更明显。

3. **全身症状** 早期为乏力、头痛、疲倦、四肢无力等症状。炎症加重时有多汗，脉率增快的表现。体温多在38℃左右。当阑尾穿孔时体温可达39℃~40℃。

【体格检查】

1. **右下腹压痛** 压痛点常位于麦氏点，可随阑尾位置的变异而改变，但压痛点始终在一个固定的位置上。

2. **反跳痛及腹肌紧张** 小儿、老人、孕妇、肥胖、虚弱者或盲肠后位阑尾炎者，腹膜刺激征象（压痛、反跳痛、腹肌紧张）可不明显。

3. **右下腹包块** 结合病史应考虑阑尾周围脓肿。

4. **其他科协助诊断的体征**

（1）结肠充气试验（Rovsing征）：患者仰卧位，检查者用右手压迫左下腹，再用左手挤压近侧位，引起右下腹疼痛者为阳性。

（2）腰大肌试验：患者左侧位，使右大腿后伸，引起右下腹疼痛者为阳性。腰大肌试验阳性表现阑尾位置较深，或在盲肠后位，靠近腰大肌处。

（3）闭孔内肌试验：患者仰卧位，使右髋和右大腿屈曲，然后被动向内旋转，引起右下腹疼痛者为阳性。表明阑尾为盆腔位，闭孔肌肌膜受到刺激。

（4）直肠指诊：引起炎症阑尾所在位置压痛，常在直肠右前方。当形成阑尾周围脓肿时，可触及痛性肿块。

【辅助检查】

1. **实验室检查** 大多数急性阑尾炎病例白细胞计数和中性粒细胞比例增高，白细胞计数升高到（10~15）×10^9/L，可发生核左移，是临床诊断中的重要依据。但升高不明显不能否定诊断，应反复检查，如逐渐升高则有诊断价值。尿检查一般无阳性发现。

2. 特殊检查

（1）无并发症的急性阑尾炎，其腹部平片可能完全正常，无诊断意义，在并发局限或弥漫性腹膜炎时，可见盲肠扩张和液气平面，偶然可见钙化的粪石。

（2）B 型超声检查在诊断急性阑尾炎中具有一定的价值，其典型图像为阑尾呈低回声管状结构，较僵硬，其横切面呈同心圆似的靶心显像，直径≤7mm。同时对鉴别亦有意义。

（3）CT 检查与 B 超检查的效果相似，有助于阑尾周围脓肿的诊断。

上述这些影像学检查方法在急性阑尾炎的诊断中不是必需的，当诊断有困难时可选择应用。

（4）随着腹腔镜的普及，对可疑患者可行此法检查，不但对诊断可起决定作用，并可同时行腹腔镜阑尾切除术。

【诊断】

1. 诊断思维　根据病史、临床症状、体征和实验室检查，如转移性腹痛和右下腹局限性压痛，大多数急性阑尾炎能够明确诊断。但对疑似患者和非典型患者仍需提高警惕，以避免和减少诊断上的错误。特别是阑尾穿孔发生弥漫性腹膜炎时使鉴别诊断更加困难。常常需要剖腹探查才能鉴别清楚。此外，还要根据症状、体征、实验室检查判别病理类型。

2. 鉴别诊断　在急性阑尾炎的患者中有约 20% 的患者临床表现不典型，而有部分患者因其他脏器病变引起的腹痛，误诊为急性阑尾炎。要与急性阑尾炎相鉴别的疾病很多，常见的有：

（1）胃十二指肠溃疡穿孔：发病突然，当穿孔漏出的胃肠内容物沿右结肠旁沟至右下腹时，可出现类似急性阑尾炎的转移性腹痛。患者有溃疡病史，检查时除右下腹压痛外，上腹部有疼痛、压痛、板状腹，即腹膜刺激征较明显，叩诊肝浊音界消失，X 线平片发现膈下有游离气体。

（2）急性胃肠炎：腹痛、呕吐、腹部压痛，这三点和急性阑尾炎相似。

急性胃肠炎往往有饮食不当的病史，且多以吐泻为主，吐泻先于腹痛，腹部压痛范围较广，多在脐周围，压痛的程度不恒定。大便化验检查可有脓细胞及未消化食物残渣。

（3）溃疡性结肠炎：盲肠区域的溃疡早期也可表现为右下腹痛，并有压痛，亦可有体温升高，但一般不如急性阑尾炎的起病急，恶心呕吐也不明显，大便中可有黏液和隐血。晚期出现粘连包块时，又需与阑尾脓肿相鉴别，钡灌肠造影和纤维结肠镜检查可有帮助。

（4）右侧输尿管结石：多为突然发生的右下腹阵发性绞痛，向会阴部、外生殖器放射，无明显腹肌紧张，尿中查到多量红细胞，B超或腹部X线平片在输尿管走行部位可见结石阴影。

（5）急性肠系膜淋巴结炎：多见于儿童，发病前常有上呼吸道感染史，先高热，后腹痛或两者同时出现。腹痛始于右下腹，压痛部位偏内侧或脐周围，范围广泛，无明显腹肌紧张及反跳痛。

（6）异位妊娠破裂：尤其是右输卵管破裂，早期可因局部出血有腹膜刺激症状，与急性阑尾炎的腹痛和压痛相似。但患者有停经史记阴道不规则出血史，检查时宫颈举痛，附件包块，阴道后穹隆穿刺抽出不凝血液，妊娠试验阳性。

（7）右侧卵巢囊肿蒂扭转：为突然发生的右下腹痛，腹部或妇科检查时可扣及有压痛肿块，B超检查有助于诊断。

（8）急性输卵管炎和急性盆腔炎：下腹痛逐渐发生，可伴有腰痛，腹部压痛点偏低，常有脓性白带和盆腔的对称性压痛，无转移性腹痛，阴道后穹隆穿刺可抽得脓液。

【治疗】

绝大多数急性阑尾炎一旦确诊，应行阑尾切除术。

1. 手术治疗

（1）手术方法选择

①急性单纯性阑尾炎：行阑尾切除术，近年来有些单位也开展了经腹腔

镜行阑尾切除术。

②急性化脓性或坏疽性阑尾炎：应及早行阑尾切除术，如腹腔内已有脓液可清除脓液后关腹。注意保护切口。

③穿孔性阑尾炎：切除阑尾，清除腹腔脓液，根据情况放置腹腔引流，术后积极行支持疗法和抗感染治疗。

④阑尾周围脓肿：一般先采用输液，应用抗生素治疗，促使炎症吸收消散。待2~3个月以后酌情施行手术，切除阑尾。也可在B抄引导下穿刺抽脓或置管引流。但保守治疗后脓肿无局限趋势，症状明显，脓肿有可能破溃而形成弥漫性腹膜炎时，可行脓肿切开引流，阑尾是否切除应术中具体情况而定。术后加强支持治疗，合理使用抗生素。

（2）技术要点

①麻醉：一般采用硬脊膜外麻醉。

②切口：右下腹麦氏切口最常用，标准麦氏切口是在右髂前上棘与脐连线的外1/3与中1/3交界点上，作一与连接线垂直的切口，切口也可估计阑尾部位略予移动。另一种可选择的切口是右下腹直肌旁（或经腹直肌）切口，暴露的范围较大，上下伸延方便，所以当急性阑尾炎诊断不明确或有弥漫小腹膜炎疑为阑尾穿孔时，应采用此切口。

③寻找阑尾：先在髂窝内找到盲肠，沿三条结肠带向盲肠顶端寻找阑尾根部，多能找到阑尾。另一种方法是沿末端回肠追踪盲肠，找到阑尾根部。如仍未找到阑尾，应考虑盲肠后位阑尾，可切开盲肠外侧腹膜寻找。寻找阑尾时尽量使用器械，勿用手指触摸，以防污染切口。

④处理阑尾系膜：找到阑尾后，根据阑尾可以移动的程度，尽量将其置于切口中部或超出切口以外，如系膜菲薄，可于阑尾根部处结扎切断，若阑尾系膜肥厚或水肿明显，一般应分次钳夹、切断结扎或缝扎系膜。

⑤处理阑尾根部：在距阑尾根部0.5~1.0cm的盲肠壁上做一荷包缝合，距盲肠0.5cm处轻轻钳夹阑尾后结扎阑尾，再于结扎线远侧0.5cm处切断阑尾，残端用碘酒、乙醇处理后，用荷包缝合将其包埋入盲肠壁内。有时阑尾

远端暴露困难，可先处理阑尾根部，再分段切断系膜，最后切除整个阑尾，称为阑尾逆行切除法。

（3）术后并发症

①内出血：术后24h的出血为原发性出血，多因阑尾系膜止血不完善或血管结扎线松脱所致。主要表现为腹腔内出血的症状如福特、腹胀、休克和贫血等，应立即输血并再次手术止血。有时出血可能自行停止，但继发感染形成脓肿时，也需手术引流。

②切口感染：是术后最常见的并发症，在化脓或穿孔性阑尾炎中多见，多发生在术后2～3d，也有在两周后才出现。主要表现为切口处跳痛，局部红肿伴压痛，体温再度上升。应立即拆除缝线，引流伤口，清除坏死组织，定期换药，或待伤口内肉芽新鲜时二期缝合。为预防切口感染，除早期手术外，还包括应用抗生素、术中加强切口保护，切口缝合前局部应用生理盐水和甲（替）硝唑冲洗，彻底止血、消灭无效腔等。预防性应用抗生素应在术前半小时就开始。

③粘连性肠梗阻：也是阑尾切除术后较常见的并发症，与局部炎症重、手术损伤、术后卧床等多种原因有关。一般先行综合的保守治疗，无效时手术治疗。

④粪瘘：较少见，产生的原因有多种，如阑尾残端单纯结扎，结扎线脱落；盲肠组织水肿，术中损伤附近肠管等。主要表现为伤口感染久治不愈，并有粪便和气体溢出。粪瘘发生时感染多已局限，不致发生弥漫性腹膜炎。可先行保守治疗，多数患者粪瘘可自行愈合。

⑤阑尾残株炎：阑尾切除时残端保留超过1cm时，术后残株可炎症复发，仍表现为阑尾炎的症状。X线钡灌肠检查对明确诊断有一定价值。症状较重时应再次手术切除阑尾残株。

2. 非手术治疗 适用于单纯性阑尾炎及急性阑尾炎早期，患者不接受手术治疗或客观条件不允许，或伴有其他严重器质性疾病有手术禁忌证者。抗生素的应用在非手术治疗中占有重要地位。关于其选择与用量，应根据具体情况而定。阑尾炎多为混合感染，以往采用氨苄西林、庆大霉素与甲（替）硝唑联合应用，效果满意。随着新型高效抗生素的出现，目前常采用头孢霉素或其他新型 β－内酰胺类抗生素与甲（替）硝唑联合应用。

【治疗思维】

1. 根据儿童、老人急性阑尾炎的特点，宜采取积极的手术治疗措施。

2. 病程大于 72h，除非病情严重，一般可以非手术治疗。术中，如果诊断明确，选择麦氏切口，否则选择右下腹经腹直肌切口。切口适中，保证充分暴露，先找到升结肠，再沿结肠带寻找阑尾。

3. 当发现阑尾炎症较轻，而术前的症状和体征较重时，不要满足于阑尾炎的诊断，应进行必要的探查，如末端回肠，女性子宫及附件等，以排除其他的病灶。如果脓液较多，特别注意保护切口，必要时更换手套和器械，腹腔脓液拭干，必要时放置引流管。

第二节　慢性阑尾炎

【病因及病理】大多数慢性阑尾炎是急性阑尾炎消退后遗留下来的病变。在急性阑尾炎发作时，如果病变较轻，症状可很快消退，但数周后阑尾的炎症可转为慢性。在黏膜和浆肌层可见到以淋巴细胞和嗜伊红红细胞为主的慢性炎症细胞浸润。此外，阑尾因纤维组织增生，脂肪增加，管壁变厚，甚至管腔狭窄或闭塞。这些病变妨碍了阑尾排空，压迫阑尾内神经末梢而产生疼痛等症状。

少数慢性阑尾炎患者的阑尾腔内有粪石、谷粒、虫卵等异物；或先天性扭曲、粘连、淋巴滤泡增生，致使管腔狭窄，发生慢性炎症变化。

【临床表现和诊断】常具有典型的急性阑尾炎发作病史，右下腹又经常疼痛，有时患者仅有隐痛和不适感，剧烈活动和饮食不节可诱发急性发作。还有的表现类似消化性溃疡，有胃肠道功能紊乱或大便习惯的改变等症状。

有时患者有反复急性发作的情况。重要的体征是阑尾部位的局限性压痛，这种压痛经常存在，位置也比较固定。X 线钡餐检查可见阑尾不充盈或钡剂排出缓慢，充盈的阑尾位置不易移动等。

诊断慢性阑尾炎最重要的体征依据是阑尾部位的局限性压痛。确定压痛在阑尾，应符合以下 3 点。

1. 在有过典型的急性阑尾炎史的患者，知道发作时局限性压痛的确切位置很有意义。压痛点相同时，诊断慢性阑尾炎的可能性增大。

2. 阑尾是一个很小的器官。慢性阑尾炎没有渗出，所以压痛范围应该很小。有时盲肠受刺激而收缩可引起检查时的压痛，应与阑尾压痛相区别，但较为困难。

3. 很局限的压痛仍可不在阑尾。确定阑尾的位置很难，常须 X 线钡餐检查，并且阑尾应充钡才能确定压痛点在阑尾。

总之，诊断临床的慢性阑尾炎很困难。最有利的诊断依据是有过典型的急性发作，或曾发展到局限性腹膜炎或阑尾周围脓肿。体征应该有固定存在的压痛点，并且压痛点在阑尾。用除外其他疾病的方法诊断慢性阑尾炎都是不可信的。

【治　疗】慢性阑尾炎诊断一旦成立。应手术切除病变的阑尾。

第三节　小儿、老年、妊娠期急性阑尾炎

一、小儿急性阑尾炎

小儿急性阑尾炎是小儿外科常见的急腹症，但发病率低于成年人。12 岁以下的小儿急性阑尾炎占急性阑尾炎总数的 4% ~ 5%。

【临床表现】

1. 腹痛 由于病史询问和叙述困难，常得不到典型的转移性腹痛的病史，腹痛范围较广泛，且腹痛有时不是首发症状。

2. 消化道症状　常明显而突出。呕吐常为首发症状，呕吐程度较重，持续时间也较长，可因大量呕吐、不能进食而产生脱水和酸中毒。有时可出现腹泻，大便秘结者少见，腹泻为肠道炎症刺激肠蠕动过快所致。

3. 全身症状较严重，发热出现早，可达 39～40℃，甚至出现高热、寒战、惊厥、抽搐，这是由于幼儿体温中枢不稳定和炎症反应剧烈的缘故。

4. 压痛和肌紧张　压痛点多在麦克伯尼点上方。婴幼儿盲肠位置高和活动性大，其压痛点偏内上方，小儿腹壁薄，有欠合作，不易判断有无肌紧张。应耐心、轻柔和仔细检查，并在上下、左右进行对比检查。

5. 腹胀和肠鸣音减弱　由于早期腹膜渗出，胃肠道功能受到抑制，因而腹胀和肠鸣音减弱较为突出。

6. 上呼吸道症状小儿上呼吸道感染发病率高，这些疾病可能是小儿急性阑尾炎的发病诱因。因此，小儿常先有上呼吸道疾病，再有急性阑尾炎的临床表现。

【特　　点】小儿急性阑尾炎的临床特点包括：①病情发展较快且较重，早期即出现高热呕吐等症状；②右下腹体征不明显，很少有局部的压痛及肌紧张；③穿孔率可达 30%，并发症及死亡率也较高。

【治　　疗】鉴于小儿急性阑尾炎的一些特点，要求早期诊断和及时治疗，并要恰当选择适应证。

1. 卡他性或早期轻型化脓性阑尾炎，发病时间短可先非手术治疗。

2. 阑尾包块和阑尾周围脓肿，原则上采用非手术治疗。

3. 重型化脓性和坏疽性阑尾炎易行手术治疗。

4. 梗阻性阑尾炎易选手术治疗。

5. 阑尾穿孔性腹膜炎易及时手术治疗。

二、老年急性阑尾炎

随着老龄组人口的增加，近年老年急性阑尾炎有所增加，已由占阑尾炎总数的 1%，上升到 4%。

【临床表现】

1. 症状少 老年人阑尾炎腹痛甚轻，常常没有明显的转移性腹痛，或腹痛出现较晚（12h 以后），常误诊为胃炎、肠炎、胃痉挛，原因是老年人痛觉敏感度降低。

2. 腹部体征少 老年阑尾炎患者压痛部位多不典型，腹肌紧张和反跳痛不明显，这种情况与老年人腹肌萎缩、腹部脂肪多有关。此外，老年人胃肠蠕动差，阑尾炎时腹胀明显。

3. 全身反应少 健康机体对炎症会呈现一种反应，这种反应具有保护性，包括发热、白细胞升高等。老年人的免疫保护功能减退，因而阑尾炎时可不发热，白细胞升高也不明显。

4. 延误诊断多 常将老年人阑尾炎的不典型症状与体征归咎于其他消化系统疾病而忽略了阑尾炎。

5. 穿孔多 老年人阑尾组织结构薄弱，血管因动脉硬化致阑尾血液供应不足，加上诊断多有延误，故穿孔率高，30%～48%的老年人在手术时已发生阑尾穿孔，穿孔可带来腹膜炎、肠梗阻甚至败血症等严重后果。

6. 伴发病多 这些病虽与阑尾炎没有直接的因果关系，但多见于老年人。诸如贫血、慢性支气管炎、肺气肿、高血压、冠心病、肾功能不全以及便秘等。这些情况的存在不但说明老年人全身情况差，还给阑尾炎的治疗带来许多困难。

7. 并发症多 这与前面所提的伴发病不同，并发症是继发于阑尾炎的一些病，如心力衰竭、肺炎、糖尿病酸中毒、电解质紊乱等等。

对可疑者，可用 B 超检查、诊断性腹腔穿刺等方法协助诊断。

【治　疗】及时手术，同时注意老年人内科疾病的处理。

三、妊娠期急性阑尾炎

妊娠期急性阑尾炎较常见，大约每 1500 例妊娠妇女中有 1 例发生急性阑尾炎，发病多在妊娠的中晚期。在妊娠中晚期，由于子宫增大和盲肠、阑尾移位，届时发生的急性阑尾炎有其特殊表现。

【临床表现】

1. 早期妊娠的急性阑尾炎临床表现与非妊娠妇女相同，仅恶心、呕吐等消化道症状可能较为明显。

2. 妊娠中期子宫增大，盲肠被推向外上方，阑尾亦随之移位，其基底部相当于髂骨或髂骨上 1 横指处。右下腹痛和压痛偏向麦克伯尼点的外后上方，腹壁的肌紧张程度不能正确反映阑尾炎的程度。

3. 妊娠后期胀大的子宫不仅把盲肠和阑尾进一步推向外后上方，且覆盖了盲肠和阑尾的一部分或全部。阑尾基底部移位到相当于髂骨上 2 横指处。腹痛和压痛往往位于右胁腹甚至右后腰部。由于大网膜被推离阑尾，以及子宫的收缩，感染局限的能力降低。因此，妊娠后期急性阑尾炎病情常较严重，坏疽、穿孔易并发弥漫性腹膜炎而引起早产，胎儿死亡率也很高。

【诊　　断】妊娠早期的急性阑尾炎诊断多无困难。在妊娠中、后期应判断鉴别右下腹痛或压痛是否与子宫及其附件有关。可先按压右侧腹部痛点，再嘱患者取左侧卧位，如压痛减轻或消失，提示压痛可能来自子宫及其附件；反之，则与阑尾炎症有关。妊娠中晚期腹壁压痛和腹肌紧张程度不能确切反映阑尾炎的病理类型，须综合全身情况和病程发展作出判断。单次血白细胞计数的诊断价值不大，应随时复查，观察其变化趋势。

【治　　疗】治疗时，以阑尾切除为主。妊娠后期的感染难于控制，更应早期手术。围手术期加用黄体酮。手术切口须偏高，操作要仔细，以减少对子宫的刺激。术后尽量不用腹腔引流，使用广谱抗生素，加强术后护理。临产期的急性阑尾炎如并发阑尾穿孔或全身感染症状严重时，可考虑行剖腹产术，同时切除病变的阑尾。

第四节　阑尾肿瘤

一、阑尾黏液性肿瘤

阑尾黏液性肿瘤有性质不同的 2 类：阑尾的黏液囊肿和阑尾的假黏

液瘤。

1. 阑尾的黏液囊肿 它的发生是由于有功能的阑尾发生梗阻时，阑尾黏膜内的成熟的黏液细胞分泌的黏液积聚在阑尾腔内，使阑尾形似囊样，相当于胆囊积液，实际上阑尾的黏液囊肿不是肿瘤。其体积一般不超过 3cm × 8cm，但若发生急性感染，临床表现为急性阑尾炎。阑尾的黏液囊肿无急性感染时，症状和体征似慢性阑尾炎。体积较大时，体检时可发现表面光整、周围无粘连的椭圆形肿物。从部位可考虑阑尾的黏液囊肿的可能。可通过 X 线钡餐检查，确定肿物的位置。

2. 阑尾的假黏液瘤 阑尾的假黏液瘤是真性肿瘤，可以在腹膜种植形成继发的腹膜假黏液瘤。所以假黏液瘤有恶性的特点，但阑尾的假黏液瘤又不转移到淋巴结或肝。假黏液瘤局限在阑尾内时，临床诊断不能与阑尾的黏液囊肿相鉴别。待腹膜有大量种植时，可见腹胀，但无肿物、胀气或移动性浊音。B 型超声或 CT 可见液体，常分隔成数腔。可继发肠梗阻。

【治　疗】切除阑尾 当发生腹膜种植时，也应尽量切除肿瘤，减少肿瘤体积。术后可考虑用放疗或化疗。

二、阑尾类癌

阑尾最常见的肿瘤是类癌。人体约一半的类癌发生在阑尾。阑尾类癌在未产生梗阻前，由于没有症状和体征，临床上常不能得到诊断。阑尾类癌没有类癌综合征。类癌产生梗阻时一般表现为阑尾炎。阑尾类癌瘤体直径约 1cm 时，基本不扩散，直径达 2cm 时，可有转移，但极少。

【治　疗】阑尾切除后是否再行右半结肠切除术，来治疗阑尾浆膜淋巴管浸润的阑尾类癌，尚存在分歧。

三、阑尾腺癌

阑尾腺癌是阑尾较少见的肿瘤，占胃肠道恶性肿瘤的 0.2% ~ 0.5%。大多数的阑尾腺癌表现为急性阑尾炎、慢性阑尾炎、阑尾脓肿，或在行其他手术时切除阑尾发现。故诊断很难。在行 X 线钡餐检查时，偶尔发现回肠末段和盲肠有不规则的占位性病变，病变的位置与阑尾的黏液囊肿相同。

【治　疗】很早期的癌，包括原位癌，切除阑尾已足够。腺癌达浆膜和系膜淋巴结时，宜行右半结肠切除术，切除区域的转移癌。

（李　挺　孟　文　王振宝　罗　炜）

第十二章 结肠、直肠、肛门疾病

第一节 结肠扭转

结肠扭转属闭袢性、绞窄性肠梗阻，主要好发于乙状结肠和盲肠。

一、乙状结肠扭转

乙状结肠全部由腹膜包绕而后形成乙状结肠系膜，系膜在肠袢中点最长而向两侧逐渐缩短以至消失，使乙状结肠的两端固定于盆壁，中间游离，这就具备了发生扭转的条件。如乙状结肠过长，有粪便或有巨结肠等都容易造成乙状结肠扭转。临床上可能见到 2 种类型：一种是发病比较缓慢，多见于男性老年人，多有便秘习惯，或以往有多次腹痛，但经排便排气后又获缓解。临床表现主要是腹部持续胀痛，腹部逐渐膨隆，恶心而呕吐不多，可能有下坠感但无排便排气。检查腹部呈高度膨隆，不对称，腹膜刺激征不明显。另一类患者比较少见，发病急骤，腹部剧烈绞痛、呕吐、腹肌紧张、腹部有压痛，可早期出现休克，扭转的乙状结肠可很快发生坏死。乙状结肠扭转的 X 线检查所见有：①腹部平片可见巨大的双腔充气肠袢，自盆腔达膈下，立位时可见 2 个液平面，晚期近端结肠亦充气扩张；②小剂量钡剂灌肠可见钡剂通过受阻，钡往尖端呈锥形或"鸟嘴"形，有确诊价值。

二、盲肠扭转

盲肠扭转实际上并不限于盲肠而是包括邻近的回肠和升结肠，多发生在有移动性盲肠的患者。以 20～40 岁的青壮年为多见，男性多于女性。盲肠扭转的临床表现也可以分为急性和亚急性 2 型。亚急性型往往有类似发作史。主诉为右下腹绞痛，腹部很快隆起，不对称，常在中腹或上腹部触及胀大的稍有压痛的紧张肿物，叩诊呈鼓音。X 线平片可见巨大充气肠袢，常在左上腹部见有宽大液平面，应注意与扩大的胃相鉴别。还伴有多个小肠充气液面，钡灌肠见钡剂在横结肠或肝曲处受阻。

【治　疗】在病程早期病情较轻的患者可先用非手术疗法。乙状结肠扭转可先做乙状结肠镜检，待看到扭转处可试行插入肛管，一旦排气后扭转往往自行复位缓解。

对于病情较重或已有腹膜刺激征或经非手术治疗无效时，均应在积极术前准备后进行手术治疗。手术时应将扭转的肠袢尽快反旋转使其复位。盲肠固定至侧腹壁，乙状结肠可和降结肠平行缝合固定。如患者情况良好也可行乙状结肠切除及吻合术。如肠管已坏死，患者情况尚好可做一期肠切除及肠吻合术，乙状结肠也可先切除后做断端造口，待情况好转后再行二期手术吻合更为稳妥。

第二节　结肠、直肠息肉

临床上对凡是来自黏膜表面突向肠腔的息肉状病变，在未确定其病理性质前统称为息肉。结肠直肠息肉按其病理性质可以分为以下 4 类：①肿瘤性息肉。包括管状腺瘤，绒毛状腺瘤，家族性息肉病的息肉，以及其他息肉状的肿瘤。②错构瘤性息肉。包括幼年性息肉、黑斑息肉病的息肉。③炎性息肉。包括溃疡性结肠炎、痢疾、克罗恩病等各种炎性疾病引起的息肉。④增生性或化生性的息肉。

【临床表现和诊断】肠道息肉多发生于直肠、乙状结肠区，多为单个，也可多发，多数为腺瘤，大于 2cm 的腺瘤，癌变的可能性增加。临床主要表现是便后带血、间歇发作、色鲜红、出血量不多，血不与粪便相混，息肉表面感染糜烂，大便表面有黏液。凡儿童有便血，大便次数及性质基本正常者，多为直肠息肉，低位息肉便时见红色肉样肿物可脱出肛门外。结肠息肉病多见于青年成人，临床有腹泻、下腹痛、粪便带鲜血、黏液及脓血，可有饭后便意感，反复出血可贫血和消瘦。炎性息肉的临床表现与其原发病有关。大肠息肉的诊断多无困难，肠镜下见肠壁上有分布不均的肿物生长，呈红色、有蒂，有的似成串葡萄。息肉表面可糜烂及溃疡，少数可癌变。发生在直肠中下段的息肉，直肠指诊可以触及，位于乙状结肠以上的息肉须做钡剂灌肠气钡双重造影或肠镜检查。

【治　疗】

1. 对肠镜能到达范围内的息肉，可用圈套器套住息肉后施行切除术；基底部较宽的息肉，则须用电灼。

2. 位置较高的息肉可做剖腹或腹腔镜下做息肉单纯切除或做肠部分切除术。

3. 对需要切除而又无法经肛门括约肌局部手术或经结肠镜解决的息肉，可根据肿块的部位采用经骶骨后位或经腹切除息肉。

4. 炎性息肉则与治疗原发病有关。

第三节　家族性结肠腺瘤病

家族性结肠腺瘤病也称家族性息肉病，是一种少见的遗传性大肠息肉病，结直肠内布满息肉状腺瘤，如不及时治疗，到中年几乎全部患者发展为结直肠癌，但婴儿期并无息肉出现。

【病　理】家族性结肠腺瘤病大多是在十二三岁时直肠乙状结肠开始出现息肉状腺瘤，随着年龄的增长，越长越多，而且越长越大，引起症状，至二十余岁时，腺瘤已遍及全大肠。

家族性结肠腺瘤在临床上的严重表现在于癌变，而且癌变常可不限于一处，为多中心。

【临床表现】家族性结肠腺瘤病的症状主要是大便带血，便次增多或稀便，常有较多黏液。有的患者排便时可见大小息肉突出至肛门口。此外，可有不同程度的腹部不适，以及疲劳无力、消瘦贫血等症状。诊断并不困难，直肠指检时可触及葡萄串样的腺瘤。肠镜检查可见息肉状腺瘤，数目之多远超过一般的散在多发性结直肠息肉，甚至黏膜表面密布大小息肉，难以见到正常黏膜。这是本病的特征性表现，据此即可做出诊断。钡剂空气双重对比灌肠 X 线检查有助于了解结肠受累的范围。

对本病的家族成员，即使无症状，也应定期随访检查，可以较早地发现病变，及时治疗。

【治   疗】家族性结肠腺瘤病迟早将发展为癌，因此一经诊断后即应采取积极地手术治疗。关于手术的方法，有两种意见，一是切除全部结直肠，做永久性的末端回肠腹壁造口，此种手术的主要优点是避免了以后癌变的危险，其缺点是对工作和生活带来一定的不便。另一种方法是切除全部的结肠，保留直肠，做回肠直肠对端吻合，吻合口以下直肠内的腺瘤将其全部电灼切除或灼毁。以后每 6~9 个月经直肠镜复查，及时对直肠内的再生腺瘤予以同样的处理。此法的优点是可以免除患者所不愿接受的永久性回肠造口，但其缺点是不能完全防止以后残留直肠发生癌变，而且需要终生随诊，也常是不易做到的。至于手术时机，原则上是确诊后尽早进行。

第四节 结 肠 癌

结肠癌是胃肠道中常见的恶性肿瘤。以 41~45 岁年龄组发病率最高。男女发病率相近。

【病   因】结肠癌的发病原因尚不清楚，已知与发病有关的因素有：

1．膳食高脂肪、高蛋白、低纤维饮食结肠癌发病率高。

2．癌前病变 结肠的绒毛状腺瘤和家族性息肉病。

3．结肠的慢性炎症 如慢性溃疡性结肠炎和慢性结肠血吸虫性肉芽。

【病　　理】

1．分类结肠癌的形态大致可分为 3 种。

（1）肿块型：此型浸润性较小，淋巴转移发生较迟，预后较好。

（2）溃疡型：是结肠癌最常见的类型。

（3）浸润型：淋巴转移发生较早。

2．扩散与转移 结肠癌可通过以下途径扩散和转移。

（1）直接浸润：一般认为沿长轴浸润的长度距肿瘤肉眼的边缘不超过 5cm。

（2）淋巴转移：除浸润生长外，淋巴转移是结肠癌最主要的转移方式。

（3）血行扩散：癌浸润超过黏膜下层后，即有可能侵入肠壁或系膜血管。

（4）种植扩散：癌细胞浸透肠壁浆膜层后，癌细胞可脱落种植于腹腔脏层和壁腹膜以及网膜，成为转移结节。

【临床表现】结肠癌的主要症状是排便习惯和粪便性质的改变，腹痛、腹部肿块、肠梗阻、贫血等。

1．排便习惯的改变和大便带血是最早出现的症状，多数表现为排便次数的增多，粪便不成形或稀便，排便前可有轻度的腹痛。大便带血是重要的症状，血色可红可暗红，也可仅表现为潜血。随着病程的发展而引起轻度肠梗阻时则可稀便和便秘交替出现，肠梗阻逐渐加重后，便秘更为明显，并伴有腹胀。

2．腹痛也是早期出现的症状，疼痛部位多在中下腹部，程度不重，多属隐痛而易被忽视。如癌已穿透肠壁外而引起局部炎症时，疼痛即在肿块的部位，并多伴有压痛及肿块。肠梗阻明显时，则转化为阵发性绞痛。

3．腹部肿块。肿块生长到相当大时，腹部肿块即有可能被触及。

4. 肠梗阻是结肠癌后期的症状，表现为慢性低位肠梗阻，便秘腹胀明显，恶心呕吐症状不突出。

5. 贫血。贫血的主要原因是癌肿出血，慢性出血所致。病程的晚期，贫血也和营养不良及全身的消耗有关。

6. 结肠癌尚有其他症状，如癌肿浸润周围脏器形成内瘘而引起相应的症状。癌肿急性穿孔时可引起急性腹膜炎的症状。晚期癌肿可出现肝大腹水等症状。

右半结肠肠腔较宽，壁较薄，扩张性较大，肠内容物也较稀，此部位的肿块常趋于肿块型并有溃疡，因此临床表现以大便带血、贫血、乏力或腹部肿块为主，梗阻症状并不明显。左侧结肠肠腔不如右侧宽，粪便也趋干，此部位的肿块常趋于浸润型，易造成肠腔狭窄，因此临床表现以梗阻症状为多见。

【辅助检查】

1. 结肠 X 线检查　钡灌肠，特别是稀钡及气钡的对比检查对显示结肠内的异常形态有很高的准确性。

2. 结肠镜检查　是目前诊断结肠癌最常用而且有效的方法。可观察到肿块的大小、形态、表面状况及镜下活检，进一步明确肿块的病理性质。

3. B 型超声　虽不能直接诊断结肠肿瘤，但对初步了解腹内有无肿块以及肝内有无占位性病变有帮助。

4. CT 扫描检查　主要用于发现肝内有无转移癌的表现，以及腹主动脉旁有无肿大的淋巴结。

5. 血清癌胚抗原的测定　约 60% 大肠癌患者的 CEA 值高于正常。但 CEA 值测定诊断结肠癌的特异性不高，其他胃肠道或非胃肠道癌肿或结肠慢性炎性病变也可以有 TEA 值的增高。但如结肠癌术后的患者手术前 CEA 值高于正常，切除癌 1 个月后，CEA 值仍无明显下降时，预后不佳。癌切除后降至正常，以后可定期复查，当又出现增高时，患者虽无临床症状，也多表示可能有癌复发。因此对术前 2EA 值高的患者，术后可用于判断预后和复发。

【诊断和鉴别诊断】结肠癌的早期症状常不明显，易被忽视，因此，大多数的结肠癌患者就医时，癌已不属于早期。30 岁以上有以下症状要考虑结肠癌的可能。

1. 近期出现持续性腹部不适、隐痛、胀气等，经一般治疗后症状好转不明显。

2. 排便习惯由正常变为腹泻或便秘或腹泻和便秘交替。

3. 粪便带血或黏液或脓，而无痢疾或其他肠道炎性病史。

4. 不明原因的贫血、乏力或体重减轻。

5. 结肠部位有可疑肿块。对有以上症状的患者，特别是大便潜血多次阳性者，应进一步做 X 线或肠镜检查，以确定有无结肠病变。

结肠癌的鉴别诊断主要是结肠炎性病变如肠结核、血吸虫肉芽肿、阿米巴病肉芽肿、克罗恩病、溃疡性结肠炎等。发病时的症状、病程的长短、粪便的寄生虫检查、X 线钡剂造影征象均有助于鉴别，通过结肠镜检查和组织活检，鉴别当无困难。

【治　　疗】手术切除是治疗结肠癌的主要方法。如癌局限于肠壁或仅有区域肠系膜淋巴结转移，手术可将肉眼见到的病变全部切除者，为根治性切除。癌直接蔓延邻近脏器，而结肠癌本身可完整切除，可根据具体情况，争取结肠与其他脏器部分或全部联合切除。如肠系膜根部淋巴结已不能切除，或已有远处转移，但原发癌尚可切除时，应争取姑息切除以解除梗阻、失血、感染等并发症。

第五节　痔

痔是直肠黏膜下和肛管皮肤下痔静脉丛淤血、扩张、屈曲而形成的柔软的静脉团块。痔是常见病，任何年龄都可生痔，但随着年龄的增长，发病率增高。

根据所在部位的不同，分为 3 类。

1. 内痔表面有黏膜覆盖，位于齿线上方，由痔内静脉丛形成。常见于左侧正中、右前及右后 3 处。常有便血及脱垂史。

2. 外痔表面由皮肤覆盖，位于齿线下方，由痔外静脉丛形成。

3. 混合痔在齿线附近，为皮肤黏膜交界组织所覆盖，由痔内静脉和痔外静脉丛之间彼此吻合相通的静脉所形成。有内痔和外痔 2 种特性。

一、血栓性外痔

血栓性外痔是外痔中最常见的一种，常因便秘、排便、咳嗽、用力过猛或持续剧烈运动后，肛缘静脉破裂，血液在肛缘皮下形成圆形或卵圆形血块。但也可无原因自发破裂。

【临床表现】患者突觉肛缘出现一肿块，伴有剧痛，行走不便，坐立不安，疼痛在 48h 最剧烈，数日后疼痛减轻，肿块变软，逐渐消散。疼痛是由于血块将肛门皮肤和皮下组织分开。查体：早期在肛缘皮肤表面可见一暗紫色的圆形硬结，界限清楚，较硬，压痛明显。血块可自行破溃排出，伤口自愈或形成脓肿和肛瘘。

【治　　疗】若发病在 1～3d 内，疼痛剧烈，肿块无缩小趋势，则需手术治疗取出血栓。一般在发病后 3～4d，疼痛轻微，往往不需手术治疗常可自愈。

二、内　痔

根据内痔发生的部位，分原发性内痔（母痔）和继发性内痔（子痔）。由左侧正中、右前及右后 3 处内痔静脉丛扩张、纤曲和充血，即成为原发性内痔。继发性内痔有 1～4 个，常与右后及左正中母痔相连。

内痔分为四期。

第一期：无明显自觉症状，仅排便时出现带血、滴血或喷血现象，出血较多。痔块不脱出肛门外。

第二期：排便时间歇性带血、滴血或喷血，出血中等。排便时痔块脱出肛门外，排便后自行回纳。

第三期：排便时内痔脱出，或在劳累后、步行过久、咳嗽时脱出。内痔脱出后不能自行回纳，必须用手托入，或卧床休息后方可还纳。出血少。

第四期：痔块长期在肛门外，不能还纳或还纳后又立即脱出。痔发展到后三期多成为混合痔。

【临床表现】

1. 便血 无痛性间歇性便后有鲜血是其特点，多因粪便擦破黏膜或排便过猛，引起扩张血管破裂出血。便秘、粪便干结、饮酒及食辛辣食物等都是痔出血的诱因。

2. 痔块脱垂常是晚期症状，多先有便血后有脱垂。

3. 疼痛单纯性内痔无疼痛，少数有坠胀感，当内痔或混合痔脱出嵌顿，出现水肿、感染、坏死时，有不同程度的疼痛。

4. 瘙痒 晚期内痔、痔块脱垂及肛门括约肌松弛，常有分泌物流出，由于分泌物刺激，肛门周围往往有瘙痒不适，甚至出现皮肤湿疹。

【诊断和鉴别诊断】根据痔的典型表现，直肠指检和肛门检查，一般诊断并不困难，但应与直肠息肉、直肠癌、直肠脱垂相鉴别。

【治 疗】无症状静止期的痔，只需注意饮食，保持大便通畅，防止并发症的出现，不须治疗。当痔经非手术疗法失败或三期内痔周围支持的结缔组织广泛破坏，痔出血，血栓形成，痔脱出引起症状或嵌顿时，应采取手术治疗。包括注射疗法、冷冻疗法和痔切除术。

第六节　肛　裂

肛裂是齿线以下的肛管皮肤层小溃疡，其方向与肛管纵轴平行，长0.5～1cm，呈梭形或卵圆形，常引起剧痛，愈合困难。肛裂常只有一个裂口，绝大多数发生在肛管后正中线上，其次是前正中处，侧位极少见。

【病　　因】肛裂的病因与下列因素有关：

1. 解剖因素　肛管外括约肌浅部在后方形成肛尾韧带，较坚硬，伸缩性较差，且肛门后方承受的压力较大，故后正中处易受损伤。

2. 外伤慢性便秘患者，由于大便干硬，排便时用力过猛，易损伤肛管皮肤，反复损伤使裂伤深及全层皮肤，形成慢性感染性溃疡。

3. 感染　齿线附近的慢性炎症，向下蔓延形成皮下脓肿，破溃而形成慢性溃疡。

慢性肛裂病程较长，反复发作，底深不整齐，上端常有肥大的乳头，下端常有前哨痔，一般称为肛裂"三联征"。

【临床表现】肛裂患者有典型的I临床表现，即疼痛、便秘和便血。

1. 疼痛　肛裂可因排粪引起周期性的疼痛，这是肛裂的主要症状。排便时，粪块刺激溃疡面的神经末梢，立即引起肛门灼痛，但便后数分钟缓解，此期称为疼痛间歇期；以后因肛门括约肌痉挛，又产生剧痛，此期可持续半到数小时，直至括约肌疲劳，肌肉松弛，疼痛缓解。但再次排便，又发生疼痛。以上称为肛裂的疼痛周期。

2. 便秘　因肛门疼痛而不愿意排便，久而久之引起便秘，粪便更为干燥，便秘又可使肛裂加重，形成恶性循环。

3. 便血排便时常在粪便表面或便纸上见到少量的新鲜血迹，或滴鲜血。大出血少见。

【诊　　断】询问排便痛史，有典型的疼痛间歇期和疼痛周期，则不难诊断，局部检查发现肛管后正中部位的肛裂"三联征"，则诊断明确。已确诊肛裂时，一般不宜做直肠指诊和肛门镜检查，以免引起疼痛。对侧位的慢性溃疡，要想到是否有结核、癌、克罗恩病及溃疡性结肠炎等罕见病变，必要时应对活组织进行病理检查。

【治　　疗】原则是软化大便，保持大便通畅，止痛，解除括约肌痉挛，中断恶性循环，促使创面愈合。具体措施如下。

1. 保持大便通畅　口服缓泻药或液状石蜡，增加多纤维素食物和改变大便习惯。

2. 局部坐浴排便前后用 1:5000 的高锰酸钾温水坐浴，保持局部清洁。

3. 肛管扩张 用于急性肛裂或慢性肛裂并不发生乳头肥大和前哨痔者。

4. 手术治疗 对经久不愈，非手术治疗无效的肛裂可采用以下手术治疗：①肛裂切除术；②内括约肌切断术。

第七节 肛管直肠周围脓肿

肛管直肠周围软组织内或周围间隙内发生急性化脓性炎症，并形成脓肿，称为肛管直肠周围脓肿。其特点是破溃，或在手术切开引流后常形成肛瘘。脓肿是直肠肛管炎症病理过程的急性期，肛瘘是慢性期。常见的致病菌有大肠杆菌、金黄色葡萄球菌、链球菌和铜绿假单胞菌（绿脓杆菌），偶有厌氧性细菌和结核杆菌。

【病 因】肛管直肠周围脓肿的感染灶多来自肛腺，肛腺感染形成脓肿后，可向上下蔓延或穿过肠壁、肛管括约肌而至直肠周围间隙。肛管直肠周围间隙是疏松的脂肪结缔组织，感染极易扩散，甚至可蔓延至两侧。少数的肛管直肠周围脓肿可继发于外伤、炎性病变或注射药物，感染直接发生在间隙并形成脓肿，或经淋巴引流扩散至间隙而引起。常见的肛管直肠周围脓肿因受腹膜和肛提肌的分隔，分为骨盆直肠间隙脓肿、坐骨肛管间隙脓肿等。

【临床表现】

1. 肛门周围脓肿 肛门周围皮下脓肿最常见，一般不大。主要症状是肛周持续性跳动性疼痛，排便、受压及咳嗽时加重，行动不便，坐卧不安，全身感染症状不明显。脓肿初起时局部红肿或压痛。脓肿形成后则波动明显，可穿刺证实。

2. 坐骨肛管间隙脓肿 坐骨肛管间隙是肛提肌下的较大空间，因此形成的脓肿较大而深，容积为 60～90mL。开始就有全身感染症状，如发热、乏力、食欲不振、寒战、恶心等，局部由持续性胀痛而逐渐加重为明显跳痛。有时有反射性的排尿困难，大便里急后重，排便时疼痛加重。由于位置较深，初起局部体征不明显，以后出现患处红肿，有明显深压痛。直肠指诊，患侧有压痛性肿块，甚至有波动感。脓肿较大时，肛门周围局部有波动感，穿刺可抽出脓液。如不及时切开，脓肿向下穿入肛管周围间隙，再由皮肤穿出，形成肛瘘。

3. 骨盆直肠间隙脓肿　此间隙位于肛提肌上，位置较深，空间也较大，因此全身感染症状更明显而局部症状不明显，诊断困难。发病缓慢，患者有持续性高热、头痛、恶心等。早期症状仅有会阴、直肠的坠涨感，排便时尤感不适，便意不尽，有时有排尿困难，常无定位症状。肛门周围检查也无异常发现。直肠指检可在患侧较深的部位有压痛，有时可扪到隆起或波动。CT检查可发现脓腔。诊断主要靠穿刺抽脓。经直肠以手指定位，从肛门周围皮肤进针穿刺。

4. 其他有直肠壁内脓肿、直肠后间隙脓肿、肛管括约肌间隙脓肿、高位肌间脓肿。由于位置较深，局部症状不明显，诊断均较困难。患者可有不同程度的全身感染症状以及局部坠涨感，常有便意等。当脓肿较大时，局部也可触及包块。

【治　疗】

1. 非手术治疗

（1）应用抗生素，可选用对革兰阴性杆菌有效的抗生素，联合应用2或3种。

（2）温水坐浴。

（3）局部理疗。

（4）口服缓泻药或液状石蜡以减轻患者的痛苦。

2. 手术治疗　诊断一旦明确，须手术切开治疗。

第八节 肛 瘘

肛瘘主要侵犯肛管，很少涉及直肠，是与肛周皮肤相通的感染性通道，内口位于齿线附近，外口位于肛周皮肤上，经久不愈，是肛管直肠疾病中常见病。多见于青壮年。

【病　因】肛管直肠周围脓肿有两大类，一类与肛腺及肛瘘有关，称为"原发性急性肛腺肌间瘘管性脓肿"，简称"瘘管性脓肿"；一类与肛腺及肛瘘无关，称为"急性非肛腺非瘘管性脓肿"，简称"非瘘管性脓肿"。

肛瘘一般为化脓性感染，少数为结核性感染。其他特异性感染如克罗恩病、溃疡性结肠炎更少见。

【病　理】

肛瘘有原发性内口、瘘管、支管和继发性外口。内口即感染源的入口，多在肛窦内及其附近，后正中线两侧多见。瘘管有直有弯，可有分支，管壁由纤维组织构成，管内有肉芽组织，故肛瘘经久不愈。外口即脓肿破溃处或切开引流处，多在肛管周围的皮肤外。

【分　类】

1. 肛门括约肌间型　多为低位肛瘘，最常见，约占70%，是肛管周围脓肿的后果。瘘管只穿过肛管内括约肌，外口常只有1个，距肛缘较近，为3～5cm。少数瘘管向上，在直肠环肌和纵肌之间形成盲端或穿入直肠形成高位肛管括约肌间瘘。

2. 经括约肌间型　可为低位或高位肛瘘，约占25%，为坐骨直肠窝脓肿的后果。瘘管穿过肛管内括约肌、外括约肌浅部和深部之间。外口常有多个，并有支管相互沟通。外口距肛缘较近，约5cm。

3. 肛管括约肌上型　为高位肛瘘，占5%。因瘘管累及肛管直肠环，故治疗困难，须分期手术才不致肛门失禁。

4. 肛管括约肌外型　最少见，仅约1%，为骨盆直肠窝脓肿合并坐骨直肠窝脓肿的后果。

临床上简单地将肛瘘分为低位和高位2种。

（1）低位肛瘘：瘘管在外括约肌深部以下。

①低位单纯性肛瘘：只有1个瘘管。

②低位复杂性肛瘘：有多个瘘口和瘘管。

（2）高位肛瘘：瘘管在外括约肌深部以上。

①高位单纯性肛瘘：只有1个瘘管。

②高位复杂性肛瘘：有多个瘘口和瘘管。

【临床表现】肛瘘常有肛周脓肿自行破溃或切开排脓史，此后伤口经久不愈，成为肛瘘的外口。主要症状是反复自外口流出少量脓液，污染内裤，有时脓液刺激肛周皮肤，有瘙痒感。当外口阻塞或假性愈合，脓液积存时，局部可呈现红肿，并有胀痛，封闭的外口又可再穿破，或在附近穿破形成另一个新外口，如此反复发作，可形成多个外口，相互沟通。若瘘管引流通畅，则局部无疼痛，仅有轻微的发胀感，患者常不介意。

【辅助检查】

1. 检查外口呈乳头状突起或肉芽组织的隆起，压之有少量脓液流出，低位肛瘘常只有1个外口，若瘘管位置较浅，可在皮下扪到一硬索条，自外口通向肛管。高位肛瘘位置较深，不易扪到瘘管，切外口常有多个。

2. 直肠指诊在内口处有轻微的压痛，少数可扪到硬结及较硬的索状管道。指检不能肯定时可用白湿纱布条填入肛管至直肠下端，由外口注入亚甲蓝（亚甲蓝溶液）1～2mL，然后抽出纱布条，观察染色情况。探针检查，只在治疗中用，一般不能作为诊断用，防止穿破管壁，形成假内口。

3. X线造影 自瘘管内注入30%～40%的碘油，造影可见瘘管分布，多用于高位肛瘘和蹄铁性肛瘘。

【治　疗】肛瘘不能自愈，必须手术治疗。原则上是将瘘管切开，形成敞开的创面，促使愈合。因瘘管和括约肌关系密切，防止因括约肌损伤而引起术后肛门失禁是手术的关键。因此要确定内口部位及瘘管与括约肌的关系。根据内口位置及瘘管与括约肌关系来选择手术方法，是肛瘘手术的要点。

1. 瘘管切开术　适用于单纯性肛瘘。低位复杂性肛瘘要分两期进行。第一期将复杂性肛瘘所有的皮下支管全部切开，使成一单纯性肛瘘及瘘管切开后的创面。待创面完全愈合后，使之愈合。

2. 挂线疗法适用于距肛门 3 ~ 5cm 内，有内外口低位或高位单纯性直瘘，或作为复杂性肛瘘切开、切除的辅助疗法。

3. 肛瘘切除术适用于低位单纯性肛瘘。

第九节　直肠脱垂

直肠脱垂指肛管、直肠、甚至乙状结肠下端向下移位。只有黏膜脱出称为部分性脱垂；直肠全层脱出称完全脱垂。如脱出部分在肛管直肠内称为内脱垂或内套叠；脱出肛门外称外脱垂。

直肠脱垂常见于儿童和老年。儿童型多在 5 岁前逐渐消失可自愈。成年型只要产生脱垂的因素存在，脱垂将逐渐加重。长期脱垂将致阴部神经损伤产生失禁。

【分　类】根据脱垂的程度，分部分性和完全性 2 种。

1. 部分性脱垂（不完全性脱垂）脱出部仅为直肠下端黏膜，又称黏膜脱垂。脱出长度为 2 ~ 3cm，一般不超过 7cm，黏膜皱襞成放射状，脱垂部分为两层黏膜组成。脱垂的黏膜和肛门之间无沟状隙。

2. 完全脱垂 为直肠的全层脱出，严重者直肠、肛管均可翻出致肛门外。脱出的长度超过 10cm，甚至 20cm，呈宝塔形，黏膜皱襞呈环状排列，脱垂部分为两层肠壁组成，触之较厚，两层肠壁之间有腹膜间隙。

【临床表现】患者都有缓慢的发病史。早期仅在排便时有肿块自肛门脱出，便后可自行回缩。随着病情的发展，因肛提肌及肛管括约肌缺乏收缩力，则需用手帮助回复。严重者在咳嗽、喷嚏、用力或行走时也可脱出，且不易回复。如未能及时复位，脱垂肠段可发生水肿、绞窄，甚至坏死的危险。患者常有大便排不尽与肛门下坠、酸胀感，有的可出现下腹胀痛，腰部钝痛，尿频等现象。嵌顿时则疼痛剧烈。

直肠脱垂在未脱出时，如肛管括约肌已发生松弛失禁，则检查时可见肛门口扩大，直接见到发红的直肠黏膜。指检感到肛管括约肌松弛无力，嘱患者用力收缩时，仅略有收缩感。嘱患者下蹲后用力屏气，可使直肠脱出。

【治　疗】

1. 一般治疗　幼儿直肠脱垂有自愈的可能，应注意营养，使排便时间缩短，便后立即复位，取仰卧位等。成人也应积极治疗慢性咳嗽、便秘、腹泻及产生腹内高压的疾病，尽量消除产生脱垂的因素。

2. 注射疗法适用于轻度脱垂，其机制是注射硬化剂在直肠周围，使之产生无菌性炎症，造成粘连，而使直肠与周围组织固定以制止脱垂。但易引起感染，效果不是很好。

3. 手术治疗

（1）肛门环缩术：使肛门缩小，以制止脱垂，但效果有限。

（2）直肠悬吊固定术：目的是加固盆底筋膜；封闭直肠前凹陷；固定直肠、乙状结肠等周围组织。

第十节　直　肠　癌

直肠癌是指从齿线到乙状结肠交界处之间的癌，是消化道最常见的恶性肿瘤之一。我国直肠癌发病的中位年龄在 45 岁左右。青年人发病有增高的趋势。

【病　因】确切的病因至今尚未完全清楚，但与下列因素有关。

1．直肠腺瘤 特别是家族性腺瘤病和绒毛状腺瘤的癌变率高。

2．局部慢性炎症病变 如慢性溃疡性结肠炎和日本血吸虫病，可因黏膜反复的破坏和修复发展为癌。

3．膳食脂肪、肉食与低渣饮食使细菌组成改变，胆酸、胆盐增加，被肠内厌氧菌分解为致癌物，增加致癌作用。

【病　　理】

1．大体分型

（1）肿块型也称菜花型：向腔内生长呈球状或半球状，向四周浸润少预后较好。

（2）溃疡型：多见，占50％以上。早期可有溃疡，易出血、感染或穿孔，转移较早。

（3）浸润型；癌肿沿肠壁浸润，使肠腔狭窄，因浸润广、转移早而预后差。

2．组织学分类

（1）腺癌：占75％～85％。癌细胞呈腺管状或腺泡状排列。

（2）黏液癌：占10％～20％。由分泌黏液的细胞组成。

（3）未分化癌：易侵入小淋巴管和血管，癌细胞较小呈圆形或不规则形，预后较差。

（4）其他：如鳞状细胞癌、恶性黑色素瘤，少见。

3．扩散和转移

（1）直接蔓延：估计癌肿绕肠管1周需1.5～2年。

（2）淋巴转移：是直肠癌转移的主要途径。腹膜反折以上直肠的淋巴引流若无癌肿阻塞淋巴管道，只向上引流，并无向下和向侧方的淋巴引流。腹膜反折以下直肠的淋巴引流主要仍是向上，但有向侧方的淋巴引流。

（3）血行转移：癌肿的恶性程度越高，由静脉扩散的机会越多。

（4）种植转移：癌肿直接种植在腹膜上少见。

【临床表现】直肠癌早期病变仅限于黏膜，无明显症状，即使有少量出血肉眼也不易察觉，至癌肿发展为溃疡或感染时才出现症状。

1. 直肠刺激症状　排便不适、排便不尽感，便前肛门下坠感，便意频繁、腹泻、里急后重，晚期有下腹痛。

2. 癌肿破溃感染症状　排便时大便表面带血及黏液，感染严重时出现脓血便，大便次数增多。

3. 肠腔狭窄症状癌肿突入肠壁造成肠腔狭窄，初时使大便变形、变细，癌造成肠管部分梗阻后，有腹胀、阵发性腹痛、肠鸣音亢进，大便困难。

直肠癌晚期，癌肿侵犯前列腺、膀胱，可发生尿频、尿痛。侵犯骶前神经则发生剧烈持续性疼痛。有肝转移者，肝大、腹水、黄疸、贫血、消瘦、水肿等恶病质表现。后期可发生肠梗阻。如癌肿穿破可引起急性弥散性腹膜炎等。

【诊断和鉴别诊断】直肠癌的早期症状常不明显，最初多为无痛性便血或黏液血便，大便次数略有增加，患者痛苦较轻，常不重视，若临床检查不全面，则多误诊或漏诊。因此对有上述表现者，要认真做下列检查。

1. 大便隐血检查　是发现早期直肠癌的有效措施，在一定年龄组的高危人群中进行检查，对早期诊断直肠癌很有意义。

2. 直肠指诊　是诊断直肠癌的重要方法。指检可查出癌肿的部位、大小、范围、固定程度、与周围组织的关系。直肠癌大多在直肠中下段，约70%的患者可用指检扪到肿瘤。对早期直肠癌指检要特别仔细，因肿瘤细小易于忽视。肿瘤较大时指检可清楚扪到肠腔内的硬块、溃疡或肠腔狭窄，对手术方式起重要作用。

3. 直肠镜或乙状结肠镜检查　对所有大便潜血找不到原因、指检可疑或已诊断为直肠癌的患者，均应行直肠镜或乙状结肠镜检查，也是手术前必须常规做的检查。在直视下肉眼可以做出诊断，更重要的是可以取活组织进行病理检查，取活组织应在溃疡的边缘，要深一点，但不可太深以防止穿孔。一般要在肿瘤边缘及中心取3~5块组织，以免未能取到癌组织。

4. 钡灌肠检查　该检查对诊断结肠癌的价值不大，但为排除结肠多发性原发癌和息肉病变，应常规进行钡灌肠或气钡双重造影。

5. 直肠腔内 B 超扫描（EUS） 不但可了解直肠肿瘤的浸润深度，还可知直肠系膜内的淋巴结有无转移。

6. 盆腔 CT 检查尤其适用于中后期病变。因为它能发现中度至广泛的直肠外播散，但对肿瘤在肠壁内的浸润深度的判断不及直肠腔内超声扫描。

7. 其他检查 女性患者应做阴道检查及双合诊检查，男性患者有泌尿系统症状者应行膀胱镜检查。查有肝转移应行 B 超、核素、CT 检查。

直肠癌应与痔、肛裂、慢性直肠炎及息肉等相鉴别，常见到同时有痔、肛裂等 2 个以上的病，仅诊断出前者而忽略了直肠癌的诊断，延误了手术时机。

【治　　疗】 根治性手术是结肠癌的主要治疗方法，根据肿瘤及患者的全身情况可在术前进行化疗或放射治疗，可以提高疗效。

1. 手术治疗 根治性切除包括癌肿全部及其两端足够的肠段、周围可能被浸润的组织及有关的肠系膜和淋巴结，此仅适用于癌肿局限于直肠壁，而只有局部淋巴结转移者。如侵犯子宫、阴道壁，可同时切除。对有孤立性肝转移者，可同时行肝叶切除或楔形切除，而得到较好的疗效。

（1）腹会阴联合直肠癌根治术（Miles 手术）：适用于距肛门 7cm 以内的直肠癌。此法切除范围较广，彻底，治愈率高。缺点是手术损伤大，分腹、会阴 2 个手术组，先后或同时进行手术，必须做永久性人工肛门，术后要用人工肛门袋。

（2）经腹腔直肠癌切除术（直肠前切除术 I ixon 手术）：适用于直肠癌下缘距肛门 10cm 以上的，手术时尚能留下足够的直肠，可在腹腔内与乙状结肠行对端吻合。此手术损伤不大，只需在腹部进行并保留正常的肛门，是各种直肠癌切除术后控制排便功能最为满意的手术。缺点是根治性较差。目前用吻合器进行此手术，使更低位的直肠癌（距肛门 6 ~ 7cm）得以保留肛门，扩大了手术的适应证。

（3）经腹直肠癌切除、人工肛门、远端封闭术（Hart-mann 手术）：若患者因年老、体弱等原因不能行 Miles 手术或一期切除吻合者，可行腹直肠癌切除，远段直肠封闭，近端结肠做人工肛门。此法手术操作简单迅速，出血及并发症少，恢复期短。缺点是根治性差。

（4）拉下式直肠癌切除术；适用于直肠癌下缘距肛门在 7 ~ 10cm 的患者。

对晚期直肠癌，已不能行根治性手术时，当患者发生排便困难或肠梗阻时，可行乙状结肠造口术以解除梗阻。

2. 局部切除术 仅适用于肿块局限在黏膜或黏膜下层，直径小于 3cm 的早期低位直肠癌。

3. 化疗和放疗

（李 挺 王振宝 孟 文 罗 炜）

第十三章　胰腺疾病

第一节　急性胰腺炎

急性胰腺炎从广义而论，有细菌性的、非细菌性的，前者可发展为胰腺脓肿，后者如酶性自我消化，还有特异性的如结核性、损伤性等等。但是，在临床上一般通称的急性胰腺炎是指消化酶被激活后对本器官自身消化所引起的炎症，它是一个较常见的极为严重的急腹症，其发病率次于急性阑尾炎、急性胆囊炎、急性胆管炎及消化道穿孔。近年来其发病率有所上升。本病的高发年龄为 20～50 岁，以 40～50 岁较多，女性发病多于男性，约 1.7:1。一般分为轻型（单纯水肿性）和重型（出血坏死性）2 大类。轻型较多见，占急性胰腺炎的 85%～90%，以急腹痛、恶心、呕吐及血尿淀粉酶升高为主要表现，一般通过非手术治疗可以痊愈，预后良好，属自限性疾病；重型较少见，占急性胰腺炎的 10%～15%，病情重，并发症很多，病死率高达20%～30%，是目前外科急腹症中最为棘手的疾病之一。由于急性胰腺炎的发病机制及其病因还未彻底弄清，因此在治疗方法上还存在许多不足之处。虽然，急性胰腺炎的发病原因很多，但不管其发病原因如何，其临床过程基本相似，故临床上将不同原因引起的急性胰腺炎看作一个疾病，但处理有所不同。

【病　　因】急性胰腺炎的发病因素虽然很多，但是，根据大量资料表明，主要的是由乙醇和胆石引起，在西方国家乙醇性因素所占的比例高于胆石因素，前者约占 60%，后者约占 25%，东方国家则相反，胆石病因胜于乙醇病因。

【临床表现】

1. 腹痛　急性腹痛是急性胰腺炎的主要症状，多数为突然发病，95%以上患者表现为剧烈腹痛，非一般止痛药能缓解。腹痛的位置与病变的部位有关。如主要病变在胰体、尾部则腹痛以上腹部偏左为主，并向左肩部放射；若病变在胰头部，或为胆源性胰腺炎，则以右上腹痛为主，并向右肩部放射；若病变累及全胰，则腹痛为上腹部呈带状疼痛，并向背部放射。由于胰腺病变 2/3 以上都在体尾部，因此左上腹部的疼痛一般认为是胰腺炎的特点。

2. 腹胀轻度腹胀为常见而出现较早的症状，但大多数患者腹胀与腹痛同时存在。腹胀一般都很严重，少数患者腹胀的困扰超过腹痛。腹胀主要因胰腺炎渗出物产生炎性反应，造成肠麻痹而致。

3. 恶心呕吐是急性胰腺炎的临床特征，与腹痛合称为急性胰腺的 3 大症状。一般在发病之初即可出现较频繁的恶心呕吐，以后逐渐减少，其特点是呕吐后不能使腹痛缓解。

4. 消化道出血在少数急性胰腺炎患者中，可有呕血或便血，或呕吐物及大便中有隐血。

5. 发热　腹痛伴有发热亦是本病特点之一。在急性胰腺炎的早期，只有中度发热，约为 38℃。早期发热并非由于感染所致，而是组织损伤的产物所引起的机体反应。当胆源性胰腺炎并有胆道梗阻者，可有高热寒战，但应注意区分此乃胆道感染所致。胰腺坏死有感染时，高热为主要症状之一，体温在 38.5℃以上。

6. 黄疸　由胰头部水肿压迫胆总管引起，但大多数情况下是由于伴发胆总管结石和胆道感染而产生的。

7. 休克　休克出现于急性坏死性胰腺炎早期，主要为已激活的酶对全身的影响。腹痛伴有休克也是急性坏死性胰腺炎的特点之一。

【诊断和辅助检查】

（一）体格检查

急性水肿性胰腺炎患者，一般患者仅有腹痛，没有严重休克表现。腹部检查有轻度腹胀，上腹部正中偏左有压痛，无肿块无腹膜炎体征，两侧腰背部皆无触痛或叩痛。

急性坏死性胰腺炎患者早期有程度不同的休克症状，心动过速，血压下降，腹部出现腹膜炎体征，根据坏死的范围及感染的程度，腹膜炎可局限于上腹部，或延及全腹部。当两侧肾区有积液时，则两侧腰背部特别左侧腰背部多有饱满及触痛。有明显的肠胀气，肠鸣音减弱。大多数患者有移动性浊音，少数患者有黄疸出现，可以是胆结石在胆总管下端嵌顿引起，亦可能系胰头肿胀压迫胆总管下端所致。前者黄疸较重，后者较轻。左侧胸腔经常有反应性渗出液。

坏死有继发感染时，体温升高超过 38.5℃。后期可有腰部水肿，皮肤呈片状青紫色改变，称为 Cullen 征，这种皮肤青紫色改变是胰腺渗液外溢至皮下组织间隙，溶解皮下脂肪，使毛细血管破裂出血所致。

（二）实验室检查

1. 淀粉酶　血尿淀粉酶测定是诊断急性胰腺炎的主要手段之一。血清淀粉酶在发病 2h 后开始升高，24h 达高峰，可持续 4～5d。尿淀粉酶在急性胰腺炎发作 24h 后开始上升，其下降缓慢，可持续 1～2 周。血尿淀粉酶升高，一般作为诊断急性胰腺炎的重要指标。

2. 其他胰酶　急性胰腺炎时除淀粉酶升高以外其他胰酶亦可升高，最常用于诊断的是血清脂肪酶测定，并常与淀粉酶同时测定。不过，血清脂肪酶测定较复杂，结果不及时，故通常并不作为常规化验指标。其他的胰酶如胰蛋白酶、弹力蛋白酶、磷脂酶 Ag 等，在急性胰腺炎时也呈升高，不过这些酶的测定当前仍处于实验阶段。

3. 血清钙　急性胰腺炎时血清钙水平降低多发生在发病后 2～5d，其下降程度与预后有密切关系。急性胰腺炎时低钙血症发生的机制尚不完全清楚，一般认为血钙降低与脂肪组织坏死和组织内钙皂的形成有关。若血钙水平明显降低，如低于2.0mmol/L（8mg/dL）预示病情严重。

4. 血糖　血糖早期升高，为肾上腺皮质激素的应激反应、胰高血糖素的代偿性分泌所致，一般为轻度升高。后期则为胰岛破坏、胰岛素分泌不足所致。若在长期禁食情况下血糖仍超过11.0mol/L（200mg/dL）则反应胰腺广泛坏死，预后不良。

5. 动脉血气分析　在急性胰腺炎治疗过程中，血气分析是非常重要的指标，需要作动态观察，因为它一方面可反应机体的酸碱平衡失调与电解质紊乱，另一方面也可以诊断早期呼吸功能不全。当 PaO_2 下降到 8kPa（60mmHg）以下则应考虑到成人呼吸窘迫综合征（ARDS）。

（三）影像学诊断

1. B 型超声波检查　这是急性胰腺炎诊断的首选检查，常可显示胰腺弥漫性肿大，轮廓呈弧形膨出。水肿病变时，胰内为均匀的低回声分布；有出血坏死时，可出现粗大的强回声。B 超检查简单、易行、无损伤、价格低，具有初步诊断能力，故 B 超检查列为首选。但是 B 超检查诊断最怕气体干扰，而急性胰腺炎时肠腔胀气几乎是恒定的，因此 B 超检查对急性胰腺炎尚有一定诊断价值，对急性坏死性胰腺炎则不能作为诊断依据，对假性囊肿形成的诊断有很大帮助，但对急性坏死性胰腺炎的胰腺脓肿则诊断价值差，因胰腺脓肿内容物为感染的部分液化的坏死组织及稠厚的渗液及脓液，B 超检查不易分辨。

2. CT　CT 检查引人急性胰腺炎的诊断领域是近年来急性坏死性胰腺炎疗效有所提高的重要基础。急性水肿性胰腺炎时，胰腺弥漫增大、密度不均、边界变模糊；出血坏死型于肿大胰腺内出现皂泡状的密度减低区，此密度减低区与周围胰腺实质的对比在增强后更为明显，故而，一定要采用增强 CT 才能对胰腺坏死做出正确诊断。另外，CT 对胰外侵犯也能对其范围做出正确诊断。在小网膜囊内、脾胰肾间隙、肾前后间隙等部位都可见胰外侵犯。CT 扫描不仅能用于手术前诊断，且已发展到连续动态观察。在治疗过程中重复施行，能及时了解胰腺实质坏死的范围、胰外侵犯、胰腺脓肿形成的情况，可作为决定再次手术的重要依据。

【治　　疗】急性胰腺炎虽然是一个疾病，但由于它的病因、病程极其复杂，实际上它包含多个不同的疾病实体，总的基础虽然相同，但每个实体又有它的独立的特殊性。若采用统一的方法去治疗，必然得不到好的效果。换言之，一定要按照不同的病因、不同的病期制定符合各自特点的治疗方案才能收到预期的疗效。具体而言，在制定治疗方案时，首先要区分急性水肿性胰腺炎及急性坏死性胰腺炎；其次在急性坏死性胰腺炎中还要区分急性胆源性胰腺炎及非胆源性胰腺炎。在胆源性胰腺炎中要区分胆道梗阻型及非梗阻型。胆道梗阻型患者要做急诊手术，以解除胆道梗阻并引流小网膜腔；对非梗阻型者先做非手术治疗，待胰腺炎症状消除后再做胆道手术。在非胆源性胰腺炎中，则要区分坏死组织已感染及未感染。未感染者与急性水肿性胰腺炎相同，首先使胰腺处于"休息"状态，减少对胰腺的刺激，抑制胰酶分泌，控制胰腺炎症的发展，同时加强支持疗法，纠正水、电解质平衡。大部分患者可获痊愈，少数患者出现胰腺包块，此包块可以吸收，也可以发生感染。若发生感染则应做后期引流手术。对于坏死组织已感染者，则应做手术治疗，至于手术时间选择，应先做加强监护治疗，观察 12h，若治疗反应不佳，病情恶化则及时手术治疗。

第二节　慢性胰腺炎

慢性胰腺炎是由多种原因所致的胰腺弥漫性或局限性炎症。由于炎症持续不断地发展，导致腺体发生了一系列复杂、不可逆的损害，并在临床上表现出进行性的内、外分泌功能衰退及多种临床症状。

【病　　因】多种病因可导致慢性胰腺炎。综合 20 世纪 80 年代以后欧美国家的统计资料，其主要病因依次为：乙醇性（41%～78%），特发性（9%～45%），胆石性（0～8%）。我国的文献显示，国内的慢性胰腺炎以胆石性最为常见，急性胰腺炎引起的继发性胰腺结构破坏、炎症的持续、胰管结石、寄生虫等，亦常可导致慢性胰腺炎。

【临床表现】

1. 腹痛　不同程度的腹痛是慢性胰腺炎最常见、最主要的症状，腹痛多反复发作，与急性胰腺炎相似。初期，每年仅发作数次，随着疾病的进展，发作次数逐渐增加，程度加重。腹痛可持续数日，且间歇期变短。腹痛部位以腹上窝最为常见，其次为左季肋区、背部。疼痛可向背部、肋缘、肩胛区放散。

2. 恶心、呕吐多为腹痛发作时的伴随症状。同时尚可有腹胀、嗳气、食欲不振等表现。如呕吐严重，且伴有消化道梗阻的体征，则应注意是否合并十二指肠或结肠梗阻。

3. 体重减轻、消瘦　是多种因素综合作用的结果。因长期反复的腹痛，进食后可诱发或加重腹痛的发作，故患者常限制饮食。病程越长，病情越重，体重下降越明显。

4. 腹泻　是慢性胰腺炎的晚期症状。当胰腺外分泌腺体的破坏达90%以上时，临床上才表现出脂肪及蛋白消化吸收障碍。慢性胰腺炎典型的腹泻为排便次数增多，每日3或4次，粪便量显著增加，恶臭或酸臭，便不成形，上层可见发光的油滴。

5. 糖尿病　也是慢性胰腺炎的晚期表现。据统计，约2/3的慢性胰腺炎患者葡萄糖耐量试验异常，约10%的患者可有明显的高血糖及尿糖等典型糖尿病症状。

6. 黄疸　20%的患者发生显性黄疸，多见于胆源性及乙醇性慢性胰腺炎的患者。多数患者伴随腹痛发作时出现，通常于10d左右消失。少数患者黄疸可持续1个月以上。

7. 腹部肿块　通常慢性胰腺炎患者查体无明显异常。腹痛发作时上腹部可有压痛。因腹膜的炎症反应，约30%的患者可伴有腹肌紧张。10%的患者腹部可触及肿块，多为合并的假性囊肿，有些为胰周炎性肿块。

【辅助检查】

1. 实验室检查

（1）血、尿的胰酶测定：慢性胰腺炎急性发作时，可出现血、尿淀粉酶升高。血清同工酶、胰蛋白酶、脂肪酶、弹性蛋白酶工也可同时升高。晚期，因腺体广泛破坏和纤维化，上述酶值下降，故意义不大。

（2）粪便显微镜检查：主要观察粪便中的脂滴和未消化的肌肉纤维。溶液染色后，中性脂肪被染成红色、圆形、大小不等的小球。如脂肪滴 >100 个/高倍镜视野可视为异常。粪便伊红乙醇溶液染色后，可见到未消化的肌肉纤维。当出现胰腺外分泌功能减退时，可见到较多的脂肪球和肌肉纤维。

（3）促胰液素（secretin）试验：可呈现胰液分泌量减少，碳酸氢盐浓度下降，淀粉酶值低于正常。

（4）促胰酶素—促胰液素联合试验（PZ-S test）：该方法可提高诊断的敏感性，比较全面地反映胰腺外分泌功能。当发生外分泌功能异常时，可出现胰液分泌量减少，最高碳酸氢盐浓度下降，淀粉酶值降低。三项值均出现异常者提示为严重的慢性胰腺炎。

2. 影像检查　影像检查所见是决定慢性胰腺炎患者手术时机、术式选择的主要依据。

（1）B超检查：可有以下所见①胰腺弥漫性或局限性肿大，有时胰腺轮廓不整，与胰腺癌类似；②胰腺内部回声不均，可见不均的光点、光斑；③胰管扩张；④胰腺囊肿；⑤合并胆道梗阻者可见胆管扩张。

（2）CT检查：主要阳性所见包括①主胰管扩张；②胰管结石、胰腺钙化；③胰腺弥漫性或局限性肿大；④胰腺囊肿。

（3）ERCP检查：早期，胰管系统多无异常或主胰管边缘稍不规则，分支胰管轻度变形。病变进一步发展，可出现主胰管不规则，分支胰管严重受侵。晚期表现为主胰管扩张及一段或几段狭窄，呈串珠样改变，管腔内可有黏稠液体或胰石，分支胰管扭曲并呈囊状扩张。有时可出现胆总管梗阻征象。

ERCP 可清晰地了解胰管的微细形态变化，病灶范围及其他继发性改变，如假性囊肿、胰癌等，具有其他检查方法无可比拟的优点，对于术式的选择具有重要意义。但这项检查可引起胆、胰感染的并发症，有人主张应在术前 24h 之内施行或不必强求行 ERCP。目前，多数人仍主张 ERCP 是拟行手术患者必不可少的检查。对术前未行 ERCP 者，可做术中胰管造影，以助选择术式。

（4）血管造影：主要目的在于与胰腺癌的鉴别。慢性胰腺炎时胰内动脉呈串珠样狭窄，病变血管范围较广，但管壁较光滑，无血管中断及肿瘤性血管。合并门静脉高压症者尚可了解门静脉系统闭塞的部位、程度及侧支循环的状态等。对合并消化道出血的患者可判定出血部位，是否合并动脉瘤，还可了解血管的解剖类型，为手术提供必要的信息。

3. 75Se-蛋氨酸胰腺扫描　可同时了解胰腺形态与功能。约50%的患者胰腺区呈普遍性放射性稀疏，分布不均或不显影，少数患者胰腺有局限性放射性缺损。因该项检查假阳性率较高，特异性较差，对诊断帮助不大。目前已很少用于胰腺疾病的诊断。

4. 经皮病灶细针穿刺　与其他脏器不同，术前难以对胰腺疾病进行活检，加之炎症胰腺的不同部位病理改变有较大差异；肿瘤周围的继发性炎症改变也无法与原发性慢性胰腺炎鉴别，故不能单纯将胰腺某一部位的病理变化作为慢性胰腺炎的诊断根据。对术前怀疑胰腺癌的患者，可在 B 超引导下做经皮病灶细针穿刺，行细胞学及癌基因检查，以确定诊断。

【治　疗】慢性胰腺炎早期，反复发作的腹痛是患者最主要的症状。此时，胰腺组织虽受到炎症的破坏，但尚未出现明显的内、外分泌功能衰退。本阶段，治疗的主要目的是防止炎症的急性发作，控制腹痛。随着疾病的进展，胰腺组织破坏逐渐加重，以至腺体几乎消失，被纤维组织替代。此时，腹痛可明显缓解以至消失，而主要表现出因内、外分泌功能障碍和一些并发症引起的多种症状。这阶段，则要针对糖尿病、消化吸收障碍以及各类并发症进行治疗。

（一）内科治疗

除某些有明确病因的阻塞性慢性胰腺炎外，多数患者首先应接受系统的内科治疗。内科治疗可使 60%～70% 慢性胰腺炎患者的症状得到缓解。为防止腹痛发作，应避免过度劳累及精神紧张，严格禁酒，将脂肪摄入量限制在每日 30g 以下，口服蛋白酶抑制药（canlostatmesilate，CM）可有效地抑制胰蛋白酶、纤维蛋白溶酶、纤维蛋白酶、血管舒缓素等参与胰腺自身消化酶类的活性，因此，可用于控制急性炎症发作时的腹痛。有胰腺外分泌功能不全表现的患者应口服消化酶制剂，作为替代疗法。

（二）外科治疗

1. 慢性胰腺炎的手术适应证

（1）各种治疗难以控制的顽固性腹痛。

（2）合并梗阻性黄疸、胆石症者。

（3）直径 >5cm 的胰腺囊肿、胰腺脓肿。

（4）不能除外癌的诊断。

（5）合并十二指肠、结肠梗阻。

（6）胰性胸水、腹水。

（7）胰源性门静脉高压症。

2. 手术方式　慢性胰腺炎手术术式繁多，下面将具代表性的常规术式简介如下。

（1）胆囊切除、胆总管切开探查术：针对胆石、胆道蛔虫及胆道感染，可使 80% 胰腺炎症状，得以控制。

（2）胰管切开、胰空肠吻合术：针对胰管内结石与结石阻塞胰管加重胰腺炎者，该手术可以畅通胰道，解除共同通道梗阻压力，以利胰引流。

（3）Oddi 氏括约肌切开成形术：对壶腹部嵌石、纤维化以至狭窄者，可行此术。但以 Oddi 氏括约肌成形术较切开术为优。因此，要求从十二指肠乳头纵行切开括约肌诸肌群时，必须达到2~3cm长，而切开术仅切开1~1.5cm，易于短期内粘连、闭合而复发狭窄。

（4）胰腺切除术：适应证为①胰腺局限性炎症，但胰管无明显扩张或节段性、多发性狭窄；②难与胰癌鉴别的肿块；③与主胰管不相通的局限、多发性小囊肿；④合并出血的假性囊肿；⑤合并脾大、区域性门静脉高压症；⑥已行其他手术，术后腹痛持续或复发。

（5）内脏神经切除术：适用于胰腺有弥漫性炎症，且胰管无明显扩张、囊肿及胰石者（弥漫肿大型）。如炎症主要位于胰头，可选择胰头神经丛切断术；若体尾部炎症较重，可行左内脏神经及腹腔神经节切除术。

第三节　胰腺囊肿

胰腺囊肿是由多种原因所致的胰腺囊性病变。假性囊肿较真性者多见，占全部胰腺囊肿的70%~90%。真性囊肿有完整的被膜，多为先天性，或因胰液潴留使胰管扩张而成，较少见。

【临床表现】与囊肿发生部位和大小有关。体积过小，无任何症状；较大则可出现压迫症状。但早期表现，多种多样，归纳有三。

1. 囊肿本身引起的症状上腹部胀痛感，有时为持续性钝痛；囊肿本身合并炎症时，发生阵发性痛。也可因囊肿巨大压迫胃肠道和腹膜后的腹腔神经丛，引起痛向腰背放散。

2. 压迫器官引起的症状　如压迫胃、十二指肠常见为上腹饱胀不适，食后加重。恶心呕吐。如囊肿感染或伴急性胰腺炎，食欲不振甚或腹泻或便秘等。极少数可致黄疸。

3. 慢性消耗引起的症状　这是由胰腺外分泌功能不足引起的消化道功能紊乱，导致食量减少、体重减轻而消瘦。

【诊　　断】根据上述症状，辅以体检，扪及上腹部渐进性、圆的、边缘平滑、有弹性感肿块、有或无压迫症状与压痛等症，并借助实验室与影像学检查，可以确诊。如少数患者血清淀粉酶的升高和多数患者粪检有脂肪球，对早期诊断较有意义。胃肠钡餐发现胃十二指肠或结肠受压移位，虽可定位诊断，但不如 B 超检查的迅速准确，探知囊肿部位、大小、壁厚程度以及囊内液暗是其特有征象。CT 检查在测知囊肿部位、大小及其性质时，对腹内有较多气体或肥胖者尤优于 B 超检查，可以定性诊断，用以区别囊肿或脓肿。

【治　疗】重在手术处理，有囊肿外引流和内引流术 2 种方法。

1. 外引流术适用于囊肿壁薄、囊壁破裂合并感染或全身情况差者。主要原则在于囊肿切开后，必须置入多孔导管引流。

2. 内引流术 多用于囊壁已成熟，全身状况较好，囊肿无自然吸收可能者，有 2 种术式：①囊肿胃吻合术，由于常致逆行感染，故较少采用。②囊肿空肠 Roux-Y 式吻合术，这是治疗假性胰腺囊肿的最佳术式。

第四节　胰腺脓肿

胰腺脓肿主要继发于急性胰腺炎和胰腺手术，也可以发生在胰腺和胰腺周围脏器的手术后。胰腺脓肿单发多见，也可有多发脓肿。据统计大约半数胰腺脓肿累及头部，28% 累及体尾部，24% 累及全胰，33%～40% 的胰腺脓肿侵及小网膜囊内，35%～43% 扩展到结肠和（或）小肠系膜根部的后腹膜和结肠旁沟。

【临床表现】胰腺脓肿在早期与急性坏死性胰腺炎的临床表现不易区分。感染通常发生于胰腺炎起病后 7d 以后。表现为症状和体征突然加重，心率和呼吸加快，肠麻痹及腹痛加剧伴腰背部疼痛，血白细胞计数明显升高，患者感染中毒现象加重，体温逐步上升，居高不下。体检时上腹或全腹压痛，有时可扪及包块。手术后发生的胰腺炎和胰腺脓肿，上述症状和体征可被手术本身所致的不适掩盖，黄疸和腹胀在术后胰腺脓肿较为多见，体温居高不下应考虑胰腺脓肿。

【辅助检查】

1. 实验室检查 患者外周血白细胞计数几乎全部增高，多为 $10 \times 10^9/L \sim 30 \times 10^9/L$，2/3 以上坏死性胰腺炎继发感染患者血清淀粉酶升高。部分患者血清转氨酶和碱性磷酸酶升高，此种改变约见于 40% 生存患者和 60% 死于胰腺脓肿的患者。40% ~48% 的患者可出现肾功能损害，血清尿素氮及肌酐可高于正常。60% ~80% 的患者有低清蛋白血症。实验室检查还发现部分患者血糖增高（>11.1mmol/L），血钙降低（<2.0mmol/L）。坏死性胰腺炎继发感染患者的 LDH 也有明显升高。

2. 影像学检查

（1）胸部 X 线片检查可揭示急性胰腺炎的肺部损害，但对揭示胰腺感染无帮助。

（2）内镜逆行胰胆管造影（ERCP）可发现自行引流到胃或十二指肠的小脓肿；可了解是否有瘘管形成；对手术方案的设计有重要参考价值。

（3）选择性动脉造影（SAG）对于诊断和处理继发于胰腺脓肿的腹腔内大出血有重要价值。SAG 不仅可显示出血部位，还可通过栓塞的方法止血。尤其适用于病情严重不能耐受手术的患者。

（4）B 型超声可显示有无胰腺脓肿及脓肿大小、数目和分布。在超声引导下做胰腺脓肿细针穿刺，安全可靠。穿刺液细菌培养及药敏实验对胰腺脓肿的诊断与治疗有重要价值。

（5）CT 检查可以清楚地显示胰腺假性囊肿、胰腺脓肿和胰腺坏死的部位、大小及范围，还能显示脓肿向远方的蔓延。CT 对胰腺脓肿的诊断以及治疗方案的选择有重要的指导意义。

【治　　疗】

1. 内科治疗　对于继发性胰腺感染患者的积极支持治疗无疑是应该的。但无论是肺动脉插管、抗生素，还是抑制胰腺分泌等方法都不能避免感染的急性坏死性胰腺炎或胰腺脓肿致命的后果发生。

2. 影像学引导下脓肿引流 CT 引导下经皮穿刺并引流感染的急性假性囊肿既安全又有效。然而该方法用于胰腺脓肿和感染性胰腺坏死却造成令人不能接受的并发症和死亡率。其原因在于用于引流的导管口径较小，不能引流黏稠的脓液和坏死组织。

3. 手术治疗　胰腺脓肿治疗的关键在于及时有效的手术引流。术前应给患者积极的支持如输血、维持水及电解质平衡，通过胃肠外营养改善患者营养状况，应用有效抗生素。手术治疗以清创和引流最为有效。

第五节　胰腺囊腺瘤和囊腺癌

胰腺囊腺瘤和囊腺癌是一少见肿瘤，关于胰腺囊腺瘤和囊腺癌的组织学起源，虽有起源于胰腺导管上皮、胰腺腺泡细胞、内分泌腺细胞和基质细胞等学说，但到目前仍不能确定。胰腺囊腺瘤分为浆液性囊腺瘤（小囊肿）、黏液性囊腺瘤和囊腺癌（大囊肿）2 种类型。

【临床表现】

1. 腹部疼痛　为常见症状，由于囊腔内压力增高。囊腔内出血或囊肿压迫邻近脏器，约有 2/3 的患者有腹痛，最初仅感上腹部闷胀不适，进食后加重，腹痛多呈持续性隐痛或胀痛，常引起肩背部酸胀不适。

2. 腹部肿块　最初就诊者多为偶然发现的腹部肿块。肿块可位于上腹部的不同位置，多数位于左上腹部，包块大小很不一致，但一般都很大，呈圆形、椭圆形或分叶状，表面光滑，质地偏硬，有弹性感，无压痛或轻压痛，肿块多数可以推动。约 80% 的胰腺囊性肿瘤体格检查时可扪及腹部包块。

3. 胆道系统症状　本病有 10% ~ 15% 的患者合并胆石症，出现反复发作性右上腹部疼痛。综合国内外资料，胰腺囊腺瘤患者胆囊炎、胆石症的发病率比一般人高 3 倍，位于胰头部的囊腺瘤可以压迫胆总管下端，发生阻塞性黄疸。

4. 糖尿病　当囊腺瘤病变广泛，胰腺组织受损范围大，可导致胰岛细胞功能减低，约 10% 的囊腺瘤患者发生糖尿病。

5. 其他　位于胰体尾部的囊性肿瘤，可压迫脾静脉，导致左半区门静脉高压，出现脾肿大、腹水和食管静脉曲张。部分患者肿瘤巨大，常压迫周围脏器如胃、横结肠。

【辅助检查】

1. 实验室检查　一般生化检查对诊断无帮助。在 B 超或 CT 引导下行囊肿穿刺抽取囊液进行酶、黏稠度、肿瘤标记物以及细胞学检测和分析，有助于囊性肿瘤的诊断。

（1）胰淀粉酶测定：由于大多数囊腺瘤与胰管不相通，囊内液淀粉酶测定是正常的，用以鉴别胰腺假腺囊肿。

（2）囊内液细胞学检查：当在涂片上观察到富有糖原的浆液或黏液细胞时，对囊腺瘤的诊断有很高的特异性。

（3）囊液相对黏度测定：当囊内液的黏稠度大于正常血清黏度时，可以诊断为黏液性肿瘤。

（4）癌胚抗原（CEA）：胰腺囊腺瘤患者的血清 CEA 常在正常范围内，而胰腺囊腺瘤囊壁的柱状上皮细胞分泌富有 CEA 的黏液，黏液性囊腺瘤和囊腺癌患者的囊内液 CEA 测定可明显升高，其值 > 26μg/L。在假性囊肿或浆液性囊肿中则含量很低。因此胰腺囊性肿瘤的囊内液 CEA 的检测可作为测定肿瘤的指标。

2. 影像学检查

（1）B 型超声：可显示病变的部位、形态、范围大小及与周围脏器的关系，其主要表现为病变部位见液性暗区，界限清楚，囊壁光滑，与周围胰腺组织有明显的界线。

（2）CT 和磁共振成像（MRI）检查：可显示肿瘤的来源、部位、形状、大小和受侵范围。浆液性囊腺瘤 CT 平扫肿块表现为分叶状，与周围胰腺组织界限欠清楚。

（3）X 线检查。

（4）内镜逆行胰胆管造影（ERCP）检查：可见主胰管受压移位或扭曲伴不同程度扩张，部分患者的胰管表现为狭窄或阻塞，但囊性肿瘤与胰管一般都不相通。

（5）术中病理检查：活检时多点多次取材可以避免误诊。

【鉴别诊断】需与胰腺假性囊肿、乳头状囊性肿瘤、胰腺导管扩张症相鉴别。

【治　　疗】由于胰腺囊腺瘤有较高恶变率，术前定性很困难，囊腺癌的恶性程度一般较实体癌低，但对化疗和放疗都不敏感，因此手术是唯一的治疗方法。彻底切除肿瘤可获长期生存。

1. 手术原则

（1）对无症状的浆液性囊腺瘤，部分学者认为可以暂时不手术，但术前对这类肿瘤不能准确定性，除年龄很大、身体状况特差外，通常也应该手术切除。

（2）在治疗中除了晚期广泛转移和重要脏器受累行旁路手术外，均应尽力切除。

（3）胰腺囊性肿瘤应完整切除。

（4）任何肿瘤部分切除或行引流手术都是不恰当的。

2. 手术方法根据病变部位、性质和受侵范围可以采用肿瘤切除、胰体尾加脾切除、胰头部囊腺瘤或癌可行胰十二指肠或全胰切除等术式。

第六节　　胰腺癌

胰腺癌包括胰头癌和胰体尾部癌，前者在临床常与壶腹部癌和胆总管下段癌难以区别，过去统称壶腹部周围癌。胰腺癌70%～80%发生于头部，体尾部约占25%，全胰癌少见，约占5%。发病率较低占全身癌肿的1%～4%。在消化道恶性肿瘤中仅次于胃癌、食管癌、肝癌、结直肠癌而居第5位。

【临床表现】

表现很不一致。首发症状上腹饱胀不适，痛性不一，如隐痛、钝痛或胀痛，并随进食而加重。伴有食欲不振、全身乏力、厌食怕油；大便渐变灰白，小便愈来愈浓呈酱色。由于食欲减退，体重减轻，呈渐进性消瘦。临床归纳特点：胰头、壶腹部癌的六大症状为腹胀痛、厌食厌油、恶心呕吐、全身乏力、进行性黄疸和体重减轻。胰体尾部癌则有无明显诱因的持续性腹痛、腰背痛，食欲不振而消瘦，恶心呕吐，大便习惯性改变四大主症状。其实随着黄疸进行性加深和上腹胀痛转为剧烈疼痛，已是癌进人中晚期。

【诊　　断】胰腺癌的早期诊断困难，一经发现已属晚期。发现后手术切除率低，为1.5%～25%，切除后5年生存率更低，小于10%，预后差。因此普查筛选可疑患者是发现直径小于2cm的小胰腺癌的可靠方法。警惕大于50岁，有上腹不适、食欲不振、恶心呕吐甚或腰背痛者，应进行X线、B超或CT检查，而B超是首选检查方法。

【辅助检查】

1. 实验室检查胆红素、血清碱性磷酸酶、转氨酶、淀粉酶和血糖等均升高，多无特异。稍有特异者为用放射免疫分析法，检测存在于血、尿或胰液中的胰癌特异性抗原标记物。如癌胚抗原（CEA）＞2.5μg/L，70%为胰癌；胰癌胚抗原（POA）＞18.6mg/L，80%为胰癌；血糖抗原（CA19－9）＞37U/mL，诊断胰癌阳性率为80%～90%，多数值。但也只能作为探索参考。目前趋向于联合检测，以提高阳性率和特异性。

2. 影像学检查

（1）X线检查：常规钡餐诊断价值有限，仅能了解胃十二指肠受压移位方向。采用十二指肠低张造影，可提高诊断率。

（2）B 超检查：显示肝外胆管扩张，胰腺增大、低回声区和门静脉受压，诊断率＞80％。

（3）CT 检查：诊断率高于 B 超。Fitzgerald 等报道诊断胰腺癌阳性率为94％，可发现小于 1cm 直径的小肿瘤。较大肿瘤可精确确定病变部位和范围，并发现腹膜后转移、肝转移及癌肿浸润状况。对病灶实质，有更清晰的精密度。

B 超和 cT 引导下的经皮细针穿刺肿瘤组织细胞活检、ERCP 的组织活检和经股动脉插管腹腔动脉或肠系膜动脉选择性造影，或可弥补上述检查之不足。最后还有赖手术探查病理活检或术时的细针穿刺的细胞活检。

【鉴别诊断】正确诊断胰腺癌常应与下列疾病鉴别：

1. 以上腹隐痛、腹胀不适为首发症状者，应与慢性胃炎、胃十二指肠溃疡、慢性肝炎和慢性胰腺炎等相鉴别。

2. 以呈现黄疸为主症者应与病毒性肝炎、胆总管结石和慢性胰腺炎等相鉴别。

3. 以扪及腹部肿块为主征者应与胰腺囊肿、胃癌和肝癌等相鉴别。鉴别这些疾病只要注意分析临床表现和适当选用上述检查方法，是可以区别的。

【治　　疗】手术为主，辅以化疗、免疫和支持疗法，目的是延长患者生存期，提高 5 年存活率及术后生活质量。

1. 姑息性手术 对发生胆道梗阻和胃肠道梗阻的晚期患者，进行胆囊和（或）胆总管空肠鲁氏 Y 形吻合术外加胃空肠吻合术。

2. 根治性手术

（1）胰头十二指肠切除术。1935 年 whippie 首创，切除范围含胰头部分、胃及胆总管下 1/3、全部十二指肠和空肠上端部分，采取消化道重建循序为胰、胆总管、胃和空肠的吻合。

（2）胰体尾部加脾切除术。

（3）全胰十二指肠切除术，切除范围为胰全切，余同（1）。

3. 扩大根治术 20 世纪 70 年代初 Fortner 提出的区域性胰腺全或次全切

除术。切除范围含 95%～100% 胰腺及其周围软组织和淋巴结、门静脉、肝门以下胆道、全部十二指肠、部分空肠、部分胃及全部大网膜。并清扫肝门、腹腔动脉、肠系膜上动脉和下腔静脉周围的淋巴结。因此需要做血管移植和（或）胰腺移植，手术复杂，创伤巨大。

第七节　壶腹周围癌

壶腹周围癌，系指 Vater 壶腹、胆总管下端、胰管开口处、十二指肠乳头及其附近的十二指肠黏膜等处的癌肿。这些来源不同的肿瘤，由于其所在的特殊解剖部位，有着相同的临床表现，手术时也难以将其截然分开，故常作为 1 个类型，统称为壶腹周围癌。以往曾习惯将胰头癌亦包括在内，然而实际上两者在病程、手术切除率、预后等均有明显不同，前者发展缓慢，黄疸出现早，手术切除率 60% 左右，5 年治愈率达 40%～45%，而胰头癌发展快，迅速出现胰腺和周围淋巴结转移，黄疸出现晚，手术切除率 20% 左右，5 年治愈率仅 10%，故现在已将这 2 种肿瘤分别专题讨论。

【临床表现及诊断】发病年龄多在 40～70 岁，男性居多，与胰头癌的临床表现极为相似，半数患者在有症状后 3 个月就诊，10% 在 1 年以上就诊。

1. 黄疸较早出现，进行性加重，但少数患者可因肿瘤坏死、胆管再通而黄疸消退或减轻，但以后重新加深，呈现波动性黄疸，注意不应误为胆石症或肝细胞性黄疸。可有尿色深、粪色浅及胆盐在皮下沉着刺激神经末梢而出现皮肤瘙痒。

2. 上腹痛　早期部分患者（约 40%）可因胆总管扩张或因胰液排出受阻致管腔内压升高，而产生剑突下钝痛，可向背部放射。进食后较明显，常未受重视。后期因癌肿浸润范围扩大，或伴有炎症而疼痛加重，并出现背脊痛。但多不如胰头癌严重。

3. 发热　合并胆道感染（约 20%）或邻近部位的炎症，可有寒战、高热，甚至出现中毒性休克。

4. 消化道症状　因胆汁、胰液不能正常参与消化过程，患者有食欲不振、饱胀、消化不良、腹泻、乏力及体重下降。由于壶腹癌部分坏死后慢性出血，以致黑便，潜血试验阳性，并出现继发性贫血，胰腺癌腹膜转移或门静脉转移可出现腹水。

5. 肝、胆囊增大　为胆管梗阻、胆汁淤滞所致，常可触及肿大的肝脏及胆囊，肝质地硬、光滑，胰头癌在晚期常可扪到不规则而固定的包块，少数可听到因肿块压迫胰腺附近动脉而出现的血管杂音。

诊断根据上述症状及体征，如进行性、近乎无痛性黄疸、肝及胆囊肿大等可做出初步诊断，为确诊，还须进一步做检查。

【辅助检查】

1. 化验检查早期淀粉酶可升高，血清胆红素一般多在 $13.68\mu mol/L$（8mg/dL）以上，大便潜血试验85%～100%患者为阳性，镜检可见未消化的肌纤维和脂肪，可有糖尿。

2. 十二指肠引流　引流液中有时可见鲜血或潜血阳性，或可见脱落的癌细胞。

3. X 线检查

（1）胃肠钡餐及十二指肠低张造影检查：有时可见十二指肠外上方有胆囊压迹，及其第一二段交界处有增粗的胆总管压迹，十二指肠乳头增大；胰头癌者可见十二指肠套扩大；十二指肠内侧壁"僵硬"呈"Σ"形，胃受压向前推移。

（2）PTC：可显示胆总管下端的阻塞部位，注意发生胆漏及胆汁性腹膜炎等并发症。

（3）ERcP：可以窥视十二指肠内侧壁和乳头情况，并可活检、确诊，对壶腹癌及胰头癌（可有胰管狭窄或不显影等）的诊断均有较大帮助。

（4）选择性腹腔动脉造影（SCA）：对胰头癌诊断有益，从血管位置改变，可间接确定胰腺癌所在部位。

（5）CT：对鉴别胰头癌有意义，有助于本病诊断，可显示肿瘤的位置与轮廓。

4. B超可确定胆管扩张，对无黄疸者亦能提供早期进一步检查线索，有经验者有时可观察到局部的癌块。

5. 核素检查可了解梗阻部位。75硒－蛋氨酸胰腺扫描，在胰腺癌肿处出现核素缺损（冷区）。

【鉴别诊断】由于本病有上腹闷胀不适，黄疸，有时并发胆道感染、血清淀粉酶升高、可误诊为胆管结石，但根据反复发作史，夏科三联征、波动性黄疸，影像学检查可加以区别。甚至误为传染性肝炎，根据壶腹癌AKP升高、转氨酶与血清胆红素发展不平行可资鉴别。也有误为胆管癌、肝癌的，可根据影像学胆管癌的胆管呈偏心性狭窄，肝癌AFP升高与本病区别。有时易与胰头癌相混淆，但腹痛重于本病，B超、CT等见胰腺内肿块。临床上可进行B超、PTC、ERCP等检查，结合症状、体征便可诊断本病，并鉴别其余易误诊的有关疾病。

【治　　疗】本病一旦确诊，应行胰十二指肠切除术，这是目前最有效的治疗，其切除范围，包括胃1/2远侧部分、全十二指肠、胰头部、空肠近端约10cm以及胆管十二指肠壶腹后段以下部分，而后进行各种方式的消化道重建。此术范围广，创伤大，加之患者长期黄疸，肝肾功能损害，消化吸收功能低下，营养不良，故必须做好术前准备，给予高糖、高蛋白、高维生素饮食，并给予胆盐、胰酶等助消化药，强调给予维生素K（肌注或静滴），必要时术前输血、血浆、清蛋白等予以支持，以纠正贫血及低蛋白血症。如癌肿侵及门静脉，广泛腹膜后转移，肝转移等不能切除，则应行内引流术以减轻黄疸，如胆囊空肠吻合术或胆总管空肠或十二指肠吻合术等姑息性旁路手术。若发生十二指肠狭窄应行胃空肠吻合以解除十二指肠梗阻。

化学疗法一般不敏感，常用5－FU，丝裂霉素或与阿糖胞苷、长春新碱等联合用药，术后可用1～2个疗程，此外还可用有关中药等治疗。

第八节　胰岛素瘤

胰岛素瘤也称 B 细胞瘤，因为 B 细胞分泌胰岛素，大量的胰岛素释放进入血液，引起低血糖为主的一系列症状。在临床上是胰腺内分泌肿瘤中最多见的一种。胰岛素瘤占功能性胰岛肿瘤的 70% ~ 75%，大多数是良性，恶性率小于 10%。

【临床表现】

1. 胰岛素瘤典型临床表现为 whippie － 三联征：

（1）阵发性低血糖或昏迷。

（2）急性发作时血糖低于 2.8mmol/L。

（3）口服或静脉注射葡萄糖后。症状立即消失。

2. 低血糖是各种临床表现的基本原因，低血糖或低血糖的昏迷，常在空腹时发作，通常呈现 4 组症状：

（1）意识障碍：为低血糖时大脑皮质受到不同程度抑制，脑细胞发生退行性变。

（2）低血糖：为低血糖引起的代偿反应如出冷汗、面色苍白、心慌、四肢发凉、手足颤软等。

（3）精神异常：为多次低血糖发作大脑皮质进一步受抑制和受损的结果，重者有明显精神病表现，故不少患者常常以精神病就治。

（4）颞叶癫痫：与癫痫大发作相似，发作时知觉丧失、牙关紧闭、四肢抽搐、甚至大小便失禁等。

【诊　　断】胰岛素瘤几乎全部患者都有典型的 whippie 三联征。但对一些不典型患者，辅助检查方法可提供诊断依据。

【辅助检查】

1. 空腹血糖测定　禁食 15h（水除外），90% 连做 2 次检查，空腹血糖在

2.8mmol/L 以下者，可确诊为胰岛素瘤。

2. 经皮经肝门静脉置管分段取脾静脉血（PTPC）测定胰岛素　此法结果可靠，可以定性定位诊断。甚至经手术探查仍未找到肿瘤而症状典型者，此法是最有效的诊断及鉴别诊断方法。

3. 空腹周围静脉血胰岛素浓度与葡萄糖浓度的比值（IRI/G）诊断法　令患者禁食 12～72h 后，分别测定周围静脉血胰岛素和葡萄糖水平。

4. 选择性动脉造影　对胰岛素瘤的定位诊断有较大的价值，其诊断率可达 50%～90%。

5. 影像学诊断　B 超诊断准确率一般较高，而 CT 检查帮助不大，由于大多数肿瘤其体积较小，其组织比值与胰腺组织相近，因此确诊率不高。

6. 激发试验适用于症状不典型患者或无上述特异性检查条件时。包括饥饿法及甲苯磺丁脲（D860）试验。

【治　　疗】胰岛素瘤一旦明确诊断，应及早手术治疗，这是最佳选择。因为胰岛素瘤引起的低血糖症状长期反复发作，必然导致脑组织葡萄糖营养缺乏而呈现功能性或器质性损害。

对胰岛素瘤可以摘除者，应力争行肿瘤摘除术。对位于胰体或胰尾者，如肿瘤边界不清，良恶难辨，或为多发性肿瘤，应行胰体尾切除术。尤其对位于胰头肿瘤，位置深且紧靠肠系膜上血管时，如术中快速病理切片证实为良性肿瘤，可采用楔形切除；如损伤胰管，可行保留胆总管的胰头切除，胰腺远端空肠 Roux-er-Y 吻合；如胰管、胆总管同时损伤或肿瘤为恶性但无转移时，可行 Whipple 手术。

第九节　胃泌素瘤

胃泌素瘤是一种能产生大量胃泌素，引起消化性溃疡的疾病，也是一种较少见的胰腺内分泌肿瘤，其发病率仅次于胰岛素瘤。

【临床表现】 主要有溃疡病的症状，腹泻以及其他内分泌功能亢进症状。

1. 溃疡病症状 84% ~90% 的患者有消化性溃疡，表现上腹部疼痛难忍，呈进行性发展。

2. 腹泻 约30% 的患者既有溃疡又有腹泻，每日腹泻达 10 次之多，夜间更甚，系大量水泻，导致严重水和电解质紊乱。

3. 脂肪痢（或脂肪泻）仅部分患者有此症状，主要表现大便量多，奇臭和粪便中脂肪增多。

4. 其他内分泌异常 有20% ~30% 胃泌素瘤患者并发其他内分泌肿瘤，其中以甲状旁腺功能亢进最多，约占20%。

【诊　　断】临床上有下列情况者应疑有胃泌素瘤。

1. 一个或多发性难治性消化道溃疡。

2. 溃疡病手术后迅速复发。

3. 溃疡病伴有腹泻、大量胃酸分泌。

4. 多发性溃疡或近端十二指肠近端空肠溃疡。

5. 溃疡病伴有高钙血症。

6. 有多发性内分泌肿瘤家族史。

【辅助检查】

1. 胃液分析本病约99% 患者胃酸分泌极度增高，每小时可产生 100 ~200mL 胃酸，夜间 12h 空腹胃酸分泌量多于 1000mL。基础胃液排出量（BAO）与注射组胺后最大胃酸排出量（MAO）之比大于 0.6（正常为 0.1）。

2. 胃泌素测定正常人或非胃泌素瘤溃疡患者，血清胃泌素为 15 ~200pg/mL，胃泌素瘤的患者血清胃泌素司达 1000 ~1300pg/mL，如浓度更高则提示肿瘤已有转移。本试验对诊断胃泌素瘤极有价值。

3. 影像学诊断

（1）消化道钡餐检查：胃内有大量胃液潴留，胃黏膜皱襞粗大，有消化性溃疡，60% 溃疡位于十二指肠壶腹，溃疡也可见于胃、空肠或食管。多发性溃疡占 10%。如果在十二指肠以下近端空肠发现溃疡，应认为是可诊断本病的特殊依据。

（2）B 超和 CT 检查：B 超检查可以定位而不能定性诊断，CT 检查可显示肿瘤部位和大小及转移病灶。

【治　疗】

1. 非手术治疗　内科治疗的目的是暂时缓解症状，为手术治疗提供条件。

（1）抗酸药的应用：其目的是中和胃酸、缓解症状，但剂量要大，需 0.5h 或 1h 给药 1 次。

（2）抗胆碱药物：为减轻症状，减少胃酸分泌，通常与抗酸药合用。

（3）H2 受体阻滞药的使用：如甲氰咪呱、洛赛克等药，但使用剂量要大才能获得较好的疗效。

（4）化疗：主要是对晚期转移无手术条件的患者。通常使用 5 - FU 与链脲霉素合并应用。

2. 手术治疗　对于已明确诊断患者，应积极准备手术。有关手术方式如下：

（1）如果术中发现肿瘤局限于胰腺内而无转移，可行肿瘤摘除。若术中继续测定胃酸分泌无下降者，应行全胃切除。

（2）如果术中发现肿瘤已转移，也应行全胃切除，为的是除去胃泌素作用的靶器官——胃壁细胞。

（3）如果同时并有甲状旁腺肿瘤者，应同时予以切除。

第十节　胰高血糖素瘤

胰高血糖素瘤（Glucagonoma）是胰岛 A 细胞肿瘤，肿瘤细胞分泌过量的胰高血糖素，胰高血糖素瘤的发病率不甚清楚，国内迄今仅有少数病例报道，国外资料中也没有较大宗的病例，故本病是一种罕见性疾病。患者年龄为 20～73 岁，平均 52 岁，男女之比为 1∶2，或 1∶3，女性患者中大多数为绝经期妇女。有的患者可伴有多发性内分泌综合征 I 型（Multiple Endocrine Neoplasia，MENI）。因此，对患者及其家庭成员都应仔细检查，了解是否存在其他内分泌肿瘤。

【临床表现】

1. 移行性坏死溶解性皮炎　这是本病最显著的特征性临床改变，约 68% 的患者出现这种皮炎。开始时主要表现为区域性红斑，或为脱屑性红色斑丘疹，皮损常呈环形或弧形；接着这些红斑呈环行或匐行向周围扩展，并相互融合；红斑向表面隆起，其中央出现大疱；继之这些大疱糜烂、坏死、结痂，发展为坏死溶解性大疱状斑丘疹。这些皮损一般在 2～3 周内愈合，愈合处有色素沉着。整个病变过程呈慢性、复发性和迁徙性发展。皮肤病变最初多从易受损伤的部位和在嘴、阴道、肛门周围的皮肤开始，最终可累及躯干、臀部、大腿、手臂和脸面部。

2. 糖尿病　胰高血糖素瘤最常见的临床表现是一定程度的糖尿病，其发生率为 83%。由本病引起的糖尿病程度都很轻，很少需要用胰岛素治疗，也不会发生与糖尿病相关的并发症。

3. 贫血、体重减轻　约 85% 的患者有贫血，它属于正色素性和正细胞性的贫血，故较容易诊断 66% 的患者会出现体重减轻，其原因有：过度的脂肪分解和糖异生，包括肌肉和内脏蛋白质储存在内的氨基酸池减少等。患者的体重减轻十分明显，平均可达 14kg。

4. 口炎、舌炎和外阴阴道炎　有 34% 的患者会发生口炎和舌炎，有的患者还有疼痛性口周炎，或者出现真菌性双重感染。约 12% 的患者有慢性外阴阴道炎。

5. 血栓栓塞　血栓栓塞也是胰高血糖素瘤患者常见的临床表现，发生率为 30% 左右，而且常常有致命性危险。常见的为深静脉血栓形成和肺栓塞。发生血栓栓塞的原因还不清楚，也未发现患者有凝血功能的缺陷。

6. 腹泻　有 15%～50% 的患者可有腹泻症状，其原因也不很清楚。像其他功能性内分泌肿瘤一样，胰高血糖素瘤也能分泌甚至过度分泌其他肽类物质，其中某些肽类引起小肠高功能状态，从而导致腹泻。

7. 遗传倾向　胰高血糖素瘤与 MEN－I 综合征可能有一定相关性，故对患者及其家庭成员都应检查是否存在其他内分泌疾病。

【诊　　断】根据典型的移行性坏死溶解性红斑的特异性皮肤损害，加上较常见的糖尿病、贫血和体重下降等体征，容易使人想到本病，只要仔细询问病史，进行全面的体格检查，结合实验室和影像学资料，诊断多无困难。

【辅助检查】

1. 化验检查　出现低氨基酸血症，血糖升高或葡萄糖耐量下降，正细胞正色素性贫血，血沉增快，血清锌水平显著下降等。

2. 血浆胰高血糖素测定　高胰高血糖素血症是本病的特征性诊断依据，对诊断与鉴别诊断都很重要。

（1）正常人血浆胰高血糖素值为 25～250pg/mL，胰高血糖素瘤患者则常在 1000pg/mL 以上；其他原因如肾功能衰竭、肝硬化或肝功能衰竭、极度的应激反应等也可导致高胰高血糖素血症，但均不超过 500pg/mL。Leich-ter 报道一组胰高血糖素瘤患者的血浆胰高血糖素水平为 2110±334pg/mL，并且与前组患者无重叠现象。

（2）促胰液素激发试验：对于诊断难以确定的患者，可注射促胰液素来激发胰岛 A 细胞的分泌。在注射药物后，胰高血糖素瘤患者的血浆胰高血糖素水平有非常显著的升高，而非胰高血糖素瘤者则无此反应。但这种反应也见于原发性或继发性的胰岛 A 细胞增生，此时应结合临床表现，全面分析鉴别。

3. 对外源性胰高血糖素的反应　正常人在静脉注射 0.25～0.5mg 胰高血糖素后，血浆胰岛素下降，血糖浓度明显升高；而胰高血糖素瘤患者则无此种反应，其血糖浓度较注药前略有升高或无变化。这是因为在胰高血糖素瘤患者，由于长期血浆中内源性胰高血糖素增高，故对外源性胰高血糖素不敏感，因此注药后血糖浓度的反应迟钝。

4. 皮肤活检　取典型的皮肤损害的边缘部分皮肤做活检，可见在生发层和角质层之间的棘细胞层有溶解，真皮质正常。

5. 定位检查　由于胰高血糖素瘤通常体积较大、呈实质性肿块和具有丰富的血液供应，较其他胰腺内分泌肿瘤容易做出定位诊断。B超检查无创伤、无痛苦，可诊断胰的原发病灶和有无转移，必要时可反复对比检查，且较经济。CT检查对胰高血糖素瘤有很高的准确性和敏感性。由于约92%胰高血糖素瘤是高度血管化的肿瘤，故对B超和CT检查未能发现肿瘤灶的患者，应行选择性或超选择性腹腔动脉造影检查，其诊断率可达80%。经皮肝穿刺门静脉系置管取血（PTPS）检查对本病的确诊和定位都有重要意义，但对多数患者似无必要；而且由于胰高血糖素瘤常常是发作性分泌胰高血糖素，故有时也会出现取样误差，影响结果的分析和判断。

【治　疗】

1. 手术治疗　外科手术是目前治疗本病的首选方法，确定诊断后应及时采用手术治疗，切除肿瘤；有怀疑者也应手术探查。手术原则为：如果瘤体小而孤立，可采用肿瘤剜出术；对于瘤体较大、癌瘤及少数多个瘤灶者，则须行胰腺切除术；由于大多数胰高血糖素瘤位于胰体、尾部，故通常采用远侧半胰切除即能满足手术要求，必要时行胰腺次全切除也优于全胰切除。肿瘤切除后病情可迅速得到改善，皮肤损害消失或明显减轻，术后2~3周可恢复正常；血浆氨基酸水平升高；糖尿病或糖耐量减低也得以痊愈。对于瘤体很大，或恶性有转移的患者，也不应放弃根治性手术或减状手术。因为胰高血糖素瘤增长很慢，有报道癌瘤已经转移，行手术切除后仍生存10年。

对于已经发生肝转移的患者，除了行肝叶或肝段切除外，部分难以切除的患者，也可以行肝动脉栓塞，因为恶性胰高血糖素瘤的肝脏转移灶主要由肝动脉供血。据报道栓塞后瘤体缩小可达50%。也有的作者在栓塞时还经动脉注射化疗药物或链佐星（链脲霉素），可增强栓塞的效果。

2. 药物治疗

（1）围手术期处理：术前应给予充分的营养，以改善患者的代谢状态。奥曲肽（octreotide）150μg，皮下注射，3/d，可显著降低外周血的胰高血糖素水平，并使全胃肠外营养的效果更好。围手术期给予一定剂量的肝素，有助于防止血栓形成。

（2）全身化疗：链脲霉素的效果较好，有效率为33%，单独应用多柔比星（阿霉素）的有效率为20%，如果2种药物联合应用，有可能提高疗效。奥曲肽对本病有较好疗效，据报道它能明显降低血中胰高血糖素水平、缓解患者的症状，并且对皮肤损害也有显著的治疗作用。但奥曲肽对肿瘤生长似乎并无抑制作用。

（李　挺　褚衍胜　孟　文）

第十四章 脾脏疾病

第一节 脾切除的适应证、禁忌证和术后并发症

脾切除术是手术根治脾外伤和脾疾病的一种常用有效手段。在治疗脾破裂或因脾脏引起的疾病中仍属首选方式。一般术后对人体功能无大影响。

【适应证】

1. 脾外伤。左上腹或左季肋区穿透性损伤及闭合性损伤引起的脾破裂或包膜下破裂，自发性脾破裂，以及手术中损伤等，均可引起致命的大出血，须立即行脾切除术止血，挽救生命。

2. 游走脾（异位脾）。由于脾蒂过长，脾可过度活动而成游走脾。甚至出现脾蒂扭转，造成脾坏死。无论脾蒂扭转与否，均应行脾切除术。

3. 脾局部感染。脾脓肿常发生在脓毒血症后，如脓肿局限在脾内，可行脾切除术，如脓肿周围炎症已波及脾脏四周，则仅能做引流术。局限性脾结核，也可行脾切除术。

4. 肿瘤。原发性肿瘤比较少见，但不论良性的（如血管瘤）或恶性的（如淋巴肉瘤）均应行脾切除术。转移性肿瘤较多见，大多数已广泛转移不适宜手术。

5. 囊肿。上皮性、内皮性和真性囊肿，非寄生虫性假性囊肿，寄生虫性囊肿（如脾包囊虫病），均易继发感染、出血、破裂，应予切除。

6. 胃体部癌、胃底贲门癌、胰体部或尾部癌、结肠脾曲部癌行根治切除术时，无论有无脾的转移，为清除脾动脉周围或脾门部淋巴结，均应行脾切除术。特别是肿瘤与脾有粘连时，更应一并切除脾脏。

7. 肝内型门静脉高压症合并脾功能亢进者，肝外型门静脉高压症，如脾动脉瘤、脾动静脉瘘及脾静脉血栓等引起充血性脾肿大者，均应行脾切除术。

8. 其他脾功能亢进性疾病。

（1）原发性血小板减少性紫癜，年轻患者，首次发作，经药物治疗半年不愈；慢性反复发作者；急性型，药物治疗后不能控制出血（儿童宜在1~2周内手术）和早期妊娠的患者（4~5个月内手术）。

（2）先天性溶血性贫血，药物（激素）治疗后1个月内不见效者；长期用药发生严重副作用，无法继续用药者。术前应行放射性51铬肝脾区测定，表明脾为红细胞主要破坏场所者则手术；如肝为红细胞主要破坏场所时，则不宜手术。

（3）原发性脾性中性白细胞减少症。

（4）原发性全血细胞减少症。

（5）再生障碍性贫血，适于药物治疗无效，骨髓检查存在代偿性增生者（周围血内网织红细胞检查多次为零者不宜手术）。

（6）后天性溶血性贫血（选择性病例）。

【禁忌证】15岁以下的患儿或有溶血危象者，不宜行脾切除术。

【术后并发症】

1. 腹部并发症

（1）出血：术后迟发性腹内出血常发生在脾功能亢进和肝功能不佳的患者。对于这些患者应在术前、术后采取措施，改善凝血功能，以防止出血。

（2）膈下感染或脓肿：多继发于膈下积血的患者。术后3~4d后，体温又复升高者，要高度警惕，及时详查。如已形成脓肿，应及时切开引流。

（3）术后急性胰腺炎：虽较少见，但病情很严重，常由于术中损伤引起。对于有剧烈上腹或左上腹疼痛的患者，应及时测定胰淀粉酶，以明确诊断，及时处理。

2. 肺部并发症肺不张和肺炎最为常见，尤其是老年人更易发生。如有左侧胸腔反应性积液，应疑有膈下感染，但亦可为肺部并发症所致，应及时行胸腔穿刺抽液，进一步诊治。

3. 其他并发症

（1）脾静脉炎：术中结扎脾静脉后，因近端成为盲端，故极易产生血栓，如并发感染后常出现高热、腹痛和败血症等症状，应注意防治。脾静脉炎常为脾切除术后高热不退的主要原因，但也须注意排除由于脾切除术后，患者免疫力下降易致感染的可能。

（2）术后黄疸和肝昏迷：多发生在肝硬化的患者，一般预后较差，应提高警惕，及时防治。

第二节　脾囊肿

脾囊肿分为真性和假性 2 类。真性脾囊肿又分为寄生虫性和原发性脾囊肿，偶为多囊脾。假性脾囊肿则常由脾血肿或梗死液化而形成。

【临床表现】

1. 小型脾囊肿多无症状。

2. 囊肿较大时可伴左上腹不适、消化不良等压迫症状。可压迫周围脏器而出现恶心、呕吐、上腹不适、疼痛、腹泻等；脾上极囊肿可致膈肌上升，出现呼吸困难、咳嗽、心动过速等。囊肿若合并感染可出现畏寒、发热、左上腹痛等类似脾周围炎表现。

3. 左上腹或可扪及随呼吸上下移动的囊性肿物。

【辅助检查】

1. B 超、CT 及选择性腹腔动脉造影可显示脾内囊性占位病变。

2. X 线平片偶见有环形钙化影。

【治　　疗】

1. 小型非寄生虫性脾囊肿不必治疗。

2. 有症状的脾囊肿或囊肿较大时应手术治疗。传统的术式是行全脾切除。随着对脾功能认识的深入，特别是脾脏的抗感染、抗肿瘤功能，为此应尽量保脾。与此相应的有各种微创手术治疗，如 MRl 和 X 线透视下经皮穿刺引流脾囊肿，经皮穿刺脾囊肿注射乙醇，其疗效良好。但更多学者认为，引流及造口术容易发生感染、出血及囊液淤积，并不适于治疗脾囊肿。手术方式应根据囊肿的部位、大小、性质及病情决定。常用方法是保留副脾，部分脾切除或半脾切除，脾片大网膜囊内移植，若囊肿较大，占据整个脾脏，或系多发性脾囊肿、囊肿位于脾门或位于脾体中间部分者，可行全脾切除。

第三节　脾脓肿

多数脾脓肿由其他感染部位播散引起，常为小的、多灶性脓肿，临床无症状，多为尸检时意外发现。

【病　　因】临床上明显的脾脓肿多为单发性，引起的原因常为：

1. 其他部位感染引起的菌血症。

2. 脾脏受钝伤或穿透伤（伴脾脏血肿的继发感染）；脾脏的轻度梗死（如各种血红蛋白病，尤其是镰状细胞贫血和血红蛋白 S－C 病），或其他疾病（疟疾，棘球蚴病）。

3. 由毗邻部位感染，如膈下脓肿向脾脏蔓延，最常见的病原菌为葡萄球菌、链球菌、厌氧菌和需氧革兰氏阴性杆菌，包括沙门菌属；念珠菌属常可感染免疫受损的宿主。

【临床表现】脾脓肿早期无特殊表现，大部分患者均有某种先驱感染史，以后出现败血症。典型的临床表现有：

1. 畏寒、发热　几乎所有患者均有畏寒、发热，体温多达 38～39.0℃或更高，呈弛张热或稽留热型。

2. 腹痛　80% 以上患者左上腹持续性钝痛或胀痛，呼吸时疼痛加重。疼痛表示炎症累及脾包膜及脾周围炎。约35%的疼痛向左肩部放射痛，表示炎症侵犯膈肌。

3. 脾肿大　约50%的患者左上腹可触及肿大脾脏，局部压痛、反跳痛及肌紧张；左上腹或左季肋区局限性皮肤水肿。

【诊断及辅助检查】

1. 白细胞增高　有70%～90%的患者白细胞增高，核左移伴中毒颗粒。

2. 血培养　多发性脓肿血培养阳性率达 70%，孤立性脓肿仅10%～15%。

3. X 线检查　腹部平片可见脾影增大，左上腹可见肠道外积气或液平面。胸部平片可见左侧膈肌升高、运动受限、左下肺肺炎、胸腔积液等。

4. B 超检查　可见脾增大，内有呈囊性液性暗区，并可确定其部位、大小和性质。

5. CT 检查　可见脾肿大及液性暗区，以及脓肿的大小、部位及性质。

6. 核素扫描　方法简便，无痛苦，可明确脾脓肿的大小及部位。

7. 脾动脉造影　可见脾增大，动脉期脾内有一无血管区的膨胀性肿块，脾血管移位、变直或分开；毛细血管期，脓肿呈现边缘不规则而模糊的充盈缺损。

【治　　疗】脾脓肿的治疗原则上是行病灶在内的脾切除术；根据病情及病变局部情况也可行脓肿引流及穿刺置管引流术。

1. 脾脓肿切开引流的适应证

（1）病情危重，不能耐受过大及长时间手术者。

（2）巨大脾脓肿，脾周围粘连严重，不易分离，解剖关系不清者。

（3）合并其他重要脏器疾病，不能耐受脾切除者。

（4）脓肿破裂，病情危重者。

2. 脓肿穿刺置管引流术的适应证

（1）单发脓肿。

（2）患有其他系统严重疾病，或病情危重，不能耐受脾切除者，可作为一种暂时的治疗方法，待患者一般情况改善后，再行脾切除术。术后要根据脓汁细菌培养及药物敏感试验，应用有效抗生素，并反复进行脓腔冲洗，同时应加强营养支持疗法，以利恢复。

第四节　脾脏原发性恶性肿瘤

脾脏原发性恶性肿瘤罕见，来源于血管源性肿瘤、淋巴系统肿瘤、网状内皮系统肿瘤、纤维肉瘤，文献中多为散发个案报告，其发病率很难估计。Krumhbar 认为脾原发性恶性肿瘤不超过全部恶性肿瘤的 0.64%。

【临床表现】大部分患者有轻至重度贫血等全身症状，特别是当扪及左上腹包块时，结合全身情况应考虑有脾肿瘤可能。脾脏肿瘤多以脾肿大或左上腹包块，左季肋区疼痛不适就诊，当伴有贫血、发热、乏力、消瘦等恶病质表现或近期内左上腹包块增大迅速时应考虑到本病。

【诊　　断】

1. B 超简便易行，适用于普查。

2. 腹部平片、消化道造影、肾盂造影等对本病的诊断有一定帮助。

3. CT、MRI 对本病的诊断符合率转高，不仅能清楚显示病灶范围及毗邻关系，还可发现较小的转移灶。

4. 选择性动脉造影在脾肿瘤的鉴别诊断方面颇具价值。

5. 针吸细胞学检查因易引起肿瘤破裂出血或肿瘤种植播散，宜慎用。

【治　　疗】脾脏原发性恶性肿瘤的治疗应首选脾切除加放疗或化疗，

以延长患者生命，其中部分患者可有较长存活期。其预后取决于病期和肿瘤的病理类型。

第五节　脾动脉瘤

脾动脉瘤是最常见的内脏动脉瘤，约占内脏动脉瘤的50%。病因多为动脉粥样硬化、肝硬化门静脉高压、脾动脉瘤先天发育异常、外伤、多次妊娠等。

【临床表现】临床表现各异，未破裂时症状均不典型，多于体检、手术或尸检中发现。破裂时多表现为急性失血性休克。

1. 脾动脉瘤未破裂腹痛最多见，常为慢性非特异性，左季肋区居多，或呈不适感。瘤体稍大时常有左肩或左背部放射痛（Kehr 征），压迫腹腔神经丛或刺激胃后壁常引起间歇性恶心、呕吐、嗳气、厌食等。查体左季肋区有或无肿块，上腹区或左上腹可闻及血管杂音。合并门静脉高压症时可能触及肿大的脾脏。约11%有皮肤瘀斑。因脾动静脉瘘引起的食管下端静脉曲张破裂出血或脾动脉瘤破入胃腔可致上消化道大出血。

2. 脾动脉瘤破裂表现为突发的急性腹痛，伴低血压或低血压休克表现。上腹痛可放散至背部或肩部，伴明显恶心、呕吐。破入胃肠道（如胃、胰管、结肠等）可有消化道出血表现。体检可见腹肌紧张、压痛明显，严重者呈弥漫性腹膜炎。须警惕脾动脉瘤破裂时的"2 次破裂"（ouble rupture）征，见于约20%的患者中，即突发急性腹痛和随之而来的低血压，经输液、给予升压药物等处置后可快速恢复，但通常48h内再次突发心血管系统功能衰竭，概因第1次出血时破入小网膜囊，而后又经文氏孔再次破入腹腔，引起多器官系统功能衰竭。

【诊断及辅助检查】

1. 血管造影　血管造影是目前诊断脾动脉瘤最有力的方法，并且可同时行脾动脉栓塞治疗。数字减影血管造影亦为良好诊断方法。

2. 计算机辅助断层扫描（CT）　是无创性检查中对脾动脉瘤敏感性较高的检查手段，三维动脉 CT 成像更可显示病变立体改变。

3. 磁共振成像（MRI）　利用其"血管流空效应"可协助诊断血管瘤，并判断门静脉及内脏静脉内血流情况，尤其适用于严重凝血病患者。

4. 腹部超声　B 超对脾动脉瘤诊断阳性率不及 CT 及 MRI，但可作为监测手段。脉冲波多普勒超声、彩色多普勒超声阳性率较高。

5. X 线检查　脾动脉瘤钙化发生率在有关报道中达 50%～70%，腹部平片可有明显钙化表现，如碎壳鸡蛋征。但左上腹钙化影应注意鉴别，如扭曲型脾动脉或肾动脉，胰腺、肾、肾上腺、脾的囊肿钙化灶，包虫囊肿，钙化淋巴结，肾结核灶等。

【治　　疗】

（一）手术适应证

手术是根治性手段，在以下情况时应积极考虑：

1. 有症状的脾动脉瘤。

2. 无症状或症状不明显，但瘤体逐渐增大者。

3. 瘤体直径达到或超过 20cm 者。

4. 患脾动脉瘤女性欲妊娠或已妊娠者。

5. 明确诊断的脾动脉瘤，直径小于 20cm，但全身状况良好，欲求根治者。对直径小于 20cm 的脾动脉瘤是否需要手术治疗尚存有争议，随访病情、定期复查至关重要。

（二）外科治疗方式

1. 开腹手术手术方式取决于病情、局部条件等。

（1）脾动脉瘤、脾一并切除或合并胰体尾切除：适用于瘤体靠近脾门无法单纯切除或单纯瘤体切除可能损伤部分或全脾血供者；多发性脾动脉瘤；脾动脉瘤破裂后，急诊手术亦多采用此法，以求确切止血。

（2）单纯脾动脉瘤切除术：适用于单发、瘤体远离脾门且易于游离者。

（3）单纯脾动脉瘤结扎术：适用于脾动脉瘤体与脾静脉、胰腺关系密切或位置深在难以完全剥离者。

（4）瘤体切除、脾动脉对端吻合术和瘤体切除、自体血管脾动脉重建术：条件许可时可考虑。以上手术均保留脾脏。

（5）其他复杂情况：脾动脉破人脾静脉形成脾动静脉瘘，造成肠系膜窃血综合征或门静脉高压症食管下端静脉破裂出血，积极处理原发病至关重要；脾动脉瘤破入胃、结肠时，手术应同时处理继发病变，行胃、结肠部分切除；破入胰腺及主胰管者可合并切除部分胰腺；急慢性胰腺炎时还应同时处理胰腺病变；肝移植术中发现的脾动脉瘤应同时切除。

2. 动脉栓塞　大量临床报道证实动脉栓塞是择期处理脾动脉瘤的有效方法，成功率达85%，尤其适用于无法耐受手术或高危患者。但亦存在一些并发症，如栓塞物移入脾脏造成脾梗死及脾脓肿形成等。栓塞术后仍有一定复发率。一次栓塞效果不理想时，可采用分期栓塞术，需2~4次方完成全部栓塞。单纯瘤体内栓塞或诱发血栓形成亦有应用。栓塞物多为明胶海绵、导丝螺圈、球囊等。

3. 腹腔镜手术腹腔镜手术具有微创、恢复快等优点，已有采用腹腔镜手术结扎脾动脉瘤及脾脏切除的报道。

第六节　游走脾

脾脏不在正常解剖位置而在腹腔其他部位者，称异位脾。如在体位改变而脾脏有大幅度移位者，则称游走脾。此症甚为少见，女性比男性多3~13倍，以中年女性为多见。

【临床表现】若游走脾的脾脏本身没有原发或继发病变，又无并发症存在，一般只表现为无痛性移动性腹部肿块。偶可在肿块上扪及脾切迹。如果脾脏有原发性或继发性病变，则出现与之有关的症状和体征。如果游走脾压迫消化道，可出现恶心、呕吐、闷胀、腹痛、排便困难或部分性肠梗阻等症状。压迫盆腔脏器可出现排尿排便异常、腰痛，在女性可出现月经紊乱。约有 20% 的游走脾可发生脾蒂扭转，其症状视扭转的程度和速度而异；部分性或慢性扭转，可因脾脏淤血而出现腹痛、不适、腹块增大、压痛等症状；完全性急性扭转则表现为腹部剧痛、腹腔内渗血、出血、腹膜刺激征等，乃至休克。急性期后，脾脏可发生炎症、粘连、坏死、化脓或脓肿形成。

【诊断及辅助检查】游走脾的诊断一般并不困难，必要时可做以下辅助检查：

1. B 型超声波左膈下正常脾脏消失，而在肿块处呈现脾脏反射。

2. 核素扫描可发现腹部肿块有核素积聚，并见明显的腹部肿块轮廓。

3. 选择性腹腔动脉造影 可见到肿块的血管供应来自脾动脉。

4. CT 检查

【治　　疗】异位脾或游走脾容易发生脾蒂扭转或外伤。因此，最好在明确诊断后择期做脾切除术。如发生急性脾蒂扭转，应急诊手术。育龄妇女的游走脾应尽早切除，因为它可压迫子宫引起月经紊乱。脾托或腹带的效果不明显，仅用于手术禁忌的患者。

（李　挺　支　良　褚衍胜　孟　文）

第十五章 门静脉高压症和 Budd-Chiari 综合征

第一节 门静脉高压症

门静脉正常压力为 1.27～2.35kPa（13～24cmH$_2$O）。如因肝内外病变，使门静脉的血回流受阻而发生淤滞，则引起压力增高，常超过 2.94kPa（30cmH$_2$O），在 f 临床上表现为脾肿大、脾功能亢进、食管胃底静脉曲张、呕血、黑便和腹水等，称为门静脉高压症。

【临床表现】门静脉高压症多见于中年男性，有肝炎或血吸虫病疫水接触史。

1. 脾肿大脾功能亢进脾肿大的程度不一，早期质软、活动，晚期硬而活动度小，常伴脾功能亢进，表现为白细胞或红细胞或血小板减少，或三者均减少。

2. 呕血（或黑便）出血量大、急且不易自止；大出血引起肝组织严重缺氧，容易导致肝昏迷。

3. 腹水约1/3患者有腹水。大出血后常引起或加剧腹水的形成。此外，部分患者还有肝大、黄疸和前腹壁静脉曲张等体征。

【诊　　断】根据病史和临床表现，一般诊断并不困难。但由于个体反应的差异和病程不同，3 个主要临床表现，有时仅出现一两个方面。辅助检查有助于诊断。

【辅助检查】

1. 实验室检查

（1）血象：脾功能亢进时，血细胞计数减少，以白细胞和血小板减少为最明显。

（2）肝功能：血浆清蛋白降低、球蛋白升高，清、球蛋白比例倒置，血清转氨酶升高和凝血酶原时间延长等。肝炎后肝硬化的肝功能损害，远较血吸虫病性肝硬化明显。

2. 影像学检查

（1）X线：钡餐造影可确定有无食管胃底静脉曲张，并可排除胃十二指肠溃疡和胃癌。但大出血时临床上禁忌钡餐检查。

（2）B超：可测得肝脾肿大的程度、有无肝硬化、门静脉和脾静脉扩张等情况，必要时可在B超引导下行肝穿刺活检。因门脉系统管径与门脉压力呈正相关，若门脉主干管径 >1.4cm 和脾静脉管径 >1.0cm，基本上可认定存在门静脉高压症。

（3）CT、MRI和肝血管造影：有助于了解肝脏病变程度及门静脉等血管情况。

（4）内镜检查：行纤维食管镜或胃镜检查，了解食管及胃底静脉曲张的范围和程度。急诊内镜检查对呕血患者出血部位定位、鉴别出血原因等很有帮助。

【治　疗】目前，门静脉高压症的治疗已进入了一个内外科联合治疗的时代。治疗方法因病因不同而异。多数学者认为，对于有食管胃底静脉曲张但没有出血的患者，不宜行"预防性手术"；外科治疗的主要目的是针对食管胃底曲张静脉破裂大出血，脾肿大与脾功能亢进及顽固性腹水进行治疗。

（一）出血期治疗　对由于门静脉高压症引起的食管和胃底静脉曲张破裂的大出血，应视肝功能的情况来决定处理方法。对肝功能差的患者（有黄疸、严重腹水或处于肝昏迷前期者），应积极采用非手术治疗止血，这类患者不能耐受大手术，手术后常发生肝功能衰竭而致死亡；对于肝功能较好的患者，则应积极采取手术治疗，等待观察只会导致肝昏迷的发生。

1. 非手术治疗

（1）一般处理：卧床休息、平卧位并将下肢抬高，保持安静；保持呼吸道通畅，必要时吸氧；严密观察血压、脉搏、中心静脉压和尿量的变化。

（2）补充血容量：快速建立静脉通道。用大号针进行静脉输液，或经锁骨下静脉插管，供输液与测量中心静脉压用。

（3）药物

①降低门静脉压药物：通过减少门静脉支血流和肝内门静脉血管阻力而达到降低门静脉压力的目的。常用药物有垂体加压素、生长抑素。

②止血药：静脉滴注，可用维生素K、氨甲苯酸（抗血纤溶芳酸）、酚磺乙胺（止血敏）、氨基己酸和立止血等。局部用药，包括去甲肾上腺素溶液、孟氏液、凝血酶、云南白药、白及、三七、冷（或冰）盐水等，口服或注入胃腔，促使血管收缩和血液凝固，达到止血目的。

（4）三腔气囊管压迫止血：使用三腔管止血应加强护理与严密观察：①患者应侧卧或头部侧转，便于吐出唾液，经常用导管吸除咽喉分泌物，防止吸入性肺炎；②三腔管气囊应维持稳定，防止滑出，堵塞上呼吸道，引起窒息；③三腔管放置时间不宜持续超过3~5d。

（5）经内镜止血

①食管静脉硬化剂注射。

②机械止血：如橡皮圈套扎曲张静脉等。

③药物表面喷撒：如去甲肾上腺素。

④物理止血：如激光、电凝、液氯冷冻素凝血酶、孟氏液等。

（6）介入疗法

①经皮经肝穿刺胃冠状静脉栓塞术。

②经颈内静脉肝内门体分流术。

2. 手术治疗　对非手术治疗无法控制出血的患者，应进行积极的手术治疗，以免失去抢救机会。急诊手术应以操作简单、创伤小、近期止血效果可靠为主，适当考虑远期疗效。

（二）非出血期治疗

非出血期是指患者有门静脉高压食管和（或）胃底静脉曲张存在，但尚未首发大出血者；任何一次出血之后病情相对稳定者；急诊、择期或预防性手术后未再出血者。

1. 非手术治疗

（1）药物治疗：加压素及其衍生物（三甘氨酰赖氨酸加压素）、生长抑素（somatostatin）及其类似物（奥曲肽，善得定，sandostatin，octreotidum）和 β 受体阻滞药（普萘洛尔、阿替洛尔等）。

（2）硬化剂注射疗法：可从不同平面阻断食管曲张静脉，与手术相比，操作简单、损伤少、可重复进行，不减少肝脏的门静脉血灌注量，但其疗效不一。

（3）介入疗法：经皮经肝穿刺胃冠状静脉栓塞术；经颈内静脉肝内门体分流术。

2. 手术治疗　手术是预防再出血和肝昏迷的有效措施。手术方法很多，有脾切除术、门体分流术和门奇断流术。随着肝移植术的改进，肝移植治疗门静脉高压症的患者也在增多。

第二节　Budd-Chiari 综合征

（Budd-chiari 布-加）综合征是由于肝静脉和（或）其开口以及肝段下腔静脉阻塞病变所引起的门静脉高压症，伴有或不伴有下腔静脉高压。

【病　因】

其病因还不很清楚，研究表明与下列因素有关：

1. 血液高凝状态所致的肝静脉血栓形成。

2. 肝静脉或肝段下腔静脉受肿瘤压迫或侵犯，如肝癌、肾癌等。

3. 下腔静脉先天性发育异常（隔膜形成、狭窄、闭锁）。

【临床表现】单纯肝静脉血栓形成多数为非急性期的临床表现，门静脉高压，肝脾肿大，顽固性腹水，食管静脉曲张破裂出血。如肝静脉血栓形成急性期，患者有发热，右上腹痛，迅速出现大量腹水、黄疸、少尿、肝功能衰竭、消化道出血等表现。单纯下腔静脉阻塞的临床表现有胸腹壁及背部浅表静脉曲张以及下肢浅静脉曲张、下肢水肿、下肢皮肤色素沉着和溃疡。如果肝静脉阻塞和下腔静脉阻塞同时存在，则 2 种临床表现均会出现。

【诊断及辅助检查】

1. 彩色多普勒对 Budd-Chiari 综合征的诊断有较大的帮助，它能探测到肝静脉及下腔静脉的直径、血流、阻塞的部位等情况。

2. 下腔静脉造影及测压 是诊断 Budd-Chiari 综合征的主要手段。从股静脉插管，经下腔静脉进入肝静脉开口，注入造影剂（一般用复方泛影葡胺）后能看到肝静脉是否阻塞。若为肝段下腔静脉阻塞，可同时从颈内静脉下行插管，经右心房至下腔静脉，上下同时注入造影剂，可显示阻塞的部位、长度和形状，有助于手术方法的选择。

3. 磁共振显像（MRI）由于在 MRI 上血流与静止组织存在固有的对比度，使 MRI 成为显示血管开放状态的最佳选择。MRI 可根据肝实质信号强度及其分布判断出 Budd-Chiari 综合征处于急性期、亚急性期或慢性期。此外还有 CT、放射性核素检查、肝活检。

【治　　疗】Budd-Chiari 综合征的有效治疗主要靠手术治疗和介入治疗，两者均以解除肝静脉阻塞和下腔静脉阻塞为目的。

1. 单纯肝静脉阻塞 下腔静脉通畅可行脾肺固定术或门体分流术。

2. 单纯肝段下腔静脉阻塞 肝静脉回流正常可采用下列方法治疗：①球囊导管扩张或置放内支撑架；②不适宜球囊导管扩张的可行经右心房手指破膜扩张术；③上述 2 种方法均无效时可行下腔静脉—右心房人工血管转

流术。

3. 肝段下腔静脉阻塞伴肝静脉阻塞 行肠系膜上静脉—右心房人工血管转流术。第 13 章 上消化道出血的鉴别诊断和处理原则

上消化道出血是指食管、胃、十二指肠、上段空肠（十二指肠悬韧带以下约 50cm 一段）、以及胰管和胆道病变引起的出血，其临床表现以呕血和黑粪为主，是常见的外科急症。

【病　　因】引起上消化道出血的病因很多，但在外科临床工作中以胃、十二指肠溃疡和食管、胃底静脉曲张破裂引起的出血最为常见。在上消化道出血的病因中，溃疡病约占半数，食管胃底静脉曲张占 1/4，近年来急性出血性胃炎和糜烂性胃炎伴发出血的患者也有所增加。约有 5% 的患者的出血病灶未能确定，即使剖腹探查也未能找到出血原因。

【诊断和鉴别诊断】上消化道出血的病因众多，故其临床表现各不相同。

1. 病史与体征　病史询问和体格检查仍然是主要的诊断步骤。多年的慢性上腹痛或溃疡病史提示出血最大可能来自胃、十二指肠溃疡。肝炎、黄疸、血吸虫病或慢性酒精中毒病史有利于食管胃底静脉曲张破裂出血的诊断，如体检时可见蜘蛛痣、肝掌、脾肿大、腹壁静脉曲张、腹水等征象，则可能性更大；有时不易与溃疡病出血鉴别时，可试放置双气囊三腔管填塞止血，出血停止，则食管胃底静脉曲张破裂出血的诊断可以确立。应激性溃疡是在机体应激状态下发生的胃急性糜烂与浅表溃疡，是上消化道出血的常见原因之一，多有外源性或内源性致病因素，前者多发生于服用水杨酸制剂、保泰松、吲哚美辛（消炎痛）、肾上腺皮质类固醇、利舍平或乙醇之后，由于胃黏膜上皮的脂蛋白受损所致；后者多发生在败血症、颅内病变、大面积烧伤、严重创伤、休克、大手术之后，由于交感神经兴奋使胃黏膜血管痉挛收缩，迷走神经兴奋使胃黏膜下动静脉短路开放而加重黏膜缺血缺氧和胃黏膜糜烂出血所致。根据上述病史，诊断不难。近年来由于纤维内镜的广泛应用，检出以急性胃黏膜糜烂和出血为主要表现的急性糜烂性胃炎日益增多，患者多伴有腹痛、恶心、呕吐和消化不良等表现，上述病史和临床表现有助

于诊断。

2. 临床表现少量而缓慢的消化道出血，一般无明显症状，或仅有轻度软弱或头昏，有的仅在做呕出物或粪便的潜血试验检查时才被发现。一般而言，上消化道出血以呕血或黑粪为主，这还取决于出血的数量及其速度。如出血量大，速度快，呕出的血液呈紫红色或鲜红色，严重的常伴有出血性休克征象，过快的肠蠕动致使出现暗红色甚或鲜红色的血便，易与下消化道出血相混淆。如血液潴留胃内，与胃酸接触后转变为酸性血红蛋白，使呕出的血液呈棕褐色或咖啡渣样；如血液停留在肠内较长时间，血液中血红蛋白的铁与肠内硫化物经细菌作用结合成硫化铁，致使粪便变黑如沥青，又称柏油样便。出血量超过 60mL 即可引起黑粪。

急性大量出血或出血持续不止，则出现心悸、冷汗、烦躁、面色苍白、皮肤湿凉、心率加快、血压下降以及晕厥等循环衰竭现象，若短期内失血量超过总循环血量的 1/3，可危及生命。在出血后数小时内，血红蛋白、红细胞数和血细胞比容可能变化不大，不能用以评估出血的严重性。出血后 3 ~ 4h 到数日内，组织液进入循环血内以补偿其血容量，即使出血已停止，可见血红蛋白、红细胞数和血细胞比容继续下降，并见骨髓刺激征象，表现为晚幼红细胞、嗜多染色性红细胞和网织红细胞增多。后者在出血后 4 ~ 5d 可达 5% ~ 15%。如在出血后 2 周，网织红细胞持续增多，提示有继续出血。大出血后数小时白细胞数增高，在 3 ~ 4d 后恢复正常。血尿素氮增高，可达 14.3mmol/L（40mg/dL），由于肠内血液蛋白消化产物的吸收以及休克后肾血流量和肾小球滤过率的降低所致。出血停止，血尿素氮在 2 ~ 3d 内降至正常。如患者无呕吐或失水，肾功能良好，血尿素氮不断增高则常提示有继续出血。伴有吞咽困难的呕血，多起源于食管癌或食管溃疡。食管贲门黏膜撕裂综合征（Matlory-Weiss 综合征）系食管内压力突然增高导致食管胃连接处纵行撕裂而引起的上消化道出血，多发生在剧烈呕吐、咳嗽或用力提物之后。由胆道出血引起的上消化道出血，多系胆道蛔虫、胆道炎症或胆石引起，其特征是在反复发作右上腹绞痛、发热、黄疸等胆道感染症状之后出现周期性呕血或便血。

【辅助检查】

1. 纤维胃镜检查可以检查食管、胃及十二指肠壶腹黏膜的病变，可直接窥见活动性出血病变的状况和部位，通过活体组织学检查大多可以明确诊断。检查前用冰水洗胃，可使视野清晰。受检者的血红蛋白不应低于 5g/dL，检查期间给予吸氧，以防发生心肌缺氧所致的严重并发症。

2. X 线钡餐检查仍为目前最常用的检查方法，可以帮助确定出血的病因和部位。如用钡剂和空气双对比造影更可以查出胃黏膜表浅病变或溃疡，其诊断符合率与内镜检查相近似，并可起相互补充的作用。但钡餐检查不适用于急性活动性出血期间，仅应用于慢性出血或出血已停止患者的检查。

3. 选择性血管造影　如果内镜和钡餐检查仍不能确定出血病因者，可做选择性血管造影，经股动脉插管至腹腔动脉或肠系膜上动脉各分支内，注入造影剂，可以发现造影剂外溢、曲张静脉、血管瘤、血管发育不良和动静脉畸形等改变，可应用于急性出血期间的检查。

4. 放射性核素显像　是近年开展的一种非损伤性检查方法，现用 99mTc 标记红细胞的腹部 γ 闪烁扫描，具有能持续动态观察和灵敏度高的优点，当消化道出血仅占全身总血容量的 1% 时，即可检出，加上标记的红细胞在 24h 后扫描仍能显像，故对间歇性出血的诊断有独特的价值。缺点是对出血的病因和定位诊断的作用有限，特异性差，其临床应用尚受到一定的限制。

【治　　疗】包括手术治疗和非手术治疗 2 类。由于很多疾病和病变可以引起上消化道出血，每种疾病的手术治疗和非手术治疗的指征不尽相同，如胃溃疡出血患者中西咪替丁（甲氰咪呱）的使用，食管胃底静脉曲张的三腔管气囊填塞疗法等等，其详细内容可参阅该疾病的有关章节。

1. 抗休克和支持疗法　建立一条通畅的静脉补液通道，及时补充血容量，输入全血、血浆、右旋糖酐或平衡液，以维持重要脏器的有效灌注。定期复查红细胞数、血红蛋白、血细胞比容、血尿素氮等，纠正电解质紊乱和酸碱平衡，保证一定的尿量。

2. 止血药和血管活性药物 静脉注射维生素 K1 或氨甲苯酸（对羧基苄胺），在胃、十二指肠溃疡出血可用白及、三七、止血粉，也可通过胃管用冰生理盐水灌洗，或取 8~16mg 去甲肾上腺素溶于 100~200mL 冰生理盐水中注入胃腔内。垂体后叶素可用于治疗食管胃底静脉曲张破裂出血，常用剂量为 20U 加入 200mL 葡萄糖液中，于 20~30min 内静脉内滴完，需要时可在 3~4h 后重复使用。垂体后叶素可使内脏小动脉收缩，减少门静脉血流而致门静脉压力降低，发挥止血作用。近年报道普萘洛尔（心得安）有预防食管静脉曲张再出血的作用。

3. 经内镜局部病灶止血法

（1）电凝止血：直接将单极电极压在出血部位上，通过高频电流产生的热量使组织蛋白凝固而止血。电凝止血法对出血性胃炎、胃十二指肠溃疡出血、贲门黏膜撕裂和吻合口出血均有止血作用，但对较大血管的出血效果不满意，尚有 1.8% 穿孔的发生率。近年有使用多电极电凝的止血方法，并能减少并发症的发生。

（2）电灼止血：应用单极电极，靠近而不直接接触出血组织，通过发出电火花，使蛋白质受热凝固而止血。此法较电凝止血更为表浅，故更适用于黏膜出血。

（3）激光光凝止血：激光照射止血病灶后，光子被组织吸收，转为热能，使蛋白质凝固，血管收缩闭塞而致出血停止，常用的激光有氩激光和石榴石激光 2 种，氩激光止血安全且组织损伤小，激光照射对出血血管直径大于 1mm 者不易止血。

（4）微波组织凝固止血法：微波是波长很短的无线电波，波长介于超短波和红外线之间。生物体细胞属有机电解质，其中极性分子在微波场作用下引起极化，并随着微波电场的交替变换而来回转动，在转动过程中与相邻分子产生类似摩擦的热耗损，使组织加热到一定温度而发生凝固。

（5）热探头止血法：原型热探头是由一个中空的铝圆筒构成，内有一个绕在陶制轴心上的加热线圈，此线圈与外面的铝圆筒彼此电绝缘，另有一个热电偶装在探头的尖端，用来测量瞬时的实际温度，通过自控系统调节热量，使之达到所需的温度。临床上主要用于溃疡病大出血的治疗。

（6）硬化剂治疗：主要用于治疗食管静脉曲张破裂出血，在直视下于曲张静脉的附近反复注入 5% 鱼肝油酸钠，每次 2~3mL，总量 15~25mL，取出内镜后再用三腔管压迫数小时，止血效果满意。

4. 选择性血管造影介入疗法　在做选择性腹腔动脉和肠系膜上动脉造影以诊断上消化道出血的病因的同时，可进行介入疗法，必要时做胃左动脉、胃十二指肠动脉、脾动脉或胰十二指肠动脉的超选择性血管造影，针对造影剂外溢或病变部位经血管导管滴注垂叶后叶素、加压素或去甲肾上腺素，使小动脉和毛细血管收缩，出血停止。对注入加压素止血失败者，胃肠壁血管畸形，以及上消化道恶性肿瘤出血而不能立即手术者，还可采用选择性动脉栓塞。

5. 手术疗法手术疗法　在上消化道出血的治疗中仍占重要的地位，尤其是胃十二指肠溃疡或肿瘤引起的出血，如经上述非手术疗法不能控制止血，患者的病情稳定，手术治疗的效果是令人满意的。凡对出血部位及其病因已基本弄清的上消化道出血患者，经非手术治疗未能奏效者，可改用手术治疗，手术的目的是首先控制出血，然后根据病情许可对病变部位做彻底的手术治疗。如经各种检查仍未能明确诊断而出血仍不停止者，可考虑剖腹探查，找出病因，针对处理。

（李　挺　支　良　褚衍胜　孟　文）

第十六章 急腹症的鉴别诊断

【鉴别诊断的临床分析】

（一）病史采取和症状分析

1. 问腹痛 由于腹痛是急腹症的主要表现形式，所以首先要问腹痛，并询问有关腹痛的情况。

（1）腹痛的部位：可反映腹部不同器官的病变，有定位价值，在鉴别诊断上很有意义。

（2）腹痛的性质：通过对腹痛性质的了解，对诊断也有参考意义。例如，绞痛往往代表空腔脏器的梗阻，如肠梗阻、胆管结石等，并常有阵发性加重；胆道蛔虫则常有剑突部位的钻顶痛；消化性溃疡穿孔多为烧灼性或刀割样的锐痛，可迅速扩散到全腹；胀痛常为器官包膜张力的增加、系膜的牵拉或肠管胀气扩张等所致。

（3）腹痛的程度：有时和病变严重的程度相一致，如腹膜炎、梗阻、绞窄、缺血等病变腹痛剧烈；但患者对疼痛的耐受性有很大差异，如老年人或反应差的患者，有时病变虽重，疼痛却表现不太重。

（4）腹痛的放射或转移：由于神经分布的关系，一些部位病变引起的疼痛常放射至固定的区域，如胆道或膈下的疾患可引起右肩或肩胛下疼痛；胰腺位处腹膜后，其疼痛常涉及后腰背；肾盂、输尿管的病变，其疼痛多沿两侧腹向腹股沟方向放射。此外，疾病不同阶段的牵涉痛，可引起腹痛部位的转移，最典型的例子，是阑尾炎的疼痛。根据这些特点，对引起腹痛病变的定位诊断有很重要的参考意义。

2. 问病程　包括腹痛发生的时间，起病是缓渐的还是突然的，疼痛是持续还是间歇等。

腹痛发生的时间结合患者的周身状况对我们判断病情的轻重缓急有很大的关系，如发病时间很短而患者的周身情况恶化或伴有休克，常提示有严重的腹膜炎或内出血。此外，腹痛发生的时间对我们考虑应采取何种诊断性措施亦有关系，例如刚发生不久的中上腹或脐周围痛、不伴有右下腹的压痛和反跳痛，并不能否定阑尾炎的存在，此时，需要进一步的观察。又如，在病程 1~2h 之内的急性胰炎往往血清淀粉酶并不升高，需要再过一段时间重复取血才能确定诊断。

穿孔或肠扭转等常发病突然，有些炎症则起病缓慢渐而呈逐渐加重。此外持续的疼痛常提示炎症或血运障碍；间歇而阵发加重的疼痛常表示空腔脏器的梗阻或结石。

3. 问呕吐　胃肠道疾病常伴有呕吐。对疼痛与呕吐的关系，进食与呕吐以及吐后疼痛是否减轻都应该注意。此外，呕吐出现的早晚、吐的内容物（酸、苦、食物、粪质、蛔虫等）对判断梗阻的部位和原因等都有重要的意义。

4. 问有关症状　如腹痛是否伴有排便的改变，骤然发作的腹痛若伴有腹泻和脓血便常提示有肠道的感染；反之，如腹痛无排便和排气则可能有肠梗阻。腹痛伴有尿急、尿频、尿痛、尿血、尿石头等表示患有泌尿系的感染或结石。此外，是否伴有寒战、发热、黄疸、脱水、休克等，亦须加以注意。

5. 问诱因　一些急腹症有时和一定的诱发因素有关。例如饮酒和进油腻食物可诱发急性胰腺炎或胆道疾病；暴饮暴食后可发生急性胃扩张或溃疡穿孔；急性胃肠炎可因饮食不洁而发生。此外，创伤、受凉、精神因素等都可能是某些急腹症的诱因。

6. 问既往史　过去的病史可能有助于急腹症的诊断。例如，过去有无类似发作，频度及规律；以往的患病和手术史以及长期接触某种有害物质的职业史等，可能都与现疾病有一定的关系。

7. 问月经　对女患者要问月经情况。包括末次月经的日期，既往周期是否规律，有无停经及停经后有无再出血，血量与以往月经量是否相同等，都应仔细询问。

8. 问治疗　应了解患者过去的治疗经验，这次疾病发作后用了哪些治疗及其对治疗的反应，作为诊断和处理的参考。

（二）体格检查

1. 要重视周身情况　观察患者的一般状况，包括神志、呼吸、脉搏、血压、体温、舌苔、病容、痛苦程度、体位、皮肤情况以及有无贫血、黄疸。不忽视全身体检，包括心、肺检查。对周身情况的观察在急腹症是十分重要的，可以初步判断患者病情的轻、重、缓、急，是否需要做一些紧急处置，如输液、输血、解痉、镇静、给氧等，然后再做进一步的检查。对危重患者，检查的顺序有时也不能按一般常规，也不能过于烦琐；可重点地进行问诊和最必要的体检后先进行抢救生命的处理，待情况允许再做详细检查。这一点是与对待一般疾病有区别的。

2. 腹部检查　要重点注意下列各点。

（1）观察腹部外形有无膨隆：有无弥漫性胀气，有无肠形的蠕动波，腹式呼吸是否受限等。

（2）压痛与肌紧张：①固定部位的、持续性的深部压痛伴有肌紧张常为下面有炎症的表现。②表浅的压痛或感觉过敏，或轻度肌紧张而压痛不明显、疼痛不剧烈，常为邻近器官病变引起的牵涉痛。③全腹都有明显压痛、反跳痛与肌强直，为中空脏器穿孔引起腹膜炎的表现。

对于急腹症，触诊的手法要轻柔；先检查正常或疼痛轻的部位，逐渐移向疼痛的中心部位。诱导反跳痛有 2 种方法：①在病变部位的腹壁上轻轻进行叩诊；②让患者咳嗽。这样，即可引出反跳痛。

（3）腹部有无肿块：炎性肿块常伴有压痛和腹壁的肌紧张，因此境界不甚清楚；非炎性肿块境界比较清楚。要注意肿块的部位、大小、压痛、质地

（软、硬、囊性感）、有无杂音及活动度等。

（4）肝浊音界和移动性浊音：肝浊音界消失，对胃肠穿孔有一定的诊断意义。但有时肺气肿或结肠胀气可使肝浊音界叩不出。此外，胃肠穿孔时，肝浊音界也不一定都消失，这决定于穿孔的大小和检查时间的早晚。所以，要辅以腹部 X 线透视。少量积液时不容量发现移动性浊音，但发现时对腹膜炎的诊断很有意义，可用诊断性穿刺来证实。

（5）听诊：对肠鸣音的改变要连续观察，要重视音调的改变，如金属音、气过水声等，高亢的肠鸣音结合腹部胀气或发现肠袢提示可能有肠梗阻存在。但肠梗阻在肠麻痹阶段也可有肠鸣音的减弱或消失。

3. 直肠、阴道检查　对于下腹部的急腹症，直肠检查有时可以触及深部的压痛或摸到炎性的肿块。对已婚妇女请妇科医生协助做阴道检查可有助于对盆腔病变的诊断。

【辅助检查】

1. 化验　血白细胞、尿、粪常规、酮体及血清淀粉酶是最常做的急诊化验。怀疑卟啉病要测尿紫质；疑铅中毒应查尿铅。

2. X 线检查　做胸腹透视目的在于观察胸部有无病变，膈下有无游离气体，膈肌的运动度以及肠积气和液平面。有时须摄腹部平片（取立位或侧卧位）。当怀疑乙状结肠扭转或肠套叠时可行钡灌肠检查。

3. B 型超声诊断　近年来 B 型超声检查在急腹症的诊断中起重要作用，可以发现胆系的结石，胆管的扩张和胰腺、肝脾的肿大等。对于腹腔少量的积液，B 超检查较腹部叩诊为敏感。在宫外孕的诊断中，有时可看到子宫一侧胎儿的影像或输卵管内的积液。B 超对于腹内的囊肿和炎性肿物也有较好的诊断价值。

4. 诊断性穿刺及其他　对于腹膜炎、内出血、胰性腹水及腹腔脓肿等可试行诊断性穿刺。目前较多采用超声定位下的细针穿刺，既准确·且安全。对穿刺物应立即做常规、涂片显微镜检查及细胞培养。对妇科急腹症患者有时须做阴道后穹隆穿刺或腹腔镜检查。

5. 手术探查　当诊断不能确定，内科治疗不见好转而病情转危的紧急情况下，为挽救生命应考虑剖腹探查。

（李　挺　褚衍胜　孟　文　王　静）

第十七章 动脉及静脉疾病

第一节 急性血管创伤

周围血管损伤约占创伤总数的 3%，近年其发生率有逐渐上升的趋势。随着血管外科技术的飞速进步及重症急救、监护水平的提高，四肢血管创伤的截肢率已降至 5% 以下；按致伤因素，可分为钝性损伤与锐性损伤（又称开放性或穿透性损伤）；按致伤暴力的作用机制，可分为直接损伤与间接损伤。

【临床表现】血管损伤均多见于 20~40 岁男性。战时以下肢血管伤多见，平时则以上肢为主。四肢血管损伤的早期表现主要为失血、血肿形成，远端肢体缺血，继而可能出现筋膜间隔综合征、肌病—肾病—酸中毒综合征、急性肺损伤、继发感染，晚期并发症为创伤性假性动脉瘤、动—静脉瘘等。

1. 出血 若创道较开阔，动脉损伤将以喷射性和搏动性外出血为主，静脉损伤则有暗红色血液持续性涌溢而出；若创道狭小曲折或为钝性闭合性损伤，则形成搏动性血肿。

2. 休克 主要是失血性休克，创伤应激和疼痛刺激也将加重休克。四肢血管伤伴发休克常提示合并严重骨折、脱位乃至胸、腹、颅脑损伤。晚期尚可能发生感染性休克。

3. 肢体缺血 典型表现为：①皮肤苍白，皮温降低，继而青紫并呈花斑样，出现皮下水泡标志肢体存活希望极小。皮肤坏死发生在血管阻塞平面以下数厘米，正常的皮肤下面肌肉可能已经坏死。②远端动脉搏动减弱甚至消失。③肢体持续剧烈疼痛并不断加重。以后出现手套、袜套样浅感觉减退、消失，深感觉与温度觉则于较晚期受损，并可遗留灼烧性神经痛。以后出现运动神经功能障碍，肌肉僵硬而不能松弛，压痛减弱甚至消失，此为不可逆性肌肉坏死的征象。

4. 继发感染 严重创伤将引起免疫功能低下，碾压伤、火器伤引起广泛组织损伤进一步降低了局部免疫力，加以大量异物污染创口，易继发感染。

5. 其他 可有并发骨关节和其他脏器创伤的临床表现。在急诊处理中，很难判断创伤性假性动脉瘤与动—静脉瘘等远期并发症是否发生，应密切随诊观察。

【诊　　断】

1. 重视搜集痛史 致伤机制不同，相应的血管创伤的特点也不同：①高速枪弹的成腔效应可引起远隔部位血管损伤；若击中骨骼，较大的动能将于局部释放，引起远较肉眼所见范围为大的组织损伤；伤道的空腔迅速塌缩时，尚可吸入大量异物。②猎枪、霰弹枪弹丸速度较低，但因多量异物入射及广泛组织损伤，其截肢率可增加 2 倍。③低速小的弹片伤初期可无任何表现，而于伤后数月甚至数年需要手术治疗，主张行血管造影检查。④钝性闭合性血管特点为：易漏诊，可引起各种类型的血管损伤并广泛破坏侧支，常累及骨、关节、毗邻神经，强暴外力尚能引起远隔区血管牵拉受损。

2. 体格检查 应全面而有重点地查体。使患者充分暴露躯体，注意上下肢对比及双侧对比，强调动态严密观察。据统计有 25%～50% 的血管创伤无远端脉搏的变化，其原因如下：①脉搏是波速为 7～13m/s 的压力波，可越过受损的内膜、新鲜的血凝块而传向远端。②血管损伤较轻，而有广泛的侧支循环。③少数情况下，静脉单独受损，也可能不影响远端脉搏。因此，仅凭脉搏正常绝不能排除血管创伤的存在。无论评估肢体缺血表现还是脉搏变化，都应考虑到血流动力学及并存疾患（如动脉硬化闭塞症）的影响。

【辅助检查】

1. X 线平片

2. 多普勒超声显像检查　踝肱指数小于 1.0 应疑及动脉损伤。但该检查可能受血流动力学影响，也可能遗漏动脉内膜微小损伤。术中超声检查可发现轻微血管异常，并检验手术效果。

3. CT 与 MRI　CT 对诊断邻近躯干的深部周围血管损伤很有价值。有利于发现隐蔽的出血。MRI 在显示动脉闭塞方面可与血管造影媲美。

4. 血管造影　该检查仍是诊断周围血管损伤的金标准，数字减影血管造影可减少造影剂用量，消除与血管重叠的影像，并可行图像放大、时间一密度曲线分析等图像处理及观察血流动力学的变化，但其视野偏小，空间分辨率较差，也易因患者活动而产生伪影。四肢血管伤的血管造影可见内膜欠光滑、形成活瓣甚至管腔狭窄、闭塞、连续性中断、造影剂外溢，并可发现创伤性假性动脉瘤与动一静脉瘘。有时血肿突入管腔，形成的充盈缺损类似动脉硬化斑块；而巨大血肿常主要由血凝块构成，造影剂外溢量可能很少，应综合分析。

【治　　疗】四肢血管损伤的救治原则是：尽快完成创伤的临床评估，首先止血、复苏并进行危及生命的损伤的救治，然后尽快恢复患肢血供，再处理其他损伤。

（一）止血与复苏

迅速控制活动性出血，同时应予以复苏，可酌用加压包扎法、指压法、强屈关节止血法等；若血管创口较易清晰显露，以无损伤血管钳轻巧夹闭裂口止血最为理想；血管结扎术适用于无条件处理而须长途转运者；一些患者可于血管造影时置入球囊导管暂时止血，为手术创造条件，也可直接行介入性栓塞而免于手术。严重挤压伤或患肢远端缺血时一般禁用止血带，仅在各种措施均无效或已决定截肢时才考虑应用。每隔 1～1.5h 放松止血带 1 次，使用过久可致肢体坏死，放松后尚可发生严重休克或急性肾衰，应注意防治。经努力才控制住的动脉性出血，若未获得受损动脉近端良好控制，不应在急诊室贸然探查伤道。

（二）处理合并伤

为防止骨科操作对已完成的血管修复造成不利影响，可先进行骨科手术，必要时于主干血管内置入分流管，对受损血管不能结扎而患者难以承受血管重建术时，可留置分流管，病情平稳后再手术。

（三）血管损伤的处理

恢复患肢血供越早越好，一般认为伤后4~6h内为佳。

1. 手术适应证　若存在持续性出血伴低血压甚至休克；张力性血肿不断扩大和（或）呈搏动性；损伤局部存在震颤、血管杂音；肢体脉搏持续性减弱甚至消失；血管造影等检查证实发生血管损伤，应手术治疗。有较大动、静脉行经创伤部位附近和（或）伴发毗邻神经损伤者，也可考虑手术探查。术中若发现血管痉挛，应首先解除受压、牵拉、寒冷、干燥等诱因，以温热的生理盐水、利多卡因、罂粟碱溶液湿敷，无效者可行分段液压扩张，并进一步探查，避免遗漏器质性血管损伤。

2. 血管损伤的术式

（1）血管结扎术：若患者伤情严重不能耐受长时间手术和（或）技术条件不允许，可考虑结扎股深动脉、前臂与小腿2支动脉之中的1支，但可能出现伤肢畏寒、皮温降低、运动乏力等后遗症。若情况紧急，锁骨下动脉、腋动脉、肱动脉也可暂时结扎，术后出现肢体缺血症状，再行旁路转流术。总之，对任何动脉损伤都应尽可能修复。

（2）血管修补术：适用于较整齐清洁的血管侧壁切割伤、刺伤，创口小于周径的1/3。裂口横行则纵行缝合；裂口纵行，则横行缝合，但有可能引起较小血管的狭窄。较大口径血管的微小切线伤，可采用无损伤血管钳部分侧壁钳夹技术，在不阻断血流的情况下从容完成修补，并避免游离、钳夹血管的附加损伤。

（3）血管端—端吻合术：若血管缺损在2cm以内，应游离其近、远端并适度屈曲关节，必要时结扎一些侧支血管，以便在无张力情况下行两定点端一端吻合术。

（4）血管移植术：如果清创后缺损大于2cm，应首选自体大隐静脉行血管移植术，其获取容易，可屈性及伸展性好，抗感染力强，远期通畅率高。

（5）解剖外旁路转流术：重要血管损伤，而局部软组织缺损、污染严重，清创后无足够软组织覆盖保护血管修复区，且感染可能性较大者，应一期或延期以该术式重建患肢血运。如果大隐静脉长度不足，可联用人工血管。该术式也适用于长段动脉毁损和（或）存在严重动脉硬化闭塞症者。无论在降低动脉壁切应力还是提高顺应性方面，端端吻合均优于端侧吻合。

3. 腔内血管外科技术的应用　包括血管镜；血管内超声；血管球囊扩张成形术（PTA）；经导管栓塞术。

4. 术后处理　危重者应在ICU严密监护。患肢制动，抬高至心脏平面以上10cm，固定于血管不受牵拉的位置至少10~14d。保持环境温度20~25℃。注意患肢血供，必要时以多普勒血流仪动态监测。如肢体明显肿胀发绀，抬高患肢无改善，多系深静脉血栓形成；如有肢体温度骤降3~4℃而无明显肿胀，应疑及动脉栓塞或存在血肿压迫，有必要立即行动脉造影、血管镜等检查，明确病因并及时行取栓术或旁路转流术等。若有组织坏死，应及时再次清创。

术后应每日给予500~1000mL右旋糖酐-40，连用1周。口服阿司匹林、双嘧达莫（潘生丁）3个月。新的抗血小板药如西洛他唑（培达）也可选用。扩血管药常用罂粟碱，它直接作用于血管平滑肌。广泛的动脉内膜切除、血栓摘除术、直径1.5mm以下血管吻合术后和（或）血管挫伤严重，如无明显禁忌，可考虑抗凝疗法。

第二节　周围动脉瘤

周围动脉瘤可发生在颈动脉、锁骨下动脉、腋动脉、肱动脉、桡动脉、髂动脉、股动脉和腘动脉等部位，但股动脉和腘动脉为好发部位，占90%以上。发生在肢体的一侧或两侧，可为单发性或多发性，有时可同时伴有胸或（和）腹主动脉瘤。病因以创伤性为最多，大多数为假性动脉瘤，常伴有继发感染。其他病因有动脉粥样硬化、感染、中层囊性变性、先天性及梅毒性等原因引起。

一、股动脉瘤

股动脉瘤在国内占周围动脉瘤的首位，但在欧美国家它仅次于腘动脉瘤，居第2位。常见的病因是创伤、动脉粥样硬化和感染。创伤性的发病年龄多为年轻患者，动脉粥样硬化性的年龄往往在50～60岁以上。多数为男性，常伴有其他部位动脉瘤及高血压史。30%以上股动脉瘤为两侧性。股动脉瘤易并发动脉瘤远侧血栓栓塞，出现急性或慢性肢体缺血现象，但并发动脉瘤破裂者较少见。

临床主要的症状是在股三角区出现膨胀、搏动性肿块，有时可听到收缩期杂音。患侧足背动脉搏动常减弱或消失。X线摄片有时可显示动脉瘤壁钙化阴影。B型超声波检查或动脉造影检查则更能明确诊断，一旦确诊，应尽早进行手术治疗。切除动脉瘤，移植人造血管或自体大隐静脉，以重建血流。对巨大股动脉瘤并与周围静脉和神经紧密粘连者，可采用阻断动脉瘤近、远端动脉，切开动脉瘤，移植人造血管，将残留瘤壁包裹缝合于人造血管外。这种手术操作较切除动脉瘤简易，术后效果同样良好。

二、腘动脉瘤

腘动脉瘤的发病率在国内仅次于股动脉瘤，占第2位，但在欧美国家，腘动脉瘤占周围动脉瘤的70%。国内常见的病因是创伤、动脉粥样硬化和感染，发病年龄多在20～40岁。国外的病因多数是动脉粥样硬化所致，好发于50～60岁的男性。25%的患者为两侧性，50%伴有高血压。

患者一般无自觉症状，在腘窝部感觉有一个搏动性肿块，有时可引起局部疼痛，膝关节伸屈活动受限制。检查时，在腘窝部位可扪得膨胀、搏动性肿块，如动脉瘤腔被附壁血块所栓塞，肿块搏动即消失，瘤远侧动脉继发血栓闭塞可出现肢体慢性缺血症状。腘动脉瘤有时可误诊为腘窝囊肿。B 型超声波检查和动脉造影检查能进一步明确诊断。

腘动脉瘤较常见的并发症为远段动脉急性血栓栓塞，往往可导致下肢急性缺血症状，甚至可发展到肢端坏疽。因此，腘动脉瘤即使较小，增大缓慢，临床上无明显症状，一旦确诊，也应尽早进行手术治疗。手术方法是切除动脉瘤，自体大隐静脉移植。如腘动脉瘤巨大并与周围静脉和神经紧密粘连而无法解剖时，可采用阻断瘤近、远侧动脉、切开动脉瘤，移植自体大隐静脉或可采用将动脉瘤旷置，大隐静脉旁路移植术。90% 以上患者术后效果良好，仅极少数患者因血管移植失败须截肢。

三、颈动脉瘤

颈动脉瘤是指颈总动脉、颅外段颈内动脉和颈外动脉及其分支的动脉瘤。常见的病因是动脉粥样硬化、创伤和感染；极少数是由于医源性，如颈动脉血栓内膜剥除术或颈动脉切开，自体静脉补片术后并发假性动脉瘤。

颈动脉瘤的主要症状是在颈侧部发觉搏动性肿块。动脉瘤增大可产生压迫症状，如声音嘶哑、进食呛咳、呼吸困难、Horner 综合征。动脉瘤腔内粥样硬化斑块碎屑或附壁血栓脱落，能导致颈内动脉或脑动脉栓塞，可引起脑组织供血不足，出现头晕、头痛、晕厥、失语，甚至偏瘫等。颈动脉瘤偶尔可破裂入咽喉部而引起大量咯血窒息致死。

检查时，颈侧可扪得膨胀性搏动性肿块，有时可闻及收缩期杂音，口腔检查有时在咽部可见到搏动性肿块。伴脑组织供血不足者，可出现对侧肢体肌力减退和共济失调等。B 型超声波检查和颈动脉造影检查更能明确诊断。颈动脉瘤须与颈动脉体瘤、颈部神经鞘瘤和颈部血管瘤相鉴别。

颈动脉瘤手术治疗，术中常须短暂阻断颈总或颈内动脉血流，或切除动脉瘤，须结扎颈总动脉。后者常会引起脑神经损害并发症，偏瘫发生率为25% ~ 35%，高者可达 70%。因此，术前用手指压迫颈总动脉锻炼试验（matas 试验）以了解脑部侧支循环建立的情况，如能压迫颈总动脉时间延长至 15 ~ 20min，而无脑组织缺血症状出现，则术中短暂阻断颈内动脉血流就较安全。

手术方式有下列几种：①对颈外动脉瘤，做动脉瘤切除，颈外动脉结扎术；②对颈总动脉瘤，做动脉瘤切除，如动脉缺损短的，做动脉端端吻合；动脉缺损长的，采用人造血管移植术；③对颈内动脉瘤，做动脉瘤切除，如动脉缺损长的，采用自体静脉移植术。

术后主要并发症是脑组织缺血性损害，发生率可高达25%。多数是由于颈内动脉血流阻断时间过长，也可因吻合口或移植血管血栓形成导致脑动脉继发血栓栓塞。因此，术前、术中采取有效预防措施是非常重要的。

第三节　腹主动脉瘤

腹主动脉瘤是腹主动脉壁的扩张膨出。腹主动脉瘤发生后可逐渐增大，最后破裂出血，导致患者死亡。腹主动脉瘤主要发生于60岁以上的老年人，常伴有高血压和心脏疾病，但年轻人也偶尔可见。男性多于女性。腹主动脉瘤的发生主要与动脉硬化有关，其他少见原因是主动脉先天发育不良、梅毒、创伤、感染、大动脉炎、Marfan综合征等。腹主动脉瘤在西方国家的发病率较高，在我国，随着人们生活和膳食习惯的变化，其发病率也逐年升高。

【临床表现】正常成人腹主动脉的直径为1.6～2.0cm，当腹主动脉扩张膨胀至2cm以上时，即可诊断为腹主动脉瘤。在一般情况下，腹主动脉瘤无明显的临床症状。大多数患者在做其他检查或自己在偶然中发现。其典型的表现为：腹部搏动性肿块。当瘤体不断增大，压迫周围组织或器官时，可能出现腹部不适、腹痛、腰背部疼痛，甚至出现肠梗阻症状（腹胀、腹痛和呕吐）。腹主动脉濒临破裂或破裂时，患者可出现明显甚至剧烈的腹痛及腰背部疼痛，伴有休克症状，常被误诊为急性胰腺炎以及其他急腹症而延误了治疗。

【诊　　断】诊断腹主动脉瘤除了临床表现外，最简单经济的方法为B超检查。B超可发现动脉瘤瘤体的大小、范围，瘤腔内有无血栓等，为一种非常方便有效的检查手段。对于那些由于某些原因不能或暂时不能手术的患者，使用B超定期进行随访检查是非常有价值的。除B超外，CT和MRI（磁共振）也是临床上常用的检查方法。它们除了可明确瘤体的大小及范围外，还可以明确动脉瘤是否累及髂动脉，动脉瘤与双侧肾动脉的关系，为制定手术方案提供依据。动脉造影对诊断腹主动脉瘤的意义不大，因为瘤腔内常有附壁血栓，以致造影结果与实际情况不符。尽管如此，动脉造影对于制定手术方案还是有一定帮助的。

【治　　疗】腹主动脉瘤一旦明确诊断后，应考虑手术治疗。由于腹主动脉瘤是动脉壁变薄弱后的膨胀增粗，是一种不可逆的病变，其发展结果是增大、破裂，常导致死亡。同时主动脉瘤壁上的附壁血栓可能脱落，出现急性下肢动脉栓塞，严重时导致截肢或死亡。所以，对于腹主动脉瘤的患者，瘤体直径在5cm以上者原则上均应手术。一旦有疼痛症状，趋向破裂者，或瘤体压迫邻近组织或形成夹层者，均应尽早手术治疗。如患者有严重的心肺疾患等手术禁忌证而不能手术时，内科治疗控制血压，消除紧张情绪以及适当的卧床休息，对于防止瘤体破裂是有一定帮助的。

第四节　动静脉瘘

动静脉瘘多为创伤所致，创伤性动静脉之间形成的瘘口，有洞口型、管状型和囊瘤型3种类型。受伤动、静脉紧密粘连，通过瘘而直接交通者谓洞口型；在动、静脉之间形成一个管道者为管状型；在瘘口部位伴有创伤性动脉瘤者称囊瘤型。可在受伤后立即出现，但大多在堵住动、静脉裂口的血块溶解后才出现。动脉血直接经瘘口流入静脉，静脉血流量明显增加，静脉压也明显增高，静脉逐渐扩张，静脉内膜增厚，纤维组织增生，形成动脉壁样改变，静脉高压，致深静脉回流困难，则浅静脉出现扩张，以增加肢体远侧血液回流。静脉高压及扩张，同时致瓣膜功能不全，进而交通支静脉也出现扩张及瓣膜功能不全，血液发生反流，更加重了浅静脉曲张。瘘近端动脉呈进行性扩张和伸长，动脉壁初期增厚，后期发生退行性改变，平滑肌纤维萎缩，弹力纤维减少，管壁变薄。远侧动脉因血流量减少而缩小，远侧肢体出现供血不足。动脉血经瘘口直接流入静脉，回心血量增多，使心脏负荷加重，可出现心率加快、心脏扩大，甚至心力衰竭。动静脉瘘愈接近心脏，瘘口愈大，则心脏负荷愈重，早期即可出现心力衰竭。

【诊　　断】患者均有明确受伤史，分析受伤时患者的体位和伤道的位置，可初步判断受伤的血管。伤肢远端有缺血表现，并出现肿胀和浅静脉曲张。受伤部位皮肤温度增高，有连续性隆隆样杂音和震颤，在收缩期增强。囊瘤型动静脉瘘，局部可扪及搏动性肿块。压迫瘘口或近端动脉，杂音及震颤可消失。瘘口附近明显浅静脉曲张，皮温增高，瘘口远端肢体发凉，动脉搏动减弱或消失。若瘘口较大或瘘口邻近心脏，常有心率增快、心脏扩大、脉压增宽和心力衰竭。手指压迫阻断瘘口后，可见心率减慢、脉压增加，称为 Branham 征阳性。

只要提高警惕，注意创伤史，一般诊断并不困难。瘘口附近静脉压及静脉血氧含量均有明显增高，有助于诊断。动脉造影时静脉立即显影，不但可以明确诊断，而且能了解瘘口的部位、病理类型及周围血管的病变情况，对手术方式的选择，也有重要价值，一般术前应常规检查。

【治　　疗】

（一）手术时机

创伤性动静脉瘘难以自行闭合，明确诊断后，都应尽早手术治疗，以免出现全身和局部循环障碍。若患者已有心力衰竭，术前应积极采取内科治疗，待好转后再手术。既往，多数学者主张等待侧支循环建立，一般 3～6 个月后，再进行手术。因手术主要采用四头结扎和瘘的单纯切除术。近年来，由于血管外科的迅速发展，一般学者都主张早期手术。在受伤后即确诊为动静脉瘘者，可立即进行扩创、瘘切除及血管重建术。若伤后已 5 ~ 7d，局部炎性水肿，血管壁脆弱，手术困难，且易并发感染，只要没有继发性出血与远段肢体濒将发生缺血坏死，应等待 1 ~ 2 个月，待炎性水肿消退后，再进行手术。一般在受伤后 1 ~ 2 个月以上者，应及时进行手术。

（二）手术方法

1. 闭合性手术

（1）动脉结扎术结扎瘘口近侧的主干动脉，可能导致远侧肢体血液供应障碍，甚至发生缺血坏死，只有在并发心力衰竭、心内膜炎对手术耐受性很差的情况下应用。

（2）四头结扎术（动、静脉上、下端结扎术）结扎瘘口上、下的动、静脉，适用于肘或膝以下的分支动静脉瘘。

2. 血管重建术

（1）瘘口修补术：切开动脉或静脉，在管腔内修补瘘口后，缝合动脉或静脉。手术简便，但缝线留于血管腔内，易致血栓形成。

（2）瘘口切除血管重建术：瘘口切除后，动、静脉分别对端吻合，或行血管移植术。手术比较彻底，效果良好。

第五节　血栓闭塞性脉管炎

是一种累及血管的炎症并导致血管闭塞的疾病。病变主要侵袭四肢中小动、静脉，以下肢血管为主，也可见于内脏。好发于青壮年，绝大多数是男性，抽烟者占本病的 60% ~ 95%。本病病因尚不完全明确，抽烟（烟碱能使血管痉挛）、寒冷、潮湿、感染、激素失调（如扩张血管和抑制血小板凝集的前列腺素的减少）等都是致病因素，特别是抽烟在本病的发生与发展中起到了重要作用。病变通常起始于动脉，然后可累及静脉，多发生于下肢，先在一侧后累及对侧，由患肢远端向近端发展。早期血管内膜增厚管腔变窄，血栓形成，逐渐发生管腔闭塞，血管壁全层炎症向周围发展，使动脉周围纤维组织增生，终将静脉、神经包裹。

【临床表现】本病起病隐匿、进展缓慢、周期性发作、冬重夏轻、数年后才趋严重。由于中心血管疾病产生的局部影响以及动脉闭塞引起的供血不足，致使患肢出现疼痛，感觉障碍，皮肤色泽、温度变化，游走性静脉炎，肌肉萎缩等营养不良的变化以及病变远端动脉搏动减弱到消失，晚期出现坏死和溃疡。临床上按肢体缺血程度可分为 3 期。

1. 局部缺血期　患肢麻木、发凉、皮色较苍白，足背动脉搏动减弱，出现游走性血栓性静脉炎，另一典型表现是出现"间歇性跛行"，即走行 500～1000m 出现患肢疼痛、跛行，迫使患者坐下来休息，休息后疼痛缓解或消失，再行走一段路程后又出现疼痛、跛行。

2. 营养障碍期　缺血程度加重，疼痛转为持续性，夜间尤甚，称为静息痛，皮肤苍白、温度降低或出现紫斑、皮肤干燥、趾甲变形、小腿肌肉萎缩、足背动脉搏动消失。

3. 坏死期　动脉完全闭塞，患肢趾端发黑、干瘪、坏死、形成溃疡，疼痛持续而剧烈，开始为干性坏疽、继发感染后形成湿性坏疽，出现全身毒血症症状。

【治　　疗】处理应着重于防止病变进展，改善和增加下肢血液循环。

1. 一般疗法严禁吸烟，防止受冷、受潮和外伤，也不能过热，以免增加组织耗氧量造成患肢缺血坏疽。患肢应锻炼：①平卧抬高患肢45。以上维持 1～2min，再在床边下垂 2～3min，然后平放床上旋转足跟和伸屈活动 2min，反复活动 20min；每日数次；②每日早晚按摩患肢 10min；③坚持一定强度的步行运动，6 个月后可以促使侧支循环更好建立，改善患肢出血；④由于温水（38～40℃）可使血流增加 4～5 倍有利局部及全身代谢改变，若能每天坚持 10min 温水浴或温泉浴，则更有利康复。

2. 药物治疗　疼痛对症治疗可用吲哚美辛（消炎痛）、布桂嗪（强痛定）等药。采用中医中药按不同时期辨证论治有较好的效果。此外，毛冬青、复方丹参能改善微循环、消炎止痛；使用扩血管药物、前列腺素扩张血管和抑制血小板集聚；并发溃疡感染者选用抗生素。

3. 高压氧疗法 有条件的可进行高压氧疗法。增加肢体供氧量。

4. 手术治疗 严重者可手术治疗，切断腰交感神经扩张血管或重建动脉供血。对肢体远端已坏死者，待界限清楚以后，施行截肢术。

第六节 动脉硬化性闭塞症

动脉硬化性闭塞症为动脉因粥样硬化病变而引起的慢性动脉闭塞性疾病，主要侵犯腹主动脉下端、髂动脉、股动脉等大、中型动脉。由于动脉粥样硬化性斑块，动脉中层变性和继发血栓形成而逐渐产生管腔闭塞，使下肢发生缺血。主要临床表现为患肢发冷、麻木、疼痛、间歇性跛行，动脉搏动消失，肢体组织营养障碍，趾或足发生溃疡或坏疽。

【病　　因】许多动脉硬化性闭塞症患者的血总胆固醇、三酰甘油、β-脂蛋白高于正常，特别是近年发现下肢动脉硬化性闭塞症患者高密度脂蛋白下降而低密度脂蛋白增高，提示脂质代谢紊乱与本病的发生和发展有密切关系。此外，糖尿病患者发生动脉硬化性闭塞症较无糖尿病者多，而且使动脉硬化发生得早且程度严重。有人认为血液凝固性的增加，可加重动脉硬化性闭塞。也有人从统计学观点认为吸烟与动脉硬化性闭塞的发生和发展有一定关系。

【临床表现】

本病的发病年龄大多在 50～70 岁。男性患者比女性多见，女性患者仅占 20% 左右。最早出现的症状为患肢发凉、麻木、间歇性跛行。如腹主动脉下端或髂动脉发生闭塞，则行走后整个臀部和下肢有酸胀、乏力和疼痛，如症状发生于小腿，则提示可能为股动脉闭塞。随着病情的进展，患肢缺血加重，在安静状态下足趾、足部或小腿也会出现持续性的静息痛，在夜间更为剧烈，患者常抱足而坐，彻夜不眠。患肢足趾、足部或小腿肤色苍白、温度降低、感觉减退、皮肤变薄、肌肉萎缩、趾甲增厚变形、骨质疏松。在严重缺血下产生趾、足或小腿部溃疡、坏疽。尤其是合并糖尿病的患者更易产生，而且易演变成湿性坏疽和继发感染，可同时发生全身中毒症状。

当动脉管腔严重狭窄或完全闭塞时，患肢动脉搏动随之减弱或消失，血压降低或测不出。如闭塞在腹主动脉下端或两侧髂动脉，则双侧股动脉搏动均减弱或消失，如闭塞在一侧髂动脉，则一侧股动脉、腘动脉、足背动脉搏动消失，如闭塞在股动脉下端，则股动脉搏动可扪及，但足背动脉和胫后动脉不能扪及。故体表动脉扪诊常可初步确定动脉闭塞的部位，但须注意约有6%的正常人足背动脉也不能扪及故应结合症状和其他辅助检查来做出诊断。

【辅助检查】

1. 实验室检查

（1）血脂检查：血脂增高或高密度脂蛋白下降常提示有动脉硬化性病变的可能，但血脂及高密度脂蛋白正常也不能排除其存在，故血总胆固醇、三酰甘油、β-脂蛋白以及高密度脂蛋白的测定对诊断仅有参考价值。

（2）血糖、尿糖、血常规和血细胞比容测定：目的在于了解患者有无伴发糖尿病或红细胞增多症。

2. 心电图检查　可了解患者有无伴发冠状动脉粥样硬化性心脏病，这对于估计手术危险性颇为重要。

3. 光电血流仪检查　可了解患肢末梢皮肤的血供状况，有利于做出诊断。

4. 下肢节段性测压　通过下肢节段性测压及踝肱指数测定可了解下肢缺血的部位和程度，目前已成为对下肢动脉闭塞患者的常规检查之一。

5. 动脉造影　因动脉造影具有一定危险性和并发症，且并非确诊本病所必需的方法，故不列为常规的检查步骤。

【鉴别诊断】下肢动脉硬化性闭塞症尚须与下列疾病相鉴别：血栓闭塞性脉管炎；多发性大动脉炎；结节性动脉周围炎；特发性动脉血栓形成；急

性下肢动脉栓塞。

【治　疗】

（一）药物疗法

1. 降血脂药物　血脂过高的患者经饮食控制后血脂仍不降低者，可用降血脂药物治疗。目前常用的药物有下列几种。

（1）烟酸肌醇：一种温和的周围血管扩张药，也有降胆固醇作用。3/d，每次 0.2～0.4g。或每日 1 或 2 次，每次 100mg，肌内注射。

（2）维生素 C：据报道，较大剂量的维生素 C 有降胆固醇作用。3/d，每次 0.5g。

（3）阿妥明：降血脂的作用较肯定，但对肝脏有损害，应用时要注意检查肝功能。3/d，每次 1 或 2 丸。

（4）脉通：3/d，每次 2 粒。

2. 降血压药物　动脉硬化性闭塞的患者有 40%～50% 伴有高血压，常给手术带来一定危险性，故应同时治疗高血压。常用的降压药物有复方降压片、利舍平等。如考虑有肾动脉狭窄，可试用卡托普利（巯甲丙脯氨酸），此药为抗肾素药物，3/d，每次 25mg，可根据降压情况，调节剂量。

3. 血管扩张药　应用血管舒张药后可解除血管痉挛和促进侧支循环，从而改善患肢血液供应。常用药物有地巴唑、硝苯地平、妥拉唑林、烟酸等。

4. 中草药制剂　中草药制剂如复方丹参、毛冬青等有活血化瘀作用，对本病有一定疗效。可用复方丹参注射液 20mL 放入 500mL 右旋糖酐 -40 做静脉滴注，有降低血液黏稠度，增加红细胞表面负电荷和抗血小板聚集等作用，对改善微循环，促进侧支循环有一定作用，是治疗动脉硬化闭塞症常用药物之一。

（二）手术治疗

1. 适应证　动脉硬化是全身性疾病，如无症状或症状轻微，动脉轻度狭窄，则可暂不手术。出现间歇性跛行并经动脉造影证实有下肢动脉严重狭窄（管径小于正常管径的 50%）时则需要手术治疗。当伴有严重静息痛或足趾溃疡及坏疽时，更需要手术治疗，但手术效果较差。

2. 禁忌证　近期有重要器官严重病变者，如心绞痛、脑血管意外、肝肾功能衰竭等，不宜施行手术治疗。过去有心肌梗死病史者，不应笼统地列为手术禁忌，应根据其近期心脏功能及全身情况而定，一般可选用较简单且危险性较小的手术方式。

3. 手术方法　主要采用人造血管或自体大隐静脉做旁路移植术，在闭塞动脉的近远端做桥式端侧吻合，以重建动脉血流。近年国外和国内均已开展经皮管腔内血管成形术（percutaneous transluminal angioplasty，简称 PTA）治疗动脉硬化闭塞症，特别是髂动脉短段狭窄，尤为见效。

术后不必应用抗凝治疗。可用 500mL 右旋糖酐 - 40 静脉滴注，1/d，共 1 周。用广谱抗生素 5～7d。密切观察股动脉及足背动脉搏动。

第七节　急性动脉栓塞

【病　因】继发于栓塞所引起的急性动脉阻塞是首位原因，占 80% 以上，其中 80%～90% 栓子来源于心脏疾病。其他原因包括血管损伤（包括医源性血管损伤）及反常血栓等，另有极少部分来源不明，但可能与患者本身高凝状态等有关。其他依次为动脉瘤栓子脱落，动脉硬化斑块脱落等。风湿性瓣膜心脏病、房颤、急性心肌梗死后心室附壁血栓、室壁瘤等疾病均可产生心源性栓子脱落造成栓塞。虽然此类患者已明显减少，但由于其原发病较重，全身状态差，治疗时更为困难。

【临床表现】急性动脉栓塞的典型症状为 5 "P" 现象，即疼痛（pain）、苍白（pallor）、无脉（pulselessness）、感觉异常（paresthesia）、运动障碍（paralysis）。上述征象的出现及其严重程度与缺血程度有关。

1. 疼痛　是肢体动脉急性栓塞的最常见表现，发生突然而且剧烈，并不断加重，距栓塞平面越远出现症状越早。以后疼痛转为无痛，这是因为随缺血的加重，所产生的感觉障碍将替代疼痛症状。

2. 皮肤苍白 是急性动脉栓塞的早期症状，肢体皮肤呈蜡样苍白，随病情加重，皮肤将出现紫色斑块，手指压之变白，说明毛细血管的血流可复性尚好，如无变化则可能发生早期坏疽，随缺血加重，受累肢体皮肤将出现水泡并进一步变色，最终可出现干性或湿性坏疽。

3. 动脉搏动消失 发生在栓塞动脉节段的远端动脉。如栓塞不完全，可触及减弱的远端动脉搏动。

4. 感觉异常 发生在急性动脉栓塞的早期，初期感觉麻木、发胀感，严重时出现麻痹、感觉异常和减退区域，常呈袜套样或手套样分布。

5. 运动障碍 是肢体严重缺血的晚期表现。

【辅助检查】辅助检查对动脉栓塞的定位诊断有重要意义。

1. 超声波检查 多普勒彩色超声波检查能准确地判断动脉栓塞的部位，栓子的位置形态，同时可以判定栓塞动脉远端的开放情况。

2. 动脉血管造影 是测定血栓位置的最准确方法，但具有创伤性，如诊断明确不需要做此检查。当诊断有疑问，特别是对于那些有血管疾患（如动脉粥样硬化）或曾行血管重建术的患者可行血管造影检查。在某些患者，如远端动脉栓塞或动脉硬化的患者，造影明确诊断后尚可局部注入溶栓药物，同时进行球囊扩张，留置支架等介入治疗。

【治 疗】

（一）非手术治疗

不论手术与否，抗凝溶栓祛聚等非手术治疗十分重要。

1. 一般处理 患者绝对卧床，注意生命指标及患肢的情况。

2. 抗凝常规 应用肝素抗凝，5000U，2/d，皮下注射，用药期间常规监测患者的凝血功能。达肝素钠（低分子量肝素）疗效确切，无出血等并发症，目前已广泛应用于临床。

3. 溶栓治疗 分为局部用药及全身用药，局部用药即于血栓所在部位直接应用药物，可采用介入疗法或局部动脉直接注射。该方法用药量小，副作用小，疗效确切。全身用药简便，用药量偏大，易发生并发症。虽然溶栓药物较多，但目前临床多应用尿激酶，该药效果较好，并发症少，不必试敏。

4. 祛聚治疗　常用右旋糖酐 - 40，阿司匹林等。

（二）手术治疗：

1. 手术适应证　发病时间在 7d 之内的急性动脉栓塞均可手术治疗，手术越早效果越佳。急性动脉栓塞后 8 ~ 12h 是手术的最佳时机。超过 7d 栓子已粘连，取出困难，手术效果不理想。

2. 手术方法

（1）Fogarty 导管取栓术。

（2）介入治疗：血管造影同时于血栓局部注射溶栓药物，对部分早期患者或末梢动脉栓塞患者有一定效果；对晚期患者，亦有人应用血管镜下旋切或超声溶栓，但由于复发率较高，技术要求复杂，尚未得到广泛应用。

3. 术后处理　因此类型患者多合并有其他疾患，故术后处理十分重要。

（1）术后要特别注意监测心、肺、肾脏功能。

（2）观察动脉血气、电解质、肝肾功能和尿量。

（3）注意预防心脏疾病的恶化，消除心律失常。

（4）术后常规抗凝溶栓 1 周，以后可改为阿司匹林口服。

4. 禁忌证

（1）受累肢体已出现坏疽。

（2）患者周身疾病不能耐受手术。

第八节　雷诺病和雷诺现象

雷诺病最常见于青年女性（占报告病例数的 60% ~ 90%），为特发性。雷诺现象则继发于其他情况，如结缔组织病（硬皮病，类风湿关节炎，系统性红斑狼疮等）、闭塞性动脉疾病（闭塞性动脉硬化症，血栓性闭塞性动脉炎，胸廓出口狭窄综合征）、神经源性病灶、药物中毒（麦角，美西麦角）、血浆蛋白异常症、黏液性水肿、原发性肺高压和创伤等。

【临床表现】指（趾）端间歇性苍白和发绀为暴露于寒冷或情绪激动所诱发。色泽的变化可有 3 项（苍白、发绀、发红——反应性充血）或为 2 项（发绀、发红）。该变化不发生于掌指关节以上，且很少累及大拇指。疼痛不常见，但发作时常有感觉异常。指（趾）动脉和小动脉的血管痉挛可持续数分钟至数小时，但很少严重到大块组织损伤。手部复温后即重建正常的色泽和感觉。

【诊　　断】雷诺病与雷诺现象的区别在于前者为双侧性，无基础疾病。

1. 在雷诺病，一般不存在皮肤的营养障碍和坏疽，即使出现，只累及很小面积，且尽管发病多年，症状无进行性加重。

2. 在雷诺现象，有基础疾病，例如硬皮病，可有皮肤绷紧或增厚，手、臂或面部毛细血管扩张，吞咽困难，指尖痛性营养性溃疡，以及有关其他系统的症状。腕部脉搏通常存在，但 Allen 试验常示腕部远端桡或尺动脉分支闭塞。该试验的检查方法如下：检查者面对患者，置大拇指于患者一手的桡尺搏动之上。在患者紧握拳以排出手中的血液后，检查者压迫动脉。当患者放开拳，手是苍白的。然后检查者放开对桡动脉的压力而保留对尺动脉的压力，如腕以下桡动脉的压力是完整的，血流畅通，手迅速转红；如动脉有闭塞，手依然苍白。该手法重复时放开尺动脉，保留压迫桡动脉。Allen 试验在雷诺病则常为阴性。无创性试验用体积描记器测受累手指暴露于寒冷前后的变化可区分血管闭塞或血管痉挛。

【治　　疗】

1. 雷诺病，轻者只需保护躯体和肢体避免寒冷即可控制。患者必须停止吸烟，因为尼古丁为血管收缩剂。少数患者，用松弛法（如生物反馈）可减少血管痉挛发作。哌唑嗪 1～2mg 睡前口服（需要时晨起重复 1 次）以及钙拮抗药硝苯地平 10～30mg 口服，3/d，可能有益。有报道己酮可可碱 400mg，2/d 或 3/d，餐时服用有效；酚苄明（phenoxybenzamine）10mg 口服，3/d，亦偶有成效。

2. 雷诺现象的治疗，取决于对基础疾病的认知和治疗。口服酚苄明10mg 每日 1～3 次可能有效。对有肢痛、手指尖溃疡、感染，特别是硬皮病患者用抗生素、止痛药以及有时外科清创是必要的。

3. 前列腺素类药物的应用研究令人鼓舞。局部交感神经切断术仅用于进行性加重的患者，可消除症状，但缓解期仅 1～2 年。局部交感神经切断术对雷诺病的效果优于雷诺现象。不论雷诺病或雷诺现象，β－受体阻滞药，可乐定和麦角制剂均为禁忌证，因为这些药物可使血管收缩，并可诱发或加重症状。

第九节　下肢静脉曲张

下肢静脉曲张系指下肢浅静脉系统处于伸长、蜿蜒曲张状态，多发生于持久从事站立工作或体力劳动的人。

【临床表现】临床表现单纯性下肢静脉曲张所引起的临床表现，一般并不严重，主要表现为下肢浅静脉蜿蜒扩张纡曲，如病程继续进展，要到后期，尤其是当交通静脉瓣膜破坏后，可出现轻度肿胀和足靴区皮肤营养性变化，包括皮肤萎缩、脱屑、瘙痒、色素沉着、皮肤和皮下组织硬结、甚至湿疹和溃疡形成。

【治　　疗】单纯性下肢静脉曲张的治疗，可分 3 类：

1. 非手术疗法　主要包括患肢穿弹力袜或用弹力绷带，使曲张静脉处于萎瘪状态，弹力袜的压力应远侧高而近侧低，以便血回流；此外，还应适当卧床休息，抬高患肢，避免站立过久等。非手术疗法仅能使病变暂停进展，适用于下列情况：①病变局限、程度较轻而无症状者；②妊娠妇女，鉴于分娩后症状往往自行消失，可暂行非手术疗法；③估计手术耐受力极差者。

2. 硬化剂注射和压迫疗法适用于单纯型病变，亦可作为手术的辅助疗法，以处理剥脱不尽的曲张静脉。常用的硬化剂如5%鱼肝油酸钠、酚甘油液（2%酚溶于25%~30%甘油液中）等。注射时，患者取平卧位，选用细针，针头进入静脉后，在穿刺点上、下，各用手指向近远侧压迫，使受注射静脉段处于空虚状态。一处注射硬化剂0.5mL，维持手指压迫1min，局部换用卷起的纱布垫压迫，自足踝至注射处近侧穿弹力袜或敷用弹力绷带后，立即开始主动活动。维持压迫的时间，大腿部1周，小腿部6周左右。

3. 手术疗法这是处理下肢静脉曲张的根本方法。凡是有症状者，只要没有禁忌证，如手术耐受力极差等，都应手术治疗。手术方法基本上分3种：①高位结扎大隐或小隐静脉；②剥脱曲张的大隐或小隐静脉；③结扎功能不全的交通静脉。对剥脱不尽而残留的曲张静脉，可辅用硬化剂注射和压迫疗法。

第十节　深静脉血栓形成

下肢深静脉血栓形成是常见病。此病可后遗下肢水肿、继发性静脉曲张、皮炎、色素沉着、淤滞性溃疡等。深静脉血栓形成的部位以下肢髂股静脉段最多见。

【病　　因】19世纪中期，Virchow提出深静脉血栓形成的3大因素：静脉血流滞缓、静脉壁损伤和血液高凝状态，至今仍为各国学者所公认。分述如下：

1. 静脉血流滞缓 手术中脊髓麻醉或全身麻醉导致周围静脉扩张，静脉流速减慢；手术中由于麻醉作用致使下肢肌肉完全麻痹，失去收缩功能，术后又因切口疼痛和其他原因卧床休息，下肢肌肉处于松弛状态，致使血流滞缓，诱发下肢深静脉血栓形成。

2. 静脉壁的损伤

（1）化学性损伤：静脉内注射各种刺激性溶液和高渗溶液，如各种抗生素、有机碘溶液、高渗葡萄糖溶液等均能在不同程度上刺激静脉内膜，导致静脉炎和静脉血栓形成。

（2）机械性损伤：静脉局部挫伤、撕裂伤或骨折碎片创伤均可产生静脉血栓形成。股骨颈骨折损伤股总静脉，骨盆骨折常能损伤髂总静脉或其分支，均可并发髂股静脉血栓形成。

（3）感染性损伤：化脓性血栓性静脉炎由静脉周围感染灶引起，较为少见，如感染性子宫内膜炎，可引起子宫静脉的脓毒性血栓性静脉炎。

3. 血液高凝状态 这是引起静脉血栓形成的基本因素之一。各种大型手术可引起血小板黏聚能力增强；术后血清前纤维蛋白溶酶活化剂和纤维蛋白溶酶两者的抑制剂水平均有升高。

综合上述静脉血栓形成的病因，静脉血流滞缓和血液高凝状态是 2 个主要原因。单一因素尚不能独立致病，常常是 2 个或 3 个因素的综合作用造成深静脉血栓形成。

【临床表现】最常见的主要临床表现是一侧肢体的突然肿胀。患下肢深静脉血栓形成患者，局部感疼痛，行走时加剧。轻者局部仅感沉重，站立时症状加重。体检有以下几个特征：①患肢肿胀。肿胀的发展程度，须依据每天用卷带尺精确的测量，并与健侧下肢对照粗细才可靠，单纯依靠肉眼观察是不可靠的。这一体征对确诊深静脉血栓具有较高的价值，小腿肿胀严重时，常致组织张力增高。②压痛。静脉血栓部位常有压痛。因此，下肢应检查小腿肌肉、腘窝、内收肌管及腹股沟下方股静脉。③Homans 征。将足向背侧急剧弯曲时，可引起小腿肌肉深部疼痛。小腿深静脉血栓时，Homans征常为阳性。①浅静脉曲张。

本病发病急骤，数小时内整个患肢出现疼痛、压痛及明显肿胀。股上部及同侧下腹壁浅静脉曲张。沿股三角区及股内收肌管部位有明显压痛。在股静脉部位可摸到索条物，并压痛。严重者，患肢皮色呈青紫，称"股蓝肿"（phlegmasia cerulea dolens），提示患肢深浅静脉广泛性血栓形成，伴有动脉痉挛，有时可导致肢体静脉型坏疽。全身症状一般不明显，体温上升不超过

39℃，可有轻度心动过速和急倦不适等症状"股青肿"较罕见。

【辅助检查】对诊断有困难的静脉血栓形成，可选用下列检查以确诊。

1. 上行性静脉造影　可了解血栓的部位和范围。

2. 静脉压测量　用盛满生理盐水的玻璃测量器连续针头穿刺足或踝部浅静脉或手臂浅静脉，测得静脉压。

3. 血管无损伤性检查法（vascular noninvasive tech-nique）包括放射性纤维蛋白原试验、超声波检查、电阻抗体描记法。

【诊　断】

1. 多见于产后、盆腔术后、外伤、晚期癌肿、昏迷或长期卧床的患者。

2. 起病较急，患肢肿胀、发硬、疼痛，活动后加重，常伴有发热、脉快。

3. 血栓部位压痛，沿血管可扪及索状物，血栓远侧肢体或全肢体肿胀，皮肤呈青紫色，皮温降低，足背、胫后动脉搏动减弱或消失，或出现静脉性坏疽。血栓延伸至下腔静脉时，则两下肢、臀部、下腹和外生殖器均明显水肿。血栓发生在小腿肌肉静脉丛时，Homans 征和 Neu-hof 征阳性。

4. 后期血栓吸收机化，常遗留静脉功能不全，出现浅静脉曲张、色素沉着、溃疡、肿胀等，称为深静脉血栓形成后综合征。分为：①周围型，以血液倒灌为主。②中央型，以血液回流障碍为主。③混合型，既有血液倒灌，又有回流障碍。

5. 血栓脱落可致肺栓塞。

6. 放射性纤维蛋白原试验、多普勒超声及静脉血流图检查，有助于诊断。静脉造影可确定诊断。

【鉴别诊断】在下肢深静脉血栓形成的急性期和慢性期分别应和下列疾病相鉴别：

1. 急性动脉栓塞。

2. 急性下肢弥散性淋巴管炎。

3. 淋巴水肿　本病与下肢深静脉血栓慢性期有相似之处，应予以鉴别。

【治　　疗】近年来深静脉血栓形成的急性期治疗主要是非手术治疗，但偶尔仍需要手术治疗。

1. 非手术治疗

（1）卧床休息和抬高患肢：急性深静脉血栓患者，需要卧床休息 1～2 周，使血栓黏附于静脉内膜，减轻局部疼痛，促使炎症反应消退。在此期间，避免用力排便以防血栓脱落导致肺栓塞。开始下床活动时，需用弹力袜或弹力绷带，适度地压迫浅静脉以增加静脉的回流量，以及维持最低限度的静脉压，防止下肢水肿，弹力袜的使用时间：①对小腿深静脉或浅静脉血栓性静脉炎，一般不必用，但如踝部及小腿下部出现水肿。可用数周；②对腘、股静脉血栓形成，一般使用不超过 6 周；③对髂股静脉血栓形成，先使用 3 个月，以后间断取除，一般不超过 6 个月，但如水肿出现，则须继续应用。患者在早期，禁忌久站及久坐。对重型髂股静脉血栓形成患者，适当限制站立及坐位，并抬高患肢 3 个月，这样可促使下肢建立侧支静脉以减轻下肢水肿。

（2）抗凝疗法：是深静脉血栓形成最主要的治疗方法之一。正确地使用抗凝药可降低肺栓塞并发率和深静脉血栓形成的后遗症。其作用在于防止已形成的血栓继续滋长和其他部位新血栓的形成，并促使血栓静脉较迅速地再管化。常用抗凝药有肝素和香豆素类衍化物。

①适应证：静脉血栓形成后 1 个月内；静脉血栓形成后有肺栓塞可能时；血栓取除术后。

②禁忌证：出血素质；流产后；亚急性心内膜炎；溃疡病。

（3）溶栓疗法：急性深静脉血栓形成或并发肺栓塞，在发病 1 周内的患者可应用纤维蛋白溶解剂包括链激酶及尿激酶治疗。

（4）其他药物：中分子量（平均分子量 7 万～8 万）或低分子量（平均分子量 2 万～4 万）右旋糖酐静脉滴注，是治疗急性深静脉血栓形成的辅助药物，现已被广泛应用。右旋糖酐 -40 能消除红细胞凝聚，防止血栓继续滋长及改善微循环。

2. 手术治疗

下肢深静脉血栓形成，一般不做手术取栓。但对于广泛性髂股静脉血栓形成伴动脉血供障碍而肢体趋于坏疽者（股蓝肿），则常需要手术取栓。髂股静脉血栓取除术的手术时间，一般在发病72h内，尤以48h内效果最好。手术时间越早，血栓与静脉壁粘连、炎症反应程度越轻、静脉内膜破坏越轻、继发血栓形成越少，手术取栓越彻底，术后疗效更佳。

第十一节　淋巴水肿

淋巴水肿是机体某些部位，由于淋巴引流障碍而引起的组织或器官的肿胀。淋巴水肿可分为原发性和继发性2大类。

【临床表现】

1. 原发性淋巴水肿 可以发生在身体的头颈、躯干、四肢、外生殖器及内脏器官的任何部位，但以下肢为多见。大多数原发性的淋巴水肿是自发的，很多淋巴水肿是先天性的并有阳性家族史，常与其他先天性畸形同时存在，如性腺发育不全、血管畸形等。

2. 继发性淋巴水肿 可由于淋巴引流路径的外伤或损伤、恶性肿瘤、丝虫性感染、感染与炎症、放射因素等原因，发生淋巴引流障碍。组织间隙淋巴液的积聚，导致局部组织的淋巴水肿，可逐渐产生皮下组织的肿胀、纤维化、皮肤增厚、角化，造成畸形变性而似象皮，称为象皮肿。

【治　　疗】包括：①对局限性淋巴水肿，无胸导管畸形梗阻患者，可采用按摩、针灸、抬高患肢、绑扎、理疗等治疗方法；②手术治疗；③支持疗法。

附　　录

附录A 各种引流的指征和方法

一、橡皮片引流

采用有弹性的橡胶条如橡皮手套等，剪成不同尺寸的形状和规格，经1∶1000苯扎溴铵（新洁尔灭）或70%乙醇浸泡备用。常用于表浅脓肿、脓性指头炎、表浅肿瘤切除后渗血渗液的引流。使用时先用生理盐水冲洗，放入端剪标记，多在放置后24～28h之内拔除。

二、烟卷式引流

国外称为Penrose引流，是一种用乳胶薄膜包裹小纱布卷制成的圆形长条引流物，其直径约1.5cm，长度根据需要而定，气体消毒保存，使用时将放入伤口一端的乳胶膜剪数+4qL以增加吸附面积，于伤13外或腹壁外的另一端留1.5cm并用别针锁好，以免滑缩回伤13或腹腔内。因烟卷式引流条柔软，表面光滑，不易压迫周围组织与其粘连，故常用于深部脓肿和腹腔引流，一般多放24～72h，但根据引流量的多少，可长达数十天。

三、乳胶引流

常用内径0.5～0.8cm的乳胶管，煮沸消毒或气体消毒备用。多用于深部脓肿和腹腔引流。使用时应注意以下几点：①引流管放入端剪2～4个侧孔；②应将引流管置于脓腔底部或渗出液最多的部位；③用缝线固定引流管并标记引流管的深浅；④被动引流时引流管外口应放在床边低于体腔或脓腔的无菌瓶中，也可将引流管接至负压吸引瓶以主动引流和减少积液无效腔。

乳胶管引流放置的时间长短应视引流液的多少和具体情况而定，术后预防应用应在吻合口愈合或脱离危险期后拔除，一般4～7d，治疗性应用时应在无液体引出24h后拔除，但有时根据需要可放置数周或数月。

四、双套管引流

又名深坑引流或Sump引流，外套管采用外径0.8～1.0cm软乳管，内套管用内径0.3～0.5cm的塑料管。放入端两管末端平齐，内套管近开口方再剪1个侧孔，外套管放入端剪4～5个侧孔。使用前气体消毒或浸泡消毒。

双套管引流是一种主动引流，经内管吸引，外管进气，使管壁周围组织不易阻塞引流口而保持引流通畅。最适于深部组织如深部脓肿、腹腔引流。

使用时负压吸引压力不可过大，以 26.5～40kPa 为宜；双套管引流拔管时机与乳胶管引流相似。

五、腹腔引流

以下情况需腹腔引流：腹部内脏伤术后；各种原因所致急性化脓性腹膜炎；腹内脓肿，如膈下脓肿、盆腔脓肿等。

腹部择期手术：①肝脏、胆道、胰腺手术后应常规放置引流物；②小肠吻合一般不放引流；③Mile 直肠根治术须放骶前引流；④涉及食管和大肠的手术可酌情放置引流。

六、外科引流目的

1. 通过引流，防止术后感染和影响伤 13 愈合。

2. 观察术后出血情况；观察和治疗术后并发的吻合口瘘、肠瘘、胰瘘和胆瘘等。

3. 减压胆道外引流如胆总管 T 管引流，可达到胆道减压的目的，缓和或治疗胆道梗阻。

七、外科引流原则

1. 引流物不经原口，宜在腹直肌外缘。

2. 引流物应放置于距引流区最短、最直的通路上。

3. 引流管外径应与引流口一样粗，以防管道受压或内脏脱出。

4. 引流管应用丝线固定在皮肤上以防脱落。

5. 一般应于引流停止后 24h 拔出引流管。

6. 厚壁腹腔脓肿引流物的拔出应逐渐、分次抽出。

7. 引流不应放在十二指肠残端缝线处，以防十二指肠瘘。

8. 腹腔引流管放置 7～10d 以上，上皮化管道形成，此时拔管，一般无问题；若拔管过早，可造成液体流入腹腔内。

附录 B 常用的化疗方案

一、胃　癌

MFV 方栗丝裂霉素（MMC）4mg/m²，静注，第 1 天；氟尿嘧啶（5 - FU）400mg/m²，静滴，第 1、3、5 天；长春新碱（VCR）1.4mg/m²，静滴，第 3 天；连用 6 周为 1 个疗程。

二、大肠癌

CF 方案　甲基环已亚硝脲（Me-CCNU）120mg/m²，口服，第 1 天；氟尿嘧啶（5-FU）370mg/m²，静滴，第 1~5 天；第 7 周重复，为期 1 年。

三、乳腺癌

CMF 方案　环磷酰胺（CTX）100mg/m²，口服，共 2 周；甲氨蝶呤（MTX）20mg/m²，静注，第 1、第 8 天；氟尿嘧啶（5-FU）400mg/m²，静滴，第 1、第 8 天；每 28d 为 1 个周期，2~3 个周期为 1 个疗程。

四、原发性肝癌

MAF 方案丝裂霉素（MMC）8mg/m²，静滴，第 1 天；多柔比星（阿霉素，ADM）30mg/m²，静注，第 7 天；氟尿嘧啶（5-FU）300mg/m²，静滴，第 1~8 天；每 3 周为 1 个周期，3 个周期为 1 个疗程。

附录 C 门急诊小手术操作原则

一、静脉切开术

【适应证】

1. 需要静脉输液而周围静脉穿刺有困难时。

2. 急需在短期内输入大量液体而静脉穿刺输液速度不能满足需要时。

3. 患者烦躁不安、治疗不合作、静脉穿刺针无法持久固定时。

4. 抢救危重休克、大出血或大手术须测定中心静脉压时予以静脉切开插管；测压、输液两者兼用时。

【手术步骤】选用内踝应使术侧下肢外旋，铺好橡皮巾、治疗巾，避免污染床单。协助术者常规消毒皮肤，打开静脉切开包，戴无菌手套，铺无菌洞巾，进行局部麻醉。在内踝前上方约 3cm 处，做皮肤横切口，长 1.5 ~ 2cm。切开皮肤后，用小弯止血钳分离皮下组织，并将静脉分离出来，用止血钳在静脉下方穿过 2 条细丝线，一条丝线结扎静脉远侧，另一条丝线置于近侧，暂不结扎。牵引静脉远侧结扎线，提起静脉，用小剪刀在静脉上做 V 形切口（勿切断血管），要求切开静脉周径 1/3 ~ 1/2，迅速将连接于输液瓶橡皮管上的塑料管，排尽空气后，插入静脉的切口内。将近端丝线结扎（松紧适度）固定塑料管于静脉腔间，观察液体输入是否通畅，局部有无肿胀或血管有无穿破等现象。剪断远端和近端结扎的线头，用丝线缝合皮肤切口，塑料管用胶布固定，创口处覆盖无菌纱布，用绷带包扎，必要时用夹板固定肢体。停止输液后，拔出导管，局部消毒，覆盖无菌纱布，胶布固定。

【注意事项】

1. 严格无菌操作，防止发生静脉炎、栓塞、感染等。

2. 塑料管留置时间不宜过长，一般为 3 ~ 5d。

3. 切口不宜太大、太深。

4. 观察静脉切口局部情况，若有静脉炎发生，应立即拔出导管，抬高患肢，局部热敷，并给抗生素治疗。

二、清创术

清创术是对新鲜开放性污染伤口进行清洗去污、清除血块和异物、切除失去生机的组织，缝合伤口，使之尽量减少污染，甚至变成清洁伤口，达到一期愈合，有利受伤部位的功能和形态的恢复。开放性伤口一般分为清洁、污染和感染 3 类。严格地讲，清洁伤口是很少的；意外创伤的伤口难免有程度不同的污染；如污染严重，细菌量多且毒力强，8h 后即可变为感染伤口。头面部伤口局部血运良好，伤后 12h 仍可按污染伤口行清创术。

【手术步骤】

1. 清洗皮肤　用无菌纱布覆盖伤口，再用汽油或乙醚擦去伤口周围皮肤的油污。术者按常规方法洗手、戴手套，更换覆盖伤口的纱布，用软毛刷蘸消毒皂水刷洗皮肤，并用冷开水冲净。然后换另一只毛刷再刷洗 1 遍，用消毒纱布擦干皮肤。2 遍刷洗共约 10min。

2. 清洗伤口　去掉覆盖伤口的纱布，以生理盐水冲洗伤口，用消毒镊子或小纱布球轻轻除去伤口内的污物、血凝块和异物。

3. 清理伤口　施行麻醉，擦干皮肤，用碘酊、乙醇消毒皮肤，铺盖消毒手术巾准备手术。术者重新用乙醇或苯扎溴铵（新洁尔灭）液泡手，穿手术衣，戴手套后即可清理伤口。

对浅层伤口，可将伤口周围不整皮肤缘切除 0.2～0.5cm，切面止血，消除血凝块和异物，切除失活组织和明显挫伤的创缘组织（包括皮肤和皮下组织等），并随时用无菌盐水冲洗。

对深层伤口，应彻底切除失活的筋膜和肌肉（肌肉切面不出血，或用镊子夹镊不收缩者，表示已坏死），但不应将有活力的肌肉切除，以免切除过多影响功能。为了处理较深部伤口，有时可适当扩大伤口和切开筋膜，清理伤口，直至比较清洁和显露血循环较好的组织。如同时有粉碎性骨折，应尽量保留骨折片；已与骨膜游离的小骨片则应予清除。

浅部贯通伤的出入口较接近者，可将伤道间的组织桥切开，变 2 个伤口为 1 个。如伤道过深，不应从入口处清理深部，而应从侧面切开处清理伤道。

伤口如有活动性出血，在清创前可先用止血钳钳夹，或临时结扎止血。待清理伤口时重新结扎，除去污染线头。渗血可用温盐水纱布压迫止血，或用凝血酶等局部止血药止血。

4. 修复伤口　清创后再次用生理盐水清洗伤口。再根据污染程度、伤口大小和深度等具体情况，决定伤口是开放还是缝合，是一期还是延期缝合。未超过 12h 的清洁伤口可一期缝合；大而深的伤口，在一期缝合时应放置引流条；污染重的或特殊部位不能彻底清创的伤口，应延期缝合，即在清创后先于伤口内放置凡士林纱布条引流，待 4～7d 后，如伤口组织红润，无感染或水肿时，再做缝合。

【术后处理】

1. 根据全身情况输液或输血。

2. 合理应用抗生素，防止伤口感染，促使炎症消退。

3. 注射破伤风抗毒素。如伤口深，污染重，应同时肌内注射气性坏疽抗毒血清。

4. 抬高伤肢，促使血液回流。

5. 注意伤肢血运、伤口包扎松紧是否合适、伤口有无出血等。

6. 伤口引流条，一般应根据引流物情况，在术后24~48h内拔除。

7. 伤口出血或发生感染时，应立即拆除缝线，检查原因，进行处理。

三、脓肿切开引流术

【术前准备】

1. 合理应用抗生素。

2. 多发性脓肿，全身情况较差者，应注意改善全身状况。

【手术步骤】在表浅脓肿隆起处用1%普鲁卡因做皮肤浸润麻醉。用尖刃刀先将脓肿切开一小口，再把刀翻转，使刀刃朝上，由里向外挑开脓肿壁，排出脓液。随后用手指或止血钳伸入脓腔，探查脓腔大小，并分开脓腔间隔。根据脓肿大小，在止血钳引导下，向两端延长切口，达到脓腔边缘，把脓肿完全切开。如脓肿较大，或因局部解剖关系，不宜做大切口者，可以做对口引流，使引流通畅。最后．用止血钳把凡士林纱布条一直送到脓腔底部．另一端留在脓腔外，垫放干纱布包扎。

【术中注意事项】

1. 表浅脓肿切开后常有渗血，若无活动性出血，一般用凡士林纱布条填塞脓腔压迫即可止血，不要用止血钳钳夹，以免损伤组织。

2. 放置引流时，应把凡士林纱布的一端一直放到脓腔底，不要放在脓腔口阻塞脓腔，影响通畅引流。引流条的外段应予摊开．使切口两边缘全部隔开，不要只注意隔开切口的中央部分，以免切口两端过早愈合，使引流口缩小，影响引流。

【术后处理】术后第2日起更换敷料，拔除引流条，检查引流情况，并重新放置引流条后包扎。

四、肛门周围脓肿切开引流

肛门周围皮下脓肿最常见，多由肛腺感染经外括约肌皮下部向外或直接向外扩散而成。常见的致病菌有大肠杆菌、金黄色葡萄球菌、链球菌和铜绿假单胞菌（绿脓杆菌），偶有厌氧性细菌和结核杆菌，常是多种病菌混合感染。少数肛周脓肿用抗生素、热水坐浴及局部理疗等可以消散，但多数需要手术治疗，手术有2种方式。

1. 单纯性脓肿的治疗　可在截石位或侧卧下，用局麻或腰麻，在脓肿部位做放射状切口，放出脓液后，伸入示指探查脓腔大小，分开其间隔。必要时将切口边缘皮肤切开少许，以利引流，最后用凡士林纱条放入脓腔做引流。

2. 脓腔与肛瘘相通的脓肿　可在切开脓肿后，用探针仔细检查内口，然后切开瘘管，适当切除皮肤和皮下组织，内口周围组织也稍加切除，使引流通畅。如内口较深，瘘管通过肛管括约肌，可采用挂线疗法。以上手术优点是脓肿一期治愈，不再形成肛瘘。但在急性炎症中，找内口有困难时，不应盲目寻找，以免炎症蔓延或形成假道，仅做切开排脓，待形成肛瘘后，再做肛瘘手术。二期手术优点是效果准确，治愈率高。

五、脓性指头炎切开引流

手指末节有许多以指骨为中心的放射状纤维索带，索带间构成许多小房。发生脓性指头炎时，小房内炎性水肿，压力持续增大，不但压迫指神经末梢引起剧烈疼痛，更严重的是在未形成脓肿前，末节指骨就会缺血坏死，引起不易治愈的指骨骨髓炎。故应及早切开引流。

【适应证】指头炎出现跳痛，明显肿胀，应立即切开减压、引流，不能等待波动出现。

【术前准备】

1. 根据病情合理选用抗生素。

2. 对严重手部感染，全身情况衰弱者，应注意改善全身情况，提高身体抵抗力。

3. 手部较深脓肿切开时，宜用止血带控制止血，使手术野清晰，保证手术安全。

【麻　　醉】

1. 脓性指头炎切开引流术或甲下积脓拔甲术，一般采用指根神经阻滞麻醉。麻醉剂内不可加用肾上腺素，以免小动脉痉挛，造成手指血运障碍。

2. 掌间隙脓肿、化脓性腱鞘炎或手部滑囊炎切开引流时，采用臂丛神经或腕部神经阻滞麻醉；也可采用氯胺酮静脉麻醉。

【手术步骤】

1. 在手指末节的一侧做纵切口。切开皮肤后，用止血钳插入脓腔，撑开纤维索带间小房，放出脓液．置凡士林纱布条或橡皮片引流。若脓肿较大或成工形，可用止血钳插入腔内，在手指对侧做对口引流。但局限在掌面指垫间隙的感染，无论在近、中、远节，对向脂肪垫中央穿透的脓肿，应采用中央不跨越横屈纹的纵向切口，以免指端失去感觉或坏死。

2. 未及时治疗的脓性指头炎，已并发手指末节指骨慢性骨髓炎者，可出现死骨，使脓性指头炎经久不愈。对此可采用手指末节侧切口，显露指骨，摘除死骨；或用小咬骨钳咬除其末端的骨髓炎病骨。伤口用凡士林纱布条或橡皮片引流。

【术中注意事项】

1. 切口不应超过末节手指远段 4/5（距末节横纹 6mm），以免伤及屈肌腱鞘使感染扩散。

2. 切开皮肤后，必须切断脓腔内纤维索带，打开小房．引流才能通畅。

【术后处理】

1. 手部感染切开引流后，应注意仔细换药。先用 1:5.00 高锰酸钾溶液浸泡伤口，一面嘱患者轻轻活动患手或患指，一面用无菌棉花清洗伤口，以利脓腔中残留脓汁排出，然后用于纱布把患手皮肤擦干，并用乙醇消毒，用橡皮片或凡士林纱布条引流后包扎。

2. 一般术后 3～5d 即可拔除引流条。待红肿消退，疼痛减轻后，即应开始做手指功能锻炼，以免肌腱粘连、瘢痕挛缩而造成功能障碍。

六、痈切开引流

痈的病变范围较大，引流不畅，经各种非手术疗法不能控制时，应在全身应用抗生素的同时，做切开引流（面、唇痈除外）。

【术前准备】

1. 术前应治疗并发症（如糖尿病、结核病等）。

2. 合理应用抗生素，防止炎症扩散。

3. 对危重患者或合并败血症者，应积极提高全身抵抗力（如输液、输血等）。

【麻　　醉】

1. 全麻。氯胺酮或硫喷妥钠静脉麻醉。

2. 局部浸润麻醉。

【手术步骤】

1. 切口　在痈的肿胀处做"＋"形或"＋＋"形切开，深度须达痈的基底部（深筋膜层），长度须达病灶边缘的健康组织。

2. 翻开皮瓣　切开皮肤后，向外翻开皮瓣，清除皮下全部腐烂和坏死的组织达深筋膜；如深筋膜下已被波及，也应切开。

3. 清洗创面　创面用过氧化氢（双氧水）清洗后，用浸透抗生素（如青霉素）溶液或 50％ 硫酸镁溶液的纱布条堵塞止血，然后包扎。

【术中注意事项】

1. 切开引流的操作应十分轻柔，不要用力挤压，以免炎症扩散。后颈部的痈切开引流时，更须注意，以免炎症沿枕静脉扩散至颅内海绵窦，引起海绵窦炎。

2. 做"＋"形或"＋＋"形切开时，应将炎性浸润部分完全切开，以免炎症继续扩大，浸润部分逐渐坏死。

3. 较大的出血点可用细线结扎。渗血用纱布压迫止血即可，以免结扎线过多，形成异物，加重炎症，影响创面愈合。

【术后处理】

1. 术后 2~3d，取出填塞在伤口内的纱布条，用过氧化氢（双氧水）或 1∶1000 苯扎溴铵（新洁尔灭）溶液清洗伤口，用凡士林纱布条引流后包扎。

2. 观察创面待健康肉芽组织生长后，用胶布拉拢两侧皮肤，以缩小创面，加快创面愈合。如创面大，可在创面清洁后做皮片移植。

3. 全身应用抗生素，注意加强营养。

七、乳房脓肿切开引流

【适 应 证】 急性乳腺炎已经形成脓肿，即应切开。

【麻　　　醉】 一般用局麻，如脓肿大而深者，应采用静脉麻醉。

【手术步骤】

1. 切口　在脓肿最低部位，以乳头为中心，行放射状切口，避免损伤乳腺管以致发生乳瘘。位于乳晕部位的脓肿，应沿乳晕边缘做弧形切口。深在乳房后的脓肿，则沿乳房下皱襞做弧形切口。如脓肿较大而引流不畅者，须做对口引流。

2. 排脓引流　切开皮肤和皮下组织后，用止血钳做钝性分离。进入脓腔后撑开，使脓液流出，然后用手指伸入脓腔探查，并分离纤维间隔，必要时向低位扩大切口以防脓液残留；需要时做对口引流。最后冲洗脓腔，放置软橡胶管或烟卷引流。如切口有出血，可用油纱布填塞止血，外加灭菌纱布包扎。

【术后处理】

1. 术后用绷带托起乳房，避免下垂，有助于改善局部血液循环。

2. 哺乳期应暂停吮吸哺乳。改用吸乳器定时吸尽乳汁。如有漏乳或自愿断乳者，可口服乙烯雌酚（乙蔗酚）5mg，3/d，3~5d 即可。

3. 术后每 1~2d 更换敷料，保证有效引流，防止残留脓腔、经久不愈或切口闭合过早。

4. 感染严重伴全身中毒症状者，应积极控制感染，给予全身支持疗法。

八、拔甲术

【适 应 证】甲沟炎已侵入甲下形成甲下脓肿者，嵌甲合并感染者，均应拔除指甲引流。

【手术步骤】脓性指头炎切开引流术或甲下积脓拔甲术，一般采用指根神经阻滞麻醉。麻醉剂内不可加用肾上腺素，以免小动脉痉挛，造成手指血运障碍。术者用左手拇指和示指捏紧病指末节两侧，控制出血。在甲根两侧各做一纵向切口，用尖刃刀顺甲根分离甲上皮，再从指甲尖端顺甲床面将指甲与甲床分离。当指甲完全游离后，用止血钳夹持指甲的一侧向另一侧翻卷，使指甲脱离甲床。检查无甲角残留后，即可用凡士林纱布覆盖包扎。

【术中注意事项】

1. 用尖刃刀分离甲上皮时，应注意不要使其损伤，以免日后从甲上皮生出的指甲永久畸形。分离甲床面时，应紧贴指甲，刀刃指向指甲背面，注意不要损坏甲床组织。拔除指甲后，如甲床不平整，宜用刀刃将其轻轻刮平，以免日后新生的指甲高低不平。

2. 为防止损伤甲床，也可在以刀分开指甲尖端的甲床后，用蚊式止血钳插入间隙，在分开止血钳时即可使指甲脱离甲床。

3. 甲癣拔甲时，因指甲较脆，难以翻转拔甲，可在甲下分离后直接拔出。

【术后处理】

1. 手部感染切开引流后，应注意仔细换药。先用 1∶5000 高锰酸钾溶液浸泡伤口，一面嘱患者轻轻活动患手或患指，一面用无菌棉花清洗伤口，以利脓腔中残留脓汁排出，然后用干纱布把患手皮肤擦干，并用乙醇消毒，用橡皮片或凡士林纱布条引流后包扎。

2. 一般术后 3~5d 即可拔除引流条。待红肿消退，疼痛减轻后，即应开始做手指功能锻炼，以免肌腱粘连、瘢痕挛缩而造成功能障碍。

九、甲沟炎切开引流

【适应证】甲沟炎有脓液积聚者，应切开引流。

【术前准备】

1. 根据病情合理选用抗生素。

2. 对严重手部感染，全身情况衰弱者，应注意改善全身情况，提高身体抵抗力。

3. 手部较深脓肿切开时，宜用止血带控制止血．使手术野清晰，保证手术安全。

【麻　　醉】

1. 脓性指头炎切开引流术或甲下积脓拔甲术，一般采用指根神经阻滞麻醉。麻醉剂内不可加用肾上腺素，以免小动脉痉挛，造成手指血运障碍。

2. 掌间隙脓肿、化脓性腱鞘炎或手部滑囊炎切开引流时，采用臂丛神经或腕部神经阻滞麻醉；也可采用氯胺酮静脉麻醉。

【手术步骤】沿病变侧甲根角做一纵向切口。如为全甲沟炎，则在两侧各做一纵向切口，近端不宜超过甲床基部平面。再用尖刃刀插入指甲根部和皮肤之间做锐性分离，向上翻转皮瓣，放出脓液，置橡皮片引流如伴有甲下积脓，在做甲沟炎引流的同时，应拔除指甲，排出脓液，用凡士林纱布覆盖后包扎。对仅有指甲根部的甲下积脓，也可做部分切甲引流术，将甲根挑起剪去。须注意将甲角全部切尽，以免残留而影响愈合。

【术后处理】

1. 手部感染切开引流后，应注意仔细换药。先用1∶5 000高锰酸钾溶液浸泡伤口，一面嘱患者轻轻活动患手或患指，一面用无菌棉花清洗伤口，以利脓腔中残留脓汁排出，然后用干纱布把患手皮肤擦干，并用乙醇消毒，用橡皮片或凡士林纱布条引流后包扎。

2. 一般术后3～5d即可拔除引流条。待红肿消退，疼痛减轻后，即应开始做手指功能锻炼，以免肌腱粘连、瘢痕挛缩而造成功能障碍。

十、颈淋巴结活检术

【适　应　证】性质不明的肿大淋巴结和可疑癌转移的淋巴结。

【手术步骤】

1. 局部浸润麻醉。

2. 切开病变部位及皮下组织，显露病变。如病变小而孤立，则完整切除；当病变较大或与周围粘连较紧密时，用刀尖棱状切除部分病变组织，缝合止血或用明胶海绵压迫止血，逐层缝合各层组织，无菌加压包扎。

3. 切除标本送病理检查。

【术后处理】

1. 门诊定时换药。

2. 术后 7～10d 拆线。

3. 注意病理结果，以便进一步治疗。

十一、皮脂腺囊肿切除术

【适 应 证】皮脂腺囊肿无感染时，应手术切除。

【术前准备】局部皮肤剃去毛发，清洗干净。

【麻　　醉】局麻。

【手术步骤】以囊肿为中心做梭形切口，将皮瓣连同囊肿一并切除；如囊肿较小，可做一直切口。切开皮下组织后，用组织钳翻起一端皮瓣，轻轻提起肿物，再用组织剪（或止血钳）沿囊肿边缘分离，使之完全游离；囊肿底部的纤维条索，用止血钳钳夹、剪断后结扎，即可完整切除囊肿。伤口冲洗、止血后，分层缝合切口，稍微加压包扎。

【术中注意事项】

1. 在分离囊肿时，应紧靠包膜外面，环绕其周围进行；若仅在一处分离，容易穿破囊壁。

2. 如不慎穿破囊壁，应擦去流出的内容物，用止血钳夹住破口，再行分离。如囊肿分破后无法钳夹，可在排出囊肿内容物后，再将囊壁完全切除，以防复发。

3. 如囊肿壁与周围组织粘连很紧，难以切除，可刮出囊肿内容物，然后用纯苯酚或 5% 碘酊涂擦囊壁内侧面，将其上皮破坏，使以后肉芽组织生长，减少再发机会。

4. 如囊肿已化脓，切开引流后也可用同法处理。

【术后处理】

术后 6~7d 拆线。

十二、血栓性外痔剥离术

血栓性外痔由肛缘外小静脉血栓形成。在切开皮肤后可以剥出完整的带包膜的血凝块，有时在其下方还有很多粟粒大的小血栓。血栓性外痔发病前3~4d，疼痛剧烈，宜手术剥除，切口不加缝合。3~4d 后疼痛转轻。

【手术步骤】

1. 侧卧位，在局麻或骶麻后用组织钳夹住痔核部位皮肤，向外牵拉，暴露内痔。在痔核基底部两侧皮肤做"V"形切口，注意只剪开皮肤，不要剪破痔静脉丛。

2. 夹取皮肤，用包有纱布的手指钝性分离痔静脉丛。即沿痔静脉丛和内括约肌之间向上分离，并将痔核两侧黏膜切开少许，充分显露痔核蒂部和内括约肌下缘。

3. 弯钳夹住痔核蒂部，7-丝线缝扎后剪除痔核。皮肤切口不必缝合，以利引流。

4. 同法切除母痔。一般在切除的 2 个痔核之间，必须保留一条宽约 1cm 的正常黏膜和皮肤，以免发生肛门狭窄。

十三、乳房肿块切除术

【适 应 证】乳房良性肿瘤，如乳房纤维瘤、乳房腺瘤等。

【手术步骤】

1. 局部浸润麻醉。

2. 于肿块表面做以乳头为中心的放射状切口，长度与肿块相当，切开皮肤、皮下组织及肿块表面的乳腺组织。

3. 沿包膜分离、切除肿瘤，彻底止血，依次缝合乳腺组织、皮下组织和皮肤。

4. 当肿瘤切除后，残留空腔较人时可放置橡皮片引流。

5. 加压包扎、托起乳房。

【术后处理】

1. 切除标本常规送病理检查。

2. 术后24h拔除引流条。

3. 术后7~10d拆线。

十四、体表脂肪瘤切除术

【适 应 证】表浅脂肪瘤影响功能、劳动和美观者，可考虑手术。

【术前准备】清洗局部皮肤。

【麻　　醉】局麻。

【手术步骤】沿皮纹切开脂肪瘤的表面皮肤。用弯止血钳沿瘤体包膜分离肿瘤，钳夹及结扎所有见到的血管。脂肪瘤多呈多叶状，形态不规则，应注意完整地分离出具有包膜的脂肪瘤组织。用组织钳提起瘤体分离基底，切除肿瘤。止血后，分层缝合切口。

【术后处理】切口敷料要妥善包扎。术后6~7d拆线。

十五、体表纤维瘤切除术

【适 应 证】纤维瘤有浸润性、疑恶变者。

【手术步骤】

1. 神经阻滞或局部麻醉。

2. 切开皮肤，分离皮下组织直达肿瘤的四周，明确其边界后，在距肿瘤3~5cm的正常组织处切开，再向深部分离，将肿瘤连同肌鞘、肌肉在内的组织一并切除。

3. 彻底止血后缝合皮下组织及皮肤。切口有积液可能时，在皮下组织深面放置引流并加压包扎。

【术后处理】

1. 切除标本常规送病理检查。

2. 应用抗生素。

3. 术后7~10d拆线。

十六、皮下神经纤维瘤切除术

【适 应 证】

1. 引起疼痛、功能障碍或有恶变趋势者。

2. 多发性神经纤维瘤发生上述情况者，采取个别切除。

【手术步骤】

1. 神经阻滞或局部麻醉。

2. 沿神经纵轴切开皮肤，逐层分离表面组织达肿瘤被膜。分出肿瘤远近端神经干，认清肿瘤和神经干的关系，找到二者的分界线，切开肿瘤的被膜，紧靠神经干，仔细将肿瘤剥出。切除后，彻底止血，再逐层缝合。

3. 切除组织送病理检查。

【术后处理】切口敷料要妥善包扎。术后 6 ~ 7d 拆线。

十七、黑痣切除术

【适 应 证】

1. 体表易摩擦部位的黑痣。

2. 黑痣疑有恶变者。

【手术步骤】

1. 局部浸润麻醉。

2. 一般距黑痣边缘 1cm 外，沿皮纹方向做棱形切口。对已有恶变或高度怀疑恶变者，应距黑痣边缘至少 3cm 做皮肤菱形切口。

3. 切至皮下组织后，将黑痣连同周围皮肤、皮下脂肪一并切除。

4. 止血，间断缝合切口。

5. 切除组织一律送病理检查。

【术后处理】术后 7d 拆线。

十八、体表异物取出术

【手术步骤】宜先将伤口消毒干净，用经灭菌过的针及镊子，将异物取出，再消毒后包扎伤口。异物留在体内易化脓感染，对伤口小、出血少者，宜在伤口挤压出一些血液比较好，指甲的刺伤不易处理，可先将指甲剪成

"V"字形口，将刺拔出，或到医院处理。若被针、金属片等刺伤而留于体内，应到医院在 X 线下取出。深的伤口可能有深部重要组织损伤，常并发感染，可给予抗炎药物治疗。不洁物的刺伤要预防破伤风的发生，应到医院肌内注射破伤风抗毒素。

（李　挺　支　良　褚衍胜　孟　文　王振宝　罗　炜）

第十八章　泌尿系统常见疾病

第一节　肾脏畸形

一、重复肾、重复输尿管

【概述】

重复肾是指由两部分肾脏组织结合呈体，有共同的被膜，表面有浅沟分隔，而肾盂、输尿管、血管均各自分开的一种肾脏先天性畸形。其发病率为2%～3%，可为单侧或双侧，单侧居多，右侧多于左侧，女性多于男性。在胚胎期，中肾管如同时发出两个输尿管原基，或由一个原基分为两个原基，到胎儿后期即发展成重复肾和重复输尿管。重复肾的上位肾脏往往呈不发育状态且小于下面的肾脏，同时引流也经常发生障碍而引起感染、结石和积水。重复输尿管多数开口于正常输尿管的内下方，即男性开口于三角区、后尿道、精囊等处，女性开口于阴道、前庭或括约肌远侧尿道。重复输尿管异位开口在临床上并不少见。

【病史】

1. 在正常排尿之外有无漏尿，当输尿管异位开口于尿道括约肌以外时则出现漏尿，此种情况多见于女性患者。

2. 有无腰痛、血尿、发热等症状，重复肾重复输尿管扩张积水、并发结石或感染时，有腰腹部不适、疼痛、血尿、发热等症状。

【影像学检查】

膀胱镜检查：可发现患侧多个输尿管口，高位肾盂之输尿管口一般位于低位肾盂之输尿管口的内下方。逆行插管并造影可进一步证实为重复肾、重复输尿管畸形。

【诊断】

60%病例无明显症状，仅在B超或静脉肾盂造影时发现；若有泌尿系统并发症时，则出现症状。结合症状、B超、静脉肾盂造影、CT三维成像、MRI水成像等检查较易得出诊断，并且能判断上位肾的功能、上位输尿管的开口位置、有无并发症。

【鉴别诊断】

1. 附加肾 是独立存在或疏松与正常肾脏相连的第三个肾脏，较正常肾脏小，多位于两正常肾之尾侧，位于正常肾头侧的附加肾常有独立的集合系统、血供和被膜，并伴有输尿管异位开口，B超、CT、IVP容易鉴别。

2. 单纯肾囊肿 尤其肾上极囊肿要与重复上位肾积水鉴别，IVP、CT/MRI成像显示一套集合系统和输尿管，肾盂肾盏受压变形移位。

3. 尿失禁 上位输尿管开口于尿道括约肌之外时，应与尿失禁鉴别。重复肾漏尿的同时有正常排尿。尿失禁漏尿为24小时持续流出。

4. 单侧肾不发育 肾脏代偿性增大。但静脉尿路造影、超声、CT、MRI检查均证实对侧肾缺如。

5. 肾脏肿瘤 可触及肿块，尿路造影时可见肾盂肾盏受压下移。可有腰疼及血尿；尿路造影示肾盂肾盏变形及破坏；肾动脉造影出现肿瘤血管；超声、CT、MRI检查及放射性核素肾扫描呈实质性肿块影像。

6. 肾上腺肿瘤 尿路造影时显示肾盏受压下移，但肾盂肾盏形态正常；多有肾上腺功能亢进的临床表现；血、尿实验室检查发现与肾上腺有关的激素或其代谢物含量增高；超声、CT、MRI检查，放射性核素肾上腺扫描，均显示肾上腺肿块影像。

【治疗原则】

如无症状，不需治疗。

【治疗的适应证】

1. 正常排尿之外的漏尿。

2. 有肾结石并引起疼痛及感染者。

3. 有肾盂及输尿管积水或积脓者。

4. 上位肾无功能者。

【手术治疗】

1. 术前准备详细了解患侧及对侧尿路情况并包括膀胱的形态，改善肾功能，纠正水、电解质及酸碱紊乱，控制感染。

2. 手术方案

（1）上位肾有功能者，为解除上位肾输尿管的梗阻或漏尿，可行输尿管膀胱再植。

（2）扩张积水且无功能的上位肾及重复输尿管切除。手术必须完全切除上位肾及相应的输尿管，切忌损伤下位肾、输尿管及血管神经。

【术后处理】

绝对卧床休息 2 周，密切观察出血及伤口引流情况，抗感染治疗，观察肾功能的变化。

二、蹄铁肾

【概述】

两侧肾脏的下极或上极越过中线，在腹主动脉和下腔静脉之前由峡部相互融合形成蹄铁形肾；绝大多数为下极融合，狭部可由肾实质或纤维组织组成。蹄铁肾约 400 个新生儿中有 1 个，多见于男孩。可能为胚胎早期原始肾组织块分裂停顿、发育异常所致，也可能为胚胎早期两侧肾脏的生肾组织被两侧的脐动脉挤压融合所致。肾盂受肾融合的限制，不能正常旋转，而位于肾腹侧的肾盂越过峡部前面下行，引流不畅，易发肾积水、尿路感染、结石。至少 1/3 并发其他系统畸形，如肾盂输尿管连接处梗阻、输尿管反流、隐睾等；肾血管往往也有分布畸形。

【病史】

1. 有无腹胀、腹痛、便秘，有无腰部胀痛。

2. 有无下肢水肿。

3. 有无结石、泌尿系统感染病史。

【影像学检查】

CT、MRI 检查：可发现双肾下极融合而形成的峡部，肾积水及肾结石。

【诊断】

1. 病史腰胀、腰痛、反复血尿及尿路感染病史。

2. 临床表现

（1）腰痛：为持续性钝痛。

（2）消化道症状：腹痛、腹胀、便秘等消化功能紊乱症状。活动及劳累后加重，俯卧休息后症状可减轻。系肾脏压迫腹腔神经丛或血管所致。

（3）腹部肿块：腹部脐区触及均匀实质性肿块，表面光滑，边缘不能全部触及、触之有不适感，不活动。

（4）下肢水肿：下肢可有不同程度的肿胀。系下腔静脉受压，下肢循环不良所致。

（5）反复血尿及感染病史。

3. 辅助检查

（1）腹部平片和尿路造影：有时见不透光的结石影。显示两肾下极在脊柱前融合，肾轴呈倒八字形；肾盂肾盏旋转异常，两侧肾盂位置较低、饱满，向中线靠近，肾下盏向内侧伸出。静脉尿路造影加断层摄像，则肾影像更加清晰，可见两侧肾脏之下极（或上极）在脊柱前方融合的畸形影像。可有肾积水改变。

（2）肾动脉造影：肾动脉源于髂总动脉或腹主动脉分叉处，其数目、分支均示异常。

（3）B 超检查：显示于中线融合的蹄铁状肾畸形影像。

（4）CT、MRI 检查：可见肾旋转不良，肾积水，双肾下极融合而形成的峡部，以及有无结石和肿瘤。

【鉴别诊断】

1. 孤立肾 有时可触及增大的肾脏。膀胱镜检查对侧输尿管口缺如；静脉尿路造影及断层摄片可见一侧无肾，一侧肾代偿性增大；超声检查可显示一侧肾缺如，对侧肾较正常偏大。

2. 重复肾 也可触及增长的肾脏。但女性常有漏尿史，膀胱内、后尿道、阴道和前庭部可发现输尿管异位开口；尿路造影肾影增大，可伴有重复肾盂、重复输尿管畸形。

3. 单纯性 肾囊肿可触及腰腹部肿块。但 X 线平片可见囊壁蛋壳样钙化；尿路造影肾盂肾盏受压呈半月形压迹；肾动脉造影示囊肿为无血管区，周围血管弧形移位；超声检查肾实质内液性暗区与周围界限清楚；放射性核素肾扫描示肾实质内圆形核素缺损区。CT、及 MRI 检查显示肾囊性占位改变。

4. 肾脏肿瘤 也可伴腰痛及腹部肿块，但常见无痛性肉眼血尿；尿路造影示肾盂肾盏变形及破坏；肾动脉造影可见肿瘤血管及瘤区造影剂聚积；超声、CT、MRI 检查呈肾实质肿瘤影像。

5. 肾下垂 与游走肾也可触及肾脏。但肾下垂及游走肾随体位改变而移动，触诊时易于推动；病人常有身体瘦弱、神经衰弱及消化不良等表现；变换体位进行超声检查和尿路造影检查，可见肾脏位置明显变化，故不难鉴别。

6. 腹膜后肿瘤 可触及边缘不清楚的肿块。但肿块进行性增大，全身状况差，可有精索静脉曲张等压迫症状。CT、MRI 检查可发现肿瘤的位置。

【治疗原则】

1. 如无临床症状，无须治疗。

2. 两肾无积水或结石等并发症，单纯为解除腹腰部疼痛及胃肠道症状者，可施行峡部分离或峡部切除，并将分开的两肾加以复位固定。

3. 并发肾积水或结石时，除施行上项手术外，并应行摘除结石、肾盂成形术，以利尿流通畅，避免结石复发。

4. 一侧肾有肿瘤时，可考虑分离峡部及切除有肿瘤的肾脏。

5. 如肾盂输尿管连接部梗阻，则要做离断性肾盂成形术。

6. 如膀胱输尿管反流并肾积水时，则应行输尿管膀胱再植。

三、多囊肾

【概述】

多囊肾是遗传性疾病，其病变是双肾实质有广泛的囊肿形成，系胚胎发育过程中肾小管与集合管连接不良，分泌尿液排出受阻，肾小管形成梗阻性囊肿。目前的研究认为与细胞凋亡有关。分为成人型多囊肾（常染色体显性遗传性多囊肾，ADPKD），婴儿型多囊肾（常染色体隐性遗传性多囊肾，ARPKD）。ARPKD 罕见，一般出生时为死胎，或出生后不久死亡。成人型多囊肾临床较常见，男女发病机会相等，连续几代可以出现患者，多数于 40 岁左右开始出现症状。常为双侧，可同时伴有肝、胰等囊肿及脑血管畸形。

【病史】

1. 背部或上腹部胀痛不适，以及反复上尿路感染史。

2. 有无高血压，食欲不振作、恶心、恶吐等慢性肾功能不全症状。

3. 有无多囊肾家族史。

4. 有无血尿史。

5. 有无肾结石病史。

【影像学检查】

CT 示双肾增大、有无数个大小不等充满液体的薄壁囊肿，肝脏、胰腺、脾脏有囊肿。

【诊断】

根据家族史、临床表现及辅助检查易做出诊断，并了解肾功能的情况。

【临床分型】

1. 成人型多囊肾 成人型多囊肾是常染色体显性遗传性疾病，致病基因位于 16 号染色体短臂，外显率几乎为 100%，有家族史，临床比较常见，发病率为 0.1%。男、女均可发病且机会均等，每个子代均有 50% 的机会由遗传获得致病基因，连续几代可出现患者，大多数在 40 岁左右出现症状，常为双侧性，单侧性仅占 10%，两侧病变程度不一，可同时伴有肝、脾、胰、肺等脏器囊肿及血管畸形。

2. 婴儿型多囊肾　婴儿型多囊肾常染色体隐性遗传性疾病，非常罕见，约 1.09 万新生儿中有 7 例，男女比例为 2:1，常为死胎或出生后不久死亡，只有极少数可存活至儿童期甚至成年。Blyth 于 1971 年将其分为 4 型：①胎儿型：累及 90% 的集合管，于胎儿期死亡；②新生儿期：累及 60% 的肾小管，出生后 1 个月出现症状，1 岁内死于肾衰；③婴儿型：累及 25% 的肾小管，肝脾肿大，出生后 3~6 个月出现症状，于儿童期因肾衰死亡；④少年型：以肝病为主，门静脉纤维化，10% 肾小管受累，偶尔发展至肾衰，一般于 20 岁左右死于肝脏病变并发生门静脉高压。

【鉴别诊断】

1. 双肾积水　亦表现为双腰、腹部肿块和肾功能损害，B 超、IVP、CT 可以鉴别。

2. 双肾恶性肿瘤　IVP 可误诊为多囊肾，由于肿瘤常局限于一极，不似多囊。肾的肿块广泛分布，总肾功能常无异常，B 超、CT 可以鉴别。

3. 肾错构瘤　CT 的典型表现可以鉴别，而且同时存在的结节性脑硬化亦有提示作用。

4. 多囊性肾　发育异常　不伴有肝脏病变，囊肿数目少。

【治疗原则】

对症治疗及囊肿去顶减压是治疗多囊肾的主要方法。

【治疗方案】

1. 一般治疗　对肾功能不全者予以低蛋白饮食。肾脏肿大明显者，避免剧烈运动及外伤，以防破裂。

2. 对症治疗　合并血尿、高血压、尿路感染者，做相应处理。

3. 合并上尿路结石　按结石处理原则处理；合并梗阻、感染应手术治疗。

4. 囊肿去顶减压手术　延缓病情发展，但效果不佳。

5. 反复感染 致结石并肾无功能，或肾功能严重受损伴顽固高血压等，肾切除。

6. 肾功能衰竭者 血液透析替代治疗。

7. 肾移植。

8. 门静脉高压上消化道出血应行分流术，但往往不能耐受。

四、肾盂输尿管连接部梗阻

【概述】

肾盂输尿管连接部梗阻（UPJO）是指因机械性或动力性因素妨碍肾盂尿进入输尿管，导致肾积水的一类疾病。多见于儿童，男女比例2:1，其中2/3发生在左侧。先天性因素常有连接部狭窄，连接部瓣膜、异位血管或纤维索条外在压迫，输尿管的扭曲、成角，输尿管肾盂高位连接，连接部动力性梗阻等。

【病史】

1. 腰胀腰痛 大量饮水后加重；腰痛发作时腰腹部肿块增大、尿量减少，疼痛缓解时肿块减小、尿量增多。

2. 血尿和高血压 UPJO可以出现血尿，肾功能不全症状和高血压。

3. 有无反复尿路感染，肾结石、发热等症状。

【影像学检查】

1. IVP 可见肾盂肾盏扩张，肾实质变薄，造影剂终止于连接部，输尿管不显影；患侧肾功能严重受损时不显影。

2. 逆行造影 显示肾盂输尿管连接部狭窄、肾脏积水，梗阻严重时造影剂难入肾盂。

3. CT和MRI成像 可以判断肾皮质厚度、积水程度，对梗阻定位和定性做出诊断。

4. 同位素肾图 可表现为梗阻型曲线，并了解对侧肾功能。

【诊断】

根据病史和临床表现及辅助检查可以得出诊断，并了解肾功能情况。

【鉴别诊断】

1. 输尿管上段透 X 线结石　有肾绞痛和血尿病史，静脉肾盂造影和逆行造影可见局部充盈缺损，B 超可见强回声伴声影。

2. 腔静脉后输尿管　狭窄段多在 L3 水平，输尿管向中线移，输尿管逆行插管和腔静脉插管造影可见两者在狭窄处交叉。CT、MRI 可显示梗阻部位，输尿管与腔静脉的解剖关系。

【治疗原则和方案】

1. 对轻度肾盂肾盏扩张积水的新生儿，可动态观察，如积水加重则手术处理。

2. 患者有明显积水，结石、反复感染、肾功能损害时均应及早手术。

3. 手术方式　开放 Anderson Hynes 肾盂成形术，腔内钬激光内切开手术，腹腔镜下肾盂输尿管成形手术，成形后应留置支架管。

4. 肾功能严重受损者　行患侧肾切除。

第二节　肾盂肾炎

【概述】

肾盂肾炎是常见病，女性多于男性，有两种感染途径：①血行性感染：细菌由血流到肾小管，从肾小管蔓延到肾盂；②上行性感染：细菌可由输尿管进入肾盂，再侵入肾实质。由于感染途径不同，因此炎症首发部位不一样，但肾实质和肾盂先后都发生炎性病变。所以，临床上均称为肾盂肾炎，而单纯性肾盂肾炎，实属罕见。肾盂肾炎有急性和慢性两种。

一、急性肾盂肾炎

【病史】

1. 起病快慢，是否有畏寒、高热、头胀、头痛、寒战、恶心、呕吐。

2. 局部症状如腰部酸痛等。

3. 全身症状如脓毒性症候和胃肠道症状等。

4. 膀胱刺激症状，尿频、尿急、尿痛和血尿等。

【影像学检查】

1. X 线检查 腹部平片在急性肾盂肾炎时，有时可明确肾盂及输尿管内有无可疑的尿路结石阴影。静脉尿路造影可发现肾盏显影延缓和肾盂显影减弱。有时可见输尿管上段和肾盂轻度扩张，这并非由于梗阻，而是细菌内毒素麻痹了集合系统的缘故。在急性肾脏感染期间忌施逆行性尿路造影，以免炎症扩散。

2. CT 扫描 肾区 CT 平扫和增强扫描，患侧肾外形肿大并可见楔形强化降低区，从集合系统向肾包膜放散。

3. B 型超声检查 显示肾皮质髓质界限不清，并有比正常回声偏低的区域。

【诊断】

1. 病史及临床表现 血行性急性肾盂肾炎。起病快而急，有畏寒、高热、体温升高达 39~40℃，头胀、头痛、寒战、恶心、呕吐和腰部酸痛等。上行性急性肾盂肾炎有明显膀胱刺激症状，尿频、尿急、尿痛和血尿，患侧腰部疼痛，同时可有突然发生的脓毒性症候和胃肠道症状，患侧肾区肌肉强直，脊肋角有明显叩痛。

2. 辅助检查 血常规、尿常规、X 线检查、CT 扫描和 B 型超声检查，均可提供诊断依据。

【鉴别诊断】

急性肾盂肾炎需和下列疾病鉴别：急性膀胱炎时病人无发热，全身状态良好，疼痛不在腰部而在下腹部；急性肾盂肾炎与肾皮质化脓性感染或肾周围炎的区别，在于后两种情况虽都有全身症状和肾区肿胀或疼痛，但无膀胱刺激症状，尿中也不含脓细胞，肾周围炎或脓肿，出现患侧髋关节屈曲，脊柱弯向患侧；胰腺炎引起的腰部疼痛可与急性肾盂肾炎混淆，但胰腺炎病人，血清淀粉酶升高，尿中不含脓细胞；肺底部肺炎刺激胸膜引起肋缘下疼痛，与急性肾盂肾炎的区别可予以胸部透视明确诊断；急性阑尾炎和急性胆囊炎时疼痛在腹部，伴有右上或右下腹部肌肉紧张和反跳痛，尿中无脓细胞。

【治疗原则】

急性肾盂肾炎的治疗主要为非手术治疗，包括全身支持治疗和抗菌药物治疗。

【治疗方案】

1. 全身支持治疗　急性肾盂肾炎患者有高热，需卧床休息，给予足够营养，补充液体，保持体内水电解质平衡，应维持尿量每日在 1500 mL 以上，以促进内毒素排出，若患者有恶心、呕吐时，则可采用静脉输液，加强护理。膀胱刺激症状明显者，可给予解痉药物如盐酸黄酮哌酯。

2. 抗菌药物治疗　首先收集尿液做尿沉渣涂片、细菌培养和抗生素敏感试验。急性肾盂肾炎病情较急，需要及时处理，在细菌培养尚未明确前，根据尿涂片染色结果，采用肾毒性小的广谱抗生素予以治疗，如为革兰阳性球菌，可选用万古霉素；革兰阴性杆菌，可选用头孢菌素、广谱青霉素、氨基糖苷类抗生素或者给予复方新诺明、喹诺酮类合成药物。当全身症状消失，可改用口服抗菌药物，治疗至少要维持 2 周。若治疗后症状未好转，则应考虑并发肾内或肾周围脓肿，需行 B 型超声或者 CT 检查，以明确炎症发展情况。根据尿液细菌培养结果和对抗生素敏感情况，选用有效抗菌药物。病情较重者，可以几种抗菌药物联合应用。有的病人在治疗过程中，原发细菌经治疗后消失，但又产生一种新的细菌，或者细菌本身发生突变，对正在应用的抗菌药物产生耐药性，所以需反复进行细菌培养及药物敏感试验，根据检查结果，重新调整抗菌药物。如抗菌药物治疗效果不佳，要排除有无泌尿系梗阻。

抗菌药物的使用，应持续到体温正常，全身症状消失，细菌培养阴性后 2 周。因为约有 50% 的患者菌尿复发，又需要进行 4 ~ 6 周治疗方可治愈。大多数上尿路感染的复发是由于治疗不彻底，所以有人主张行 CT 扫描，观察病灶吸收情况，监测治疗效果。

伴有肾功能不良者，应使用对肾脏毒性小的抗生素，氨基糖苷类抗生素对肾脏有毒性反应，要慎重使用。

二、慢性肾盂肾炎

【病史】

1. 有无急性尿路感染或经尿道器械检查的病史。

2. 局部症状如腰部酸痛等。

3. 有无畏寒、发热、高血压，面部、眼睑等处水肿，恶心、呕吐和贫血等尿毒症症状。

4. 膀胱刺激症状，尿频、尿急、尿痛和血尿等。

【影像学检查】

1. X 线检查　腹部平片可显示一侧或双侧肾脏较正常为小，同时发现有无尿路结石存在。静脉尿路造影可见肾盏扩张，肾实质变薄，有时显影较差，输尿管扩张。逆行肾盂造影能显示上述变化。如行膀胱排尿期造影，部分病人中可显示膀胱输尿管反流。

2. 膀胱镜检查　可能发现在患侧输尿管口有炎症变化，输尿管插管受阻，静脉注射靛胭脂证实患肾功能减弱。

3. 放射性核素扫描　可测定患肾功能损害，显示患肾较正常小。动态扫描还可查出膀胱输尿管反流。

【诊断】

1. 病史及临床表现　慢性肾盂肾炎的临床表现根据。肾实质损坏和肾功能减弱的程度而有所不同，而肾脏变化是进行性的。当炎症在静止期，症状不明显，但有持续菌尿，常有肾区轻微不适感，或伴有轻度膀胱刺激症状。当出现反复发作的急性炎症时，可伴有肾区疼痛、畏寒、发热和膀胱刺激症状。如果侵犯双侧肾脏，可表现为慢性肾功能衰竭，患者有高血压，面部、眼睑等处水肿，恶心、呕吐和贫血等尿毒症症状。

2. 辅助检查　血常规、尿常规、血 BUN 和 Cr、X 线检查、膀胱镜检查和放射性核素扫描，均可提供诊断依据。

【鉴别诊断】

1. 与下尿路感染相鉴别，因为上、下尿路感染的处理和预后不同。上、下尿路感染的定位方法：

（1）输尿管导尿法（Stamney 试验）：通过输尿管导尿收集尿液标本作培养，表明感染部位是一侧肾或双侧肾。

（2）膀胱冲洗试验（Fairley 试验）：将导尿管插入膀胱，行尿液培养计数，然后注入 0.2% 新霉素 100 mL，20 分钟后排空膀胱，再用 2 000 mL 无菌生理盐水反复冲洗，以后每 10 分钟收集尿 1 次，行尿培养及细菌计数，共计 3 次。经冲洗后，尿培养无细菌生长，说明为膀胱炎；3 次尿细菌培养为阳性，而每次菌落计数逐渐上升，说明为肾盂肾炎。此试验在成人中敏感性至少为 90%，在儿童中其可靠性较差。

2. 泌尿系结核　临床症状有相似之处。在结核患者中，尿浓缩行抗酸染色涂片，可发现结核杆菌，尿结核菌培养可确诊。静脉尿路造影可发现典型的一侧肾肾小盏边缘如虫蚀状，有时出现空洞和钙化，可伴有输尿管僵硬及多段狭窄。

3. 黄色肉芽肿性肾盂肾炎　较少见，尿培养多呈阴性，一般为单侧，肾功能明显受损或丧失，常伴有肾结石和上尿路狭窄。CT 肾区扫描显示低密度区，因含有大量脂质的泡沫细胞，所以 CT 值为负值，血管造影可鉴别感染与新生物。

【治疗原则】

慢性肾盂肾炎的治疗，应采用综合措施，包括全身支持疗法、抗菌药物治疗、彻底控制和清除体内感染病灶和外科治疗解除梗阻。

【治疗方案】

1. 全身支持疗法 注意适当休息，增进营养和纠正贫血，中医中药治疗等以促进全身情况的改善，每日需要足够的液体摄入。

2. 加强抗菌药物治疗 抗菌药物治疗在慢性期间具有非常重要的意义，

需要达到彻底地控制. 菌尿和反复发作的目的。所以抗菌药的选择，应根据尿液细菌培养和抗菌药敏感试验结果，选用最有效和毒性小的抗生素。抗菌药物的应用至少 2~3 周，还需要继续长期应用小剂量口服抗菌药来抑制细菌生长。有时需维持几个月以上。治疗期间需反复检查尿液中的白细胞和细菌培养。对妊娠妇女患有. 肾盂肾炎者，急性发作时需用毒性较小的抗生素，有效地控制感染后，尚需继续应用到产后几周。

3. 彻底控制和清除体内感染病灶　慢性前列腺炎、盆腔炎和尿道炎等感染病灶需控制和清除。

4. 外科治疗　及时纠正引起感染的原发病变，如尿路梗阻、结石、畸形和膀胱输尿管反流等。

第三节　尿道炎

【概述】

尿道炎多见于女性。临床上可分为急性和慢性两类。致病菌以大肠杆菌属、链球菌和葡萄球菌最为常见。尿道炎常因尿道口或尿道内梗阻所引起，如包茎、后尿道瓣膜、尿道狭窄、尿道内结石和肿瘤等，或因邻近器官的炎症蔓延到尿道，如前列腺精囊炎、阴道炎和子宫颈炎等；有时可因机械或化学性刺激引起尿道炎，如器械检查和留置导尿管等。

【病史】

1. 排尿症状，是否有排尿费力的病史，夜尿次数，下尿路梗阻情况。

2. 是否为新婚女性，或有经尿道器械检查的病史。

【诊断】

1. 病史及临床表现　急性尿道炎在男性病人中的主要症状是有较多尿道分泌物，开始为黏液性，逐渐变为脓性，在女性病人中尿道分泌物少见。无论男女，排尿时尿道均有烧灼痛、尿频和尿急，尿液检查有脓细胞和红细胞。慢性尿道炎尿道分泌物逐渐减少，或者仅在清晨第一次排尿时，可见在尿道口附有少量浆液性分泌物。排尿刺激症状已不像急性期显著，部分患者可无症状。

2. 辅助检查　尿道分泌物行涂片染色检查或细菌培养、尿三杯试验及尿道膀胱镜检查，均可提供诊断依据。

【临床类型】

根据起病的情况临床上可分为急性尿道炎和慢性尿道炎。

【鉴别诊断】

1. 淋病性尿道炎　淋病性尿道炎是一种特异性感染的性病，尿道有脓性分泌物，脓液涂片染色检查可见在分叶核粒细胞内有革兰阴件双球菌。

2. 滴虫性尿道炎　女性容易在阴道内找到滴虫，而在男性不易找到滴虫，常需在包皮下、尿道口分泌物、前列腺液以及尿液中检查有无滴虫，做出诊断。

3. Reiter 综合征　除尿道炎外，同时有结膜炎和关节炎。

【治疗原则和方案】

急性尿道炎采用抗菌药治疗，近来喹诺酮类与磺胺药物联合应用，临床效果满意。全身治疗应注意休息，补充足够液体；在急性期间，短期内避免性生活，否则会延长病程；慢性期间，若尿道外口或尿道内有狭窄，应做尿道扩张术。

第四节　睾丸、附睾炎

【概述】

附睾与睾丸炎症有时为单个器官，有时则为二者同时受累。因此，在泌尿外科临床工作中，由于两个器官炎症累及程度的多寡而分为附睾炎、睾丸炎或附睾睾丸炎。有单侧性或双侧性，急性或慢性炎症的分类。

一、附睾炎

【病史】

1. 有无扁桃体炎、牙齿感染或全身感染（肺炎、感冒等）病史。

2. 有无前列腺炎、尿道炎及下尿道梗阻病史。

3. 有无经尿道器械检查及留置导尿管的病史。

4. 局部疼痛症状，起病缓急等。

【影像学检查】

Doppler 超声检查：超声检查可显示阴囊内容物的解剖影像。可将附睾与睾丸肿胀及炎症范围显示出来，并能与急性睾丸扭转鉴别。

【诊断】

1. 病史及临床表现　不少病人起病突然，发病数小时后形成急性炎症，附睾有局限疼痛与压痛，可放射至腹股沟区及腰部。附睾肿胀进展较快，可在 3～4 小时内使附睾体积成倍增大。此时体温可达 40℃，亦可出现膀胱炎、前列腺炎症状。慢性附睾炎除了在急性发作时有症状外常无特异症状。

2. 辅助检查　血液分析、尿液分析、尿培养及 Doppler 超声检查均可提供诊断依据。

【临床类型】

根据起病情况和临床表现，分为急性和慢性附睾炎。

【鉴别诊断】

1. 结核性附睾炎　很少有疼痛及体温升高，附睾在触诊时可与睾丸分清。输精管呈串珠状。前列腺高低不平，同时精囊增厚。尿液与前列腺液培养可找到结核杆菌。多数结核性附睾炎患者有泌尿系结核病史。

2. 睾丸肿瘤　睾丸肿瘤是一个无痛肿块，有时在肿瘤内有急性出血，可使睾丸附睾发生疼痛。触诊时可将睾丸肿块与正常附睾相区别。前列腺液及尿液分析时均正常。阴囊超声图像有助于鉴别诊断。如诊断不能肯定时应行手术探查。

3. 精索扭转　常见于青春期前儿童，有时亦见于年轻成人。30 岁以上男性附睾炎多见，扭转较少见。扭转早期附睾可在睾丸前侧扪及，睾丸常向上收缩。后期，附睾及睾丸均增大，并有压痛、Prehu 征（阴囊抬高到耻骨联合处如附睾炎则疼痛可减轻，如为扭转则疼痛加剧）阳性。可用 Doppler 血流图或核素扫描来确定附睾炎。有疑问时，必须不失时机地进行手术探查。

4. 附睾、睾丸附件扭转　见于青春期前男孩。早期附件扭转后发生局限疼痛及肿胀。一旦进入后期即不能区别附睾炎或精索扭转。此时早期外科探查是必需的。

5. 睾丸附睾损伤　不易与急性附睾炎区别。但有损伤史、而无脓尿及不正常尿道分泌物，可以帮助鉴别。

6. 流行性腮腺炎引起的附睾睾丸炎　常伴有腮腺炎，无尿路症状，尿液分析无大量白细胞及细菌。

【治疗原则】

附睾炎首选内科治疗，绝大部分附睾炎经内科治疗可治愈，少数形成附睾脓肿需手术治疗。

【术前准备】

1. 手术前需灌肠 1～2 次，排空肠道。

2. 术前应给予广谱抗生素。

【治疗方案】

1. 内科治疗　由于附睾炎的病因是细菌性感染所致，所以应采用药物治疗。非特异性附睾炎的致病菌常由肠道细菌或绿脓杆菌引起，多见于中老年男性。抗菌药物的选择应按细菌培养及抗菌药物敏感试验来决定。如对复方新诺明（SMZ 800 mg，TMP 160 mg）敏感，应每日口服 2 次共 4 周，特别是伴有细菌性前列腺炎者更为有效。均应对这些病人的泌尿生殖道进行检查。

2. 其他一般支持疗法　在急性附睾炎期间应卧床休息。托起阴囊，可以减轻疼痛。如附睾疼痛较重，可用 1% 利多卡因 20 mL 由睾丸上端处精索行局部封闭，减轻不适，亦可用口服止痛及退热药。在早期可局部冰敷，防止肿胀；晚期可用热敷，加速炎症消退，减轻病人不适。有时应用消炎痛亦可减轻症状。

急性期间避免性生活、体力活动，因二者均可加重感染和症状。

3. 外科治疗 绝大多数急性附睾炎经药物治疗后自行消退，但有 3% ~ 9% 病例在急性期发生脓肿而需行引流术。少数急性附睾炎（1%）发展为睾丸梗死而行睾丸切除。有人主张对不能控制的急性附睾睾丸炎进行手术探查，如没有累及睾丸可仅做附睾切除。

4. 当慢性附睾炎有急性发作时，应当用适当的抗菌药物，但附睾的瘢痕往往阻碍抗生素进入附睾组织。反复发作来源于尿路炎症的慢性附睾炎，可行同侧输精管结扎，或附睾及附着的输精管切除。并应同时处理尿路感染及下尿路梗阻。

【术后处理】

术后可取卧位休息，应用敏感抗生素，预防切口感染。

二、急性睾丸炎

【概述】

急性睾丸炎分为特异性和非特异性两类，本节仅叙述急性非特异性睾丸炎。急性非特异性睾丸炎多发生在尿道炎、膀胱炎、前列腺炎、前列腺增生切除术后及长期留置导尿管的患者。感染经淋巴或输精管扩散至附睾引起附睾睾丸炎，常见致病菌为大肠杆菌、变形杆菌、葡萄球菌、肠球菌及绿脓杆菌等。细菌也可经血行播散到睾丸，引起单纯的睾丸炎，但睾丸血运丰富，对感染有较强的抵抗力，故这种情况较少见。

【病史】

1. 有无经尿道器械检查或长期留置导尿管的病史。

2. 有无邻近组织炎症如尿道炎、膀胱炎、前列腺炎的病史。

3. 局部症状。

【影像学检查】

Doppler 超声检查：超声检查可显示阴囊内容物的解剖影像。可将附睾与睾丸肿胀及炎症范围显示出来，亦可与睾丸扭转鉴别。

【诊断】

主要根据病史，临床表现和体格检查做出诊断。患者高热、寒战、睾丸疼痛并向腹股沟处放射，常有恶心、呕吐、阴囊皮肤发红、水肿、睾丸肿大，常伴有鞘膜积液。

【鉴别诊断】

1. 急性腮腺炎睾丸炎 一般在腮腺炎发生后 3～4 日出现。无排尿症状，血白细胞增高。尿液分析一般正常，有时有蛋白或镜下血尿。急性期可在尿液内发现腮腺炎病毒。抗菌药物治疗无效。

2. 急性附睾炎 在发病早期睾丸和附睾界限清楚时附睾炎较易与睾丸炎区别。至后期时睾丸已有被动充血，不易与附睾炎鉴别。

3. 还需和精索扭转、睾丸及附睾附件扭转及嵌顿斜疝相鉴别，Doppler超声检查有助于鉴别诊断。

【治疗原则和方案】

主要用药物治疗，卧床休息，托高阴囊，局部可用冷敷或热敷以减轻症状，由于抗生素的早期应用，化脓性睾丸炎及睾丸脓肿已较少见。

急性非特异性睾丸炎实际上多为附睾睾丸炎，故治疗与急性 NN～tN，在药物控制下，必要时可将附睾切除，继发的睾丸感染可逐步恢复。睾丸炎治愈后，由于纤维化及细精管的损害，可引起睾丸萎缩。

因长期尿道内留置导尿管而引起睾丸炎者，应尽早将导尿管除去。

第五节　泌尿系统结核

【概述】

泌尿系统结核是成年人的疾病，多发生于 20～40 岁的青壮年，男性多丁女性，幼年及老年患者较少见。

泌尿系统结核（tuberculous of the urinary tract）作为泌尿系统的一种特异性感染疾病，为全身结核病的一部分。原发灶大多在肺和骨关节系统，结核杆菌经血行播散至肾皮质。最初累及双肾，在肾内形成结核结节（TB focus），病灶进一步发展可累及肾髓质并穿破至肾盏和肾盂，引起临床症状，演变为临床肾结核。不及早治疗可侵犯输尿管、膀胱、尿道和生殖系统。其病理发展过程分为两个阶段。第一阶段：结核杆菌→肾皮质毛细血管丛→结核结节→易自行愈合，临床上常不出现症状，故称为病理型肾结核，多为双侧（约90%）。第二阶段：结核杆菌经肾小球达肾小管→停留肾髓质（肾小管袢）→结核病灶→肾小管、淋巴管直达肾乳头→肾盏肾盂→出现症状，称为临床型肾结核，多为单侧，从病理型过渡到临床型需要 5 年。临床肾结核为进行性疾病，不经治疗不能自愈。

【病史】

1. 尿频、尿急、尿痛 即为膀胱刺激征，最初症状为尿频，夜尿较为明显，排尿次数逐渐增多，并伴尿急、尿痛，并逐渐加重。为结核性膀胱炎所致。

2. 血尿 多出现在膀胱刺激症状之后，部分患者血尿为最初症状。来源多为膀胱，也可为肾脏。临床表现以终末血尿居多，少数为全程血尿。

3. 脓尿 严重者呈米汤样，显微镜下可见大量脓细胞。部分患者为脓血尿。

4. 肾脏局部症状 一般不明显，可有局部隐痛不适。当血尿严重伴血凝块时，可出现肾绞痛。

5. 全身症状 肾结核破坏严重时，可出现消瘦、乏力、发热、盗汗等全身症状。

6. 有无全身其他器官及系统结核病灶病史。

【影像学检查】

1. 尿路造影 静脉尿路造影或逆行尿路造影显示肾盏破坏如虫蚀样，广泛破坏呈脓腔后集合系统云雾样改变；输尿管僵硬或节段性狭窄如串珠样改变；膀胱壁毛糙，容量减少，甚至挛缩如乒乓球大小。严重时患肾不显影，对侧肾脏及输尿管扩张积水。

2. B超 一般无特殊意义，对诊断无实用价值。

3. CT 可见肾集合系统结构紊乱，肾盏破坏、实质空洞形成、钙化，肾盂输尿管壁增厚，膀胱壁增厚、挛缩，对侧'肾及输尿管积水扩张。

4. 尿沉渣检查 尿沉渣抗酸染色及结核菌培养对诊断有决定意义。常规连续3天留晨尿送检。

5. 膀胱镜检查 了解膀胱容量，有无粟粒样结核结节和结核性溃疡。此检查应严格掌握适应证，对于挛缩膀胱患者禁用。

6. 诊断性治疗 对临床疑似病例，可试行抗结核药物治疗，观察症状有无好转。

【诊断】

1. 病史 肾结核的典型症状不在肾脏而在膀胱，进行性发展的膀胱刺激症状是泌尿系结核的典型症状，而且普通抗生素效果不佳。因此，需详细询问病史，确切了解发病及诊疗经过。部分病人还能发现肺部及骨关节部位结核病灶。

2. 临床表现 肾区体征不明显，膀胱区可有压痛，男性生殖系统可有结核体征。晚期病人会有消瘦、慢性病容等，肾功能不全者有尿毒症临床表现。

3. 辅助检查 尿中发现结核杆菌，影像学检查（尿路造影、CT等）对此病具有确诊意义。

【临床类型】

1. 单纯肾结核 病变累及一侧上尿路，结核性膀胱炎，对侧上尿路无受累。

2. 肾自截 一侧肾结核，结核性输尿管狭窄闭锁后，结核菌不能通过尿液到达膀胱，膀胱刺激症状有所缓解。患者多以为好转，其实病情在进展，形成结核性脓肾。

3. 晚期肾结核 是泌尿系结核发展的最终结局，表现为一侧肾结核无功能、挛缩膀胱、对侧。肾积水，慢性肾功能不全、尿毒症。

4. 双肾结核 双侧肾结核临床较少见，约占10%。

【鉴别诊断】

1. 泌尿系非特异性感染 亦可出现慢性膀胱炎症状，多见于女性，短期内可缓解，但反复发作，症状时轻时重，尿中可培养出化脓性细菌，影像学检查无特异性改变。而结核的症状进行性进展，常规抗炎治疗效果不明显。

2. 间质性膀胱炎 临床表现亦为进行性膀胱刺激症状，晚期亦可瘢痕挛缩。尿路造影肾脏无破坏，尿培养阴性，膀胱镜检＋活检可明确诊断。

3. 泌尿系结石 常有肾绞痛、肾区胀痛不适，影像学检查见高密度影位于泌尿腔道内。而结核的钙化灶位于肾实质。

4. 膀胱肿瘤 无痛性全程肉眼血尿为常见症状，B 超、IVP、CT 等可发现膀胱内实质性肿块，膀胱镜能证实。

【治疗原则】

泌尿系结核不能自愈，未经治疗死亡率较高。抗结核药物联合手术是治疗泌尿系结核的首选。对于病灶局限的早期肾结核患者，可考虑单纯药物治疗。

【治疗方案】

1. 非手术治疗 结核易产生耐药，抗结核需联合用药，常规为杀菌药物联合抑菌药物，疗程6~12个月。推荐方案：雷米封0.3 g Qd、利福平0.45 g Qd、乙胺丁醇0.75 g Qd。同时监测肝功能，护肝治疗。

2. 手术治疗 其目的为清除病灶、保护患者肾功能。

（1）肾切除中适应证：①肾结核广泛破坏；②患肾无功能；③肾结核伴同侧。肾盂输尿管梗阻；④合并大出血；⑤药物治疗效果不佳者。以往以开放手术为主，目前腹腔镜肾切除的应用日益广泛。

（2）肾部分切及病灶清除术：病灶局限或对孤肾患者可考虑此法。

（3）肾结核相对稳定而输尿管末端狭窄，可考虑输尿管膀胱再植术。

（4）晚期肾结核的治疗：一侧肾结核、挛缩膀胱、并对侧。肾积水时，应行患肾切除、肠扩大膀胱术。若患者肾功能不全或继发感染，需先行对侧肾脏开放肾造瘘或经皮肾穿刺造瘘。

3. 术后处理

（1）一般处理：抗炎、补液、止血、监测生命体征；继续抗结核治疗：肠道未通气前雷米封 0.3 g iv gtt Qd，通气后口服抗结核药物，仍应联合用药。

（2）并发症处理

1）血管损伤：下腔静脉损伤最为常见。发生损伤时，用"沙氏"钳夹闭裂口，用血管缝线连续或"8"字缝闭此裂口。腹腔镜操作时，可试行腔镜下缝合，若有困难，应及时中转开放手术止血。

2）切口感染：结核患者切口愈合较慢，易发生感染，因此要加强抗炎。一旦感染应充分引流，加强换药，局部炎症消退后，可考虑二期缝合。

3）继发出血：绝对卧床，应用止血药，若继发大出血保守治疗无效，应急诊手术探查止血。

4）肠道损伤：术中误伤肠道或肾结核侵犯到肠道，术后可出现肠瘘。轻者可禁食、留置胃管及肛管胃肠减压，无效者需行肠造瘘术。

5）吻合口漏尿及狭窄：保证引流管通畅，通常瘘口可自行愈合。若出现吻合口狭窄，需上尿路造口引流，待局部瘢痕稳定后再次手术切除狭窄段。

第六节　尿道梗阻

引起尿道梗阻的原因很多，常见的有结石，狭窄，尿道瓣膜，肿瘤等。本节主要讨论尿道狭窄。

尿道狭窄分为三类：①创伤性尿道狭窄　尿道任何部位的损伤，无论致伤原因或损伤程度如何，在创伤愈合的过程中，均会产生瘢痕，都有发生尿道狭窄的可能性。实际上是尿道创伤的后期并发症。也是泌尿外科临床最常见的后天性尿道狭窄。随尿道内器械操作增多，医源性尿道狭窄也有明显增加。②炎症性尿道狭窄是由特异性或非特异性尿道感染所致。特异性感染以淋病性尿道狭窄最常见，结核性狭窄较少。非特异性感染中，因包茎、包皮过长，包皮阴茎头炎症反复发作所致的尿道外口及阴茎部尿道狭窄较为常见。尿道结石嵌顿后，及留置导尿管不当亦可致炎症性狭窄。这类尿道狭窄可发生于尿道任何部位，但多见于海绵体部尿道，特别是阴茎阴囊交界处，治疗结果不理想。③先天性尿道狭窄如先天性尿道外口狭窄、精阜肥大、尿道管腔先天性缩窄等。系先天性畸形或发育障碍所致。

【病史】

1. 排尿困难 排尿困难是尿道狭窄最主要的表现，轻度排尿困难表现为尿线变细，排尿时间延长，严重者尿成滴沥状，甚至尿潴留。其程度与狭窄的严重程度相关。

2. 膀胱激惹 主要表现为尿急、尿频、尿不尽。

3. 并发症表现 尿道狭窄常并发尿道周围感染、上尿路感染和生殖系感染。

4. 注意有无外伤史，尿路器械操作及感染史。

【影像学检查】

1. 尿道造影 尿道造影检查能更清晰和确切地显示狭窄部位、程度、长度和各种并发症。对于不严重的前尿道狭窄，逆行尿道造影多可满足诊断需要。但严重者，造影剂不能通过狭窄部位，很难确定狭窄长度，尤其是后尿道狭窄，造影剂通过外括约肌时，有时呈细线状，有时根本不能通过，常误认为该处有狭窄。为使狭窄近端尿道充盈，应行排尿时膀胱尿道造影。两种造影方法同时使用，能为治疗提供更满意的信息。

2. B超 了解泌尿系统有无继发病变，如上尿路积水、结石等。

3. 探查尿道 尿道探子检查可了解尿道狭窄的部位，程度和长度等信息。探查尿道时宜从大号开始，逐渐换小，有耻骨上膀胱造瘘者可行尿道探子会师检查，并可利用骨盆摄片测定两个探子间的距离，确定狭窄长度及部位。

4. 尿道膀胱镜检查　能明确病变情况，并可进行必要的腔内处理。但大多数病人因瘢痕坚硬，在未处理尿道狭窄前很难置入内腔镜，亦有出血或造成假道的危险。疑有上尿路病变者，宜用尿路造影检查。

【诊断】

1. 病史　有无尿道外伤，感染史或医疗器械操作病史。

2. 临床表现　主要表现为逐渐加重的排尿困难。

3. 辅助检查　尿道造影能明确诊断，并能了解狭窄的部位和程度。

【临床类型】

1. 前尿道狭窄　以尿道外口狭窄和球部狭窄最常见，前者多为炎性狭窄，后者常见于骑跨伤后。

2. 后尿道狭窄　以后尿道损伤后狭窄为主，还有膀胱颈狭窄，多见于前列腺术后。

3. 先天性狭窄　尿道上裂或下裂的尿道外口也常较正常为狭窄。前后尿道瓣膜也是小儿尿道狭窄的常见原因。

【鉴别诊断】

1. 神经源性膀胱功能障碍　有时以排尿困难为主要表现，但尿道没有器质性狭窄，插管顺利，尿动力学检查可以明确诊断。

2. 前列腺增生　只见于老年男性，病情发展缓慢，肛查、B超、导尿检查可以排除狭窄。

【治疗原则】

尿道狭窄病因病理复杂多变，目前尚无单一的治疗方法，只能根据不同情况和医师的经验，因人而异，采用不同的治疗方案。对于并发尿道周围感染、各种尿瘘者，应先行膀胱造瘘，使炎症消退后再施行尿道修复手术。合并尿道直肠瘘者，应先行结肠造瘘，再择期行尿道修复手术。

【治疗方案】

1. 非手术治疗　非手术治疗主要依赖于尿道扩张。尿道扩张不宜在尿道有急性炎症时进行，并应在良好麻醉和严格无菌条件下进行。扩张忌用暴力。扩张必须逐渐从小号探杆依次递增大一号探杆，切忌急躁。过快的扩张易导致尿道管壁裂伤，继之瘢痕形成而加重狭窄。一般男性扩张到 F24 为宜。每次尿道扩张后，尿道充血、水肿，经 2～3 日才告消退，故不宜在 4 日内连续扩张。两次的间隔时间一般从 1 周左右开始，逐渐延长。这是传统而实用的方法，大多狭窄较轻患者经尿道扩张术多可奏效。

2. 手术治疗　尿道狭窄手术是一种较困难的手术。术前必须充分准备，手术方案必须确切设计。术后再狭窄、尿瘘形成、阳痿、尿失禁等是较常见的并发症。

（1）尿道外口切开术：适用于尿道外口狭窄，手术简单，疗效肯定，有时门诊亦可进行。

（2）腔内手术：由于技术的进步，腔内手术已不局限于窥镜下经尿道冷刀内切开，还可辅以电切或电灼。内窥镜下液电冲击波及激光治疗亦有多方报道。腔内治疗对单纯性尿道狭窄疗效肯定，但对复杂性尿道狭窄的远期疗效欠佳。

（3）尿道对端吻合术：尿道对端吻合已有几十年历史。至今仍被国内外广泛采用。手术治疗要点：①彻底切除尿道周围瘢痕组织和狭窄段尿道；②正常的尿道黏膜对位吻合；③吻合口无张力。

（4）尿道套入术：手术要点是切除狭窄段尿道及周围瘢痕组织后，将近端尿道切开，远端尿道充分游离，直达球部尿道，将一导管插入远端尿道内 5.0 cm，并用肠线将远端尿道缝合固定于导尿管上，导尿管的另一端，经尿道近端插入膀胱内，再经膀胱拉出，固定于腹壁上，借导尿管的牵引作用，使远端尿道套入近端尿道上，以重建尿道的连续性。儿童尿道狭窄不宜采用此法。

（5）尿道成形术：对于复杂性尿道狭窄，特别是长段狭窄，其他方法不能奏效者，可选择各种尿道成形术，广泛彻底切除瘢痕，缺损的尿道可用尿道自身、阴茎皮肤或阴囊皮肤成形，或用带蒂皮瓣、膀胱黏膜、羊膜等组织移植以代替尿道。

【病程观察】

（一）一般处理

抗炎、补液、止血、监测生命体征。

（二）保持尿路引流通畅

尿道支架管一般放置 1~2 周即可拔除，复杂的后尿道适当延长至 3~4 周。

（三）并发症处理

1. 切口感染　会阴部切口容易发生感染，术前要做好肠道准备，术后加强抗炎。一旦感染，应加强换药，通畅引流，局部炎症消退后，可考虑二期缝合。

2. 再发狭窄　是术后最常见的并发症，可以早期尿道扩张预防，部分病人也能通过尿道扩张治愈，多数需要再次手术。

3. 瘘尿　多为吻合不满意，局部感染所致。必须尿流转向，再次手术修补。

4. 阳痿　后尿道损伤的病人部分术前即有性功能障碍，术中可能损伤神经致器质性阳痿。

5. 直肠损伤　只见于后尿道，术中切除瘢痕时误伤直肠。需行结肠造瘘术，直肠修补。

第七节　膀胱阴道瘘

【概述】

膀胱阴道瘘是指膀胱与阴道之间形成异常通道，尿液自阴道漏出。常由难产及妇科手术引起。加强妊妇保健，正确处理分娩，提高手术质量，膀胱阴道瘘是可以避免的。

【病史】

1. 难产或妇科手术史。

2. 漏尿　尿液不时地由阴道内流出。膀胱阴道瘘瘘孔位于尿道内口及（或）以上者，如瘘孔较大，尿液全部由阴道内漏出，而患者完全不能排尿。若瘘孔较小，而瘘孔周围有肉芽形成瓣状，患者往往能控制一部分尿液，当膀胱过度充盈时，始有溢尿现象。高位膀胱阴道瘘平卧时漏尿，站立时可暂无漏尿。

3. 感染外阴部、臀部、大腿内侧皮肤，由于长期受尿液的浸渍，发生不同程度的皮炎、皮疹和湿疹，造成局部刺痒与灼痛。如被搔破，则可引起继发感染，形成疖肿。尿瘘患者有时可有不同程度的泌尿系感染症状。

4. 闭经可能由于精神创伤，10%～15% 的尿瘘患者可有继发性闭经或月经稀少。

【诊断】

根据难产史及妇科手术史后继发漏尿，诊断无困难；重要的是了解瘘口大小、与膀胱颈及输尿管口的关系，以及有无输尿管狭窄和继发性膀胱结石。

【临床类型】

1. 妇科损伤难产产程过长时膀胱和阴道的过度受压损伤而导致膀胱阴道瘘，多见于发展中国家。

2. 外科手术损伤多见于妇科手术。

3. 放射性损伤多见于妇科恶性肿瘤放射治疗后。

4. 盆腔恶性肿瘤晚期盆腔恶性肿瘤侵蚀膀胱和阴道时，常产生自发性瘘管，造成膀胱阴道瘘。盆腔肿瘤术后放射者，更易发生膀胱阴道瘘。

【鉴别诊断】

因为膀胱阴道瘘可同时合并输尿管阴道瘘，而输尿管阴道瘘又是盆腔手术后漏尿的第二位原因，所以应在治疗前鉴别。膀胱内灌注亚甲蓝 $100 \sim 200$ mL，阴道内塞入纱布卷，纱布有蓝染，可诊断膀胱阴道瘘；也可用阴道窥镜直接观察。如阴道流出的是清的尿液，应考虑为输尿管阴道瘘；如阴道内无尿液流出，可向膀胱内加注 $100 \sim 200$ mL 生理盐水，拔除尿管后嘱患者咳嗽，如阴道口仍无尿液流出，而尿道口反而流出蓝色液体，应考虑为压力性尿失禁。

【治疗原则】

妇科术中或术后 24 小时之内发现膀胱损伤应立即修补。如术后数天或数周才诊断者，因有明显的炎症和水肿，手术修补困难，应延迟至 3 个月以后再进行修补手术，对于一些小瘘管（膀胱阴道瘘），可留置尿管持续引流 $3 \sim 6$ 周或同时对膀胱内瘘口进行电灼，有些瘘管可自行闭合。

【术前准备】

1. 积极治疗尿性湿疹及皮炎。

2. 酌情留置导尿管引流膀胱。

3. 腔内窥镜下处理膀胱结石。

4. 加强抗炎准备。

（三）治疗方案

1. 非手术治疗　分娩或手术后不久出现的膀胱阴道瘘，且瘘孔较小，可安置导尿管，持续引流膀胱。在这些情况下给予有效抗生素控制感染，瘘孔有自然愈合的可能。

2. 外科手术治疗　绝大多数患者需要手术治疗，手术方式及途径有：①经膀胱途径膀胱阴道瘘修补；②经阴道途径膀胱阴道瘘修补。术中应切除瘘口周围瘢痕组织，将阴道壁、膀胱壁肌层、膀胱黏膜层三层缝合。术中注意勿损伤输尿管口，若输尿管受累，应行输尿管膀胱再植。

第八节 肾脏结石

【病史】

1. 疼痛 是肾结石的主要症状，一般是腰部或上腹部隐痛或钝痛。当结石嵌顿肾盂或肾盂输尿管交界处时产生绞痛，并向下腹部放射，同时伴有恶心、呕吐。发作时间几分钟至几小时不等。

2. 血尿 常在疼痛或活动后出现肉眼或镜下血尿，后者多见。也有病人偶因无痛性血尿就诊。

3. 脓尿 结石合并感染时可见脓尿，急性发作时可有畏寒、发热、腰痛、膀胱刺激征等症状。

4. 排石史 急性发作后尿液中可能有结石排出。

5. 引起肾功能损害者，可出现尿毒症的一系列症状。

【影像学检查】

1. X 线检查

（1）静脉尿路造影：了解结石的部位、形状、数目及双肾功能的情况。

（2）逆行尿路造影：不作为常规检查；患者。肾功能不全、而静脉尿路造影不允许时，X 线阴性结石，碘过敏者采用。

2. CT 检查 适用于病情不允许上述检查的患者，能直接了解肾结石的位置，肾脏实质厚度及积水情况，但一般不作为首选方法。

【诊断】

1. 病史 与活动有关的血尿、脓尿或疼痛，既往有无类似发作史，有无肾脏结石手术史。

2. 临床表现 疼痛的部位，持续时间，脊肋角有无叩击痛，腹部能否扪及积水的肾脏，有无尿闭。

3. 辅助检查 X 线造影、B 超、CT 等可提供诊断依据。

根据临床表现及上述检查，能确定结石的部位、大小、数目、形态，结石对肾的影响及可能原因。对治疗和预防有积极意义。

【鉴别诊断】

1. 急性胆绞痛　表现突然发作的右上腹疼痛，易与右侧肾绞痛相混淆。但有右上腹局限性压痛、反跳痛及腹肌紧张，肝区明显叩击痛，可触及肿大的胆囊，墨菲征阳性；尿液检查无异常发现。

2. 急性阑尾炎　表现为右下腹疼痛，须与肾绞痛时下腹部的放射痛相鉴别。但可伴发热，其压痛部位局限，常于右下腹麦氏点压痛，反跳痛及腹肌紧张，尿液检查一般无异常发现；尿路平片无结石影像；肾超声检查也无结石声像。

3. 肾结核　可表现血尿及病肾钙化灶。但有明显的膀胱刺激症状，多为终末血尿，尿路平片上钙化影像分布于肾实质，呈不规则斑片状，密度不均匀。

4. 海绵肾　尿路平片可出现钙化影像。但其为多发的小结石，位于锥体囊性扩张的乳头管和集合管内，呈簇状或放射状排列；静脉尿路造影可见肾小盏周围多发梭形小囊，呈葡萄串样排列，病变多为双侧。

5. 腹腔内淋巴结钙化　若位于肾区，可误诊为本病。但钙化一般为多发、散在，很少局限于肾区，其密度不均匀呈斑点状；尿路造影肾盂肾盏形态正常，侧位片位于肾影之外。

6. 肾盂肿瘤　尿路造影。肾盂表现充盈缺损，须与阴性结石鉴别。但其为不规则形；有严重的无痛性肉眼血尿；超声检查在肾盂肾盏中出现低回声区，轮廓不整齐；有时尿中可查及瘤细胞。

7. 肾盂血块　在尿路造影片上也表现不规则的充盈缺损。可在 2~3 周后复查。充盈缺损可见缩小或消失。

【治疗原则】

肾脏结石的治疗包括非手术治疗和手术治疗，治疗的方法取决于肾脏结石的大小、数目、位置和对肾脏损害的情况。

【术前准备】

1. 术前了解出凝血时间是否正常，有无出血倾向。

2. 肾结石合并感染时，要预防性地使用抗生素。

3. 肾功能不全者，术前需注意纠正水、电解质和酸碱平衡失调。

【治疗方案】

1. 非手术治疗

（1）保守治疗结石小于0.6 cm，光滑，无尿路梗阻、无感染，纯尿酸结石及胱氨酸结石，可先采用保守治疗。

1）大量饮水以增加尿量，降低尿中形成结石物质的浓度，减少晶体沉积，是预防结石形成和长大最有效的方法。

2）饮食调节：含钙结石应限制含钙、草酸丰富的食物，避免高动物蛋白、高糖和高动物脂肪饮食。尿酸结石不宜服用高嘌呤食物。

3）控制感染：伴感染时，根据细菌培养选用抗菌药物。

4）调节尿 pH：口服枸橼酸钾、碳酸氢钠等，碱化尿液，对尿酸和胱氨酸结石的治疗和预防有一定意义。做预防时尿的 pH 保持6.5，做治疗用应保持在 7~7.5。口服氯化氨酸化尿液，有利于防止感染性结石的生成。

5）肾绞痛的治疗：输液、解痉、止痛等均缓解肾绞痛。

6）纯尿酸结石的治疗：碱化尿液，饮食调节及口服别嘌呤醇有治疗作用。

7）胱氨酸结石的治疗：碱化尿液使 pH > 7.8。

8）感染性结石的治疗：控制感染，去除结石，酸化尿液。

9）中西医结合治疗。

（2）体外冲击波碎石（ESWL）：通常情况下，ESWL 的碎石效果很好。大多数上尿路结石均适用此法，安全、有效。对于感染性结石和菌尿的患者，ESWL 之前必须抗感染治疗，并且持续到 ESWL 结束4天以后。当应用 ESWL 对大结石进行治疗时，关心的是碎石残留情况和是否需要重复治疗。如果需要重复治疗，冲击波治疗的次数和能量应该受到限制，以避免损伤肾脏组织和引起出血的并发症。推荐 ESWL 的治疗次数不要超过 3～5 次（具体情况依据所使用的碎石机），否则，经皮肾镜是更为合理的选择。若需再次治疗，间隔时间不少于 10～14 天。碎石后血尿常见，不需特殊处理。但结石远端梗阻、妊娠、出血性疾病、严重心脑血管病、主动脉和（或）肾动脉瘤、急性尿路感染等，不宜使用；过于肥胖，严重骨、关节畸形如影响体位的亦不适合。

2. 手术治疗

手术适应证①梗阻：因梗阻继发结石者。②感染：肾结石继发感染者可加速肾功能损害。③进行性的肾功能损害。④严重血尿。⑤复杂性肾结石，多发或鹿角形结石。⑥结石合并癌变。

（1）非开放手术治疗

经皮肾穿刺碎石取石术

手术指征：①肾结石，包括多发性结石、铸形结石、鹿角状结石。②开放手术残留和复发肾结石。③体外冲击波无法粉碎的结石和 ESWL 术后残留结石，ESWL 后严重石街（结合 URL 处理）。④输尿管上段（L4 以上）的大结石，长径 >1.5 cm。⑤输尿管上段结石（L5 以上），息肉包裹或嵌顿 ESWL 无效，或因输尿管扭曲输尿管镜手术失败者。⑥各种梗阻性或不明原因的肾积水。⑦手术后上尿路梗阻、感染积脓。⑧肾结石合并肾盂输尿管交界处狭窄。⑨孤立肾合并结石。⑩移植肾合并结石。⑪马蹄肾合并结石。⑫有症状的肾盏或憩室内结石。

手术禁忌：①全身出血性疾病未纠正者。②结石合并同侧肾肿瘤。③脊柱严重后凸畸形不能俯卧者。④严重心脏疾病和肺功能不全，无法耐受该手术者。⑤未纠正的重度糖尿病和高血压患者。⑥极度肥胖，腰部皮肾距离超过 20 cm 以上，建立皮肾通道有困难者。⑦服用阿司匹林、华法林等药物者，需停药 2 周才可以进行手术。⑧精神不正常或不能合作者。

手术器械：①经皮。肾微创通道形成术器械：穿刺针、导丝、扩张器。②输尿管镜代替肾镜：输尿管镜多为纤维镜，镜体有一定的弹性，稍弯曲不会改变视野形状，Fr8～9.8 输尿管镜，可通过 Frl4 口径以上的塑料薄鞘，能进入肾盂和狭窄、纤细的盏颈及输尿管上段，进行腔内碎石、取石。③碎石器和取石钳：常采用气压弹道碎石机或钬激光等腔内碎石器进行碎石。Fr3～5 鳄嘴取石钳取石。④灌注泵：灌注液冲洗可使腔内视野清晰，并可冲洗出细小的碎石，加快取石速度。国产灌注泵可产生高压脉冲喷流，更能满足MPCNL 手术需要。⑤电视监视系统及电脑图文工作站：电视监视系统由摄像、视频转换装置、电视监视器组成，利于操作和教学，电脑图文工作站可把手术图像资料进行储存和整理。⑥X 线荧光增强电视显像系统或 B 型超声扫描机。

手术步骤：①术前截石位行逆行输尿管插管并保留。优点：术中可注入造影剂使集合系统显影或生理盐水保持肾集合系统扩张，有利于肾内穿刺；有助于防止肾内小片碎石进入输尿管；必要时注入亚甲蓝有指导方向作用。②穿刺：选择 B 超或 X 线定位引导，用长 20 cm、内有针芯的穿刺针，经选择的穿刺点经皮肤缓慢刺入，直达肾盏或肾盂，拔出针芯有尿液滴出即说明穿刺成功。拔出针芯，将工作导丝置入肾内，并保留固定。③建立通道：选用金属扩张器或筋膜扩张器，依次扩开进入，根据具体情况扩张至 16～24号，建立工作通道。④插入输尿管镜，直视下找到肾内结石后，通过碎石机将结石逐一击碎，用高压灌注泵将结石经通道冲出体外，检查各肾盏肾盂输尿管上段可视范围内有无结石残余。⑤安置引流管：碎石完毕后，拔除输尿管导管，经肾盂置人工作导丝（斑马导丝）进入膀胱，在其引导下，输尿管内留置 D－J 管引流，然后于工作通道内置入相应的肾造口管，丝线缝扎固定在皮肤上。

注意事项：经皮肾穿刺术是一项精细复杂的技术，手术必须轻柔、细致、准确，否则将使手术失败或导致严重并发症。术者操作一定要轻柔，任何不适当的力量可造成假道、肾盂穿孔和出血。对曾做过开放手术的肾脏要特别注意，因肾脏固定，操作活动很受限制，稍有过大的活动，就可造成肾实质的撕裂，术中或术后出现严重的并发症。

主要并发症：①出血；②肾盂穿孔；③感染；④腹膜后血肿；⑤肾周积液；⑥损伤周围脏器；⑦肾内狭窄。

术后处理：

1）一般处理

①卧床休息：术后一般卧床 3～5 天，过早活动容易引起肾内出血。

②抗生素的使用：适当使用抗生素，预防感染，对已有肾内感染，更需加强抗感染治疗。

③输液量稍多些，保持利尿状态，适当的利尿剂能防止血块堵管，保持引流管通畅，肾造口管一旦堵塞，原则上不需冲管。

④观察引流液的颜色。

⑤造口管的处理：术后复查 X 线片，如结石已取尽或不需处理，可夹管后拔除，如需再次取石的，可保留造口管，择期手术。

2）并发症的处理

①术中出血：术中出血影响视野及操作，可暂封闭通道，使用止血药如立止血等，待 10～20 分钟继续手术；如出血未能停止，最好的处理方法是终止手术，经工作通道鞘插入相应口径的造瘘管，夹闭 30～60 分钟，出血一般可自行停止。可待 3～5 天后二期取石，出血难以控制需介入栓塞止血或开放手术处理。

②肾集合系统穿孔和撕裂伤：损伤较小，出血不多，可小心操作，继续取石。术后置双 J 输尿管支架和肾造瘘管引流。如果损伤较大，出血明显，也应及时终止手术，经工作通道鞘插入相应口径的造瘘管，夹闭 30～60 分钟，加强止血处理，待出血停止，7～10 天后再次手术。

③术中寒战、发抖：除了麻醉药物吸收反应外，须注意菌血症或毒血症的可能。术前预防性使用抗生素，术中注意灌注液流出顺畅。在工作通道鞘与镜体本身口径相近时，应适当降低灌注液压力，间歇拔出镜子排水减压。一旦出现寒战，可推注地塞米松 10～20 mg。天气寒冷或冬季，注意灌注液加温及手术间保暖。

④邻近脏器的损伤：主要指胸膜、肠、肝、脾等的损伤。第 11 肋间上入路时如出现气胸可放置闭式引流。术中穿刺定位要准确，入针和扩张宁浅勿深。尽量在腋后线后背侧入针以避免腹腔脏器损伤。在穿刺中、上组肾盏时，应在呼气末屏气后人针以减少胸膜损伤的机会。术中注意观察病人全身情况、腹部和呼吸情况，及早发现和处理并发症。如术中发现损伤结肠，可先保守处理，马上于输尿管内置管引流，并将造瘘管置于结肠内，予以禁食，静脉给予广谱抗生素。3~5 天后做结肠造影，如结肠内壁瘘口已愈合，可将造瘘管拔出到结肠外，2~3 天后再拔除造瘘管。如感染不能控制，腹膜炎扩散，则需开放手术。

⑤术后出血：轻微的出血或血尿多是引流管和支架管的刺激或手术碎石损伤黏膜所致，适当的抗炎、止血处理可缓解。如不缓解甚至增加，造瘘管尿血颜色深且不凝，应注意凝血功能异常或过多使用止血药物，消耗了凝血因子的缘故，及时补充红细胞和凝血因子，夹闭造瘘管压迫止血，切忌冲洗。术后突然的较大量出血称为继发或迟发出血，可在 500 mL 以上，多由于假性动脉瘘或动静脉瘤形成，应及早放射介人做高选择性肾动脉栓塞。

⑥肾盂输尿管连接部狭窄、闭塞：多为严重损伤 UPJ 的远期后果，除手术操作轻柔预防外，对已发生 UPJ 损伤者，应置较大直径输尿管支架或两条双 J 管 8~10 周，定期复查，必要时 3~6 个月后做腔内切开或气囊扩张。

⑦术中造瘘管脱出：最好的预防方法是术中留置一安全导丝于通道鞘外，如术中通道鞘脱出，可先试镜下找寻和恢复原通道，如不能成功，最好重新造瘘或输尿管内置管后 5~7 天再做二期手术。

⑧肾皮质损伤：无并发症的 PCNL 术后。肾皮质损伤较小，瘢痕面积小于整个肾皮质面积的 1%，但扩张通道愈大，术中损伤叶间动脉的可能性也愈大，如损伤叶间动脉，术后该动脉供血区域就有可能形成瘢痕组织，从而丧失功能。

（2）开放手术治疗

在过去 15~20 年里，随着体外冲击波碎石术（ESWL）和腔内泌尿外科技术（输尿管镜 LJRS 和经皮肾镜取石术 PNL）的发展，开放手术取石的适应证明显减少。多中心研究认为，需要外科治疗的泌尿系结石中仅 1% ~ 5.4% 的病例选择开放性手术治疗。但在某些情况下，开放手术取石仍是必要的，因为这些患者的结石在肾脏中的位置非常棘手。这就需要泌尿科医生具有肾脏切开取石术开放性手术的技术及经验。然而，当泌尿系结石有较多外科治疗方案供选择时，对于特殊的病例是否采用开放性手术治疗，以及何时采用开放性手术治疗就不可避免地存在争议。因此，在总结微创治疗经验及微创治疗手段技术局限性的基础上，有必要制定一个开放性手术取石的治疗原则。

一旦发现结石的大部分位于肾盏，特别是造成肾盏梗阻，以至于需行多通道经皮肾镜碎石术，或者需要多次进行 ESWL 治疗才有可能彻底清除结石，此时应该首选开放性手术治疗。目前许多医院开放手术取石的经验很少，因此应该将此类患者送往能够进行扩大的肾盂肾盏切开取石术、非萎缩性肾切开取石术、复杂的放射状肾切开术和低温下肾脏手术的医院治疗。最近该领域又有了新的进展，利用体内 B 超扫描和多普勒超声确定结石或者扩张肾盏周围的无血管肾实质区，在此区域行多重放射状肾实质切开，治疗体积较大的鹿角形结石能够减少肾脏功能的损害。

开放性手术取石的适应证：复杂性结石；ESWL 和（或）：PNL 治疗失败者或输尿管镜治疗失败者；肾内解剖异常：肾盂漏斗部狭窄，结石位于肾盏憩室（特别是在肾盏前侧），肾盂输尿管连接部梗阻、狭窄；病态肥胖症；骨骼畸形，髋部及双腿挛缩及固定性畸形；合并内科疾病；需进行其他开放性手术；肾下极已无功能（肾部分切除术），无功能肾（肾切除术）；患者可能需要多次 PNL 治疗而无法达到微创要求；移植肾的肾结石存在损伤邻近肠道的危险；异位肾肾结石行经皮穿刺或 ESwL 治疗困难或不可能者；对于儿童，较大结石的手术取石操作简单，且仅需一次麻醉手术操作。

可采用的手术操作：单纯的或扩大的肾盂切开取石术；肾盂切开取石术；非萎缩性肾切开取石术；放射性肾实质切开取石术；肾盂成形术；肾部

分切除术和肾切除术；取石后行输尿管再植一输尿管肾盂吻合术。

麻醉：全麻或硬膜外麻醉。

体位：侧卧位。

手术步骤：①切口与肾脏暴露：常用腰部斜切口或 11 肋间切口暴露肾脏；②切开肾盂或肾实质：根据结石大小、位置确定切开的范围；③取出结石：直视下用取石钳顺切口方向取出结石。若结石与黏膜有粘连，可用刀柄剥离后小心取出；④止血：如肾实质有出血，应逐一缝扎止血。用导管反复冲洗肾盂肾盏，将残余结石及血块冲洗出；⑤缝合肾盂肾盏：置入 D－J 管 1 根，用 5 个 0 的吸收线缝合肾盏肾盂。如肾实质切开，则用 2 个 0 的吸收线缝合；⑥关闭切口：伤口内置入伤口引流管，逐层关闭切口。

主要并发症：①出血；②胸膜损伤；③肾盂狭窄。

术后处理：

1）一般处理

①卧床休息：术后卧床，肾实质切开需卧床 14 天，过早活动容易引起。肾内出血。

②抗生素的使用：适当使用抗生素预防感染，对已有。肾内感染，更需加强抗感染治疗。

③输液量稍多些，保持利尿状态，适当的利尿剂能防止血块堵管。

④观察引流液的颜色。

2）并发症的处理

①术中出血：术中取石过程中如造成肾实质的撕裂会引起出血，但有效的缝扎可很好的控制。

②胸膜损伤：大部分取石术切口经 11 肋间。操作过程中有可能损伤胸膜，形成气胸，一旦发生，需将胸膜修补、胸腔内气体抽出。

③术后出血：术后较轻的血尿无须特殊处理，嘱卧床休息、抗感染治疗，如出血量大，保守治疗无效，仍需及早放射介人做高选择性肾动脉栓塞。

④肾盂狭窄：术中如取石过程中肾盂肾盏撕裂，就有可能造成。肾内狭窄，需缝合满意，支架管适当延长放置时间，如狭窄影响肾功能，还需进一步手术治疗。

多中心研究表明，与微创治疗手段相比，开放手术取石的优势在于具有较高的结石清除率。但是目前尚缺乏两种治疗方法的对比研究资料。

最近有研究报道，微创治疗失败后采用开放性手术取石者约占29%，解剖异常采用开放性手术取石者约占24%，病态肥胖症采用开放性手术取石者约占10%，合并内科疾病需采用开放性手术取石者约占7%。另一研究报道，799例肾结石患者中有25例采用了开放性手术治疗，在行开放手术治疗的患者中大结石合并解剖畸形从而导致内窥镜插入困难者占31%，需同时行其他开放性手术者占24%，既往腔内治疗失败而进行开放手术治疗者为17%。新加坡的研究报道，2651例结石患者中需进行开放手术治疗的患者仅占2%。

【住院小结】

（一）疗效及预后评估

1. 治愈无残余结石或残余碎片，无尿路感染，手术切口愈合。

2. 好转有残余结石或泌尿系感染。

（二）出院医嘱

1. 多饮水。

2. 根据结石成分，调整饮食。

3. 拔管后数月做尿路造影，观察长期效果。

4. 定期随访。

第九节　肾细胞癌

【概述】

肾细胞癌是来源于肾小管上皮细胞的腺癌，85%为透明细胞癌，还有一部分为颗粒细胞癌及混合细胞癌。癌中常有出血、坏死、囊变和钙化。生于肾实质内，长大后浸润、压迫、破坏肾盂肾盏，向肾包膜外发展，形成血管瘤栓或转移到淋巴结及其他脏器。其发病与吸烟、肥胖、长期血液透析、长期服用解热镇痛药物等有关；某些职业如石油、皮革、石棉等产业工人患病率高。

【病史】

1. 腰部是否疼痛及疼痛的性质，是否随病情的演进而加剧。

2. 是否有肉眼血尿，血尿发生时间、性质，是否伴有血块，血块的性质。

3. 腰腹部是否可扪及肿块，是否随病情的演进而变化。

4. 有无体重进行性下降、发热等情况，有无腹部手术、外伤史和家族史。

【影像学检查】

1. 放射学检查

（1）CT检查：肾实质内肿块，也可突出于肾实质，肿块呈圆形、类圆形或分叶状，边界清楚或模糊。CT扫描可以清楚地观察肾门及肾周围是否受到侵犯以及局部淋巴结是否肿大，从而判断肾癌的临床分期。增强扫描能够显示肾静脉、下腔静脉内是否有瘤栓形成，后者表现为血管内的充盈缺损。肾癌侵犯肾脏周围组织时，CT表现为肿瘤向肾周突出，肾表面毛糙不平整，肾周脂肪囊模糊或消失，肿瘤与腰大肌、膈肌脚或周围脏器相连。

（2）螺旋CT（SCT）检查：SCT对于RCC的检查主要优于普通CT的是小RCC的检出率增加，并改善了囊性RCC及肿瘤侵犯血管的显示。SCT术前评估肾静脉与下腔静脉瘤栓的准确率为96%，敏感度85%，特异度98%。SCT甚至可以了解是透明细胞型还是非透明细胞型，对于直径大于3 cm的RCC，检测透明细胞型敏感度为80.2%，检测非透明细胞敏感度为80.%。

（3）MRI检查：MRI一般只显示直径1.5 cm以上的肿块，在肾癌检出率方面并不优于 CT，特别是对小肾癌的检出率远不如 CT。MRI 具有多平面直接成像及血管流室效应的优点，对于评估肾癌与周围邻近器官的关系有很大帮助，在判断周围器官有无肿瘤浸润及下腔静脉有无癌栓方面要优于 CT。

（4）尿路造影检查：当肿瘤体积较小，仅限于肾实质内或边缘时，尿路造影可显示无异常改变。当肿瘤最初侵犯集合系统时，可使肾盂、肾盏的轮廓不规则、毛糙。当肿瘤长入肾盂后，即可出现充盈缺损。弥漫浸润生长的肿瘤，可使肾盂、肾盏的形态不规则，也可引起患肾显影不良或不显影的表现，但其敏感度与特异度均较差。但由于其能直观了解泌尿系统形态及双肾功能，迄今为止，仍为一种不可缺少的检查方法。

（5）肾动脉造影检查：既往认为其对 RCC 诊断有决定性意义，但20% ~ 25%肾癌在肾血管造影中无肿瘤血管影。由于其具有创伤性，因而近年来已被 B 超、CT 与 MRI 等无创伤性检查所取代，仅在个别定性困难者或做术前栓塞治疗时应用。

2. 超声波检查 超声显示肾实质内的团块状回声，是诊断肾癌的直接征象。通常对肿瘤直径大于 2 cm 以上者，超声断面声像图比较容易显示。尤其对声像图显示肿瘤突入并压迫肾窦或肿瘤向外突出，引起肾包膜隆突不平，而肿瘤呈典型的团块状低回声或混合回声者，即可提示诊断。但是，肾癌的声像图表现无特异性，尤其对肿瘤体积小于 2 cm 者。

【诊断】

1. 病史 详尽询问病史，确切了解发病全过程、治疗史。

2. 临床表现 具有以肿块、疼痛、血尿的典型症状。

3. 辅助检查 B 超、CT 或 MRI 等检查均可提供诊断依据。

4. 手术及病理活检 为确诊提供依据，并指导预后。

【临床类型】

1. 根据组织学类型分 透明细胞癌、乳头状肾细胞癌、嫌色细胞癌及集合管癌。

2. 根据与遗传因素关系分 少数肾癌与遗传因素有关，称为遗传性肾癌或家族性肾癌，占肾癌总数的4%；非遗传因素引起的肾癌称为散发性肾癌。

3. 根据肾癌进展程度分　局限性肾癌、局部进展性肾癌及转移性肾癌。

【肿瘤 T 分期与 Robson 分期】

由美国抗癌协会（AJCC）和国际抗癌联盟（UICC）在 1997 年修订的 TNM 分期系统是新近的标准。

T1：肿瘤≤7.0 cm 或更小局限肾脏。

T2：肿瘤 >7.0 cm 局限肾脏。

T3：T3a 肿瘤侵入肾上腺或肾周组织，没累及肾周 Gerota 筋膜。

T3b 肿瘤侵入肾静脉或腔静脉、膈肌下面。

T3c 肿瘤侵入腔静脉、膈肌上。

T4：肿瘤侵及肾周 Gerota 筋膜以外组织。

肾细胞癌分期多采用 Robson 分期法：

Ⅰ期：肿瘤限于肾包膜内。

Ⅱ期：肿瘤已穿破包膜，侵入脂肪层，仍局限在肾筋膜内。

Ⅲ期：肿瘤已侵入肾静脉或（和）下腔静脉，局部淋巴结可能有转移。

Ⅳ期：肿瘤已穿破肾筋膜，侵入邻近脏器或发生远处转移。

（四）鉴别诊断

1. 肾囊肿　肾脏良性占位病变。B 超、CT 等检查可提示肾脏囊性病变。诊断性穿刺治疗也可确诊此病。

2. 肾血管平滑肌脂肪瘤　CT 检查、MRI 检查可见肿物边界完整，其中脂肪成分的 CT 值较低（ –50 ~ 90 Hu），中间分隔，分界清晰。B 超显示强回声肿块。

3. 肾嗜酸细胞腺瘤　本病以肾脏占位为主要症状，CT 检查可见一显著的边缘，此因肿瘤周缘有大血管排列引起。由于大血管由周围向中心垂直分出小血管如轮辐状排列，肾动脉造影对此病诊断有特殊价值。

【治疗原则】

综合影像学检查结果评价临床分期（clinical stage grouping，cTNM），根据 cTNM 分期初步制定治疗原则。依据术后组织学确定的侵袭范围进行病理分期（pathological stage grotaping，pTNM）评价，如 pTNM 与 cTNM 分期有偏差，按 pTNM 分期结果修订术后治疗方案。

【治疗方案】

1. 局限性肾癌的治疗　外科手术是局限性肾癌首选治疗方法。行根治性肾切除术时，不推荐加区域或扩大淋巴结清扫术。经典的根治性肾切除范围包括：肾周筋膜、肾周脂肪、患肾、同侧肾上腺、肾门淋巴结及髂血管分叉以上输尿管。现代观点认为：如临床分期为 I 或 II 期，肿瘤位于肾中、下部分，肿瘤 <8 cm、术前 CT 显示肾上腺正常，可以选择保留同侧肾上腺的根治性肾切除术。但此种情况下如手术中发现同侧肾上腺异常，应切除同侧肾上腺。根治性肾切除术可经开放性手术或腹腔镜手术进行。当有如下情况时可选择使用保留肾单位手术（nephron sparing surgery，NSS）：①肾癌发生于解剖性或功能性的孤立肾，根治性肾切除术将会导致肾功能不全或尿毒症的患者，如先天性孤立肾、对侧肾功能不全或无功能者，以及双侧肾癌等；②对侧肾存在某些良性疾病，如肾结石、慢性肾盂。肾炎或其他可能导致肾功能恶化的疾病（如高血压、糖尿病、肾动脉窄等）的肾癌患者；③临床分期 T1a 期（肿瘤 ≤4 cm），肿瘤位于肾脏周边，单发的无症状肾癌，对侧肾功能正常者可选择实施 NSS。

2. 局部进展性肾癌的治疗　局部进展性肾癌首选治疗方法为根治性肾切除术，而对转移的淋巴结或血管瘤栓需根据病变程度选择是否切除。术后尚无标准治疗方案。对手术后有肿瘤残留的患者，建议以免疫治疗或二氟脱氧胞苷（商品名 gemcitabine，键择）为主的化疗，或索拉非尼（sorafenib，商品名：多吉美，Nexavar）肿瘤靶向治疗。

3. 转移性肾癌（临床分期 IV 期）的治疗　转移性肾癌尚无标准治疗方案，应采用以内科为主的综合治疗。外科手术主要为转移性肾癌辅助性治疗手段，极少数患者可通过外科手术而治愈。随机对照研究结果不能证明 LAK 细胞、TIL 细胞、IFN-γ 治疗转移性肾癌有效。目前 IFN-α 或（和）IL-2

为转移性肾癌治疗的一线治疗方案，有效率约为15%。尚不能确定常用化疗药物（无论是单用还是联合应用）对转移性肾癌的疗效，化疗联合 IFN - α 或（和）IL - 2 也未显示出优势。近几年以二氟脱氧胞苷为主的化疗对转移性肾癌取得了一定疗效，尤其多激酶靶点抑制剂索拉非尼的靶向治疗可作为一线治疗方案。对局部瘤床复发、区域或远处淋巴结转移、骨骼或肺转移患者，姑息放疗可达到缓解疼痛、改善生存质量的目的。近些年开展的立体定向放疗、三维适形放疗和调强适形放疗，对复发或转移病灶能起到较好的控制作用。

【病程观察】

（一）一般处理

1. 通常主张术后可以早期下床活动，注意伤口引流管通畅。

2. 预防切口感染注意伤口清洁，定期给予换药。

（二）并发症处理

1. 肾区血肿感染　较小血肿无须特殊处理；较大血肿多为肾蒂血管结扎不够严密，常有血压下降，应行手术治疗。

2. 肾周脏器损伤　主要是肠道损伤和胰腺损伤。通常手术数天甚至几周之后，出现肠道坏死穿孔，表现为发热、下腹痛，严重时出现腹膜炎及 X 线检查膈下有游离气体的征象。因此，手术后一旦怀疑有肠道损伤，应进行腹腔镜或开腹探查，行损伤肠段切除。

3. 胸膜损伤　预防胸膜损伤主要靠手术者术中仔细操作，一旦发现胸膜损伤，及时排出胸腔内气体后缝合或留置胸腔闭式引流。术后发现的轻度气胸且不再继续发展者不做处理，严重者或进行性加重者需胸腔穿刺抽气或放置胸腔闭式引流。气胸经正确处理后均能很快恢复，不会留下后遗症。

第十节　肾盂癌

【概述】

　　肾盂、输尿管及膀胱均覆有移行上皮，当受到化学致癌物质、炎症、梗阻或结石的刺激时，可发生细胞增生、变形，最终形成癌。肾盂肿瘤多发生于 40～70 岁，男多于女，约为 2:1。

【病史】

　　1. 是否有无痛性肉眼血尿，血尿发生时间、性质，是否伴有血块，血块的性质。

　　2. 有无体重进行性下降、发热等情况，有无腹部手术、外伤史和家族史。

【影像学检查】

　　1. X 线检查

　　（1）尿路造影：诊断主要依据肾盂。肾盏内不规则充盈缺损；除非合并肾盂积水，肾脏增大多不明显，肾外形无局部突出。部分病例表现为无功能肾，需逆行肾盂造影才能明确诊断。但逆行造影有时只能最示肿瘤下界，呈杯状充盈缺损。有时，肿瘤完全闭塞某一肾盏，易误为肾癌，注意肾盏基部"杯状残缺"现象，有助于鉴别。肾癌造成肾盏闭塞，多呈"削尖状"，邻近肾盏有受压移位改变。

　　（2）CT 检查：可分为：①盂内型 平扫可见软组织肿块（CT 值 20～45 Hu）充填肾盂‘肾门区，肾窦脂肪影变窄或消失，常伴有肾盂积水表现；增强扫描肿块 CT 值较平扫时有所增加，但由于肾盂肾盏显影常延迟，肾盂内充盈缺损表现需在增强后延迟扫描上才能显示；②盂壁浸润型 CT 除肾盂巨大结石和重度肾盂积水的表现外，仔细观察可见盂壁或伴有输尿管壁的不规则增厚或扁平肿块；增强后扫描盂壁及肿块可有强化。若邻近肾实质内出现边界模糊的低密度区，表示累及肾实质。

　　2. 超声波检查 诊断肾盂癌主要根据肾窦中央回声分裂或有。肾盂积水，肾盂内出现实性不规则回声。肿瘤回声较结石低且无曳后声影。

【诊断】

　　1. 病史 详尽询问病史，确切了解发病全过程、治疗史。

2. 临床表现 无痛性肉眼血尿。

3. 辅助检查 B 超、CT 或 MRI 等检查均可提供诊断依据。

4. 手术及病理活检 为确诊提供依据，并指导预后。

【临床类型】

根据组织学分为：移行上皮细胞乳头状瘤、鳞状上皮细胞癌和腺癌。

【临床分期】

肾盂癌的分期标准如下：Ⅰ期局限于肾盂内，无浸润现象。Ⅱ期表浅浸润，未侵及肾实质。Ⅲ期侵入肾周脂肪组织，无淋巴结转移，也未见远程转移。Ⅳ期 肿瘤已侵入邻近血管、淋巴系统，或已发生远程转移。

（四）鉴别诊断

盂内型肾盂癌主要应与。肾盂内血块鉴别。后者轮廓较模糊，形状不固定，增强扫描后无强化。癌侵入肾实质病例，有时可误为肾实质癌，注意肿块以肾盂肾门为中心和肾外形多无局限性凸隆可予以鉴别。

【治疗原则】

一旦诊断明确，应手术切除肾脏、输尿管全长以及输尿管开口部位的膀胱壁。

【治疗方案】

1. 根治性肾、输尿管切除术 肾盂肿瘤具有多中心特点，易多器官发病，所以－肾、输尿管全程包括输尿管口周围的膀胱袖口状切除术，是最经典手术方法。肾盂癌一般不主张行淋巴结清除术。因有淋巴结转移时往往已有远处扩散。应用腹腔镜行肾、输尿管全程包括输尿管及膀胱袖口状切除术，也取得了满意的效果。

2. 肾盂移行细胞癌的保存器官手术 目前都认为保守性手术，只能在特殊的孤立。肾、肾功能有损害、双侧肿瘤或患小的、息肉样的、高分化、低分期的表浅的肾盂癌才适用，如经皮肾镜治疗肾盂肿瘤，可进行活检，肿瘤电切等。肿瘤电切适于单发、高分化、低分期、小肿瘤。对低分化、高分期的双侧肿瘤或低分化、高分期的孤立肾盂癌应行孤立肾切除加血透，以后再考虑行肾移植。

【病程观察】

（一）一般处理

1. 通常主张术后可以早期下床活动，注意伤口引流管通畅。

2. 预防切口感染注意伤口清洁，定期给予换药。

（二）并发症处理

1. 肾区血肿感染　较小血肿无须特殊处理；较大血肿多为肾蒂血管结扎不够严密，常有血压下降，应行手术治疗。

2. 肾周脏器损伤　主要是肠道损伤和胰腺损伤。通常手术数天甚至几周之后，出现肠道坏死穿孔，表现为发热、下腹痛，严重时出现腹膜炎及 x 线检查膈下有游离气体的征象。因此，手术后一旦怀疑有肠道损伤，应进行腹腔镜或开腹探查，行损伤肠段切除。

3. 胸膜损伤　预防胸膜损伤主要靠手术者术中仔细操作，一旦发现胸膜损伤，及时排出胸腔内气体后缝合或留置胸腔闭式引流。术后发现的轻度气胸且不再继续发展者不做处理，严重者或进行性加重者需胸腔穿刺抽气或放置胸腔闭式引流。气胸经正确处理后均能很快恢复，不会留下后遗症。

第十一节　阴茎癌

【概述】

阴茎癌（carcinoma of penis）发病与包茎及包皮过长有密切关系。包皮垢淤积在包皮腔内长期刺激而诱发阴茎癌。阴茎乳头状瘤、Queyrat 增殖性红斑，巨大尖锐湿疣及阴茎黏膜白斑等一些癌前病变，可以恶化发展为阴茎癌。本病绝大多数为鳞状细胞癌，其他如基底细胞癌和腺癌少见。阴茎癌主要经淋巴途径转移，可转移到腹股沟、髂血管旁及直肠周围淋巴结处。因双侧淋巴结交错相通，亦可转移到对侧。一般较少侵犯到尿道。当肿瘤穿透白膜时可侵入海绵体而发生血行转移，但多数发生在淋巴转移之后。

【病史】

1. 发现阴茎头部肿块的时间，病情的发展。

2. 有无包茎或包皮过长的病史，平常是否注意局部卫生。

3. 有无阴茎乳头状瘤、Queyrat 增殖性红斑，巨大尖锐湿疣及阴茎黏膜白斑等一些癌前病变病史。

【影像学检查】

1. 腹股沟淋巴结活检　了解腹股沟淋巴结转移情况。

2. 血生化　了解肝肾情况，凝血功能。

3. 心功能、肺功能检查　了解老年病人心肺功能。

【诊断】

40 岁以上病人有包茎或包皮过长发生阴茎头部肿物或溃疡经久不愈、日趋扩展、边缘隆起、有恶臭者应高度怀疑阴茎癌。早期病变常隐匿在包皮内而被忽略以致延误诊断。诊断有困难时可行活组织检查。病人腹股沟淋巴结肿大，因肿瘤转移致淋巴结肿大质地较硬，因感染所致常有触痛。两者有时不易鉴别，或两者同时存在，可以行淋巴结活检予以鉴别。

【分期】

本病准确分期和治疗方法的选择与预后有直接关系，有分期方法各不同，临床上常用的是 Murrell 和 williama 分期。Ⅰ期：肿瘤局限于阴茎，无明确的淋巴结转移；Ⅱ期：肿瘤局限于阴茎，有阳性淋巴结转移；Ⅲ期：肿瘤局限于阴茎，有不能切除的淋巴结转移；Ⅳ期：播散侵犯到会阴及身体远处。

【鉴别诊断】

1. 阴茎慢性溃疡　任何经久不愈的阴茎溃疡均应想到阴茎癌的可能，应行活组织检查以进一步明确诊断。梅毒、软下疳及结核等亦可与阴茎癌变相似，血清学检查和局部涂片检查病原可以区别。

2. 尖锐湿疣　为性传播疾病，有不洁性交史，初起时阴茎头或包皮出现淡红色丘疹，逐渐增大，成为乳头状菜花状肿物，细胞涂片巴氏染色可见空泡细胞和角化不良细胞。细胞免疫检查可检测乳头瘤病毒抗原。

【治疗原则】

以手术为主，辅助放疗和化疗。

【治疗方案】

1. 预防　及时治疗包茎及包皮过长，注意局部清洁，对癌前病变给予适当治疗。

2. 手术治疗　手术切除肿瘤是主要的治疗方法。肿瘤侵犯茎头、体可行阴茎部分切除术，切断面距肿瘤缘 2 cm。如肿瘤较大，侵及阴茎根部时则行阴茎全切除、尿道会阴部造口术。如有腹股沟淋巴结肿大，术中应做腹股沟淋巴结活检。如病理证实有腹股沟淋巴结转移，则一般术后 2 周行腹股沟淋巴结清除术。位于大隐静脉和股静脉连接处上内侧的淋巴结称为"前哨结"，此处淋巴结有转移，说明其他腹股沟深部淋巴结也可能有转移，应行髂、腹股沟淋巴结清除术。

3. 放射治疗　适于 <2 cm 的局限性表浅肿瘤，尤其是老年病人，可先采用放射治疗，如放射治疗失败再行手术治疗。一般阴茎放射治疗效果并不理想，大剂量时还可引起尿道瘘及尿道狭窄等并发症。

4. 激光治疗　适用于表浅小肿瘤。

5. 化学治疗　博莱霉素、顺铂及甲氨蝶呤等对阴茎癌有一定疗效，但单纯化学治疗效果并不理想，故一般常与手术或放射治疗配合应用。

第十二节　睾丸肿瘤

【概述】

睾丸肿瘤（tumors of the testis）占所有男性肿瘤的 1%~2%，其中 80% 以上为恶性肿瘤。睾丸肿瘤是泌尿系统肿瘤中成分最复杂、组织学表现最多、肿瘤成分与治疗关系最密切的肿瘤。本病多发于青壮年，在世界范围内其发病率有地区和种族的差异。睾丸肿瘤的病因仍不完全明确，可能跟病毒感染、环境污染、内分泌异常、损伤及遗传等有关。目前有关资料已证明有5个因素可促使睾丸肿瘤的发生：隐睾、以前患过睾丸生殖细胞肿瘤、有家族史、真两性畸形和不育症患者。隐睾恶变的发生率比正常下降至阴囊内的睾丸要高 30~50 倍。

【病史】

要注意患者年龄，精原细胞瘤的发病高峰在 25~45 岁年龄组，而非精原细胞瘤则多见于更年轻些的 15~30 岁年龄组。询问有无睾丸肿大，有无坠胀或疼痛等不适感。有无胃肠道梗阻症状或肺部转移症状。有无睾丸外伤史或隐睾。有无烟酒史、家族史。

【影像学检查】

1. 骨扫描　了解有无骨转移。

2. CT　可了解腹膜后有无淋巴结转移病灶。

3. X 线检查　胸部 X 线片了解有无肺部转移，静脉尿路造影可了解腹部淋巴结转移病灶与泌尿系统的关系。

4. 活组织检查　睾丸肿瘤禁忌活检，避免肿瘤扩散。

【诊断】

1. 无痛性、进行性睾丸肿大，质硬而有沉重感。

2. 透光试验阴性。

3. 肿瘤标记物 AFP 或 HCG 升高。

4. B 超等影像学检查有异常发现。

【临床类型】

1. 组织学分类　可分生殖细胞瘤和非生殖细胞瘤，生殖细胞瘤发生于曲细精管的生殖上皮，占95%以上，分为精原细胞瘤、畸胎瘤、畸胎癌、胚胎瘤和绒毛膜上皮癌等五大类，其中又以精原细胞瘤最多见，非生殖细胞瘤发生于睾丸间质细胞或支持细胞等。

2. 临床分期　睾丸肿瘤的临床分期对判断预后及制订治疗方案有重要意义。I 期无转移；Ⅱ 期仅有膈以下的淋巴结转移；Ⅲ 期纵隔、锁骨上淋巴结转移和远处转移。

【鉴别诊断】

1. 腹股沟疝　阴囊有肿块，可复性，咳嗽时加重，可见肠型或肠蠕动，听诊有气过水声。

2. 鞘膜积液　透光试验阳性。目前 B 超简便易行，有助确诊。

3. 精液囊肿　在阴囊中也可出现肿块、疼痛等不适，B 超检查为囊性，可资鉴别。

4. 附睾结核　附睾结核可累及睾丸，产生结节，与睾丸肿瘤相混淆。但病变常常累及输精管，形成串珠状结节。附睾尾部的病灶可与阴囊皮肤粘连形成窦道。抗结核治疗有效。

5. 睾丸炎或附睾炎　常有急性炎症过程，压痛明显，局部温度升高。如已成为慢性，与周围组织又有粘连或已出现团块易混淆诊断，B 超有助诊断。

【治疗原则】

睾丸肿瘤的治疗决定于其病理性质和分期，可分为手术、放疗和化疗。不论何种类型肿瘤，首先应行根治性睾丸切除，并将标本送病理检查，根据病理性质再做进一步治疗。

【治疗方案】

1. 精原细胞瘤　精原细胞瘤对放疗比较敏感，所以治疗以肿瘤切除和放疗为主。

（1）I 期：睾丸切除术后再加预防性主动脉旁、同侧的髂总及髂外淋巴结的放疗。

（2）Ⅱ 期：睾丸切除、腹膜后淋巴结清扫及术后辅助性放疗，照射野一般限于横膈以下的淋巴结。

（3）Ⅲ 期：视肿瘤转移情况，睾丸切除后行放疗或化疗。

2. 非精原细胞瘤　非精原细胞瘤对化疗比较敏感，因此治疗以肿瘤切除和化疗为主。

（1）Ⅰ期：睾丸切除后行预防性化疗。

（2）Ⅱ期：睾丸切除、腹膜后淋巴结清扫及辅助性化疗。

（3）Ⅲ期：睾丸切除及化疗。

3. 睾丸切除术　睾丸肿瘤需采用腹股沟切口，其精索必须在内环处离断。

4. 腹膜后淋巴结清扫术　睾丸肿瘤以淋巴结转移为主。睾丸的淋巴引流起源于第二腰椎附近的生殖嵴，在腹膜后区域形成，睾丸下降到阴囊的过程中带着淋巴和血管通过腹股沟内环下降至阴囊，因此淋巴转移的第一站在肾蒂血管水平的腰椎旁，双侧的淋巴可以跨越中线相互交通。其上界可达肾蒂以上 2 cm，侧界为两侧肾及输尿管上端的内侧缘，下界至腹主动脉交叉和髂血管的上 1/3 为止。腹股沟淋巴结的转移常发生在肿瘤穿破白膜而发生附睾、精索及阴囊皮肤等部位的转移。腹膜后淋巴结转移比腹股沟淋巴结的转移更多见，是本病一大特征。

目前的手术方式是 1958 年 Mallis 和 Patton 报道的经腹部正中切口，双侧腹膜后淋巴结清扫术基础上的改良手术，如扩大的单侧腹膜后淋巴结清扫术。切口也有诸多改良，如胸腹联合切口，胸膜外、腹联合切口等。清除的范围包括双侧肾蒂上 2 cm、肾蒂周围、下腔静脉和腹主动脉间的淋巴纤维脂肪组织。对病变侧尚需切除肾周脂肪囊，全部精索血管以及髂血管上 1/3 处淋巴结缔组织。

5. 化疗　近年，由于化疗药物、化疗方法的飞速发展，使得化疗在睾丸肿瘤尤其非精原细胞瘤中占据重要地位。最常用的方案是以顺铂、长春新碱、博莱霉素的联合应用。

第十三节 前列腺癌

【概述】

前列腺癌是常见的男性生殖系统恶性肿瘤之一，在欧美，尤其在美国前列腺癌的发病率仍超过肺癌，高居第一位；而在我国前列腺癌的发病率呈快速增长趋势，现达 2.14 ~ 3.43/10 万。前列腺癌患者主要是老年男性，新诊断患者中位年龄为 72 岁，高峰年龄为 75 ~ 79 岁。引起前列腺癌的危险因素尚未明确，最重要的因素之一是遗传。高动物脂肪饮食也是一个重要的危险因素。其他危险因素包括维生素 E、硒、木脂素类、异黄酮的低摄入等。阳光暴露与前列腺癌发病率呈负相关，阳光可增加维生素 D 的水平，可能是前列腺癌的保护因子。在前列腺癌低发的亚洲地区，绿茶的饮用量相对较高，绿茶可能为前列腺癌的预防因子。

前列腺癌 98% 为腺癌，起源于腺细胞，其他少见的有移行细胞癌、鳞癌、未分化癌等。前列腺的外周带是癌最常发生的部位，大多数为多病灶，易侵犯前列腺尖部。本章主要介绍前列腺腺癌的诊治。

【病史】

早期前列腺癌通常没有症状，随着病情发展可能有：

1. 局部浸润症状

1）输精管、射精管浸润：可引起腰痛、患侧睾丸痛和射精痛。

2）输尿管浸润：导致患侧肾积水。

3）膀胱三角区：压迫输尿管口，肾积水和氮质血症。

4）直肠：通常由于致密的直肠膀胱筋膜的阻挡，肿瘤不易侵犯直肠，但一旦侵犯即为晚期的表现。这种病例要与直肠癌相鉴别。

5）神经血管束：当肿瘤向后外侧浸润神经血管束时，可导致勃起功能障碍。

2. 膀胱出口梗阻症状

1）向前中部发展：会引起良性前列腺增生时常见的尿道梗阻压迫症状，是肿瘤晚期的标志。

2）侵犯尿道内外括约肌：导致括约肌功能丧失，发生"铅管样尿道"或尿失禁现象。

3. 转移性症状

1）骨骼：80%为成骨性病灶，20%为溶骨性病灶。有骨痛、骨髓抑制症状（临床上为出血、免疫抑制和贫血）、病理性骨折、脊髓压迫导致下肢瘫痪等。

2）盆腔、闭孔淋巴结群：淋巴结增大，下肢水肿等。

3）其他部位如肺、脑等引起相应症状。

【影像学检查】

1. 前列腺穿刺活检前列腺系统性穿刺活检是诊断前列腺癌最可靠的检查。

（1）前列腺穿刺时机：因前列腺穿刺出血影响影像学临床分期。因此，前列腺穿刺活检应在 CT、MRI 之后，在 B 超等引导下进行。

（2）前列腺穿刺指征

1）直肠指检发现结节：DRE 异常是绝对适应证。DRE 异常患者中前列腺癌的检出率为18%，如发现硬性结节或大部分前列腺质地偏硬时，无论血清 PSA 如何，应尽快活检。

2）PSA > 10 ng/mL：为穿刺绝对适应证，无论 f/t PSA 和 PSAD 值为多少。

3）PSA 4～10 ng/mL：对于 PSA 位于灰区而不具备其他的危险因素时，是否需要活检有一定争议。现国内推荐 f/t：PSA 异常或 PSAD 值异常时需穿刺活检；当 f/t。PSA 和 PSAD 值正常，而 B 超发现前列腺低回声结节或（和）MRI 发现异常信号时也需穿刺。如 f/t PSA、PSAD 值正常，影像学也无异常发现，应严密随访。

（3）穿刺前准备：理想的穿刺前准备应具备有效、经济和简便的特点。一般需清洁灌肠。另外，已有文献证实术前预防性应用抗生素可以降低感染并发症的发生，只是目前在实际操作中仍未有统一标准。目前较常采用从术前第一天开始给予口服喹诺酮类抗生素，连用 3 天；有心瓣膜疾患的患者可以胃肠外给予抗生素。有学者认为，前列腺穿刺给患者带来的不适很轻微，无须局麻。然而，据报道 65% ~ 90% 经 TRUS 引导下行前列腺穿刺活检的患者的痛苦较大。在术前用 1% 的利多卡因在经 TRUS 引导下进行前列腺周围神经阻滞麻醉；或采用 2% 的利多卡因凝胶注入直肠内的方法进行局麻也有一定的疗效。对于穿刺时间长的患者可以适当经静脉给予镇静剂提高疗效。

2. 病理分级　在前列腺癌的病理分级方面，目前最常使用 Gleason 评分系统。前列腺癌组织被分为主要分级区和次要分级区，每区的 Gleason 分值为 1 ~ 5，Gleason 评分是把主要分级区和次要分级区的 Gleason 分值相加，形成癌组织分级常数。

分级标准：

Gleason 1：癌肿极为罕见。其边界很清楚，膨胀型生长，几乎不侵犯基质，癌腺泡很简单，多为圆形，中度大小，紧密排列在一起，其胞质和良性上皮细胞胞质极为相近。

Gleason 2：癌肿很少见，多发生在前列腺移行区，癌肿边界不很清楚，癌腺泡被基质分开，呈简单圆形，大小可不同，可不规则，疏松排列在一起。

Gleason 3：癌肿最常见，多发生在前列腺外周区，最重要的特征是浸润性生长，癌腺泡大小不一，形状各异，核仁大而红，胞质多呈碱性染色。

Gleason 4：癌肿分化差，浸润性生长，癌腺泡不规则融合在一起，形成微小乳头状或筛状，核仁大而红，胞质可为碱性或灰色反应。

Gleason 5：癌肿分化极差，边界可为规则圆形或不规则状，伴有浸润性生长，生长形式为片状单一细胞型或者是粉刺状癌型，伴有坏死，癌细胞核大，核仁大而红，胞质染色可有变化。

3. 前列腺癌的 TNM 分期

4. 前列腺癌危险因素分析 根据血清 PSA、Gleason 评分和临床分期将前列腺癌分为低危、中危、高危三类，以便指导治疗和判断预后。

【诊断】

DRE、TRUS 和血清 PSA 测定是临床诊断前列腺癌的三大基本方法，再根据前列腺穿刺指征进行穿刺活检以确定诊断。X 线片、CT、MRI 和全身核素扫描对了解肿瘤分期有帮助。

【鉴别诊断】

1. 良性前列腺增生症 夜尿增多、排尿困难症状严重。前列腺呈弥漫性增大，表面光滑，可有结节感；PSA 一般在正常范围；B 超检查前列腺增大，其内光点均匀，前列腺包膜反射连续，其周围组织界限清楚。

2. 非特异性肉芽肿性前列腺炎 此病的硬结发展较快，呈山峰样突起，软硬不一，但有弹性。抗生素及消炎药治疗 1～2 个月，硬结变小。前列腺硬节穿刺活检组织，在镜下有丰富的非干酪性肉芽肿，充满上皮样细胞，以泡沫细胞为主，周围有淋巴细胞、浆细胞、嗜酸性粒细胞，腺管常扩张破裂，充满炎症细胞。

3. 前列腺结核 有前列腺硬结，似与前列腺癌相似。但病人年龄较轻，有生殖系统其他器官，如精囊、输精管、附睾结核性病变或有泌尿系统结核症状，如尿频、尿急、尿痛、尿道内分泌物、血精等。前列腺结核性结节为局部浸润，质地较硬。尿液、前列腺液、精液内有红、白细胞。X 线片有时可见前列腺钙化阴影，前列腺活检组织病理学可见典型的结核病变。

4. 前列腺结石 前列腺结石做直肠指诊时，前列腺质韧，扪及结石质硬有捻发感。盆腔 X 线摄片可见前列腺区结石阴影；B 超显示前列腺区有强光团伴声影。

5. 前列腺肉瘤 发病率以青年人较高，其中小儿占 1/3；病情发展快，病程较短。直肠指诊前列腺肿大，但质地柔韧、软如囊性，多伴有肺、肝、骨骼等远处转移的临床症状。

【治疗原则】

前列腺癌的治疗应根据患者的年龄、全身情况、临床分期及病理分级等多方面因素综合考虑。主要包括手术、药物、放疗等治疗方式。

【治疗方案】

A. 前列腺癌的外科治疗

治疗局限性前列腺癌最有效的方法是根治性前列腺切除术，主要包括三种，传统的经会阴、经耻骨后及腹腔镜前列腺癌根治术。

1. 适应证对于可能治愈的前列腺癌患者，应尽量采用根治术。适应证要考虑肿瘤的临床分期、预期寿命和健康状况。

（1）临床分期：适应于局限前列腺癌，临床分期 T1 ~ T2c 的患者。对于临床 T2 期（cT3）的前列腺癌尚有争议，有主张新辅助治疗后行根治术，可降低切缘阳性率。

（2）预期寿命：预期寿命≥10 年者则可选择根治术。

（3）健康状况：身体状况良好，没有严重的心肺疾病的患者适府根治术。

（4）PSA 或 Gleason 评分高危患者的处理：对于 PSA > 20 或 Gleason 评分 >8 的局限性前列腺癌患者符合上述分期和预期寿命条件的，根治术后可给予其他辅助治疗。

2. 手术禁忌证

（1）患有显著增加手术危险性的疾病，如严重的心血管疾病、肺功能不良等。

（2）患有严重出血倾向或血液凝固性疾病。

（3）已有淋巴结转移（术前通过影像学或淋巴活检诊断）或骨转移。

（4）预期寿命不足 10 年。

3. 手术方法和标准

（1）耻骨后前列腺癌根治术：术野开阔，操作简便易行，可经同一人路完成盆腔淋巴结切除，达到根治目的。

（2）经会阴根治性切除：由于不能从同一途径做淋巴清扫，一度较少应用。

（3）腹腔镜前列腺癌根治术：是近年发展起来的新技术，其疗效与开放手术类似，优点是损伤小、术野及解剖结构清晰，术中和术后并发症少，缺点是技术操作比较复杂。

4. 手术时机　一旦确诊为前列腺癌并符合上述根治性手术条件者，应采取根治术。有报道认为经直肠穿刺活检者应等待 6～8 周，可能减少手术难度和并发症。经尿道前列腺切除术者，应等待 12 周再行手术。

5. 手术并发症　目前围手术期死亡率为 0～2.1%，主要并发症有术中严重出血、直肠损伤、术后阴茎勃起功能障碍、尿失禁、膀胱尿道吻合口狭窄、尿道狭窄、深部静脉血栓、淋巴囊肿、尿瘘、肺栓塞。腹腔镜前列腺癌根治术还可能出现沿切口种植转移、转行开腹手术、气体栓塞、高碳酸血症、继发出血等并发症。

B. 前列腺癌的药物治疗

药物治疗是过去 10 年间前列腺癌研究中颇有进展的一个方面。早在 1941 年，Huggins 和 Hodges 发现了手术去势和雌激素可延缓转移性前列腺癌的进展，并首次证实了前列腺癌对雄激素去除的反应性。前列腺细胞在无雄激素刺激的状况下将会发生凋亡。任何抑制雄激素活性的治疗均可被称为雄激素去除治疗。雄激素去除主要通过以下策略①抑制睾酮分泌：手术去势或药物去势（黄体生成素释放激素类似物，LHRH-A）；②阻断雄激素与受体结合：应用抗雄激素药物竞争性封闭雄激素与前列腺细胞雄激素受体的结合。两者联合应用可达到最大限度雄激素阻断的目的。其他策略包括抑制肾上腺来源雄激素的合成，以及抑制睾酮转化为双氢睾酮等。

内分泌治疗的目的是降低体内雄激素浓度、抑制肾上腺来源雄激素的合成、抑制睾酮转化为双氢睾酮，或阻断雄激素与其受体的结合，以抑制或控制前列腺癌细胞的生长。

内分泌治疗的方法包括：①去势；②最大限度雄激素阻断；③间歇内分

泌治疗；④根治性治疗前新辅助内分泌治疗；⑤辅助内分泌治疗。

1. 适应证

（1）转移前列腺癌，包括 N1 和 M1 期（去势、最大限度雄激素阻断、间歇内分泌治疗）。

（2）局限早期前列腺癌或局部进展前列腺癌，无法行根治性前列腺切除或放射治疗（去势、最大限度雄激素阻断、间歇内分泌治疗）。

（3）根治性前列腺切除术或根治性放疗前的新辅助内分泌治疗（去势、最大限度雄激素阻断）。

（4）配合放射治疗的辅助内分泌治疗（去势、最大限度雄激素阻断）。

（5）治愈性治疗后局部复发，但无法再行局部治疗（去势、最大限度雄激素阻断、间歇内分泌治疗）。

（6）治愈性治疗后远处转移（去势、最大限度雄激素阻断、间歇内分泌治疗）。

（7）雄激素非依赖期的雄激素持续抑制（去势）。

2. 去势治疗（castration）

（1）手术去势：手术去势可使睾酮迅速且持续下降至极低水平（去势水平）。主要的不良反应是对患者的心理影响。

（2）药物去势：黄体生成素释放激素类似物（LHRH-a）是人工合成的黄体生成素释放激素。已上市的制品有：亮丙瑞林（1euprorelin）、戈舍瑞林（goserelin）、曲普瑞林（ptorelin）。在注射 LHRH-a 后，睾酮逐渐升高，在 1 周时达到最高点（睾酮一过性升高），然后逐渐下降，至 3~4 周时可达到去势水平，但有 10% 的患者睾酮不能达到去势水平。LHRH-a 已成为雄激素去除的标准治疗方法之一。

由于初次注射 LHRH-a 时有睾酮一过性升高，故应在注射当日开始给予抗雄激素药物 2 周，以对抗睾酮一过性升高所导致的病情加剧（Flare-up）。对于已有骨转移脊髓压迫的患者，应慎用 LHRH-a，可选择迅速降低睾酮水平的手术去势。

（3）雌激素：雌激素作用于前列腺的机制包括：下调 LHRH 的分泌，抑制雄激素活性，直接抑制睾丸 Leydig 细胞功能，以及对前列腺细胞的直接毒性。

最常见的雌激素是己烯雌酚。口服己烯雌酚 1 mg、3 mg 或 5 mg/d，可以达到与去势相同的效果，但心血管方面的不良反应明显增加。尽管应用小剂量己烯雌酚（如 1 mg/d），且同时应用低剂量华法林（1 mg/d），或低剂量阿司匹林（75～100 mg/d）预防，心血管方面的不良反应仍较高，因此，在应用时应慎重。雌激素是经典的内分泌治疗方法之一。

手术去势、药物去势或雌激素治疗，患者肿瘤相关的生存率、无进展生存率基本相同。

3. 最大限度雄激素阻断（maximal androgen blockade，MAB）

（1）目的：同时去除或阻断睾丸来源和肾上腺来源的雄激素。

（2）方法：常用的方法为去势 + 抗雄激素药物。抗雄激素药物主要有两大类：一类是类固醇类药物，其代表为醋酸甲地孕酮；另一类是非类固醇类药物，主要有比卡鲁胺（bicalutamide）和氟他胺（flutamide）。

（3）结果：合用非类固醇类抗雄激素药物的雄激素 MAB 方法，与单纯去势相比可延长总生存期 3～6 个月，平均 5 年生存率提高 2.9%，对于局限性前列腺癌，应用 MAB 疗法时间越长，PSA 复发率越低。而合用比卡鲁胺的 MAB 疗法，相对于单独去势可使死亡风险降低 zo%，并可相应延长无进展生存期。

4. 根治术前新辅助内分泌治疗（neoadiuvant hormonal therapy，NHT）

（1）目的：在根治性前列腺切除术前，对前列腺癌患者进行一定时间的内分泌治疗，以减少肿瘤体积、降低临床分期、降低前列腺切缘肿瘤阳性率，进而延长生存率。

（2）方法：采用 LHRH-a 和抗雄激素的 MAB 方法，也可单用 LHRH-a、抗雄激素药物或雌二醇氮芥，但 MAB 方法疗效更为可靠。时间 3～9 个月。

（3）结果：新辅助治疗可能降低临床分期，可以降低前列腺切缘肿瘤的阳性率，减少局部复发率，长于 3 个月的治疗可以延长无 PSA 复发的存活期，而对总存活期的作用需更长时间的随访。新辅助治疗不能降低淋巴结和精囊的浸润。

5. 间歇内分泌治疗（intermittent hormonal therapy，IHT）　在雄激素缺如或低水平状态下，能够存活的前列腺癌细胞通过补充的雄激素获得抗凋亡潜能而继续生长，从而延长进展到激素非依赖的时间。IHT 的优点包括提高患者生活质量，可能延长雄激素依赖时间，可能有生存优势，降低治疗成本。IHT 的临床研究表明，在脱离治疗期间患者生活质量明显提高，如性欲恢复等。可使肿瘤细胞对雄激素依赖时间延长，而对病变进展或生存时间无大的负面影响。IHT 更适于局限性病灶及经过治疗局部复发者。

（1）IHT 的治疗模式：多采用 MAB 方法，也可用药物去势（LHRH-a），如 goserelin、leuprolide 和 buserelin，或甾体类醋酸环丙孕酮（CPA）。

（2）IHT 的停止治疗标准：各家报道不一，国内推荐停药标准为 PSA≤0.2 ng/mL 后，持续 3～6 个月。

（3）间歇治疗后重新开始治疗的标准：报道不一，仍未能达成统一标准。不同文献报道如下：PSA > 4 ng/mL 后；PSA 升至 10～20 ng/mL 时；PSA ～20 ng/mL 后；PSA 升至治疗前水平的 1/2；目前国内推荐当 PSA ～4 ng/mL 后开始新一轮治疗。

（4）IHT 适应证：局限前列腺癌，无法行根治性手术或放疗；局部晚期患者（T3～T4 期）；根治术后病理切缘阳性；根治术或局部放疗后复发。

（5）IHT 的意义及潜在风险：可能保持前列腺癌细胞的激素依赖性，延缓前列腺癌细胞进展到非激素依赖性的时间，从而可能延长患者的生存期。

治疗潜在的风险：是否可加速雄激素依赖性向非激素依赖性的发展；在治疗的间歇期病灶是否会进展。

6. 辅助内分泌治疗（adjuvant hormonal therapy，AHT）　AHT 是指前列腺癌根治性切除术后或根治性放疗后，辅以内分泌治疗。目的是治疗切缘残余病灶、残余的阳性淋巴结、微小转移病灶，提高长期存活率。

（1）适应证

1）根治术后病理切缘阳性。

2）术后病理淋巴结阳性（pN＋）。

3）术后病理证实为 T3 期（pT3）或≤T2 期，但伴高危因素（Gleason ＞7，PSA ＞20 ng/mL）。

4）局限前列腺癌伴高危因素（Gleason ～7，PSA ～20 ng/mL），根治性放疗后 AHT。

5）局部晚期前列腺癌放疗后 AHT。

（2）方式

1）最大限度雄激素全阻断（MAB）。

2）药物去势。

3）抗雄激素（anti-androgens）：包括甾体类和非甾体类。

4）手术去势。

（3）时机：多数主张术后或放疗后即刻开始。

总之，AHT 治疗主要针对切缘阳性，pT3，pN＋及≤pT2 期伴高危因素的患者，多数文献报道能延缓疾病进展时间，但能否提高患者的生存率尚无一致结论。治疗时机及时限的选择，应综合考虑患者的病理分期、治疗副作用和费用等，目前尚无定论。

前列腺癌的药物治疗还包括诱导凋亡的药物，如紫杉醇（paclitaxel），可使 bcl-2 磷酸化而失活，从而诱导前列腺癌细胞的凋亡；诱导癌细胞分化的药物：此类药物有视黄醇及同系物、1，25 二羟维生素 D3 及衍生物等。

C. 前列腺癌的其他治疗

1. 等待观察治疗 等待观察指主动监测前列腺癌的进程，在出现病变进展或临床症状明显时给予其他治疗。

等待观察治疗的适应证：

（1）低危前列腺癌（PSA 4～10 ng/mL，GS≤6，临床分期≤T2a）和预期寿命短的患者。

（2）晚期前列腺癌患者：仅限于因治疗伴随的并发症大于延长生命和改善生活质量的情况。

对临床局限性前列腺癌（T1~3，Nx 或 N0，M x 或 M0）适合根治性治疗的患者，如选择等待观察治疗，患者必须了解并接受局部进展和转移的危险。

对丁等待观察的病人密切随访，每 3 个月复诊，检查 PSA、DRE，必要时缩短复诊间隔时间和进行影像学检查。对于 DRE、PSA 检查和影像学检查进展的患者可考虑转为其他治疗。

2. 前列腺癌外放射治疗（EBRT）

（1）外放射治疗：前列腺癌患者的放射治疗具有疗效好、适应证广、并发症少等优点，适用于各期患者。早期患者（T1~2N0M0）行根治性放射治疗，其局部控制率和 10 年无病生存率与前列腺癌根治术相似。

（2）放射性活性粒子植入：近距离治疗（brachytherapy）包括腔内照射、组织间照射等，是将放射源密封后直接放人被治疗的组织内或放入人体的天然腔内进行照射。

3. 前列腺癌的冷冻治疗（CSAP）CSAP 被认为是治疗临床局限性前列腺癌可以考虑的选择。与放疗相比较，其优点是无放射危险、直肠损伤率较低，但术后排尿功能障碍和阳痿的发生率较高。

4. 前列腺癌的高能聚焦超声（HIFU）治疗 HIFU 是利用压电晶体或声透镜等超声发生器，体外发射高能超声波，并在体内将超声波能量聚焦在选定的脏器组织区域内。

第十四节　睾丸、精索鞘膜积液

【概述】

鞘膜囊内液体增多超过正常量而形成的囊性病变者，称为鞘膜积液，有睾丸鞘膜积液、精索鞘膜积液等。胚胎早期，睾丸位于腹膜后第 2~3 腰椎旁，以后逐渐下降，7~9 个月时睾丸经腹股沟管下降至阴囊。同时附着睾丸的腹膜也形成鞘状突，出生前后鞘状突大部分闭合，仅睾丸部分形成一鞘膜囊，其紧贴睾丸表面的称脏层，而靠近阴囊组织的称壁层。正常时鞘膜囊内有少量浆液。当鞘膜的分泌与吸收功能失去平衡，如分泌过多或吸收过少，就可形成鞘膜积液。

【病史】

1. 有无慢性无痛性逐渐增大的阴囊内肿块，肿块大小与体位是否有一定的关系。

2. 有无阴囊下坠、胀痛和牵扯感。

3. 有无阴囊受伤及丝虫病史。

【影像学检查】

B 超检查：肿块呈液性暗区，穿刺可获黄色清亮液体，亦可为乳糜性或乳糜血性液体。

【诊断】

1. 对阴囊内肿物，透光试验阳性者即可确诊。

2. B 超检查进一步明确诊断。

【临床分类】

1. 睾丸鞘膜积液 此病常见，鞘膜无明显病变，仅囊内充满液体呈球形或梨形。

2. 精索鞘膜积液 液体积聚局限在精索部位，常在阴囊上方，也可在腹股沟管内，即呈长形、卵圆或者梭形，与睾丸鞘膜和腹腔无交通现象。

3. 混合型 睾丸及精索鞘膜积液同时存在，两者并无交通，可并发腹股沟疝或睾丸未降等异常。

4. 婴儿型鞘膜积液 鞘状突在内环处闭合，精索处未闭合并与睾丸鞘膜腔相通。多数随生长而逐渐消退，少数消退缓慢或囊内压过高者，可影响睾丸血循环及发育。

5. 交通性鞘膜积液　在出生后精索部位鞘突仍未闭合，腹腔内液体与鞘膜囊内液体相交通，即形成交通性鞘膜积液。鞘突与腹膜腔交通孔大时，肠管、网膜可由此孔进入鞘膜囊内。

【鉴别诊断】

1. 睾丸肿瘤　睾丸肿瘤为实质性肿块，质地坚硬。患侧睾丸有沉重感，透光试验阴性，B 超有助于诊断。

2. 腹股沟斜疝　腹股沟斜疝的肿大阴囊内有时可见肠型，闻及肠鸣音。在卧位时阴囊肿块可回纳，咳嗽时外环处有冲击感，透光试验阴性。B 超有助于诊断。

3. 精液囊肿　常位于睾丸上方，附睾头部，圆形，体积较小，可清楚摸到睾丸，诊断性穿刺可抽出乳白色液体，内可含死精子。

【治疗原则】

婴儿的鞘膜积液常可自行吸收消退，不需手术治疗。成人的鞘膜积液，如积液量少，无任何症状，亦无须手术治疗。积液量多，体积大伴明显症状，应施行手术。

【治疗方案】

1. 非手术治疗

（1）观察：适用于病情缓慢，积液少，张力小而长期不增大，且无明显症状者。

（2）保守治疗：急性炎症引起的反应性积液以及外伤性积液，在对症处理后，积液可自行消退。急性期需卧床休息，抬高阴囊，如胀痛剧烈可穿刺抽液减压。

2. 手术治疗积液量多，体积大伴明显症状，应施行手术。

（1）鞘膜翻转术：术中切除大部鞘膜后作翻转。适于较大壁薄鞘膜积液。

（2）鞘膜切除术：适于较大壁厚鞘膜积液。

（3）Lord 手术：术中将鞘膜缝叠于睾丸附睾旁。

（4）交通性鞘膜积液应于内环处做鞘状突高位结扎切断，剥离切除精索部鞘膜，同时做鞘膜翻转术或鞘膜折叠术。合并腹股沟斜疝者应修补。

（5）精索鞘膜积液应切除鞘膜囊。

（6）继发性鞘膜积液，若为损伤性积血，使用止血药和抗生素，积血较多需手术取血块。若乳糜状积液中找到微丝蚴者，口服海群生治疗血丝虫感染，同样需施行睾丸鞘膜翻转术。

（孙　邕）

第十九章　骨　　科

第一节　锁骨骨折

【概述】

锁骨骨折（fracture of the clavicle）好发于青少年，多为间接暴力引起。常见的受伤机制是侧方摔倒，肩部着地，力传导至锁骨，发生斜形骨折。也可因手货肘部着地，暴力经肩部传导至锁骨，发生斜形或横形骨折。直接暴力常由胸上方撞击锁骨，导致粉碎性骨折，但较少见。

【临床表现】

受创伤外，肩锁部疼痛，肩关节活动受限，典型表现为痛苦表情，头偏向患侧使胸锁乳突肌松弛而减轻疼痛，同时健侧手支托患肢肘部以减轻因上肢重量牵拉所引起的疼痛。

因锁骨全长位于皮下，软组织覆盖少，骨折后局部有明显肿胀、畸形、压痛，触诊可摸到移位的骨折端。

【体格检查】

1. 局部疼痛、淤斑，肩关节活动时加剧。

2. 骨折端皮下可扪及。

3. 检查是否有锁骨后臂丛神经及锁骨下血管损伤

4. 肩关节饱满，可与肩关节脱位形成的肩关节空虚相鉴别。

辅助检查

患肩 X 线片可明确诊断。

【诊断】

1. 诊断思维

（1）婴幼儿不能诉说外伤经过和疼痛部位，易于漏诊。因为多为青枝骨折，故局部畸形及肿胀不明显，但活动患肢及压迫锁骨患儿啼哭叫痛时，应考虑有锁骨骨折的可能。

（2）诊断骨折的同时，应检查有无锁骨下动静脉以及臂丛神经的损伤，是否合并气胸。

（3）正位 X 线片对前后移位的骨折容易漏诊，必要时加拍 45°斜位片，婴幼儿锁骨无移位或青枝骨折时 X 线片有时难以确诊，可于伤后 5～10d 复查拍片，常可见骨痂形成。

2. 鉴别诊断 本病主要需与肩关节脱位相鉴别，肩关节脱位关节腔空虚，有方肩畸形和杜加征阳性。

【治疗】

1. 儿童的青枝骨折及成人的无移位骨折可不做特殊治疗仅用三角巾悬吊患肢 3～6 周即可开始活动。

2. 有移位的中段骨折，采用手法复位，横形"8"字绷带固定。

（1）复位方法：患者坐位。骨折部局部麻醉。术者在患者背后，用膝顶住患者背部，两手握住患者上臂使肩向后、上、外牵拉，患者挺胸即可达到复位。也可在前方，同时由另一术者用拇、食指捏住骨折的近、远端进行复位。

（2）固定方法：复位成功后，术者维持复位姿势，另一助手将棉垫分别放在两侧腋窝，在骨折处放一薄棉垫。经肩－背－肩，用无弹性绷带做横"8"字固定，然后用胶布做横"8"字加强固定。

术后严密观察双侧上肢血循环及感觉运动功能，若出现肢体肿胀、麻木，表示固定过紧，应及时放松固定。术后一周左右，由于骨折区肿胀消失，或因绷带张力降低，常使固定的绷带松弛而导致再移位，因此复位后两周内应经常检查固定是否可靠，及时调整固定的松紧度。

3. 在以下情况时，可考虑行切开复位内固定：①患者不能忍受"8"字绷带固定的痛苦；②复位后再移位，影响外观；③伴有神经、血管损伤；④开放性骨折；⑤陈旧骨折不愈合；⑥锁骨远端骨折，合并喙锁韧带断裂。切开复位时，应根据骨折部位、骨折类型及移位情况选择钢板、螺钉，或克氏针固定。在选用钢板时，要按锁骨形状进行预弯处理，并应将钢板放在锁骨上方，尽量不放在前方。

4. 药物治疗

（1）中药治疗：骨折初期宜用活血化瘀、消肿止痛药物。可内服活血灵，外用展筋酊。中期瘀血肿胀消而未尽、骨折未连接，治宜和营生新，接骨续新。可内服三七接骨丸，养血止痛丸。后期宜养气血补肝肾，壮筋骨，可内服筋骨痛消丸及加味益气丸，外用展筋丹。解除固定后可用外洗药外洗。

（2）西药治疗：早期运用活血化瘀药物及脱水药物，消除肿胀，术前30分钟预防性应用抗生素，术后一般不超过3天。

第二节 肩胛骨骨折

【概述】

肩胛骨前后均为肌肉包绕，骨折较少见，占全身骨折的0.2%左右，多由间接暴力引起。体部骨折肩胛骨骨折中最常见的部位，主要由直接暴力引起，因肩胛骨前后均有肌肉保护多无明显骨折移位。

【临床表现】

肩胛骨骨折有其明显的创伤史，多为直接暴力所伤。伤后肩部剧痛，肩功能丧失，不能抬高，肿胀及压痛等。临床上将肩胛骨骨折分为肩胛体部骨折、喙突骨折、肩胛盂骨折、肩胛颈骨折及肩峰骨折。

【体格检查】

局部常有明显肿胀及皮肤擦挫伤，有明显压痛及肩部运动障碍，移位的肩胛颈骨折或肩峰骨折，可触及骨折部位的异常活动和骨擦感。

【辅助检查】

X 线片可明确诊断。肩胛骨体部骨折是肩胛骨骨折的常见类型，多为粉碎性骨折，肩胛骨体部折线可为斜行、纵行或星形，亦可贯通至肩胛峰。由于肩胛骨被肌肉、筋膜紧紧包裹，骨折移位多不明显。

【诊断】

1. 肩胛骨骨折外观多无明显畸形，容易漏诊。移位型肩胛颈骨折可有肩峰突出，方肩等类似肩关节脱位的临床表现，但患肢无弹性固定的表现，且肩关节可有轻柔的被动活动，对多发伤或并发肩胛骨骨折时，应注意检查，常规拍摄胸部平片。根据需要，拍肩胛骨正侧位、腋位及穿胸位片，对肩关节盂骨折须行 CT 检查。

2. 由于肩胛骨骨折多由高能量直接外力引起，并发损伤发生率达40% ~ 90% 。因此注意检查有无肋骨骨折或胸腹脏器伤合并存在的可能，部分肩胛骨骨折伴有锁骨骨折或臂丛神经损伤。

【治疗】

少需要手术整复内固定，大部分可采用颈腕悬带支持，以及早期活动。对无移位的或移位小的均可用三角巾悬吊上肢获得愈合。出现以下情况时偶尔需要手术治疗。

1. 明显的肩峰移位骨折：伴有骨折缩短侵入肩峰下间隙，这是极少见的。当三角肌功能受到损害或肩峰下间隙有明显损害时，须作切开复位、克氏针内固定。

2. 喙突骨折伴有肩锁关节分离：喙突骨折伴有锁骨外侧端脱位时，应作切开复位内固定并修复肩锁韧带。

3. 关节盂骨折：关节盂骨折伴有外伤性肩关节脱位较为常见。当关节盂缘骨折损害关节表面 1/4 以上时，就须切开复位内固定，以防止发生习惯性肩关节脱位或半脱位。小的盂缘骨折伴有脱位者，可应用脱位的治疗法，不须用手术治疗。若盂部骨折有明显的成角畸形或移位，可用尺骨鹰嘴穿针向外侧牵引 3～4 周。

4. 药物治疗：骨折早期，气血瘀滞较甚，治疗宜活血祛瘀、消肿止痛，内服可用活血止痛汤或活血祛瘀汤。中期宜和营生新，接骨续损，内服可用生血补髓汤或接续筋药膏；后期宜补气血、养肝肾、壮筋骨，内服可选用肢伤三方或右归丸等。

第三节　肱骨干骨折

【概述】

肱骨干骨折可由直接暴力或间接暴力引起。肱骨外科远端 1cm 以下至肱骨髁部上方 2cm 以上为肱骨干。肱骨干骨折多见于青壮年，好发于中部，其次为下部，上部最少。中下 1/3 骨折易合并桡神经损伤，下 1/3 骨折易发生骨不连。

【临床表现】

骨折局部肿胀，可有短缩、成角畸形，局部压痛剧烈，有异常活动及骨擦音，上肢活动受限。并发桡神经损伤时，出现腕下垂等症状。

【体格检查】

1. 有无局部肿胀、压痛、上臂短缩及反常活动。

2. 有无垂腕及掌指关节不能伸直。

【辅助检查】

摄肱骨干正侧位 X 线片可明确诊断。直接暴力打击可造成横断骨折或粉碎骨折，间接暴力所致者多为斜形、螺旋形或蝶形骨折。肱骨干不同部位有不同的肌肉附着，骨折错位的方向也有不同。肱骨上段的骨折，近折端受胸大肌和背阔肌的牵拉向前内侧错位，远折端受三角肌的牵拉向上、外错位；肱骨中段骨折则相反，近折端受三角肌和喙肱肌的牵拉向外、前方移位，远折端受肱二头肌、肱三头肌的收缩向上移位，造成骨折端重叠错位。

【诊断】

骨折专有体征，结合 X 线检查，肱骨骨折诊断不难。

【治疗】

大多数肱骨干横形或短斜形骨折可采用非手术方法治疗。

（一）手法复位，外固定

1. 麻醉　局部麻醉或臂丛神经阻滞麻醉。

2. 体位　在骨科牵引床上仰卧位。

3. 牵引　助手握住前臂，在曲肘 90°位，沿肱骨干纵轴牵引，在同侧腋窝施力做反牵引。经过持续牵引，纠正重叠、成角畸形。若骨折位于三角肌止点以上、胸大肌止点以下，在内收位牵引；若骨折线在三角肌止点以下，应在外展位牵引。

4. 复位　在厨房持续牵引、肌肉放松的情况下，术者用双手握住骨折端，按骨折移位的相反方向，矫正成角及侧方移位。若肌肉松弛不够，断端间有少许重叠，可采用折顶反折手法使其复位。畸形矫正，骨传导音恢复即证明复位成功，凡有条件者均应行 X 线拍片，确认骨折的对位、对线情况。

5. 外固定　复位成功后，减小牵引力，维持复位，可选择小夹板或石膏固定。

（1）小夹板固定：用四块合适长度的小夹板分别置于上臂前、内、外、后侧捆扎固定。在屈肘 90°位用三角巾悬吊。成人固定 6～8 周，儿童固定 4～6 周。若复位后有轻度成角，可考虑采用加垫固定法，一块放在成角处，另两块放在相对侧的近、远端，形成三点挤压力，在垫外捆扎小夹板固定。应用此法要注意捆扎不宜过紧，以免加垫压迫皮肤坏死，甚至引起神经血管压迫，应慎用。

（2）石膏固定：复位后比较稳定的固执，可用 U 形石膏固定。若为中、下份长斜形或长螺旋形骨折、手法复位后不稳定，可采用上肢悬垂石膏固定，但有可能因重量太大，导致骨折端分离，宜采用轻质石膏，并在固定期中严密观察骨折对位对线情况。

（二）切开复位、内固定

1. 手术指征 在一些情况时，可采用切开复位内固定术：

（1）反复手法复位失败，骨折端对位对线不良，估计愈合后影响功能。

（2）骨折有分离移位，或骨折端软组织嵌入。

（3）伴有神经血管损伤。

（4）陈旧骨折不愈合。

（5）8～12h 以内的污染不严重的开放性骨折。

2. 手术方法

（1）麻醉：臂丛阻滞麻醉或高位硬膜外麻醉。

（2）体位：仰卧，伤肢外展90°放在手术桌上。

（3）切口与暴露：从肱二头肌、肱三头肌间切口，沿肌间隙暴露骨折端。若为上 1/3 骨折，切口向上经三角肌、肱二头肌间隙延长；若为下 1/3 骨折，切口向下经肱二头肌、肱桡肌间隙延长。注意勿损伤桡神经。

（4）复位与固定：在直视下尽可能达到解剖对位。用加压钢板螺钉内固定，也可用加压髓内针固定。术后不用外固定，可早期进行功能锻炼。肱骨干下 1/3 骨折对骨的血循环破坏较重，若再加上手术操作，易导致骨折不愈合。

对于有桡神经损伤的患者，术中探查神经，若完全断裂，要一期修复桡神经。若为挫伤，神经连续性存在，则切开神经外侧，减轻神经继发性病理改变。

（三）功能锻炼

无论是手法复位外固定，还是切开复位内固定，术后均应早期进行功能锻炼。复位术后抬高患肢，主动练习屈伸活动。2～3 周后，开始主动的腕、肘关节屈伸活动和肩关节的外展、内收活动，但活动量不宜过大，逐渐增加活动量和活动频率。6~8 周后加大活动量，并做肩关节旋转活动。在锻炼过程中，要随时检查骨折对位、对线及愈合情况。骨折完全愈合后去除外固定。内固定物可在半年以后取出，若无不适也可不必取出。在锻炼过程中，可配合理疗、体疗、中医、中药治疗等。

第四节　尺桡骨干骨折

【概述】

前臂由尺骨和桡骨组成。骨间膜是附着于桡骨、尺骨间缘上的坚韧的膜状纤维组织，其作用除供前壁肌附着外，还将两骨连在一起，可稳定上、下尺桡关节和维持前臂旋转活动。在骨间膜的上缘有一束与骨间膜走向相反的纤维，称为斜束，具有防止桡骨向远端移位及桡骨过度旋后的作用。前臂肌肉分四组，即屈肌、伸肌、旋前肌和旋后肌。前臂骨折后单纯维持骨的长度是不够的，对线和旋转是极为重要的。

【临床表现】

创伤后局部有疼痛、肿胀、肢体畸形，旋转功能受损骨折有骨擦音。

【体格检查】

1. 前臂肿胀、疼痛，可出现畸形、旋转活动受限。

2. 局部疼痛，可有反常活动和骨擦感。

【辅助检查】

X 线检查可明确诊断。

【诊断】

根据创伤史，结合 X 线检查，尺桡骨干骨折诊断较易。

【治疗】

手术治疗：

1. 手法整复夹板固定：复位时患者平卧，患肩外展 90°，屈肘 90°。一助手握住肘上部，另一助手握腕部，作对抗拔伸牵引。

桡骨上 1/3 骨折，骨折近端向桡侧和旋后移位，而远端向尺侧和旋前移位，故牵引时应逐渐由中立位改成旋后位。矫正骨折重叠移位，因肌肉丰厚，骨间隙狭窄，可用推挤法进行整复。一手拇指将骨折远端推向桡、背侧，另一手拇指将近端推向尺、掌侧，使断端接触，然后利用轻旋后摇晃，使骨折残余移位得以矫正，并使骨折端紧密接触。

桡骨中 1/3 及下 1/3 骨折，则将前臂置于中立位拔伸牵引，矫正骨折重叠移位，先进行夹挤分骨。然后在牵引分骨下，用托提的方法矫正尺侧移位。同时作轻微的摇晃以矫正骨折的残余移位，对有掌、背侧移位的可直接用推挤的方法来矫正前后移位。

固定用四块夹板，尺侧不超腕关节，作夹板固定，并放置分骨垫。上 1/3 骨折在桡恻放一小平垫。以防止向桡侧移位。先放掌、背侧板，再放尺、桡侧板。下 1/3 桡侧夹板下端超关节，将腕固定尺偏位。对有背侧、掌侧移位的可用二点加压法放置压垫。夹板用四条布带缚扎固定。屈肘 90°，固定前臂于中立位，悬吊胸前 4~6 周。解除夹板。

2，手法复位闭合穿针内固定：复位的方法同前，只是在复位完好后，在无菌操作下，从桡骨茎突处穿入一髓内针，并在透视下进行穿针，使骨折的远、近端对位。使用三棱针为理想，可以防止旋转。

3. 切开复位内固定：对于手法复位不理想或者陈旧性骨折，均可采用切开复位内固定。手术在臂丛麻醉下采用桡侧切口，从前臂的伸肌和屈肌之间向桡骨解剖，达骨折处，上 1/3 注意勿损伤桡神经的深支，手术采用钢板（三孔或四孔钢板）内固定。或用三棱针内固定。三棱针从桡骨茎突处穿出。穿出时要腕掌屈，尺偏，以防穿入腕关节。复位后再顺行打入。术后用石膏托固定于前臂中立位。4 周解除石膏。功能锻炼。

第五节　股骨颈骨折

【概述】

股骨颈骨折（fracture of the femoral neck）多数发生在中老年人，与骨质疏松导致的骨质量下降有关。当遭受轻微扭转暴力传导致股骨颈发生骨折。在青少年，发生股骨颈骨折较少，常需暴力才会引起，且不稳定型更多见。

【临床表现】

1. 畸形　患肢多有轻度屈髋屈膝及外旋畸形。

2. 疼痛　移动患肢时髋部疼痛明显。在患肢足跟部或大粗隆部叩击时，髋部感疼痛。

3. 功能障碍　移位骨折患者在伤后不能坐起或站立。

【体格检查】

1. 患肢疼痛、畸形　患肢轻度屈髋屈膝及外旋畸形，患肢短缩；在患肢足跟或大粗隆部叩打时，髋部也感疼痛；在腹股沟韧带中点下方常有压痛；患侧大粗隆升高，大粗隆在髋–坐骨结节连线 Nelaton 线之上；大粗隆与髋前上棘间的水平距离缩短，短于健侧。

2. 功能障碍　移位骨折患者在伤后就不能坐起或站立，但也有一些无移位的线状骨折或嵌插骨折病例，在伤后仍能走路或骑自行车。

【辅助检查】

最后确诊需要髋正侧位 X 线检查，尤其对线状骨折或嵌插骨折更为重要。X 线检查作为骨折的分类和治疗上的参考也不可缺少。应引起注意的是有些无移位的骨折在伤后立即拍摄的 X 线片上可以看不见骨折线。等 2～3 周后，因骨折处部分骨质发生吸收现象，骨折线才清楚地显示出来。因此，凡在临床上怀疑股骨颈骨折的，虽 X 线片暂时未见骨折线，仍应按嵌插骨折处理，3 周后再拍片复查。

【诊断】

1. 分类

（1）按骨折线部位分类

①股骨头下骨折：骨折线位于股骨头下，使选股内、外侧动脉发生的营养血管支损伤，中断了股骨头的血液供应，仅有供血量很少的股骨头小凹动脉供血，致使股骨头严重缺血，故发生股骨头缺血坏死的机会很大。

②股骨颈骨折：骨折线位于股骨颈中部，常呈斜形，多有一三角形骨块与股骨头相连。骨折使由股骨干发出的滋养动脉升支损伤，导致股骨头供血不足，发生股骨头缺血坏死，或骨折不愈合。

③股骨颈基底骨折：骨折线位于骨颈与大、小转子间连线处。由于有旋股内、外侧动脉分支吻合成的动脉环提供血循环，对骨折部血液供应的干扰较小，骨折容易愈合。

（2）按 X 线表现分类

①内收骨折：远端骨折线与两侧髂嵴连线的夹角（Pauwells 角）大于50°，为内收骨折。由于骨折面接触较少，容易再移位，故属于不稳定性骨折。Pauwells 角越大，骨折端所遭受的剪切越大，骨折越不稳定。

②外展骨折：远端骨折线与两侧髂嵴连线的夹角小于30°，为外展骨折。由于骨折面接触多，不容易再移位，故属于稳定性骨折。但若处理不当，如过度牵引、外旋、内收，或过早负重等，也可发生移位，称为不稳定骨折。

（3）按移位程度分类

不完全骨折：骨完整性仅有部分中段，股骨颈的一部分出现裂纹，类似于颅骨的裂纹骨折。

完全骨折：骨折线观察铜管件，骨结构完全破坏。此类骨折又可分为：①无移位的完全骨折；②部分移位的完全骨折；③完全移位的完全骨折。由于暴力大小，扭转角度及全身因素等，骨折后可出现多种类型。从 X 线片上虽可见骨折为外展型，或未发现明显移位，甚至呈嵌入型而被认为是稳定性骨折，但在搬运过程中，或在保守治疗中体位不当，过早翻身，固定姿势不良等，都可能使稳定骨折变成不稳定骨折，无移位骨折变成有移位骨折。

2. 股骨颈骨折临床十分常见 老年人外伤后出现髋关节疼痛均应机体股骨颈骨折的可能，尤其是一些嵌插型的骨折，临床症状较轻微，骨折后甚至可以行走，应避免误诊。

【治疗】

（一）非手术疗法

无明显移位的骨折，外展型或嵌入型等稳定性骨折，年龄过大，全身情况差，或伴有严重心、肺、肾、肝等功能障碍者，选择非手术方法治疗。可采用穿防滑鞋，下肢皮肤牵引，卧床 6 ~ 8 周，同时进行股四头肌等长收缩训练和踝、足趾的屈伸活动，避免静脉回流障碍或静脉血栓形成。卧床期间不可侧位，不可使患肢内收，避免发生骨折移位，一般在 8 周后可逐渐在床上起坐，但不能盘腿而坐。3 个月后，骨折已基本愈合，可逐渐扶双拐下地，患肢不负重行走。6 个月后，骨已牢固愈合，可逐渐弃拐行走。一般来说，非手术疗法对骨折端的血循环进一步加重损伤，治疗后股骨头缺血坏死的发生率较手术疗法为低。但卧床时间长，常因长期卧床而引发一些不负重，如肺部感染、泌尿道感染、褥疮等。对全身情况很差的高龄患者，应以挽救生命、治疗并发症为主，骨折可不进行特殊治疗。尽管可能骨折不愈合，但仍能扶拐行走。

（二）手术疗法

1. 手术指征

（1）内收型骨折和有移位的固执，由于难以用手法复位、牵引复位等方法使其变成稳定骨折，应采用手术切开复位，内固定术治疗。

（2）65 岁以上老年人的股骨头下型骨折，由于股骨头的血循环已严重破坏，股骨头坏死发生率很高，再加上患者的全身情况不允许长期卧床，应采用手术方法治疗。

（3）青少年的股骨颈骨折应尽量达到解剖复位，也应采用手术方法治疗。

（4）由于早期误诊、漏诊，或治疗方法不当，导致股骨颈陈旧骨折不愈合，影响功能的畸形愈合，股骨头缺血坏死，或并发髋关节骨关节炎，应采用手术方法治疗。

2. 手术方法

（1）闭合复位内固定：在硬膜外麻醉下，患者卧于骨科手术床上。先用纵向牵引取消短缩移位。逐渐外展，术者在侧方施加外展牵引力，同时使下肢内旋，逐渐减少牵引力。整个操作过程均在 C 型臂 X 线监视下进行。证实复位成功后，在股骨外侧纵形切口，暴露股骨大转子及股骨近端。经大转子向股骨头方向打入引导针。X 线证实引导针穿过骨折线，进入股骨头下软骨下骨质，即通过导针打入加压螺钉内固定，或 130°角钢板固定。若打钉时股骨头有旋转，也可将螺钉与角钢板联合应用。由于这一手术方法不切开关节囊，不暴露骨折端，对股骨头血循环干扰较少。在 X 线监视下，复位及固定均可靠，术后骨折不愈合及股骨头坏死的发生率均较低。

（2）切开复位内固定：手法复位失败，或固定不可靠，或青壮年的陈旧骨折不愈合，宜采用切开复位内固定术。经前外侧切口暴露骨折后，清除骨折端的硬化组织，直视下经大转子打入加压螺纹钉，同时切取带旋髂深血管蒂的髂骨块植骨，或用旋股外血管升支的髂骨块植骨，或带缝匠肌髂骨块植骨，促进骨折愈合，防止股骨头缺血坏死。也可采用后外侧切口进行复位内固定，用股方肌蒂骨块植骨治疗。

（3）人工关节置换术：对全身情况尚好的高龄患者的股骨头下型骨折，已并发骨关节炎或股骨头坏死者，可选择单纯人工股骨头置换术或全髋关节置换术治疗。

3. 术后处理

手术后，骨折端增强了稳定性，经过 2～3 周卧床休息后，即可在床上起坐，活动膝、踝关节。6 周后扶双拐下地不负重行走。骨愈合后弃拐负重行走。对于人工股骨头置换或全髋关节置换术者可在术后 1 周后开始下地活动。

第六节　髌骨骨折

【概述】

髌骨是人体中最大的籽骨，也是膝关节的一个组成部分。切除髌骨后，在伸膝活动中可使股四头肌力减少，因此，髌骨能起到保护膝关节、增强股四头肌肌力、伸直膝关节等作用。在质量中应尽量使髌骨后面是完整的关节面，其内外侧分别与股骨内外髁前面形成关节面恢复平整，减少髌骨关节炎的发生。

【临床表现】

膝部明显肿胀、髌骨漂浮、局部压痛、有时可扪到骨折横行凹陷，晚期出现皮下淤斑，膝关节不能自主伸直。

【体格检查】

骨折后关节内大量积血，髌前皮下淤血、肿胀，严重者皮肤可发生水疱。有移位的骨折，可触及骨折线间隙。髌骨正侧位 X 线可确诊。对可疑髌骨纵行或边缘骨折，须拍轴位片证实。

【辅助检查】

摄 X 线片时应采用膝关节侧位及斜位，而不用前后位。侧位虽然对判明横断骨折以及折块分离最为有用，但不能了解有无纵形骨折以及粉碎骨折的情况。斜位可常规采用外旋 45°位，以避免与股骨髁重叠；既可显示其全貌，更有利于诊断外侧的纵形骨折。如怀疑内侧有损伤时，则可取内旋 45°位。如临床高度怀疑有髌骨骨折而正位及侧位 X 线片均未显示时，可再照髌骨切线位 X 线片。

【诊断】

1. 诊断思维　明显外伤史，患肢疼痛，活动受限。X 线片可确定骨折部位及移位情况。

2. 鉴别诊断　通过病史、体检以及 X 线片检查，诊断无困难。但对以下几方面需加以注意。

（1）临床上怀疑有髌骨骨折而 X 线片阴性者，还应考虑有股四头肌骨附着部或髌韧带的髌骨附着部损伤的可能。这两类损伤可以不带有骨折片，但局部应用显著的压痛，伸膝困难。

（2）在鉴别诊断中应注意除外二分髌。它多位于髌骨外上极，位于外缘及下缘者少见。副髌骨与主髌骨之间的间隙较整齐，临床上局部无压痛。但如有髌骨的应力骨折则与副髌骨或其损伤较难区别。

【治疗】

对新鲜髌骨骨折的质量，应最大限度地回复关节面的平滑给予较牢固内固定，早期活动膝关节，防止创伤性关节炎的发生。

（一）石膏托或管型固定

此法适用于无移位髌骨骨折，不需手法复位，抽出关节内积血，包扎，用长腿石膏托或管型固定患肢于伸直位 3～4 周。在石膏固定定期间练习股四头肌收缩，去除石膏托后练习膝关节伸屈活动。

（二）切开复位固定

髌骨骨折的内固定方法多种，可分为两类：一类行内固定后仍需一定时间的外固定；另一类内固定比较坚强，不需外固定。

1. 改良张力带，钢丝内固定术

（1）适应证：①髌骨横行骨折；②能复位的髌骨粉碎性骨折。

（2）手术方法：髌前横弧形切口，显露骨折线，自远折端骨折面，逆行穿出用两根直径 1.5mm 的克氏针固定骨折端，手伸入关节腔内，触髌骨关节面平整后，用钢丝环绕克氏针固定。另一针用同样方法固定。

（3）术后处理：不用外固定，术后第二日练习股四头肌收缩，多数骨折病例在术后两周能屈膝 90°并下地行走。

2. 髌骨上极或下极切除，股四头肌腱重新附着术

（1）切除较小骨块或骨折粉碎部分，将髌韧带附着于髌骨上段，或将股

四头肌附着于髌骨下段骨折。

（2）术后处理：用多量敷料包扎，长腿石膏伸直位固定三周，去石膏后不负重练习关节活动。六周后扶拐逐渐负重行走并加强关节活动度及股四头肌肌力锻炼。此法可保全髌骨作用，愈合快，股四头肌功能得以恢复，无骨折不愈合及关节面不平滑问题。

3. 髌骨全切除 适用于不能复位，不能部分切除的严重粉碎性骨折。切除粉碎骨折块时，应尽量保护其骨膜及股四头肌腱膜。切除后缝合撕裂的扩张部级关节囊，使其恢复到正常松紧度。然后，将股四头肌腱下拉与髌腱缝合。不能直接缝合者，可用股四头肌腱翻转修补缝缝合。在股四头肌腱上做"V"形切口，把切下的放三天假就的外侧部的肌腱瓣向下翻转修补切除髌骨处的缺损。术后石膏托固定四周，练习膝伸屈活动。

第七节　踝骨骨折

【概述】

踝关节的关节面比髋、膝关节的关节面小，但负担的重量与活动却很大，故易发生损伤。占全身骨折的3.83%。多见于青少年。

【临床表现】

局部肿胀、压痛和功能障碍。

【体格检查】

1. 内翻（内收）型骨折 可分三度。

I度：单纯内踝骨折，骨折缘由胫骨下关节面斜上内上，接近垂直方向。

II度：暴力较大，内踝发生撞击骨折的同时，外踝发生撕脱骨折，称双踝骨折。

III度：暴力较大，在内外踝骨骨折同时距骨向后撞击胫骨后缘，发生后踝骨折（三踝骨折）。2。外翻（外展）型骨折 按骨折程度可分为三度。

I 度：单纯内踝撕脱骨折，骨折线呈横行或短斜行，骨折面呈冠状，多移位。

II 度：暴力继续作用，距骨体向外踝撞击，发生外踝斜行骨折，即双踝骨折。如果内踝骨折的同时胫腓下韧带断裂，可以发生胫腓骨下端分离，此时距骨向外移位，可在腓骨下端相当于联合韧带上方，形成扭转外力，造成腓骨下 1/3 或中 1/3 骨折，称为 Dupuytren 骨折。

III 度：暴力过大，距骨撞击胫骨下关节面后缘，发生后踝骨折，即三踝骨折。

3. 外旋骨折 发生在小腿不动足部强力外旋，或足不动小腿强力内转时，距骨体的前外侧挤压外踝前内侧，造成腓骨下端斜行或螺旋形骨折亦可分成三度。

I 度：骨折移位教师，如有移位，其远骨折端为向外，向后并向外旋转。

II 度：暴力较大，发生内侧付韧带断裂或发生内踝撕脱骨折，即双踝骨折。

III 度：强大暴力，距骨向外侧移位，并向外旋转，撞击后踝，发生三踝骨折。

4. 纵向挤压骨折 高处坠落，足跟垂直落地时，可致胫骨前缘骨折，伴踝关节向前脱位。如果暴力过大，可造成胫骨下关节面粉碎骨折。

凡严重外伤，发生三踝骨折时，踝关节完全失去稳定性并发生显著脱位，称为 Pott 骨折。

【辅助检查】

X 线片显示的骨折类型。

【诊　　断】

1. 诊断思维 局部肿胀、压痛和功能障碍。诊断时，首先应根据外伤史和临床症状以及 X 线片显示的骨折类型，分析造成损伤的机制。

2. 鉴别诊断 与踝部扭伤、距骨骨折和足扭伤等鉴别。

【治　　疗】

踝关节面比髋、膝关节面积小，但其承受的体重却大于髋膝关节，而踝关节接近地面，作用于踝关节的承重应力无法得到缓冲，因此对踝关节骨折的治疗较其他部位要求更高，踝关节骨折解剖复位的重要性越来越被人们所认识，骨折后如果关节面稍有不平或关节间隙稍有增宽，均可发生创伤性关节炎。无论哪种类型骨折的治疗，均要求胫骨下端即踝关节与距骨体的鞍状关节面吻合一致，而且要求内、外踝恢复其正常生理斜度，以适应距骨后上窄、前下宽形态。

（一）无移位骨折

用小腿石膏固定踝关节背伸90°中立位，1~2周待肿胀消退石膏松动后，可更换一次，石膏固定时间一般为6~8周。

（二）有移位骨折

1. 手法复位外固定 手法复位的原则是采取与受伤机制相反的方向，手法推压移位的骨块使之复位。如为外翻骨折则采取内翻的姿势，足部保持在90°背伸位，同时用两手挤压两踝使之复位，骨折复位后，小腿石膏固定6~8周。

2. 受伤复位内固定 踝关节骨折的治疗，应要求解剖复位，对手法复位不能达到治疗要求者，仍多主张手术治疗。

（1）适应证：①手法复位失败者；②内翻骨折，内踝骨折块较大，波及胫骨下关节面1/2以上者；③外翻外旋型内踝撕脱骨折，尤其内踝有软组织嵌入；④胫骨下关节面前缘大骨折块；⑤后踝骨折手术复位失败者；⑥三踝骨折；⑦陈旧性骨折，继发创伤关节炎，影响功能者。

（2）手术原则：一般原则为①踝穴要求解剖对位；②内固定必须坚强，以便早期功能锻炼；③须彻底清除关节内骨与软骨碎片；④手术应尽早施行。

（3）对不同部位骨折采用的方法：①内踝撕脱骨折：用螺丝钉固定即可，如螺丝钉达不到固定要求，可用克氏针与钢丝行"8"字张力带加压固定；②外踝骨折：可用螺丝钉固定，如腓骨骨折面高于下胫腓联合以及骨折面呈斜行者，可用钢板或加压钢板固定；③后踝骨折波及胫骨下端关节面的1/4 或 1/3，手法复位较为困难且不稳定，一般应开放复位，螺丝钉内固定；④Dupuytren 骨折：可横行固定下胫腓关节，并同时修补三角韧带。

第八节　腰椎间盘突出症

【概述】

腰椎间盘突出症是由于腰椎间盘突出、压迫相应神经根引起的以腰腿痛为主要症状的基本。腰椎间盘突出症是骨科的常见病和多见病，是腰腿痛的最常见病因，好发于 20～50 岁，男女之比为（4～6）：1。腰椎间盘突出症状注意发生于腰 4 至腰 5 和腰 5 至骶 1，占腰椎间盘突出症的 90%～96%。

【临床表现】

1. 腰痛伴下肢放射痛　下肢放射痛的特点：①疼痛沿神经根分布区放射；②疼痛与腹压有关；③疼痛与体位和活动有明显关系，一般于活动或劳累后疼痛加重，卧床休息后好转。

2. 下肢活动、感觉异常　受累神经根所支配的区域产生肌力和感觉异常。早期感觉过敏，晚期感觉减退、消失。

3. 马尾神经受压　产生大小便功能障碍，鞍区感觉异常。

4. 脊柱侧弯、腰部活动受限和骶缉姬痉挛

【体格检查】

1. 腰椎侧突　是一种为减轻疼痛的姿势性代偿畸形，具有辅助诊断价值。如髓核突出在神经根外侧，上身向健康侧弯曲，腰椎骨凸向患侧可松弛受压的神经根；多当突出髓核脱出的髓核已有粘连，则无论腰椎凸向何侧均不能缓解疼痛。

2. 腰部活动受限　几乎全部患者都有不同程度的腰部活动受限。其中以前屈受限最明显，是由于前屈位时进一步促使髓核向后移位并增加对受压神

经根的牵张之故。

3. 压痛及骶棘肌痉挛 89%患者在病变间隙的棘突间有压痛，其旁侧1cm处压之有沿坐骨神经的放射痛。约1/3患者有腰部骶棘肌痉挛，使腰部固定于强迫体位。

4. 直腿抬高试验机加强试验 患者仰卧，伸膝，被动抬高患肢。正常人神经根有4mm滑动度，下肢抬高到60°～70°始感腘窝不适。本症患者神经根受压或粘连使滑动度减少或消失，抬高在60°以内即可出现坐骨神经痛，称为直腿抬高试验阳性。其阳性率约90%。在直腿抬高试验阳性时，缓慢降低患肢高度，待放射痛消失，这时再被动背伸患肢踝关节以牵拉坐骨神经，如又出现放射痛称为加强试验阳性。有时因突出髓核较大，抬高健侧下肢也可因牵拉硬脊膜而累积患侧，诱发患侧坐骨神经产生放射痛。

5. 神经系统表现

（1）感觉异常：80%患者有感觉异常。要5神经根受累者，消退前外侧和足内侧的痛、触觉减退；骶1神经根受压时，外踝附近及足外侧痛、触觉减退。检查需注意，有较大髓核突出者，可压迫下一节段神经根，而出现双节段神经根损害征象。

（2）肌力下降：70%～75%患者肌力下降。腰5神经根受累时，踝及趾背伸力下降；骶1神经根受累者趾及足趾屈力减弱。

（3）反射异常：71%患者出现反射异常。踝反射减弱或消失表示骶1神经根受压；如马尾神经受压，则为肛门括约肌张力下降及肛门反射减弱或消失。

【辅助检查】

1. X线平片 单纯X线平片不能直接反映双方存在椎间盘突出。片上所见脊柱侧凸，椎体边缘增生及椎间隙变窄等均提示退行性改变。如发现腰骶椎结构异常（移行椎、椎弓根崩裂、脊椎滑脱等），说明相邻椎间盘将会由于应力增加而加快变性，增加突出的机会。此外，X线平片可发现有无结核、肿瘤等骨病，有重要鉴别诊断意义。

2. X 线造影 脊髓造影、硬膜外造影、脊椎静脉造影等方法都可间接显示有无椎间盘突出及突出程度，准确性达 80% 以上。由于这些方法有的存在较重并发症，有的技术较复杂，应严格掌握其适应证，并在有经验者指导下进行。

3. B 型超声检查 B 型超声诊断椎间盘突出症是一种简单的无损伤方法，近年来发展较快。因受到患者体型影响，定位诊断较困难以及操作者局部解剖知识的水平、临床经验等影响，尚需进一步研究，总结经验。

4. CT 和 MRI CT 可显示骨性椎管形态，黄韧带是否增厚及椎间盘突出的大型、方向等，对本病有较大诊断价值，目前已普遍采用。MRI 可全面地观察各腰椎间盘是否病变，也可在矢状面上了解髓核突出的程度和位置，并鉴别随访存在椎管内其他占位性病变。以上两种方法的缺点是当多个椎间隙有不同程度的椎间盘退变、突出时，难以确认是哪一处病变引起的症状。

5. 其他 电生理检查（肌电图、神经传导速度计体感诱发电位）可协助确定神经损害的范围及程度，观察治疗效果。实验室检查对本症帮助不大，但在鉴别诊断中有其价值。

【诊断】

1. 诊断思维

（1）腰椎间盘突出症的诊断一般并不困难。但对那些症状与体征及有效性检查结果不符合的，应进一步检查，不应轻率手术。

（2）不能单独以有效性所见作为决定手术的依据。神经根受压或推移不一定都引起临床症状。

2. 鉴别诊断

（1）腰肌劳损和棘上韧带和棘间韧带损伤：好发于长期弯腰工作者。主要症状为腰部酸痛，劳累后加重，卧床休息后好转，但卧床过久后，又感腰部不适，稍事活动后好转。有较固定的压痛点。

（2）L3 横突综合征：L3 的横突较长。主要症状为腰痛，少数可向下肢放射，L3 横突处压痛，无坐骨神经症状。

（3）椎弓根峡部不连和腰椎滑脱症：X线摄片可鉴别诊断。

（4）腰部结核和肿瘤：腰脊椎结核或肿瘤可引起腰部疼痛。

（5）腰椎管狭窄症：腰痛伴马尾神经或神经根受压的症状，特别是间歇性跛行。鉴别主要靠脊髓造影、CT和MRI。

（6）射精管及马尾肿瘤：神经根及马尾肿瘤症呈进行性加重，无椎间盘突出症那样因动作而诱发的病史。鉴别主要靠脊髓造影、MRI。

（7）梨状肌综合征：髋关节外展、外旋位抗阻力时可诱发坐骨神经放射痛。CT等有助于鉴别诊断。

（8）盆腔疾病：早期盆腔后壁的炎症、肿瘤当其本身症状还不明显时，主要表现为腰骶部和坐骨神经放射痛。有时鉴别很困难。

【治疗】

1. 非手术治疗　腰椎间盘突出症中约80%的患者可经非手术疗法缓解或治愈。其目的是使椎间盘突出部分和受到刺激的神经根的炎性水肿加速消退，从而减轻或解除对神经根的刺激或压迫。非手术治疗主要适应于：①年轻、初次发作或病程较短者；②休息后症状可自行缓解者；③X线检查无椎管狭窄。

（1）绝对卧床休息：当症状初次发作时，立即卧床休息。强调大、小便均不应下床或坐起，这样才能收到良好效果。卧床3周后带腰围起床活动，3个月内不做弯腰持物动作。次方法简单有效，但难以坚持。

（2）持续牵引：采用骨盆牵引可使椎间隙略为增宽，减少椎间盘内压，扩大椎管容量从而减轻对神经根的刺激或压迫。牵引重量根据个体差异在7～15kg，抬高床做反牵引，共2周。孕妇、高血压和心脏病患者禁用。也可使用间断牵引法，每日2次，每次1～2h。但效果不如前者。目前有多种电脑控制的牵引床问世，可控制牵引重量、改变力线、操作简便，适应不同情况的患者。

（3）理疗和推拿、按摩：可使痉挛的肌松弛，进一步减弱椎间盘压力。具体方法繁多，国内这方面从业人员甚多，水平参差不齐，故疗效差异较大。应注意的是，暴力推拿按摩往往弊多于利。

（4）皮质激素硬膜外注射：皮质激素是一种长效抗炎剂，可减轻神经根周围的炎症、粘连。因为其醋酸盐不溶于水，难以吸收，故罕有全身性不良反应。国内常用醋酸泼尼松龙1.7mL，加2%利多卡因4mL行硬膜外注射，每7～10d1次，3次为一疗程。间隔2～4周后可再用一疗程，如无效则无须再用此法。近年来甲基泼尼松龙及其他皮质类固醇制剂使用渐多，但如无根据不宜任意加入其他药物共同注射，以免产生不良反应。

（5）髓核化学溶解法：本方法是将胶原酶注入椎间盘内或硬脊膜与突出的髓核之间，利用这种酶选择性溶解髓核和纤维环，具有基本不损害神经根的特点，使椎间盘内压力降低或突出髓核缩小达到缓解症状的目的。由于这种酶是一种生物制剂，故有产生过敏反应可能，或局部刺激出血，粘连再次影响审计根的功能，值得重视。

2. 经皮髓核切吸术 是通过椎间盘镜或特殊器械在X线监视下直接进入椎间隙，将部分髓核绞碎吸出，从而减轻了椎间盘内压力达到缓解症状的目的。主要适合于膨出或轻度突出型的患者，且不并发侧隐窝狭窄者，但对明显突出或髓核已脱入椎管者不能回纳。

3. 手术治疗 已确诊的腰椎间盘突出症患者，经严格非手术治疗无效，或马尾神经受压者可考虑行髓核摘除术。手术治疗有可能发生椎间盘感染、血管或神经根损伤，以及术后粘连症状复发等并发症，故应严格掌握手术指征及提高手术技巧。近年来采用微创外科技术使手术损伤减小，并取得了良好效果。

第九节 类风湿性关节炎

【概述】

类风湿性关节炎（rheumatoid arthritis，RA）是一种以关节滑膜炎为特征的慢性全身性自身免疫性疾病。滑膜炎持久反复发作，可导致关节内软骨和骨的破坏、关节功能障碍，甚至残废。滑膜炎病变累及全身各个器官，故本病又称为类风湿病。

【临床表现】

1. 类风湿性关节炎常常逐渐发病，很少突然发病。疲劳、低热、虚弱、关节僵硬及关节隐痛首先出现。几周后，关节疼痛并肿胀。发病时通常几个关节受侵，以对称性为特征，即双手、两腕或两踝同时受侵袭。约1/3的类风湿性关节炎患者初发病时局限于一个或几个关节。

2. 本病主要累及四肢关节，以双手和双足小关节、腕、肘、膝、踝和肩关节最常见。此外，也可由颞颌关节炎，表现为咀嚼时疼痛，严重时局部有肿胀、压痛和张口困难。还可有颈椎病变，表现为颈部疼痛，并向锁骨和肩部扩散，也可发生颈椎半脱位，严重者再次脊髓受压迫，甚至危及生命。

3. 患者常感疲劳，这通常由疾病伴随的贫血所导致。其他常见的并发症有腕管综合征（从腕入手的神经，即腕管正中神经，受压所致的手指疼痛并有麻刺感）和雷诺现象（由于寒冷引发手指严重缺血的一种疾病）。

4. 有些患者，骨头外表处的皮肤有软小结，更严重的会发生并发症，如心肺炎症，通常只见于重症患者。

【辅助检查】

实验室检查主要包括：

1. 血象检查　患者大多有轻中度贫血，活动期血小板增高。

2. 血沉　这是观察病情活动性和严重性的指标。

3. C反应蛋白　若增高说明病情处于活动期。

4. 自身抗体　类风湿因子（RF）：对RA有诊断价值，但不是唯一标准，RA患者阳性率为70%～80%。其他自身抗体：抗核周因子（APF）抗体、抗角蛋白抗体（AKA）等，对早期RA有诊断价值，尤其是血清RF阴性，临床症状不典型的患者。

5. 影像学检查　包括关节X线检查、关节CT、MRI等。根据类风湿关节炎病情的进展，在 X 线上可分为四期：I 期，软组织肿胀，骨质疏松；II 期，软骨破坏，关节间隙狭窄；III 期，关节面出现虫凿样破坏性改变；IV 期，关节半脱位，纤维性、骨性强直。

【诊断】

（一）诊断思维

早期发现以预防类风湿性关节炎的不可逆病变是诊断的第一要务，但可能必须由医师数次诊查之后才能确定诊断。有鉴于此，美国风湿病学院（American College of Rheumatology，简称为 ACR）于 1987 年集合专家重新拟定一套简单而准确的诊断标准，目前，很多国家都采用这一标准。另外，国内也提出了有关本病的诊断标准。

1. 美国风湿病学会关于类风湿性关节炎的诊断标准

（1）晨僵。

（2）至少一个关节活动时疼痛或有压痛（为医生所看到）。

（3）至少一个关节肿胀（软组织肥厚或积液而非骨质增生，为医生所看到）。

（4）至少另一个关节肿胀（为医生所看到，两个关节受累所间隔的时间应不超过 3 个月）。

（5）对称性关节肿胀（为医生所看到），同时侵犯机体两侧的同一个关节（如果侵犯近侧指间关节、掌指关节时不需要完全对称）。远侧指间关节的累积不能满足此项标准。

（6）骨隆起部或关节附近伸侧的皮下结节（为医生所看到）。

（7）标准的 X 线片所见（除骨质增生外，必须有受累关节附近的骨质疏松存在）。

（8）类风湿因子阳性。

（9）滑膜液中黏蛋白凝固不佳。

（10）具有下述滑膜病理学改变中三个或更多：明显的绒毛增生；表层滑膜细胞增生及呈栅栏状；明显的慢性炎细胞（主要为淋巴细胞和浆细胞），

浸润及形成淋巴结的趋势；表层或间质内致密的纤维素沉积；灶性坏死。

（11）皮下结节中的组织学改变应显示中心区细胞坏死灶，围绕着栅状增生的巨噬细胞及最外层的慢性炎细胞浸润。

典型类风湿性关节炎：其诊断标准需上述项目中的 7 项。在 1～5 项中，关节症状至少必须持续 6 周。

肯定类风湿性关节炎：其诊断需上述项目中的 5 项。在 1～5 项中，关节症状至少必须持续 5 周。

可能类风湿性关节炎：其诊断需上述项目中的 3 项，1～5 项中至少有 1 项。其关节症状至少必须持续 6 周。

可疑类风湿性关节炎：其诊断需下列各项中的两项，而且关节症状的持续时间不少于三周：①晨僵；②压痛及活动时痛（为医生所看到），间歇或持续至少三周；③关节肿胀的病史或所见；④皮下结节（为医生所看到）；⑤血沉增快，C 反应蛋白阳性；⑥虹膜炎（除非在儿童类风湿性关节炎，否则价值可疑）。

2. 国内诊断标准（1988 年全国中西医结合风湿类疾病学术会议修订通过）

（1）症状：以小关节为主，多为多发性关节肿痛或小关节对称性肿痛（单发者须认真与其他鉴别，关节症状至少持续 6 周以上），晨僵。

（2）体征：受累关节肿胀压痛，活动功能受限，或畸形，或强直，部分病例可有皮下结节。

（3）实验室检查：RF（类风湿因子）阳性，ESR（血沉）多增快。

（4）X 线检查：重点受累关节具有典型类风湿性关节炎 X 线所见。

对具备上述症状及体征的患者，或兼有 RF 阳性，或兼有典型 X 线表现者可诊断。并有如下分期：

①早期：绝大多数受累关节有肿痛及活动受限，但 X 线仅显示软组织肿胀及骨质疏松。

②中期：部分受累关节功能活动明显受限，X 线片显示关节间隙变窄及

不同程度骨质腐蚀。

③晚期：多数受累关节出现各种畸形或强直，活动困难，X 线片显示关节严重破坏、脱位或融合。

（二）鉴别诊断

根据典型病史、体征、检验检查机 X 射线表现诊断不难，但有时须与骨关节炎、风湿性关节炎及强直性脊柱炎等病作鉴别。

【治疗】

类风湿关节炎规范化治疗应强调早期治疗、联合用药及个体化方案的治疗原则。

1. 早期治疗　研究证明，关节软骨或骨质破坏可在 RA 发病三个月内出现。国际公认的 RA 治疗窗口期为三个月，即在发病三个月开始缓解病情抗风湿药（DMARDs）的治疗。及时正确的应用 DMARDs 可使大多数患者的病情晚期缓解。仅少数患者可能属难治性 RA，需试用不同的 DMARDs 联合治疗方案、新型贸易抑制剂或其他方法。

2. 联合用药　少数轻症 RA 病例单用一种 DMARDs 可能有效，但大多数病例需同时应用两种或两种以上的 DMARDs 才能使病情得到控制。临床研究证明，DMARDs 联合应用的质量效果明显优于单一用药。而且，DMARDs 联合应用的药物不良反应发生率并无明显增加。国内外常用的联合用药组合是甲氨蝶呤（MTX）＋柳氮磺胺吡啶（SSZ）；MTX＋羟氯喹（HCQ）；SSZ＋HCQ 及 MTX＋SSZ＋HCQ 等。近几年，来氟米特作为一种新型免疫抑制剂在 RA 的应用日趋广泛，而且，该药可能与 MTX、SSZ 及 HCQ 等有协同作用。此外，环孢素、青霉胺、硫唑嘌呤及金制剂与 DMARDs 联合应用的治疗效果亦优于各自的单一治疗。国产新药帕夫林在本病的治疗作用也已得到证实。该药安全性好，且有一点的肝细胞保护作用，与 MTX 及 SSZ 等药物联合应用治疗 RA 可能是一种较好的选择。

美国风湿病学会 2002 年对 RA 治疗指南进行了修订。与 1996 年提出的指南相比，最明显的变化有三点：①新增加了五种治疗药物，包括来氟米特、恩利（Etanercept）、英非单抗（Infliximab）、环孢素及米诺环素；②将免疫吸附疗法（Immunoadsorption）列为 RA 的治疗方法之一；③将 MTX 的推荐剂量从每周 7.5～15mg 增至每周 7.5～20mg。

在临床上，有些轻症 RA 患者经一种 DMARDs 治疗可能使病情缓解，甚至在数月甚至更长时间内病情稳定。但是，其中不少患者可出现病情反复，尤其在血清中有高滴度自身抗体及免疫球蛋白的患者，病情出现反复更为常见，说明临床症状改善于病情完全缓解并不等同，血清中自身抗体的滴度明显减低是病情完全控制的必要条件。因此在注意避免药物不良反应的同时，必须给予 RA 患者以足量、足疗程的 DMARDs 联合治疗。

3. 个体化治疗方案 患者的长期缓解及减少不良反应的发生依赖于 RA 治疗方案的个体化。必须尽可能地为患者选择对其本人治疗效果及耐受性均最为理想的个体化治疗方案。单纯强调疗效忽视药物不良反应或担心出现不良反应而不给予规范治疗的倾向均不可取。药物的不良反应有时不可避免，但不能因此不予治疗。问题的关键在于不良反应的发生以及如何及时正确地处理。因此，选择疗效好儿又无明显不良反应的个体化治疗方案是控制病情、改善 RA 预后的根本所在。

一般可先给患者以疗效较强的 NSAIDs 如双氯芬酸或足量 COX2 抑制剂，至症状缓解后减至较小剂量，并加用一种 DMARDs。若无不良反应，根据病情可再加一种或两种 DMARDs，直至症状明显缓解、血清中自身抗体滴度下降。然后，可考虑将 DMARDs 改为维持量，以一种或两种 DMARDs 配以最小剂量的 NSAIDs 直至病情完全缓解。

此外，个体化方案的选择中应特别注意患者的个体差异。对重症 RA 或血清中有高滴度自身抗体及多种自身抗体阳性者给予二联或三联 DMARDs；对有磺胺药过敏史者应避免应用柳氮磺吡啶及西乐葆；年轻的 RA 患者不用雷公藤；而对于经正规 DMARDs 治疗无效及血清中有高滴度或多种自身抗体的难治性 RA 个体，可采取免疫净化（如免疫吸附）等治疗；对于关节腔积液者应及时给予穿刺抽液及关节腔内注射（＜4 次/年）得宝松或醋酸去炎松等药物。

4. 难治性 RA 的治疗　难治性 RA 多指经正规 DMARDs 治疗仍不能缓解的 RA 患者。对于其滞留方法国内外已有不少探索。

（1）新型免疫抑制剂的选择：新型免疫抑制剂可能对难治性 RA 有效。环孢素可使部分经 MTX、SSZ 及 HCQ 等治疗无明显效果的患者的病情减轻。最近的临床观察表明，Etanercept 等生物制剂对难治性 RA 有良好的治疗效果。但是，此类药物的不良反应较多。

（2）CTX 冲击治疗：近几年来，国内外的不少研究发现，CTX 的小冲击（每次 400mg，2 周/次）或大剂量（每次 800mg，2～4 周/次）的治疗对病情顽固长期不能缓解的 RA 患者有效。

（3）激素的应用：对于关节肿痛明显、经正规 DMARDs 治疗长期不能缓解的难治性 RA 患者，在无禁忌证的前提下加用小剂量激素（泼尼松 ≤ 10mg）。个别患者可能需要短期应用泼尼松 15～30mg/d，症状减轻后尽快减量。对于长期关节积液不消退者可关节腔穿刺抽液并局部注射激素。

（4）免疫净化治疗：免疫吸附、单个核细胞清除剂血浆置换等免疫净化治疗对难治性 RA 的疗效肯定。但是，必须严格掌握适应证，免疫净化治疗仅适用于正规治疗无效，血清中有高滴度或多种自身抗体的难治性 RA 患者。同时，应强调与两种以上 DMARDs 的联合应用，才能达到使病情长期缓解的目的。

（5）外周血干细胞移植：外周血干细胞移植对难治性 RA 的疗效确切，但部分患者可出现复发，长期疗效尚待教育部研究。因该治疗有一定风险，且费用昂贵，应仅用于其他治疗无效的重症难治性 RA。

（6）其他：滑膜切除术对长期滑膜炎、经久不愈者效果明显，且对缓解全身症状有益。关节畸形影响功能者可考虑关节置换。此外，放射性滑膜切除术及关节腔内甲氨蝶呤注射对迁延不愈的滑膜炎均有较好疗效。

5. 其他药物的合理选择　非甾类抗炎药（如扶他林等）是缓解 RA 症状的主要药物。这些药物人多对缓解 RA 的症状效果明显，起效较快。但是必须尽早加用 DMARDs 并根据病情考虑是否两种甚至三种 DMARDs 联合应用。

塞来昔布及罗非昔布等 COX2 抑制剂的治疗作用于非 COX2 选择性 NSAIDs 的药效相当，但是前者的消化道不良反应明显较少是其优点。因此，COX2 抑制剂对消化道反应明显者较为适用。此外，同时服用两种口服型 NSAIDs 利少弊多，应予避免。

综上所述，经正规的 NSAIDs 及 DMARDs 治疗，大多数 RA 患者均可以完全缓解。而早期规范化的治疗是使患者的病情长期缓解的关键。

第十节　股骨头缺血坏死

【概述】

股骨头缺血性坏死（Avascular Necrosis）是临床常见疾病，是由于各种不同的病因，破坏了股骨头的血供导致股骨头缺血、坏死、塌陷，多侵犯中年人，常导致严重髋关节功能障碍，是目前常见而又难治的疾病之一。

【临床表现】

股骨头缺血坏死以探讨，关节僵硬，活动受限，跛行为突出表现。早期常表现在膝关节疼痛，逐渐又转为髋关节外侧或后侧，腹股沟区疼痛，可为间歇性或持续性疼痛，负重或上下楼梯时加重。髋关节僵硬受限，关节不灵活，外展、外旋明显受限。如上自行车是髋不能外展，坐位时不能盘腿，坐凳起身后不能立即开步行走，患肢有一种僵硬的感觉。跛行，此种跛行为进行性短缩跛行，早期为进行性跛行，晚期因患肢短缩，为持续性表现。

【体格检查】

体格检查局部有压痛，大转子叩击痛，腹股沟中点明显压痛，内收肌起点压痛。部分患者足跟部叩痛可呈阳性，早期由髋关节疼痛，Thomas 征、"4" 字试验阳性。晚期由于股骨头塌陷，髋关节脱位，Allis 征集单腿独立试验呈阳性，阔筋膜长肌或髂胫束挛缩者 Ober 征可呈阳性。双腿摩擦征，双侧股骨头坏死者，由于髋关节半脱位，双大腿明显内收，双膝关节相互靠拢，行走时两膝产生相互摩擦现象。其他体征表现为外展外旋受限或内旋受限、肌肉萎缩、患肢短缩、髋关节半脱位。

股骨头内压力测定：加压试验可以发现潜在的病理变化，当病变尚不足以使骨内压力发生病理变化时，进行本试验，可使骨髓血液循环超负荷而诱发局部压力增高，从而能正确发现病理变化，证明股骨头内静脉回流紊乱，并预示股骨头内有血液淤滞。

【辅助检查】

大部分患者实验室检查结果正常。必要时可作下列检查：

1. 血流动力学检查

（1）随腔内压测定：在局麻或全麻下，将套管针直接插入股骨转子间区髓腔，以测定病变区髓内压。这种方法较常规X线盒核素骨扫描检查，能更早发现骨组织异常变化，对早期诊断骨坏死有一定价值。

（2）髓腔内静脉X线摄影术：经测髓内压的套管针向髓腔内注入造影剂，连续摄X线片，观察造影剂在髓腔内的行程及排空情况，从而检查血管走行结构，可以为骨坏死的早期诊断提供依据。

2. 组织病理检查 可作为骨坏死的确诊依据。目前很少单独应用，常与骨髓减压术和植骨术同时应用。

3. 影像学检查

（1）X线检查：是诊断该病最简单、最实用的方法，但敏感性差，早期单凭X线片不易诊断。骨坏死早期表现为骨质正常或轻度疏松，也可出现病变区骨密度相对均匀增高现象，随后可见负重区有楔状硬化带或骨组织囊性病灶形成，进一步出现与关节面平行的"新月状透亮带"，关节间隙增宽。最后出现软骨下骨板及关节面塌陷，骨轮廓该病，阶梯状不连续，骨压缩加重，同时髋臼关节面也受损，关节间隙狭窄、骨赘形成，整个关节呈现退行性关节炎改变。

（2）核素扫描：采用99mTc磷酸盐骨扫描方法诊断骨病，临床应用已

20 余年。诊断骨坏死敏感性高达 80%，比常规 X 线检查能更早地反映病变情况。

（3）CT 扫描：较常规 X 线检查机断层摄影能更早地反映骨组织坏死改变。

（4）磁共振（MRI）：在其他检查阴性而高度怀疑缺血性坏死时，应作此检查。它是早期诊断较理想的方法。

（5）断层摄影：作为常规 X 线检查的补充，应用已有多年，它能更详细地反映骨组织的结构变化，尤其在缺乏 CT、MRI 设备时，对临床疑难问题的解决由一定参考价值。

【诊断】

股骨头坏死的四大特点是疼痛、塌陷、跛行、功能障碍。掌握以上症状、特征及特点，结合 X 线、CT、MRI 检查股骨头缺血性坏死是不难做出诊断的。

【治疗】

1. 非手术治疗

（1）发现股骨头坏死迹象后，应让患者避免负重，可采用牵引制动、髋人字石膏、扶双拐等方法。

（2）高压氧疗法可增加血氧含量及血氧弥散速度，改善局部组织缺氧的状态，减少气泡，改善血液循环，具有抑制细菌的作用。

（3）功能锻炼：功能锻炼起到一定的巩固治疗的效果，采用不负重下的积极的功能锻炼，提高股骨头坏死的治疗效果，促进功能的恢复。

（4）关节腔注射：向髋关节腔内注射一定量的药物，在注入药物前抽出一定量的关节液进行减压后，再注入药物起到活血化瘀的作用。

（5）介入治疗：是在保守法和手术治疗的基础上发展起来的。其对患者微创、无痛苦，具有溶栓、改善股骨头微循环和活血化淤的作用。

2. 手术治疗

1. 钻孔减压术：特点是简便易行，手术损伤小，适用于早期病例。这种方法可以降低骨内压，重建血液循环，促进修复过程。适用于早期患者，尤其对年轻人极具意义，可延迟全髋关节置换术。对由于各种原因不适于进行较大手术的股骨头严重损害的患者，也可行钻孔减压术，但只能作为减轻疼痛的姑息治疗。有学者认为，钻孔减压术对减轻股骨头坏死的疼痛症状有效，但对控制股骨头坏死、塌陷与非手术治疗并无差别。

（2）游离植骨术：包括自体骨松质移植、自体骨皮质移植、异体骨移植、软骨移植等。其中自体骨松质及骨皮质移植应用较多，骨移植可刺激股骨头内血管再生，促进修复和愈合，同时防止股骨头塌陷，适用于年轻的 ficat Ⅱ 期和早期 ficat Ⅲ 期的患者，可延缓病程发展和全髋关节置换的时间。若结合生长因子或电刺激等促进骨折愈合的方法，可提高疗效。对于钻孔减压效果较好的早期患者，可考虑同时植骨。

（3）肌蒂或血管蒂骨瓣植骨：移植骨可来自髂骨、大转子或腓骨，较常用的有带旋髂深动脉的髂骨瓣、带缝匠肌的髂骨瓣、带骨方肌的骨瓣，游离腓骨移植等。可带肌蒂或带血管蒂，与单纯骨移植相比，能更好地促进股骨头内血管再生，移植骨能更好、更快地与受区骨质融合，较钻孔减压术的疗效明显为优，可保护股骨头的功能，减轻疼痛，可推迟做人工全髋关节置换术。适用于严重的 ficat Ⅱ、Ⅲ 期股骨头坏死，不适于进行截骨术的患者，或骨坏死范围较广泛，进行单纯骨移植术不易愈合患者。其缺点是手术复杂，费时较长。文献报道其临床效果较理想，但 X 线改善情况并不理想，远期随访仍有相当一部分患者须行关节置换术。

（4）人工关节置换术：一是人工股骨头置换术，是用人工股骨头假体取代坏死的股骨头。因使用寿命有限，股骨头易磨损髋臼，适用于部分高龄或身体条件较差的患者。二是如果全髋关节置换。疗效确切，是目前治疗晚期股骨头缺血性坏死的常规手术。术后可缓解疼痛，获得满意的功能，尤适用于双侧坏死者。但适应证选择较严格，人工假体使用寿命有限，手术并发症也难以完全避免，费用昂贵，许多患者难以接受。

第十一节　骨肿瘤

【概述】

骨肿瘤是指生长在骨内或骨的附属组织内如骨、软骨、纤维组织、脂肪组织、造血组织、神经组织和未分化的网状内皮结构的肿瘤。骨肿瘤除偶良、恶性之分为，尚有部分骨组织内的病变未能肯定其性质是否为真性骨肿瘤者，称为瘤样病损，如骨纤维异常增殖症、孤立性骨囊肿、骨嗜酸性肉芽肿等。骨肿瘤在全身各系统肿瘤中为数量最少。各种骨肿瘤的发生情况，在良性骨肿瘤中，以骨软骨瘤、巨细胞瘤与软骨瘤最为多见；在恶性肿瘤中，以骨肉瘤、软骨肉瘤与纤维肉瘤最多见；而在瘤样病损中，以骨纤维异常增殖症、骨囊肿等多见。

【临床表现】

肿瘤患者病史极为重要，早期症状常是天天、肿胀和功能障碍，有时 X 线检查有异常发现，此外有食欲减退、体重下降或发生于儿童和青少年，而骨巨细胞瘤主要发生于成人。各种骨肿瘤各有好发部位，对诊断有主要参考家孩子，许多儿童的病损与"骨转换"速度和细胞活力有关，多见于长骨的干骺端，也即是生长最活跃的部位，如股骨下端、胫骨上端、肱骨上端，而骨骺则往往很少受影响。发生病理性骨折的患者，患肢出现轻微受力后的突发剧痛、肿胀、畸形和反常活动。

【体格检查】

体检应包括全身情况和四肢或病变部位的仔细检查，骨科专科检查，应当按照望、触、动、量的顺序进行。对肿块应测量其大小、部位、形态、质地、活动度、压痛和局部温度等，记录周围肌肉的萎缩程度，相邻关节活动的受限和关节是否有渗液等。详细的神经检查和对动、静脉血循环的情况做出估计。触摸检查相应部位有无淋巴结转移。病理性骨折可能产生肢体短缩。

【辅助检查】

1. 影像学检查

（1）X线表现：骨鱼软组织的X线表现往往反映了骨肿瘤的基本病变。有些肿瘤表现为骨的沉积，统称为反应骨。这种种瘤细胞产生类骨，或称为肿瘤骨。有些肿瘤表现为骨破坏或骨吸收。也有肿瘤两种表现兼而有之。

在骨内生长缓慢的病损也可侵蚀骨皮质，同时刺激骨膜产生新骨，骨膜增生呈袖口样或三角形沉积，形成膨胀性骨病损。若骨膜被瘤顶起，可在骨膜下产生新骨，这种骨膜反应称"Codman三角"，多见于骨肉瘤。若骨膜的掀起呈阶段性的，这样就形成同心圆或成层排列状骨沉积，X线表现为"葱皮"现象，多见于尤文肉瘤。若恶性中路生长迅速，超出骨皮质范围，同时血管随之长入，从骨皮质向外放射，肿瘤骨与反应骨沿放射血管方向沉积，表现为"日光射线"形态。

有些生长迅速的恶性肿瘤很少有反应骨，X线片表现为溶骨性缺损，常多见于溶骨性骨转移。但也有一些原发性肿瘤，如前列腺癌，可激发故的成骨性反应，称为成骨性转移。有时骨因破骨性吸收而破坏，很容易发生骨折，X线片可见病理性骨折。

（2）CT：显示解剖关系清楚，对骨破坏范围，肿瘤和周围组织及神经、血管的关系及向周围组织浸润非常明确，增强后扫描更明确。

（3）MRI：能从不同角度消失肿瘤边缘范围和病变内部病理结构及邻近神经及软组织结构关系，特别是恶性骨肿瘤髓内病变或浸润范围非常明确，可为手术提供准确范围，并能较早发现转移灶，亦是肿瘤确诊的最佳方法之一。

2. 生化测定 凡患有恶性肿瘤的患者，除全面化验检查，包括血、尿、便常规及肝、肾功能等外，还必须对血钙、血鳞、碱性磷酸酶和酸性磷酸酶进行测定。凡骨有迅速破坏时，如广泛溶骨性转移，血钙往往升高；血清碱性磷酸酶反映成骨活动，故成骨性肿瘤如高热量，有明显升高；男性酸性磷酸酶的升高提示转移瘤来自晚期的前列腺癌。尿本周（Bence-Jones）蛋白阳性可能为浆细胞骨髓瘤。

3. 病理检查 这是确认肿瘤唯一可靠的检查，分为切开活检和穿刺活检两种。

（1）切开活检：分为切取式和切除式两种。软组织的肿瘤可在术中行冰冻切片，立即得出病理报告；带骨的硬标本需经脱钙后石蜡包埋再作切片。

（2）穿刺活检：此法简单、安全、损伤性小，用于脊柱及四肢的溶骨性病损。

【诊断】

（一）诊断思维

早期诊断很重要，疼痛是骨肉瘤最早的症状，特别是青少年一旦出现不明原因的骨骼疼痛应立即就医。骨肿瘤的疼痛有特殊的方式，先为持续性局部痛，很快发展为持续性剧痛、夜间痛，难以忍受，一般止痛药无效。有些骨瘤则只会隐隐作痛，这种疼痛有时在早期对止痛药还是会出现效果，但当骨瘤增大之后，止痛效果即会变差。许多患者对莫名其妙的骨痛都非常担心，在骨科门诊也常常可见到因为疼痛求诊是否骨癌者，但通常骨科门诊患者的疼痛与姿势不良有关，因此容易造成医生与患者的疏忽。

良性的肿块通常可出现很久但成长速度不快，且比较小，局部皮肤外观良好；但恶性肿块则可能会迅速长大，在疼痛数周后，局部可触及肿块，生长快，且有轻度压痛。肿瘤表面会出现皮肤红肿，静脉曲张，皮温增高甚至溃烂的现象。部分患者可出现病理性骨折，因此平时应注意骨骼检查，有症状时应早日就诊，密切观察，以免发生误诊误治。有些患者在就医时即查出尚未骨折的病灶，可以及早就医，其滞留结果即可望改观。

骨肿瘤运动功能障碍可能与疼痛有关，也可能因为骨瘤刺激到肌肉或神经系统，造成运动功能的障碍；有时病理性骨折也是原因之一；有时也可能会同时出现神经系统功能受压迫所引起的功能障碍。

恶性骨肿瘤的早期患者全身一般情况良好，消瘦、贫血常在晚期出现。

一般非特异性症状，如体重减轻，食欲不振，轻度发热或腰酸背痛等，这些也都可能出现，但若没有其他特殊症状，有时也并不容易下诊断。不过，对于任何长期治疗而仍未改善的症状，都应保持高度警惕心，尽量减少误诊的机会。

骨肿瘤主要是由血路转移，软组织肿瘤则除血路外，也通过淋巴道转移部分分化高的软组织肉瘤，以局部复发为主，较少远处转移。要注意局部有无复发，肝脏及淋巴结有无肿大，并定期作胸部透视。一年以内最好每隔 2~3 个月摄胸片一次。

ECT 可以帮助早期诊断转移性骨肿瘤，通常比常规的 X 线片拍片检查提早 3~6 个月发现病灶，为癌症患者赢得了治疗时间和机会。还可用于治疗后的疗效评价。如果患者有原发性肿瘤史，骨显像出现多发性代谢活跃灶，则其诊断转移性骨肿瘤的可信度和敏感度可达95%以上。

（二）鉴别诊断

1. 首先应与炎症鉴别。鉴别要点主要有以下四方面：

（1）全身反应：急性炎症患者体温常升高，白细胞计数增多，良性骨肿瘤患者体温正常，血象正常。某些恶性骨肿瘤如未分化网状细胞肉瘤或生长迅速的恶性肿瘤的患者也有体温升高和白细胞计数增多的表现。急、慢性炎症和骨结核患者血沉多增快，良性骨肿瘤血沉多正常，恶性骨肿瘤患者血沉常增快。

（2）发展过程：炎症在发展到一定程度或经过抗感染治疗后多逐渐消退，某些良性骨肿瘤在发展到一定程度后可停止发展，恶性骨肿瘤则继续发展破坏，自行停止或消失者极为罕见。

（3）局部触诊：炎症常产生脓肿，一般质软，波动明显。骨肿瘤一般多较坚硬或硬韧，触之有实体感，边境多清楚，其基底多与骨粘连而不能异地。但某些血管丰富或有出血的恶性肿瘤也可有波动感。

（4）穿刺：脓肿穿刺多可吸出脓液，脓液培养或涂片染色有时可查出化脓菌。肿瘤穿刺则仅能吸出血液，用粗针头穿刺有时可吸出肿瘤组织碎片。

2. 良性骨肿瘤也应与恶性骨肿瘤鉴别，因二者的预后和治疗方法各不相同。鉴别要点主要有以下四方面：

（1）全身反应：良性骨肿瘤和恶性骨肿瘤在体温、血象、血沉方面有区别外，前者患者一般情况好，疼痛较少，后者则患者消瘦、贫血、疼痛明显，晚期多有明显的恶病质。

（2）发展速度：良性骨肿瘤一般发展缓慢，有的发展到一定年龄即停止发展。恶性肿瘤则发展迅速，甚至形成巨大肿块，表面静脉怒张。

（3）有无转移：良性骨肿瘤一般均不发生转移，原发恶性骨肿瘤则比较容易发生内脏和他骨转移。

（4）X 线所见：良性骨肿瘤的界限多比较清楚，与正常骨质之间常有明确的分界线，一般无骨膜反应，如有反应，骨膜新骨也比较规则、整齐。恶性骨瘤则边界不清楚，与正常骨质之间分界不清，骨膜反应紊乱，甚至形成日光放射状。

【治疗】

一、良性肿瘤。

多以局部刮除植骨或切除为主，如能彻底去除，一般不复发，预后良好。

二、恶性肿瘤。

1. 手术切除是治疗的主要手段。截肢、关节离断是最常用的方法。但是，由于化疗方法的进步，近年来一些学者开始作瘤段切除或全股骨切除，用人工假体置换。采取保留肢体的"局部广泛切除加功能重建"辅以化疗等措施，是一种可取的方法。

2. 化学治疗分全身化疗、局部化疗，常用的药物有阿霉素及大剂量氨甲蝶呤，但药物的作用选择性不强，肿瘤细胞在分裂周期中不同步，都影响化疗的效果。

3. 局部化疗包括动脉内持续化疗及区域灌注，其中以区域灌注效果较好。

4. 免疫疗法：干扰素其来源有限，还不能广为应用。

5. 放疗方法对骨肿瘤的治疗只能作为一种辅助治疗。

（吕　明　李传峰）

第二十章　心脏血管外科

第一节　缩窄性心包炎

【概述】

缩窄性心包炎（constrictive percarditis）是心脏被致密厚脸谱的纤维化心包所包围，使心脏舒张期充盈受限而产生一系列循环障碍的临床征象。缩窄性心包炎的病因以结核占首位，其次为化脓、创伤。

【病因】

慢性缩窄性心包炎多数由结核性心包炎所导致，目前由于结核病得以控制，慢性缩窄性心包炎病例明显减少，大多数患者病因不明，即使切除的心包做病理检查和细菌学检查，也难明确致病原因。此外，化脓性心包炎、心包积血等也可导致慢性属性值心包炎，但病例数较少。

【临床特点】

1. 症状　呼吸困难、疲乏、食欲不振、上腹胀满或疼痛，呼吸困难。

2. 体征　为劳力性，主要与心搏量降低有关。

（1）颈静脉怒张、肝脏肿大、腹水、下肢水肿、Kussmaul 征。其腹水较下肢水肿明显。

（2）心率增快，心尖冲动不明显，心浊音界不增大，心音较低，可闻及心包叩击音。

（3）脉搏细弱、动脉收缩压降低、脉压变小。

【治疗】

对缩窄性心包炎，应及早施行心包剥离术。因病程过久，心肌常萎缩和纤维变性，影响手术效果。手术指征：①临床表现为心脏进行性受压，用单纯心包渗液不能解释；②在心包渗液吸收过程中，心脏受压征象越来越明显；③在进行心包腔注气术时，发现壁层心包显著增厚；④磁共振显像显示心包增厚和缩窄；⑤心包感染已基本控制就应及早手术。对结核性心包炎，如在结核活动期应避免手术，以防造成结核的播散。如结核尚未稳定，但心脏受压症状明显加剧时，可在积极抗结核治疗下进行手术。手术前、中、后应注意的事项：①术前要严格休息，低盐饮食，使用利尿剂或抽除胸水或腹水，必要时给予少量多次输血。有心力衰竭或心房纤颤者应用适当的泮地黄类药物；②手术时心包应尽量剥离，尤其两心室的心包必须彻底剥离；③因心脏长期受束缚，心肌有萎缩和纤维变性，所以手术后心脏负担不应立即过重，应逐渐增加活动量，静脉补液不能过快，避免引起肺水肿。

第二节　房间隔缺损

【概述】

房间隔缺损（afrial spetal defects，ASD）可分为原发孔和继发孔缺损两类，后者最为常见。继发孔缺损绝大多数为单发，也可见多发或筛状者，按期部位将其分为上腔型、卵圆孔型、下腔型及混合型。原发孔缺损，缺损位于冠状窦口前下方，常伴二尖瓣裂缺。

房间隔缺损将使左房血向右房分流，随年龄增长，分流量加大孔缺损，对存有二尖瓣大瓣裂损者，二尖瓣反流使左向右分流量增高，肺动脉高压出现较早。

【病因及发病机制】

左心房的压力通常高于右心房，故心房间隔缺损时左心房的血液分流入右心房，分流量的大小随缺损和肺循环阻力的大小、右心室的相对顺应性以及两侧心房的压力差而不同。此时右心室不但接受由上下腔静脉流入右心房的血液，同时还接受由左心房流入右心房的血液，故右心室的工作负担增加，排血量增大。但大量血液在从右心房到右心室、肺血管、左心房，最后又回到右心房这一途径中进行的循环是无效循环。肺循环的血流量增加，常达到体循环的 2～4 倍，体循环的血流量则正常或略降低。长期的肺血流量增加，可导致肺小动脉内膜增生，管腔狭窄，肺动脉阻力增高而出现显著的肺动脉高压。

本病心脏增大以右心室与右心房为主，常肥厚与扩大并存，肺动脉及其分支扩大。

【临床特点】

1. 症状　患者出生后常无症状，偶有婴儿期出现充血性心力衰竭和反复肺部感染病史，患儿易疲劳，常有劳力性呼吸困难和体格发育不良。成年患者常见心律失常，肺动脉高压、阻塞性肺血管病变和心力衰竭等。婴儿期患者来就诊往往是由于体检或其他病就诊时发现心脏杂音而要求进一步检查。

2. 体征　婴儿常可在胸骨左缘 2、3 肋间听到柔和的收缩中期杂音，第二心音增强或亢进并有固定性分裂，缺损较大可在剑突下听到三尖瓣有舒张期的隆隆样杂音。在伴有二尖瓣脱垂时可在心尖部听到全收缩期或收缩晚期杂音，向左腋下传导。成年患者可因严重肺动脉高压在肺动脉听诊区听到舒张期杂音。

【特殊检查】

1. X 线　肺血增多，右心房室增大；肺动脉段突出，主动脉结缩小。大量分流者透视下"肺门舞蹈"征。

2. 心电图检查　电轴右偏，P 波高。大部分伴有不完全性右束支传导阻滞。

3. 超声心动图　超声心动图可查出房间隔回声中断的征象，并可确定缺损的类型。

4. 心导管检查　了解心腔各部压力和肺血管阻力，部分病例心导管可通过缺损进入左心房和肺静脉。

【治疗】

小缺损在生后一年内有可能自行闭合。1 岁以后自行闭合的可能性很小。房间隔缺损可通过手术完全矫正。手术适宜年龄随缺损大小而异，手术年龄以 5 岁左右为理想，但缺损大的，幼儿期即有充血性心力衰竭，则不应受年龄限制，及早手术。避免引起肺动脉高压和心内膜炎。病情进入晚期，肺动脉高压和阻力重度增高，造成右向左分流。则为手术禁忌证。

手术方法已取得比较一致的意见，主张在体外循环下直视修补缺损，以获得充裕的时间和良好的显露，使修补更为精细、完全。心外探察注意是否合并左上腔静脉和部分分型肺静脉畸形引流。切开右房后检查冠状静脉窦开口位置，并通过缺损检查二尖瓣及肺静脉开口，排除原发孔房间隔缺损、三房心和肺静脉畸形引流等。

缺损小，左房发育好，可直接缝合；缺损大则应补片修补。对下腔型缺损，应看清下腔静脉心房入口，以避免误将下腔静脉缝至左房。对上腔型缺损或伴有右上肺静脉异位引流者，直接缝合缺损常会造成肺静脉入口处狭窄，故宜用补片修补。

【预后】

手术死亡率为 1% 左右。幼儿期接受手术的患儿其寿命与正常人相同，青少年期接受手术者接近正常人群，而在老年接受手术者短于正常老人，但长于未接受手术的房间隔缺损患者。

第三节　室间隔缺损

【概述】

室间隔缺损（ventriculan sepal defect，VSD），其病理为室间隔部位左右心室间的交通，产生心室水平的左向右分流，占先天性心脏病的 12% ~ 20%。最常见部位为膜部，分流最终导致肺动脉高压、心力衰竭。

【病因及发病机制】

在心室收缩期左心室压力高于右心室，故心室间隔缺损的分流是自左至右。分流量主要取决于缺损的大小和肺循环的阻力。缺损小、肺循环阻力增高者，肺循环血流量仅略大于体循环；缺损大和肺循环阻力低者，肺循环血流量可为体循环血流量的 3 ~ 5 倍。通过肺循环回到左侧心腔的血流相应地增多，因此缺损大者可显著地增加左心室负担，右心室负担亦加重，故左心室和右心室均可增大。肺循环血流量大又可使肺动脉压增高，并逐渐促使肺循环阻力增高而产生肺动脉显著高压，待肺动脉血压增高到等于或高于体循环血压时，则出现双向或右至左的分流而出现发绀，即形成所谓艾森曼格综合征。

【临床特点】

1. 症状 患者的临床症状与 VSC 大小，分流量大小及有无肺动脉阻塞性病变密切相关。缺损小、分流量小的患者一般无临床症状，往往在体检其他疾病就诊时发现有心杂音，并因而进一步诊治。缺损较大的 VSD 因分流量大而致肺血增多，表现为反复呼吸道感染、活动受限和劳力性气短、气促，婴儿喂养困难、体格瘦小，严重者可出现充血性心力衰竭。成年患者常见有亚急性细菌性心内膜炎发生；在肺血管阻塞性病变的初期，患者的临床症状有短期明显的改善，主要是呼吸道感染的次数减少，但劳力性气短、气促加重，且出现发绀和杵状指（趾）。

2. 体征 根据患者缺损及分流量的大小而出现不同的症状和体征。限制性 VSD 可在心前区扪及收缩期震颤，可闻及粗糙的、吹风样高音调的全收缩杂音，第二心音单一增细但往往被响亮的收缩期杂音掩盖而显得减弱。非限制性 VSD 因分流量大而造成有右心室高压，病儿常有心前区骨性隆起，胸骨左缘 3、4 肋间的收缩期颤相对较轻而收缩期杂音以中、低频音为主，但第二心音往往增强、亢进并可有分裂，有时可在心尖部听到二尖瓣流量增加引起的舒张期杂音。在伴有主动脉壁关闭不全时，可在胸骨右缘第 2 肋间或胸骨左缘第 3 肋间听到舒张期杂音。两肺下部常可听到较细小湿啰音，常难以消除。

【特殊检查】

1. X 线　小型缺损的胸片示心肺基本正常，肺纹理正常或稍增粗增多。中大型缺损有大量分流者肺纹理明显增粗增多，肺动脉段突出，肺门动脉扩张，搏动增强，甚至呈"肺门舞蹈"征。左右心室增大，左房轻度增大。并发重度肺动脉高压者，肺动脉段呈瘤样扩张，肺门血管呈"残根状"，肺血流量减少。

2. 心电图检查　小型缺损的心电图多为正常或左室高电压。中大型缺损的心电图示左室肥厚。并随着肺血管阻力的逐步增高，由左室肥厚转变为双室肥厚。

3. 超声心动图　超声心动图可查出室间隔回声中断的征象，有时还可根据中断的部位来确定缺损的类型。

4. 心导管检查　能更好地判断缺损的部位、直径、分流量，了解心腔各部压力和肺血管阻力，以便对病情、手术适应证选择及手术方法的决定等提供进一步的资料。

【治疗】

小型缺损

无临床症状或临床症状逐渐减轻．缺损有自行闭合征象时，可暂不手术，观察到 7 岁左右再决定是否手术。有症状的小型缺损及中型缺损应尽早手术。大型缺损合并肺动脉高压者，只要肺血管病变为可逆性，未出现艾森曼格综合征，仍可争取手术治疗，

室间隔缺损

手术治疗年龄有逐渐提早的趋势。但对有心力衰竭、肺部感染无法控制

的婴儿，仍可考虑行肺动脉环束术，以减少肺血流量，改善心肺功能，至2岁后再行根治术。一般病例，根据缺损自然闭合90%发生在8岁以前，故宜于学龄前期行缺损修补术。

常用手术方法是于体外循环下修补缺损。常用切口有：

（1）行心房切口：除干下型和部分肌部缺损不适用外，其余类型缺损均可采用。

（2）右心室切口：几乎所有类型室间隔缺损均可用此切口。缺点是右室心肌受损，可能损伤冠状动脉。对缺损后下缘危险区显露困难。

（3）主动脉切口：适用于干下型缺损，避免右室的损伤，有利于心功能的保护。

根据缺损大小不同。修补的方法有以下几种。

（1）单纯缝合法：适用缺损小于1cm，且边缘为白色组织者。一般采用间断带小垫片褥式缝合，直接缝在纤维组织上使缺损闭合。

（2）补片修补法：适于较大缺损，周边纤维组织不全以及干下型，隔瓣下型缺损。可采用带垫片的褥式缝合，也可直接缝合，但均要避免对传导系统和主动脉瓣的损伤，以防造成术后完全性房室传导阻滞和主动脉关闭不全并发症。

【预后】

随着对室间隔缺损的病理解剖，特别是对心脏传导系统的深入了解，手术效果逐年提高，手术死亡率降低到2%以下，但对伴有严重肺动脉高压者，手术治疗尚存在不少问题。

第四节　动脉导管未闭

【概述】

动脉导管未闭（patent ductus arteriosus，PDA）是一种非常常见的先天性心血管畸形，约占先心病发病率的 20%，新生儿的 0.2‰，是最早外科治疗，也是疗效最好的先心病。常见于早产儿或有呼吸窘迫的新生儿。PDA 根据分为成人型和婴儿型，根据导管粗细分为粗导管（直径 > 1.5cm）、中等粗导管（直径 0.5 ~ 1.5cm）和细导管（直径 < 0.5cm），根据导管形态分为管型、漏斗型、哑铃型、窗型和动脉瘤型。PDA 常常和其他心脏畸形合并发生构成复杂性先心病，本节所述的是单纯性 PDA，不并发其他心血管畸形。

【病因及发病机制】

主动脉收缩压与舒张压均比肺动脉的收缩压与舒张压要高，故发生连续的血液左向右的分流。肺循环要同时接受右心室排出的血液和从动脉导管分流来的主动脉血液，因此血流量加大。肺静脉回流左心室的血液也增加，左心室负荷增加，肺循环压力重，左右心室肥厚，肺动脉高压。当脉动脉压力超过主动脉的压力时又可发生血液右向左的分流，临床上即出现发绀。

【临床特点】

1. 症状　细导管可以没有症状或症状很轻，常在体检时听到心杂音而来就诊；典型的症状主要是左→右分流、肺充血反复发作性肺部感染、咳嗽、呼吸增快、喂奶困难、体重增加缓慢或减轻，成人常有劳力性气短、运动耐力降低和胸闷症状。晚期患者出现艾森曼格综合征时，可有典型的半身发绀（左上肢及下半身发绀）和一系列的心力衰竭症状。

2. 体征　其典型体征是胸骨左缘 2 ~ 3 肋间连续性机器样杂音，声音粗糙响亮并向左锁骨下传导，当伴有肺动脉高压，心力衰竭时可仅有收缩杂音，如出现严重肺动脉高压，仅可听见相对肺动脉瓣关闭不全的泼水样杂音。在分流量大的病例，心尖区可闻及舒张期杂音，其余体征还包括动脉瓣区连续性或收缩期震颤，心尖区隆起。肺动脉第二音亢进等，周围血管征可查见股动脉枪击音，甲床毛细血管搏动征等。

【治疗】

无症状的病例最好在 4 ~ 6 岁时手术。有症状者应早进行。婴幼儿药物闭合导管失败、不能脱离呼吸机者，早产儿、婴儿的大导管、心力衰竭药物难于控制者、身体发育迟缓或明显肺动脉高压者．均应及早手术。合并心内膜炎者，一般在炎症控制 3 个月后手术。年龄大、已有严重肺动脉高压、同时出现青紫或羞异性发绀者，不宜手术。多个畸形并存、起代偿作用的动脉导管，应和并存病变同时处理，只关闭导管常可能造成灾难性后果。

【手术方法】

关闭导管的方法不下 10 种，大体上不外从导管外闭合，从腔内阻塞以及切断缝合三种。最常用的是导管结扎或切断缝合手术。有时需在体外循环下关闭导管。药物闭合用于早产儿。近年发展起来的经心导管的介入方法及经胸腔镜钳闭导管的方法，治疗效果肯定。

（一）导管结扎和切断缝合

切口：通常采用胸部后外侧切口，可取腋下直切口或左胸前外切口。

基本步骤：

（1）显露。辨认弓降部主动脉、锁骨下动脉与迷走神经位置，扪及导管区与左肺动脉震颤时初步证实诊断。沿迷走神经后方剪开纵隔胸膜，置线牵引胸膜切口前缘，迷走神经与喉返神经也随同牵向前方。

（2）游离导管。先锐性分开导管前缘．尔后分离下缘和上缘，最后分离后缘。

【特别提示】

分离时要注意解剖层次，尽量在明视下操作。后缘的分离宜从下缘与上缘将后缘大部分分离后再通过直角钳。导管短粗张力较大时。可轻轻翻转降主动脉起始部，从其后方分离导管后壁。

（3）阻断试验。

【并发症的防治】

1. 左喉返神经损伤　已很少见。只要靠近神经时不使用电灼，结扎导管或放置导管钳时（尤其在处理残端出血时）看清喉返神经走行再处理，多可避免。

2. 术后高血压　产生机制尚不全明了，可能与导管闭合后体循环血量增加或术后早期疼痛有关。因此，无特殊失血的手术一般不要输血，术后注意控制输液速度和必要的止痛。高血压主要危害为高血压脑病和导管残端出血。治疗措施有镇痛、利尿，必要时用硝普钠控制血压。

3. 出血　术中出血常见原因是分离导管时钳尖伤破后壁、结扎线切断导管、线过导管后壁时割破血管和残端漏血。一般出血，术者手执干纱布压迫局部多可止住，吸净积血，看清破口用镊子夹住，放钳阻断导管残端后修补止血。佩露差影响操作时，应扩大切口，游离导管上下的邻近主动脉穿以套带，阻断主动脉后再行处理，切忌慌乱在血泊中盲目钳夹，造成多孔出血难以控制的局面。

4. 肺不张　常见的是左上肺叶不张。术前治疗呼吸道感染，术终注意膨肺消除不膨胀区域，拔出气管插管前彻底吸痰；术后注意鼓励咳痰．此类并发症多可避免。治疗时除加强物理治疗外，必要时行支气管镜吸痰。

第五节　法洛四连征

【概述】

法洛四连征（teralogy Fallot，TF）为最常见的发绀型心脏畸形，占先心病的 12% ~ 14% 。病变包括 4 种病理改变：室间隔缺损、主动脉骑跨、肺动脉狭窄、右心室肥厚。

【病因及发病机制】

由于肺动脉口狭窄造成血流入肺障碍，右心室排出的血液大部分经由心室间隔缺损进入骑跨的主动脉，肺部血流减少，而动静脉血在主动脉处混合被送达身体各部，造成动脉血氧饱和度显著降低，出现发绀并继发红细胞增多症。肺动脉口狭窄程度轻的患者，在心室水平可有双向性的分流。右心室压力增高，其收缩压与左心室和主动脉的收缩压相等，右心房压亦增高，肺动脉压则降低。

【临床特点】

1. 症状　出生时可无发绀而仅有心脏杂音，3～6个月后逐渐出现发绀，并在哭闹时加重。出生后有呼吸困难、气急和喂奶困难，严重时可出现抽搐、晕厥，甚至心跳呼吸骤停，睡眠时喜欢侧卧胸膝位。稍大的小儿有气急、气短、呼吸能力降低、喜欢蹲踞，蹲踞可迅速缓解患者呼吸困难并且改善发绀。TF引起心力衰竭较罕见，发绀严重的病例可出现高血压，成年人常有咯血，在秋冬季多发。

2. 体征　口唇及面颊部有发绀，有杵状指（趾），婴幼儿患者杵状指（趾）并不明显。心脏听诊 S1 往往正常，在肺动脉瓣区往往听到较响亮的第二心音，这往往是主动脉瓣第二心音，是右心室肥厚导致心脏顺钟向转位，使得主动脉向前、向左移位造成的，第二心音常常被掩盖听不清楚。

【实验室检查】

红细胞计数、血红蛋白和血细胞比容均升高，并与发绀程度成比例。血红蛋白多在 200g/L 左右，严重者可达 250g/L。

【特殊检查】

1. 心电图检查　均显示电轴右偏，右心室肥大。部分伴有不完全性右束支传导阻滞。

2. X 线检查　有两个特点：①肺纹理细小，肺动脉段凹陷。②右心室肥厚，心尖上翘，心脏呈"靴形"。

3. 超声心动图

（1）M 型超声心动图检查可发现主动脉增宽，主动脉前壁和室间隔的连续中断及主动脉骑跨。

（2）B 型超声检查可显示室间隔缺损的大小、位置，主动脉骑跨的程度，主、肺动脉的直径，有室流出道的狭窄程度及右室壁的厚度。

（3）多普勒检查对测量肺动脉的反流程度及跨右室流出道的压差。

4. 心导管检查及心血管造影　早期对所有需要手术的四联症都要求做心导管及造影检查，随着超声技术及手术、体外循环技术的改进与提高，该检查并非对所有四联症患者都必须。目前仅在诊断尚不明确或在下述情况时应考虑行心解剖畸形严重的病人时应考虑行心导管及造影检查。

【治疗】

手术治疗是法洛四联症患者缓解症状和治愈的唯一方法。手术方法有姑息性手术（分流术）和根治术两类。姑息性手术主要有锁骨下动脉 – 肺动脉吻合术（Blalock-Taussig 分流术）、降主动脉 – 左肺动脉吻合术（Potts 分流术）等。目前此类姑息性手术已较少应用，仅用于两侧肺动脉发育差的病例。根治术于 1954 年由 Scott 在低温麻醉下阻断上、下腔静脉后施行，同年 Lillehei 应用"控制性交叉循环"的方法进行直视根治术。1955 年 Kirklin 创用在体外循环下直视根治术的标准方法，成为现代外科治疗法洛四联症的基本方法。近 40 年来，随着对四联症的病理解剖和病理生理的深入研究，以及手术技术、体外循环设备和术后护理水平的不断提高，法洛四联症的手术死亡率已明显降低（5% 以下）。远期效果越来越好。

（褚衍胜）

第二十一章 胸外科疾病

第一节 气 胸

【概述】

胸部创伤累及胸膜、肺火气管，使空气进入胸膜腔，称为气胸。气胸在胸部创伤中极为常见。分为闭合性气胸、开放性气胸和张力性气胸。

【病因及发病机制】

根据有无原发疾病，自发性气胸可分为原发性和继发性气胸两种类型。

诱发气胸的因素为剧烈运动、咳嗽、提重物或上臂高举、举重运动、用力排便等。有50%~60%病例找不到明显诱因，有极少患者甚至在卧床休息时发病。

1. 原发性气胸 又称特发性气胸。它是指肺部常规X线检查未能发现明显病变者所发生的气胸，好发于青年人，特别是男性瘦长者。根据国外文献报道，这种气胸占自发性气胸首位，而国内则以继发性气胸为主。本病发生原因和病理机制尚未十分明确。大多数学者认为由于胸膜下微小泡（bled）和肺大泡（bullae）的破裂所致。Vsnderscheren根据胸腔镜下肺泡病变与胸膜粘连的情况，将自发性气胸在临床上分为4级：Ⅰ级为特发性气胸，内镜下观察肺组织无明显异常；Ⅱ级气胸伴有脏层、壁层胸膜粘连；Ⅲ级为脏层胸膜大疱和直径 <2cm 的肺大泡；Ⅳ级有多个直径 >2cm 的肺大泡。本分级方法对指导选择合理的治疗方法有临床实用价值。自发性气胸的形成并不一定要以大泡破裂为前提，而可能是由于胸膜间皮细胞稀少或完全缺乏（如 Reid I 型），在肺内压增高的情况下，空气通过大泡壁的裂孔进入胸膜腔引起，强调胸膜间皮细胞在自发性气胸发生中起着重要作用。某些学者认为肺组织的先天性发育不全是肺大泡形成的原因。

2. 继发性气胸　均继发于原有的基础疾病，以慢性气管炎、肺气肿、反复支气管哮喘及由这些疾病形成的肺气肿大泡破裂所致者最常见，其次有肺结核空洞或干酪样坏死灶破入胸膜腔、肺脓肿、支气管癌侵蚀并穿破胸膜、肺纤维化、尘肺等。当肺气肿大泡连同脏层胸膜破裂气体进入胸膜腔即形成气胸，如原有的胸膜粘连带撕裂常可致血气胸。偶因胸膜上具有异位的子宫内膜，在月经期可破裂而发生自发性气胸。上述原因发生的气胸统称为自发性气胸。因均存在原发疾病，故也称继发性气胸。

3. 妊娠合并气胸　以生育期年轻女性为多。本病患者因每次妊娠而发生气胸。根据气胸出现的时间，可分为早期（妊娠 3~4 个月）和后期（妊娠 8 个月以上）两种。其发生机制尚不十分清楚。

4. 创伤性气胸　如果胸腔穿刺和针灸进针过深和胸部突然撞击、刺伤、挫伤、枪弹伤致肋骨骨折或肺胸膜受损产生的气胸，称之为创伤性气胸。此外，人工通气送气压力过高。也偶可引起创伤性气胸。

【临床特点】

1. 闭合性气胸　创伤性闭合性气胸最常见于肋骨骨折，也可见于胸部挤压伤。肺组织破裂、气体自裂口进入胸腔形成气胸。一般无症状，有的仅有胸痛，积气过多可有呼吸困难。检查可见气管及纵隔偏向健侧，患侧呼吸音减弱，叩诊呈鼓音，可有皮下气肿，X 线检查可见气胸的范围、肺萎缩情况和纵隔有无移位。闭合性气胸一般不需治疗，若肺压缩超过 30%，可采用胸穿抽气或肋间闭式引流，以保证肺及时复张。同时给予抗生素预防感染。

2. 开放性气胸　胸壁有伤口，胸膜腔通过伤口与外界相通，空气随呼吸运动经伤口自由出入，称为"开放性气胸"。胸廓创伤后，伤员有极度的呼吸困难、发绀呈休克状态。体格检查见胸壁有开放伤口，随患者呼吸可听到空气出入伤口的"嘶嘶"声。伤侧叩鼓音，呼吸音听不到，气管、心脏向健侧移位。

3. 张力性气胸　吸气时空气进入胸腔，呼气时由于活瓣闭合，气体不能排出使胸腔内气体有增无减，形成张力性气胸。

患者受伤后短时间内即有显著的呼吸困难、发绀，甚至休克缺氧严重者烦躁不安，甚至昏迷。

常伴有皮下气肿及纵隔气肿。伤侧胸壁饱满，呼吸运动显著减弱，气管、纵隔向健侧移位，伤侧只限于鼓音，心脏浊音界移向健侧，听诊呼吸音消失。胸部 X 线检查可见伤侧胸腔内大量气体，肺完全萎缩，纵隔显著移位，有时可伴有血胸。

【治疗】

一、闭合性气胸

【治疗】①对于少胸腔量积气者，无须特殊处理，积气一般可在 2 周内自行吸收；②中等量气胸可进行胸膜腔穿刺，抽出积气；③大量气胸应行胸腔闭式引流术，促进肺尽早膨胀，并使用抗生素预防感染。

二、开放性气胸

【治疗】

1. 开放性气胸急救处理要点　立即将开放性气胸变为闭合性气胸，赢得挽救生命的时间，并迅速转送至上级医院。

2. 医院进一步处理　给氧，补充血容量，纠正休克；清创、缝合胸壁伤口，行胸腔闭式引流术；给予抗生素，鼓励咳嗽排痰；如怀疑胸内脏器损伤或活动性出血，则应开胸探查。

胸腔闭式引流术的适应证：①中、大量气胸、开放性气胸、张力性气胸；②胸腔穿刺术治疗下胸腔内气体增加者；③需使用机械通气或人工通气的气胸或血胸复发者。方法：根据诊断确定插管的部位，气胸引流一般在伤侧前胸壁锁骨中线第 2 肋间，血胸则在腋中线或腋后线第 6 或第 7 肋间，血气胸通常也在腋中线或腋后线第 6 或第 7 肋间。病人半卧位，消毒后用利多卡因在局部胸壁全层浸润麻醉，切开皮肤约 2cm，钝性分离肌层，经肋骨上缘置入带侧孔的胸腔引流管。引流管的侧孔置入胸腔 2～3cm。引流管外接闭式引流装置，保证胸腔内气体、液体克服 3～4cm 水的压力能通畅引流出胸腔，而外界空气、液体不会吸入胸腔。术后应经常挤压引流管以保持管腔通畅，记录每小时或 24h 引流量。引流后经 X 线检查肺膨胀良好，无气体和液体排出 24h 以上，可在病人深吸气屏气后拔除引流管，并用凡士林纱布与胶布封闭伤口。

三、张力性气胸

【治疗】张力性气胸是可迅速致死的危急重症，必须尽快胸腔穿刺排气。迅速使用粗针头穿刺胸膜腔减压，并外接单向活瓣样装置；在紧急时可在针柄部外接剪有小口的柔软塑料袋、气球或避孕套等，使胸腔内的高压气体易于排出，而外界空气不能进入胸腔。进一步处理应安置胸腔闭式引流管。持续漏气而难以膨胀时应考虑开胸探查术。

第二节　脓　　胸

【概述】

脓胸是指胸膜腔受致病菌感染，形成脓液的积聚按其病程长短可分为急性和慢性脓胸。急性脓胸经 6～8 周后，即转入慢性期。急性脓胸主要是由于胸膜腔的继发性感染所致。常见的原因有肺部感染、邻近组织化脓性病灶，如纵隔脓肿、膈下脓肿或肝脓肿，致病菌经淋巴组织或直接穿破侵入胸膜腔，可形成单侧或双侧脓胸；胸部手术：术后脓胸多与支气管胸膜瘘或食管吻合口瘘合并发生。有较少一部分是由于术中污染或术后切口感染穿入胸腔所致；胸部创伤：胸部穿透伤后，由于弹片、衣服碎屑等异物可将致病菌带入胸膜腔，加之常有血胸，易形成化脓性感染；败血症或脓毒血症：细菌可经血循环到达胸腔产生脓胸，此类多见于婴幼儿或体弱的患者；其他：如自发性气胸、或其他原因所致的胸腔积液，经反复穿刺或引流后并发感染；自发性食管破裂，纵隔畸胎瘤感染，穿入胸腔均可形成脓胸。

【病因及发病机制】

脓胸的致病菌多来自肺内感染灶，也有少数来自胸内和纵隔内其他脏器或身体其他部位病灶，直接或经淋巴侵入胸膜引起感染化脓。继发于脓毒血症或败血症的脓胸，则多通过血行播散。致病菌以肺炎球菌、链球菌多见。但由于抗生素的应用，这些细菌所致肺炎和脓胸已较前减少，而葡萄球菌特别是耐药性金黄色葡萄球菌却大大增多。尤以小儿更为多见，且感染不易控制。此外还有大肠杆菌、绿脓杆菌、真菌等，虽略少见，但亦较以前增多。若为厌氧菌感染，则成腐败性脓胸。

致病菌进入胸膜腔的途径有：①直接由化脓病灶侵入或破入胸膜腔，或因创伤、手术污染胸膜腔；②经淋巴途径，如膈下脓肿、肝脓肿、纵隔脓肿、化脓性心包炎等，通过淋巴管侵犯胸膜腔；③血源性播散：在全身败血症或脓毒血症时，致病菌可经血液循环进入胸膜腔。

【临床特点】

1. 急性脓胸　急性炎症和呼吸困难为急性脓胸的两个主要症状。患者常有胸痛、高热、呼吸急促、食欲不振等。

肺炎后的急性脓胸，多在肺炎消退后 1～2 周又突然胸痛，体温升高；有时持续高热，肺炎尚未消退，随之出现脓胸。重症脓胸可出现咳嗽、咳痰、发绀等症状。

体检可见急性病容，有时不能平卧，患侧呼吸运动减弱，肋间隙饱满。叩诊浊实音，纵隔向对侧移位，气管和心浊音界均偏向健侧。听诊呼吸音减弱或消失，语颤减弱。局限性脓胸时，有炎症、发烧、胸痛等症状。

2. 慢性脓胸　由于长期感染和慢性消耗，患者出现慢性全身中毒症状，如低热、乏力、食欲不振、消瘦、营养不良、贫血、低蛋白血症等。查体可见胸廓下陷，肋间隙变窄，呼吸运动降低或消失，纵隔向患侧移位，脊柱侧弯，杵状指（趾），患侧胸部叩诊呈实音，听诊呼吸音减弱或消失。

【辅助检查】

（1）X线胸部检查：患部显示有积液所致的致密阴影。若有大量积液，患侧呈现大片浓密阴影，纵隔向健侧移位。如果脓液在下胸部，可见一条由外上向内下的斜行弧线形阴影。脓液不多者，有时可看到肺内病变。伴有气胸时则出现液面。

（2）超声波检查：所示积液反射波能明确范围和准确定位，有助于脓胸的诊断和穿刺。

（3）胸腔穿刺：抽得脓液，首先观察其外观性状，黏稠度。有无臭味。其次是涂片检查，进行细菌培养及药物敏感实验，以指导临床用药。

3. 诊断要点

（1）有高热、脉快、呼吸急促、胸闷、咳嗽、咳痰等病史。

（2）查体患侧呈积液征象。

（3）X线检查及超声波检查显示积液。

（4）胸腔穿刺抽得脓液即可诊断为脓胸。

【治疗】

1. 改善全身状况，消除中毒症状和营养不良；适当补充营养，纠正低蛋白和贫血，少量多次输血，增强肌体抵抗力，选用有效抗生素控制感染。

2. 消灭致病原因和脓腔。

3. 使受压的肺复张，恢复肺的功能。慢性脓胸多需要手术治疗。清除异物，消灭脓胸，尽可能多的保存和恢复肺的功能，常用手术有①改进引流；②胸膜纤维板剥除术；③胸廓成形术；④胸膜肺切除术。待全身中毒症状减轻，肺恢复膨胀，脓腔缩小或闭合，脓胸可痊愈。

如脓腔不能闭合。充分引流也是手术根治的必要准备。针对引流不畅的原因，如引流管过细，引流位置不在脓胸最低位等予以改进。

引流管的口径应足够大，内径应达到 1~1.5cm，深入脓腔 2~3cm，引流管须有侧孔，以利于引流。慢性脓胸者肋间隙已变窄，按常规安放引流管有一定困难，须采用肋床切开法行胸腔闭式引流，即切口 5cm，切开筋膜及多层肌肉，并切除一段肋骨。再切开肋床，切下一小块胸壁组织，做病理检查，然后穿过胸膜纤维板，将引流管插入脓腔，调整位置后，逐层缝合胸壁创口，保证引流不被肋骨压扁，保持引流通畅，也不致因引流管刺激，而引起过重的疼痛。

慢性脓胸引流液极少时，可将闭式引流管剪短，改为开放引流，引流管要用安全别针固定，以免滑入脓腔。在逐渐将引流管退出的同时更换较细的引流管，以利于脓腔闭合。

胸膜纤维板剥脱术是剥脱脓腔壁胸膜和脏胸膜上的纤维板，使肺得以复张，消灭脓腔，改善肺功能和胸廓呼吸运动，保持胸廓的正常形态，是较为理想的手术。但只在病期不长、纤维板粘连不甚紧密的病人手术成功的可能性较大。

而胸廓成形术适用于肺内有病变，如严重的肺纤维化、结核、支气管扩张以及有支气管胸膜瘘的病人，是去除胸廓局部的坚硬组织，使胸壁内陷，以消灭两层胸膜间的无效腔。这种手术不仅要切除覆盖在脓腔上的肋骨，而且要切除增厚的壁胸膜纤维板，但要保留肋间神经血管、肋间肌和肋骨骨膜。

若慢性脓胸合并肺内严重病变，如支气管扩张、结核性空洞、纤维化实变毁损或不易修补的支气管胸膜瘘，可行胸膜肺切除术。即纤维板剥脱术加病肺切除术一次完成，但这一手术技术要求高，难度大、出血多、创伤重，必须严格掌握适应证。否则手术死亡率高，并发症多。

第三节　食管癌

【概述】

食管癌（carcinoma of csophagus）是常见的消化道恶性肿瘤，目前原因不明，与炎症、真菌污染、亚硝胺类化合物摄入、微量元素及维生素缺乏有关。其主要病理类型为鳞癌（90%），少部分为腺癌，肉瘤及小细胞癌等。可分为髓质型、缩窄型、蕈伞型、溃疡型。

【病因】

本病的确切病因尚未完全清楚，但某些理化因素的长期刺激和食物中致癌物质，尤其是硝酸盐类物质过多是食管癌的重要病因，同时食物中微量元素和无机盐的缺乏、酗酒、抽烟、基因突变、遗传因素等，也可能参与本病发生。

1. 亚硝胺类化合物和真菌毒素　现已知有近30种亚硝胺能诱发实验动物肿瘤，国内已成功地用多种硝酸盐代谢产物诱发了大鼠的食管癌；同时，我国学者通过降低我国食管癌高发区内食物的饮水中硝酸盐类物质的含量也降低了高发区内食管癌的发病率。真菌霉素的致癌作用早为人们所注意。我国林州食管癌的研究结果证明，当地居民喜食酸菜中，含有大量白地霉菌和高浓度硝酸盐、亚硝酸盐和二级胺，其中包括亚硝胺，食用酸菜量与食管癌的发病率呈正相关。

2. 食管损伤、食管疾病及食物的刺激作用　在腐蚀性食管灼伤和狭窄、食管贲门失弛缓症、食管憩室或反流性食管炎患者中，食管癌的发病率较一般人群为高，这可能与食管黏膜上皮长期受炎症、溃疡及酸性、碱性反流物的刺激导致食管上皮增生及癌变有关。研究资料表明，反流性食管炎患者的食管下端鳞状上皮有时可被柱状上皮替代而形成Barrett食管，Barrett食管的癌变危险平均为每年1%，其癌变率比同龄对照组高30～125倍。生活习惯与食管癌的发病也有关，如新加坡华裔居民中操福建方言者有喝烫饮料的习惯，其食管癌的发病率比无此习惯、讲广东方言者要高得多；哈萨克人爱嚼刺激性很强的含烟叶的"那司"，者这也与其食管癌的高发有关；酗酒与食管鳞癌的发病有关，烈性酒的危险要大于葡萄酒和啤酒。

3. 遗传背景　食管癌的发病有明显的家族聚集现象，这与人群的易感性与环境条件有关。在食管癌高发区，连续3代或3代以上出现食管癌患者的家族屡见不鲜。在我国山西、山东、河南等省的调查发现，有阳性家族史的食管癌患者占 1/4 ~ 1/2，高发区内阳性家族史的比例以父系最高，母系次之，旁系最低。

【临床特点】

1. 症状　进行性下咽困难和消瘦是食管癌的主要症状，有的患者在进食下咽时可出现胸骨后或背部的疼痛，少部分食管下端癌及贲门癌可有呕吐胃内容物或呕血的病史。对长期在高发区生活的患者尤其应提高警惕。晚期病变者可有喉返神经累及所致的声音嘶哑及饮水呛咳现象，有的还会有锁骨上淋巴结转移；病灶侵犯气管会造成刺激性咳嗽，人癌灶穿孔形成食管 - 气管瘘则会出现发热、咳嗽、咳痰及呼气有臭味等。

2. 体征　以消瘦为主，甚至出现恶病质，有的患者有贫血和低蛋白血症的表现。病变早期并无阳性体征；病变晚期可扪及锁骨上转移的淋巴结或上腹部包块，并有压痛。

【辅助检查】

1. X 线检查　采用吞稀钡食管 X 线双重对比造影，早期食管癌可出现下列几种 X 线表现：①食管黏膜皱襞增粗、中断和紊乱；②偏侧小而浅的充盈缺损；③圆形充盈缺损；④食管壁僵硬。

2. 食管脱落细胞学检查　应用双腔网囊食管细胞采取器，收取食管脱落上皮细胞，进行细胞学检查。

3. 食管镜检查　应用纤维食管镜，钳取食管腔内肿瘤，进行病理学检查

【治疗】

食管癌的治疗分为外科治疗、放射治疗、化学治疗和综合治疗。目前趋向于采用以手术为主的综合治疗效果较好，对于全身状态好，无明显外侵及远隔转移，病变范围 <5cm 者应采用手术治疗，术后加用放疗或化疗手术方式多为食管部分或次全切除，食管—胃在不同部位（根据病变部位）做吻合术、对于一般状态差或重要脏器功能不全者可做对治疗或化疗等综合治疗，但一般预后较差。

第四节　肺　癌

【概述】

肺癌（lung cancer）大多数起源于支气管黏膜上皮，因此也称支气管肺癌（bronch-opulmonary carcinoma）。是肺部最常见的恶性肿瘤，肺癌的发生与环境的污染及吸烟密切相关，肺部慢性疾病，人体免疫功能低下，遗传因素等对肺癌的发生也有一定影响。根据肺癌的生物学行为及治疗特点，将肺癌分为小细胞肺癌、鳞癌、腺癌、大细胞癌。根据肿瘤的位置分为中心型肺癌及周边型肺癌。肺癌转移途径有直接蔓延、淋巴管转移、血管转移及种植性转移。

【病因及发病机制】

虽然肺癌的病因和发病机制尚未完全清楚，但现有的研究资料表明与下列因素有关。

1. 吸烟　大量研究资料表明，吸烟，特别吸纸烟，是肺癌病死率呈进行性增加的首要原因。烟雾中的尼古丁、苯并芘、亚硝胺和少量放射性元素钋等均有致癌作用，尤其易致鳞状上皮细胞癌和未分化小细胞肺癌。动物实验中也可通过纸烟烟雾和焦油诱发肺癌。

调查结果表明，与不吸烟者比较，吸烟者发生肺癌的危险性平均高 9～10 倍，重度吸烟者至少可达 10～25 倍。吸烟量与肺癌之间存在着明显的量—效关系，开始吸烟的年龄越小，吸烟时间越长，吸烟量越大，肺癌的发病率和病死率越高。1 支烟的致癌危险性相当于 1～4mrad 的放射线，每天吸 30 支纸烟，相当于 120mrad 的放射线剂量。被动吸烟或环境吸引也是肺癌的病因之一。丈夫吸烟的非吸烟妻子中，发生肺癌的危险性为夫妻均不吸烟家庭中妻子的 2 倍，而且其危险性随丈夫的吸烟量而升高。

2. 大气污染　根据推算大城市中有 10% 肺癌病例与大气污染有关。地域分布显示肺癌在工业化程度越高的地区发病率越高。主要污染源包括煤和石油燃烧的废气、公路沥青等。另外，被动吸烟、燃料燃烧和烹调过程中可能产生致癌物。有资料表明：室内用煤、接触煤烟或其不完全燃烧物为肺癌、特别是女性肺腺癌的危险因素。

3. 职业致癌因子 已被确认的致人类肺癌的职业因素包括石棉、无机砷化合物、二氯甲醚、铬及其化合物、镍冶炼、氡及氡子体、芥子体、氯乙烯、煤烟、焦油和石油中的多环芳烃、烟草的加热产物等。约15%的美国男性肺癌和5%女性肺癌与职业因素有关；在石棉厂工作的吸烟工人肺癌病死率为一般吸烟者的8倍，是不吸烟也不接触石棉者的92倍。

4. 饮食 一些研究已表明，较少食用含β–胡萝卜素的蔬菜和水果，肺癌发生的危险性升高。血清中β–胡萝卜素水平低的人，肺癌发生的危险性也高。流行病学调查资料也表明，较多地食用含β–胡萝卜素的绿色、黄色和橘黄色的蔬菜和水果，可减少肺癌发生的危险性，这一保护作用对于正在吸烟的人或既往吸烟者特别明显。

5. 遗传因素 虽然肺癌没有明显的孟德尔遗传模式，但其许多特征提示可能与家族相关。如Rb基因和p53基因遗传突变可能会发生肺癌。肺癌患者的一级亲属患肺癌或其他肿瘤的危险性增加2~3倍，且肿瘤的发生可能与吸烟并不相关。基因流行病学研究也提出了P450酶活染色体脆性（致突变物敏感性）基因型与肺癌发生相关。

6. 其他 某些肺疾病与肺癌发病有关。如有慢性支气管炎者较无此病者的肺癌发病率高1倍；已愈合的结核灶瘢痕中可发生腺癌。此外，病毒和真菌感染，土壤中硒和锌含量的降低也可能与肺癌发生有关。

【临床特点】

1. 症状 肺癌的临床症状根据病变的部位、肿瘤侵犯的范围、是否有转移及肺癌副癌综合征全身表现不同而异，最常见的症状是咳嗽、咯血、气短、胸痛和消瘦，其中以咳嗽和咯血最常见，咳嗽的特征往往为刺激性咳嗽，无痰；咯血以痰中夹血丝或混有粉红色的血性痰液为特征，少数患者咯血可出现整口的鲜血肺癌在胸腔内扩散侵犯周围结构可引起声音嘶哑、Horner 综合征、吞咽困难和肩部疼痛。当肺癌侵犯胸膜和心包时可能表现为胸腔积液和心包积液；由于肿瘤阻塞支气管可引起阻塞性肺炎而发热；上腔静脉综合征往往是肿瘤或转移的淋巴结压迫上腔静脉所致。小细胞肺癌常见的副癌综合征主要表现恶病质、高血钙和肺性骨关节病或非恶病质患者蛋白倒置、高血糖和肌肉分解代谢增加等。

2. 体征　肺癌的体征根据病变的部位、肿瘤侵犯的范围、是否有转移及副癌的综合征全身表现不同而异。肿瘤阻塞支气管可致一侧或叶肺不张而使该侧肺呼吸音消失或减弱；肿瘤阻塞支气管可继发肺炎出现发热和肺部啰音；肿瘤侵犯胸膜或心包造成胸腔或心包积液出现相应的体征；肿瘤淋巴转移可出现锁骨上、腋下淋巴结增大。

【辅助检查】

1. X 线检查　大多数肺癌可经胸部 X 线摄片和 CT 检查获得临床诊断。

中心型肺癌早期 X 线胸片可无异常征象，当癌肿阻塞支气管，排痰不畅，远端肺组织发生感染，受累的肺段或肺叶出现炎症现象。若支气管管腔被完全阻塞，可产生相应的肺叶或一侧肺不张。当癌肿发展到一定大小，可出现肺门阴影。由于肺部肿块影常被纵隔组织影所掩盖，胸部 CT 才能显示清楚。

胸部 CT 可显示薄层横断面结构，避免病变与正常组织互相重叠，密度分辨率高，可发现 X 线胸片检查隐藏区（如肺尖、膈上、脊柱旁、心后、纵隔等处）的早期肺癌，对中心型肺癌的诊断具有重要价值。CT 可显示位于纵隔内的肿块阴影、支气管受侵的范围、癌肿的淋巴结转移状况以及对肺血管和纵隔内器官侵犯的程度，并可作为制定治疗方案的重要依据。

周围型肺癌 X 线表现为肺野周围孤立性圆形或椭圆形块影，直径 1 ~ 2cm，5 ~ 6cm 或更大。肿块影轮廓不规则。癌肿长大阻塞支气管管腔后，可出现节段性肺炎或肺不张。癌肿中心部分坏死液化，可示厚壁偏心空洞，内壁凸凹不平，一般无明显的液平面。

结节型细支气管肺泡癌的 X 线表现与周围型肺癌相似，为轮廓清楚的孤立球形阴影。弥漫型细支气管肺泡癌的 X 线表现为浸润性病变，轮廓模糊，由小片到一个肺段或整个肺叶，类似肺炎。

CT 检查可清楚显示肺野中 1cm 以上的肿块阴影，因此可以发现较早期的周围型肺癌。

2. 痰细胞学检查　肺癌表面脱落的癌细胞可随痰液咳出。痰中查到癌细胞，可以明确诊断。临床上疑为肺癌者，应连续数日重复送痰液进行检查。

3. 支气管镜检查　对中心型肺癌诊断阳性率较高，可在支气管腔内直接看到肿瘤，并可采取小块组织（或穿刺病变组织）做病理切片检查，亦可经支气管刷取肿瘤表面组织或吸取支气管内分泌物进行细胞学检查。

4. 纵隔镜检查　可直接观察气管前、隆突下及两侧支气管区淋巴结情况，并可采取组织作病理切片明确诊断。

5. 放射性核素显像　当出现远处转移的症状或体征时，应做放射性核素显像或 CT，即使只对一个器官有怀疑，也应同时检查脑、骨骼及上腹区等部位，明确是否有转移征象。

6. 经胸壁穿刺活组织检查　此法对周围型肺癌阳性率较高，但可能发生气胸、胸膜腔出血或感染，以及癌细胞沿针道播散等并发症，故应严格掌握检查适应证。

7. 淋巴结活检　锁骨上淋巴结可触及时，应做穿刺活检。上纵隔淋巴结活检，可采用纵隔镜检或纵隔切开淋巴结活检术。

8. 胸水检查　抽取胸水经离心处理后，取其沉淀物做涂片检查，寻找癌细胞。

9. 剖胸探查　肺部肿块经多种方法检查，仍未能明确病变的性质，而肺癌又不能除外者，如无手术禁忌证，应做到剖胸探查术。术时可根据情况取活检或进行相应治疗。

【治疗】

肺癌的治疗应该是多学科的综合治疗，包括手术、放射、化学药物，中医中药及免疫治疗等。

非小细胞肺癌和小细胞肺癌在治疗方面有很大的不同。凡非小细胞肺癌灶较小，局限在支气管或肺内，尚未发生远处转移，病人全身情况较好，心肺功能可以耐受者，均应手术治疗。

小细胞肺癌常在较早阶段已发生远处转移，手术很难治愈，以化疗和放疗为主。可采用化疗→手术→化疗，化疗→放疗→手术→化疗，或化疗→放疗→化疗，以及时性附加预防性全脑照射等综合治疗。

1. 手术治疗　尽可能彻底切除肺部原发癌肿病灶和局部及纵隔淋巴结，并尽可能保留正常的肺组织。

2. 手术禁忌证　①远处转移，如脑、骨、肝等器官转移；②心、肺、肝、肾功能不全，全身情况差的病人；③广泛肺门、纵隔淋巴结转移，无法清除者；④严重侵犯周围器官及组织，估计切除困难者；⑤胸外淋巴结转移。

3. 放射治疗　放射治疗是消灭局部癌灶的一种手段。临床上使用的主要放射线设备有 s。钴治疗机和加速器等。在各类型的肺癌中，小细胞肺癌对放射线最敏感，鳞癌次之，腺癌和细支气管肺泡癌最不敏感。一般在术后 1 个月左右病人健康情况改善后开始放疗，剂量为 40~60Gy，疗程 6 周。为了提高肺癌病灶切除率，有的病例可手术前进行放射治疗。

4. 化学治疗　有些分化程度低的肺癌，特别是小细胞肺癌，疗效较好。临床上可以单独或综合应用，以防止癌肿转移复发，提高治愈率。化学治疗应注意骨髓造血功能抑制、严重胃肠道反应等，及时调整药物剂量或暂缓用药。

5. 中医中药治疗　按病人临床症状、脉象、舌象等表现，应用辨证论治法则治疗肺癌，部分病人的症状得到改善，寿命延长。

6. 免疫治疗　应用白介素、肿瘤坏死因子、干扰素、卡介苗等生物制品治疗肺癌，是近年来出现的新的治疗方法。

（褚衍胜）